Pflege – praktisch anleiten

Herausgeberin: Sabine Nobles

von

Lena Bierschenk, Tanja Hildebrandt, Niels Hollmann,
Andrea Mörschel, Sabine Nobles, Urte Speckenbach,
Corinna Wächter, Ina Welzenbach

Dr. Felix Büchner – Handwerk und Technik – Hamburg

Sabine Nobles (Herausgeberin)
Mitarbeiterin der Pflegedirektion und dort des Qualitätsmanagements UMG, Lehrerin für Pflegeberufe, Case Managerin (DGCC), zurzeit: Koordination und Organisation der praktischen Pflegeausbildung und Coaching der Praxisanleiter der UMG, Vernetzung Theorie/Praxis-Bindeglied zur BFS Pflege der UMG, Krankenschwester

Lena Bierschenk
Fachkrankenpflegerin für pädiatrische Anästhesie- und Intensivpflege im Funktionsdienst Anästhesie der UMG, Praxisanleiterin, zurzeit: Mitarbeiterin im Team "praktische Ausbildungskoordination" an der UMG, Gesundheits- und Kinderkrankenpflegerin

Niels Hollmann
BA Pflege mit Schwerpunkt Pädagogik, Praxisanleiter, zurzeit: Koordinator für die prakt. Ausbildung in der UMG und aktiv im Bereich chronische Dialyse, Gesundheits- und Krankenpfleger

Tanja Hildebrandt
BA Pflegestudium mit Schwerpunkt Pflegepädagogik, Praxisanleiterin, zurzeit: Koordinatorin der praktischen Ausbildung für Auszubildende der Pflege an der UMG, Gesundheits- und Krankenpflegerin

Andrea Mörschel
BA Berufspädagogik im Gesundheitswesen Fachrichtung Pflege, MA Bildungsmanagement, Praxisanleiterin, zurzeit: Berufspädagogin an der Schule für Gesundheitsberufe der Vestischen Caritas Kliniken GmbH, Kinderkrankenschwester

Urte Speckenbach
BA Berufspädagogik im Gesundheitswesen, Praxisanleiterin, zurzeit: Fortbildung und Beratung von ambulanten Pflegediensten, Krankenschwester

Corinna Wächter
BA Medizinpädagogik, Praxisanleiterin, zurzeit: Medizinpädagogin an der Alexianer Akademie Berlin, Krankenschwester

Ina Welzenbach
BA Sozialwissenschaften, MA Erwachsenenbildung, Demenzfachkraft, Mediatorin, systemische Beraterin, interkulturelle Trainerin, Entspannungstrainerin, psychologische Beraterin, Heilpädagogin, zurzeit: Lehrbeauftragte an der FH des Mittelstands und an der Internationalen Universität Bonn-Bad Honnef

Hinweis für den Leser: Aus Gründen der besseren Lesbarkeit wird in dem Werk ausschließlich die männliche Form verwendet. Selbstverständlich sprechen wir damit jedoch Personen jeglichen Geschlechts an. Erkenntnisse in Pflege und Medizin entwickeln sich durch Forschung und klinische Erfahrungen ständig weiter. In diesem Werk wurde sorgfältig geprüft, dass alle Inhalte, insbesondere therapeutische Angaben, dem derzeitigen Wissensstand entsprechen. Für Änderungen und Fehler, die trotz der sorgfältigen Überprüfung aller Angaben nicht völlig auszuschließen sind, wird keinerlei Verantwortung oder Haftung übernommen. Jeder Nutzer sollte anhand weiterer Informationsquellen überprüfen, ob es abweichende Angaben gibt und seine Entscheidungen in eigener Verantwortung treffen. Für die Vollständigkeit und Auswahl der aufgeführten Medikamente, Dosierungsanweisungen und Applikationsformen übernimmt der Verlag keine Gewähr. Jede Dosierung oder Applikation erfolgt auf Verantwortung des Benutzers. Ein Markenzeichen kann warenrechtlich geschützt sein, ohne dass dieses besonders gekennzeichnet wurde.

ISBN 978-3-582-09201-4 Best.-Nr. 9201

Dr. Felix Büchner GmbH & Co. KG – Verlag Handwerk und Technik GmbH,
Lademannbogen 135, 22339 Hamburg; Postfach 63 05 00, 22331 Hamburg – 2020
E-Mail: info@handwerk-technik.de – Internet: www.handwerk-technik.de

Layout und Satz: pagina GmbH – Publikationstechnologien, D-72070 Tübingen
Grafiken: Roman Bold & Black, Köln, Shutterstock Images LLC, New York, USA: S. 84 (Panda Vector)
Druckerei: Elbe Druckerei Wittenberg GmbH, 06886 Lutherstadt Wittenberg

Inhaltsverzeichnis

Vorwort

Die neue generalistische Pflegeausbildung ist für Praxisanleiter in den verschiedenen Einrichtungen und Institutionen eine große Herausforderung. Täglich planen, gestalten, dokumentieren und bewerten Praxisanleiter die praktische Ausbildung für die angehenden Pflegefachpersonen. Die spezifischen Lernangebote der Lernorte müssen regelmäßig evaluiert und aktualisiert werden. Um Pflegeausbildung professionell zu gestalten, führen Praxisanleiter Erst-, Zwischen- und Auswertungsgespräche mit den Auszubildenden und fördern und begleiten die Entwicklung der fachlichen und emotionalen Kompetenzen auf Basis pflegepädagogischer und pflegewissenschaftlicher Empfehlung sowie der eigenen berufspraktischen Erfahrung.

Angehalten durch das Pflegeberufegesetz, die Ausbildungs- und Prüfungsverordnung und die Rahmenausbildungspläne für die praktische Ausbildung, haben die Praxisanleiter die verantwortungsvolle Aufgabe, die gesetzlich geforderte Vernetzung von Theorie und Praxis zu gewährleisten. In Form eines vom Gesetzgeber geforderten Ausbildungsplans für die praktische Ausbildung wird das theoretische Wissen mit geplanten praktischen Anleitungssituationen zu einem bestimmten Ausbildungszeitpunkt verortet. Die Praxisanleiter sind in der Umsetzung dieser Planung im hohen Maße mit ihren Kompetenzen, besonders im fachlichen wie auch berufspädagogischen Bereich, gefordert. Im Rahmen der Praxisanleitung möchte der Gesetzgeber den Kompetenzaufbau in den Bereichen der vorbehaltenen Tätigkeiten, bei der Kommunikation und Beratung von zu pflegenden Menschen und deren Angehörigen/Bezugspersonen, den verschiedenen Aspekten des intra- und interprofessionellen Handelns und des eigenen Agierens auf Grundlage von Gesetzen, Verordnungen, berufsethischen Leitlinien und wissenschaftlichen Erkenntnissen, unterstützt und gefördert wissen.

Praxisanleiter stehen in einem enormen Spannungsfeld. Sie möchten Pflegeausbildung professionell und gesetzeskonform in Zeiten ausrichten, in denen ein Mangel an Pflegefachpersonen herrscht und somit auch die Zeitressourcen für Praxisanleitungen oft eingeschränkt sind. Dieses Buch unterstützt Praxisanleiter, unter den schwierigen Bedingungen der Pflegepraxis nach wie vor engagiert, kompetent und verantwortungsbewusst praktische Ausbildung zu leisten.

Im ersten Teil dieses Buchs werden die aktuelle Gesetzgebung und die daraus resultierenden Anforderungen an die Pflegeausbildung, das Bildungsverständnis, die Kompetenzorientierung sowie professionelles Beurteilen dargestellt. Eine Methodensammlung, deren aufgeführte Methoden in den Anleitungssituationen eingebunden sind, sowie Ideen und Aspekte zur Evaluation und Reflexion von Anleitungssituationen runden den ersten Teil ab.

Im zweiten Teil finden sich Anleitungssituationen, mit denen Praxisanleiter in jedem Setting kompetent und ohne zeitintensive Vorbereitung, eine praxisorientierte und strukturierte Praxisanleitung durchführen können. Die Anleitungssituationen beziehen sich auf Menschen aller Altersgruppen in verschiedenen Pflegesettings, beinhalten aktuelles Fachwissen verknüpft mit methodischen-didaktischen Vorschlägen und Ideen zur Gestaltung der Praxisanleitung.

Die einzelnen Anleitungssituationen verfolgen eine einheitliche Systematik:

- Hinweise auf zugehörige Anleitungssituationen
- Kompetenzraster
- mögliche spiralförmige Kompetenzentwicklung der Auszubildenden
- Rahmenbedingungen für die praktische Anleitung und Vorbereitungen
- Die praktische Anleitung selbst: Einstieg ins Anleitungsthema, Durchführung der praktischen Anleitung, Evaluation / Reflexion

Zu jeder Anleitungssituation sind die speziell zu dem jeweiligen Thema geförderten Kompetenzen in einem Kompetenzraster dargestellt. Die Kompetenzraster werden als digitales Zusatzmaterial angeboten, ein entsprechender Hinweis befindet sich jeweils bei der Anleitungssituation. In dieser digitalen Form kann das Kompetenzraster entsprechend bearbeitet und auch als Nachweis der praktischen Anleitungssituation geführt werden.

Die mögliche spiralförmige Kompetenzentwicklung bezieht sich auf das erste, zweite und dritte Ausbildungsdrittel im Zusammenhang mit der entsprechenden Pflegehandlung. Der Einstieg in das Anleitungsthema geschieht jeweils durch eine theoretische Sequenz, die methodisch-didaktisch gestaltet ist. Danach findet die praktische Umsetzung des Anleitungsthemas statt und ist in die Struktur Vorbereitung-Durchführung-Nachbereitung eingebettet.

Verschiedene Arbeitsmaterialien zu diesem Buch werden digital angeboten, mit der Idee, dass diese Arbeitshilfen individuell gestaltet, ausgedruckt und den Auszubildenden zur Verfügung gestellt werden. Hinweise zu den digitalen Zusatzmaterialien geben Icons an der entsprechenden Stelle.

Als Herausgeberin dieses Buches bedanke ich mich bei den Mitautoren und ihrer hervorragenden Fachexpertise. Einen herzlichen Dank an unsere Lektorin Frau Godau, die mit uns allen sehr geduldig war und uns hervorragend gecoacht hat.

Ein besonderer Dank geht an Frau Helle Dokken, die Pflegedirektorin der Universitätsmedizin Göttingen, die mir die Möglichkeit gegeben hat, dieses Buch in enger Verknüpfung mit meiner Tätigkeit als Koordinatorin der praktischen Ausbildung in der Universitätsmedizin Göttingen zu konzipieren. Ebenso geht ein Dank an alle Praxisanleiter und Praxisanleiterinnen der Universitätsmedizin Göttingen, die mir im fachlichen Dialog immer wieder Aspekte, Standpunkte und Blickwinkel zur Umsetzung von praktischer Ausbildung dargestellt haben.

Dem Verlag Handwerk und Technik danke ich für die Unterstützung bei der Umsetzung dieses Buchs.

Ich wünsche Ihnen viel Erfolg bei der praktischen Ausbildung Ihrer Pflegeauszubildenden und hoffe, dass dieses Buch Sie bei Ihrer verantwortungsvollen Aufgabe erfolgreich und vor allen Dingen auch praktisch unterstützen kann.

Sabine Nobles

Göttingen 2020

1 Gesetzliche Anforderungen an die praktische Pflegeausbildung

1.1 Pflegeberufegesetz (PflBG)

Sabine Nobles, Corinna Wächter

Das Pflegeberufegesetz (PflBG) wurde am 17.07.2017 vom Bundestag verabschiedet und läutete damit eine Reform für die Pflegeausbildung ein.

Ein Hintergrund für die Gesetzgebung ist die erhebliche Herausforderung, die in den nächsten Jahrzehnten auf die Pflege zukommen wird. Die Anforderung besteht darin, den demografischen Wandel, eine immer älter werdende Bevölkerung und einen zu verzeichnenden Rückgang von Pflegefachpersonen auf dem Arbeitsmarkt zu bewältigen. Mit dem Pflegeberufegesetz soll das Image der Pflegeberufe gestärkt und die Attraktivität für angehende Auszubildende angehoben werden. Jeder Auszubildende in der Pflege hat durch das neue Gesetz Anspruch auf eine Ausbildungsvergütung, ein Schulgeld entfällt.

Seit dem 01.01.2020 ist die generalistische Pflegeausbildung eingeführt und soll den angehenden Pflegefachpersonen alle nötigen Kompetenzen zur Versorgung von zu pflegenden Menschen in allen Altersstufen und Pflegesettings – stationäre Akutpflege, ambulante Akut-/Langzeitpflege, stationäre Langzeitpflege, pädiatrische und psychiatrische Versorgung – vermitteln. Am Ende der generalistischen Pflegeausbildung steht der Abschluss zum Pflegefachmann oder zur Pflegefachfrau, der in den anderen EU-Mitgliedsstaaten automatisch anerkannt ist. Außerdem sieht das Pflegeberufegesetz eine Spezialisierung in den Bereichen Altenpflege und Kinderkrankenpflege vor. Entscheiden sich die Auszubildenden für eine Spezialisierung, können sie im dritten Ausbildungsdrittel ihre Kompetenzen dazu vertiefen und beenden die Ausbildung mit dem Abschluss zum Altenpfleger oder zum Gesundheits- und Kinderkrankenpfleger. Diese Abschlüsse sind nicht EU-weit anerkannt, können diese Anerkennung aber in einer Einzelfallprüfung erlangen.

Einen weiteren möglichen Qualifizierungsweg bietet das Gesetz, indem ein Pflegestudium zur beruflichen Ergänzung eingeführt wurde und somit den Auszubildenden / Studierenden zusätzliche Karrierechancen bietet.

1.1.1 Vorbehaltene Tätigkeiten

§ 4 Vorbehaltene Tätigkeiten (Teil 1, Abschnitt 1)

(1) Pflegerische Aufgaben nach Abs. 2 dürfen beruflich nur von Personen mit einer Erlaubnis nach § 1 Abs. 1 durchgeführt werden. [...]

(2) Die pflegerischen Aufgaben im Sinne des Absatzes 1 umfassen

1. die Erhebung und Feststellung des individuellen Pflegebedarfs [...],
2. die Organisation, Gestaltung und Steuerung des Pflegeprozesses [...] sowie
3. die Analyse, Evaluation, Sicherung und Entwicklung der Qualität der Pflege [...]. (§ 4 PflBG)

Erstmalig wurden in dem Pflegeberufegesetz vorbehaltene Tätigkeiten eingeführt. Dadurch werden den Pflegefachpersonen (Pflegefachfrau / Pflegefachmann) folgende selbstständige Aufgaben- und Verantwortungsbereiche vorbehalten:

- Erhebung und Feststellung des individuellen Pflegebedarfs
- Organisation, Gestaltung und Steuerung des Pflegeprozesses
- Analyse, Evaluation, Sicherung und Entwicklung der Qualität der Pflege

Dies unterstreicht die Aufwertung der Pflege und die Professionalisierung des Pflegeberufs. Die vorbehaltenen Tätigkeiten dürfen von Pflegefachfrauen und Pflegefachmännern für alle Altersstufen der zu pflegenden Personen ausgeübt werden. Die Abschlüsse in der Altenpflege und der Kinderkrankenpflege nach der Spezialisierung im dritten Ausbildungsdrittel und auch Personen mit den vorherigen Berufsbezeichnungen Altenpfleger, Gesundheits- und Krankenpfleger oder Gesundheits- und Kinderkrankenpfleger sind dem generalistischen Abschluss in Bezug auf die vorbehaltenen Tätigkeiten gleichgestellt. Damit wird dieser Tätigkeitsbereich der Pflege klar von anderen Berufsgruppen abgegrenzt. Dieses Novum betrifft nicht nur die Ausbildung an sich, sondern auch die Verantwortungsübernahmen und -übertragungen in den Einrichtungen. Die Festschreibung der vorbehaltenen Tätigkeiten erfordert von den Pflegefachpersonen mehr Verantwortungsübernahme und selbstständiges Handeln.

1.1.2 Ausbildungsziel

§ 5 Ausbildungsziel (Teil 2, Abschnitt 1)

Die Ausbildung zur Pflegefachfrau oder zum Pflegefachmann vermittelt die für die selbstständige, umfassende und prozessorientierte Pflege von Menschen aller Altersstufen in akut und dauerhaft stationären sowie ambulanten Pflegesituationen erforderlichen fachlichen und personalen Kompetenzen einschließlich der zugrunde liegenden methodischen, sozialen, interkulturellen und kommunikativen Kompetenzen und der zugrunde liegenden Lernkompetenzen sowie der Fähigkeit zum Wissenstransfer und zur

Selbstreflexion. Lebenslanges Lernen wird dabei als ein Prozess der eigenen beruflichen Biographie verstanden und die fortlaufende persönliche und fachliche Weiterentwicklung als notwendig anerkannt.

Pflege im Sinne des Absatzes 1 umfasst präventive, kurative, rehabilitative, palliative und sozialpflegerische Maßnahmen zur Erhaltung, Förderung, Wiedererlangung oder Verbesserung der physischen und psychischen Situation der zu pflegenden Menschen, ihre Beratung sowie ihre Begleitung in allen Lebensphasen und die Begleitung Sterbender. Sie erfolgt entsprechend dem allgemein anerkannten Stand pflegewissenschaftlicher, medizinischer und weiterer bezugswissenschaftlicher Erkenntnisse auf Grundlage einer professionellen Ethik. Sie berücksichtigt die konkrete Lebenssituation, den sozialen, kulturellen und religiösen Hintergrund, die sexuelle Orientierung sowie die Lebensphase der zu pflegenden Menschen. Sie unterstützt die Selbstständigkeit der zu pflegenden Menschen und achtet deren Recht auf Selbstbestimmung.

(3) Die Ausbildung soll insbesondere dazu befähigen

1. die folgenden Aufgaben selbstständig auszuführen:
   a) Erhebung und Feststellung des individuellen Pflegebedarfs und Planung der Pflege,
   b) Organisation, Gestaltung und Steuerung des Pflegeprozesses,
   c) Durchführung der Pflege und Dokumentation der angewendeten Maßnahmen,
   d) Analyse, Evaluation, Sicherung und Entwicklung der Qualität der Pflege,
   e) Bedarfserhebung und Durchführung präventiver und gesundheitsfördernder Maßnahmen,
   f) Beratung, Anleitung und Unterstützung von zu pflegenden Menschen bei der individuellen Auseinandersetzung mit Gesundheit und Krankheit sowie bei der Erhaltung und Stärkung der eigenständigen Lebensführung und Alltagskompetenz unter Einbeziehung ihrer sozialen Bezugspersonen,
   g) Erhaltung, Wiederherstellung, Förderung, Aktivierung und Stabilisierung individueller Fähigkeiten der zu pflegenden Menschen insbesondere im Rahmen von Rehabilitationskonzepten sowie die Pflege und Betreuung bei Einschränkungen der kognitiven Fähigkeiten,
   h) Einleitung lebenserhaltender Sofortmaßnahmen bis zum Eintreffen der Ärztin oder des Arztes und Durchführung von Maßnahmen in Krisen- und Katastrophensituationen,
   i) Anleitung, Beratung und Unterstützung von anderen Berufsgruppen und Ehrenamtlichen in den jeweiligen Pflegekontexten sowie Mitwirkung an der praktischen Ausbildung von Angehörigen von Gesundheitsberufen,
2. ärztlich angeordnete Maßnahmen eigenständig durchzuführen, insbesondere Maßnahmen der medizinischen Diagnostik, Therapie oder Rehabilitation,

3. interdisziplinär mit anderen Berufsgruppen fachlich zu kommunizieren und effektiv zusammenzuarbeiten und dabei individuelle, multidisziplinäre und berufsübergreifende Lösungen bei Krankheitsbefunden und Pflegebedürftigkeit zu entwickeln sowie teamorientiert umzusetzen.

(4) Während der Ausbildung zur Pflegefachfrau oder zum Pflegefachmann werden ein professionelles, ethisch fundiertes Pflegeverständnis und ein berufliches Selbstverständnis entwickelt und gestärkt. (§ 5 PflBG)

Das vorgegebene Ausbildungsziel der generalistischen Pflegeausbildung orientiert sich an den vorbehaltenen Tätigkeiten und Aussagen zum Pflege- und Berufsverständnis.

Berufliche Pflege

- bezieht sich auf Menschen aller Altersstufen
  - in unterschiedlichen Pflegesituationen,
  - in unterschiedlichen Lebenssituationen und
  - in verschiedenen institutionellen Versorgungskontexten;
- umfasst verschiedene Dimensionen:
  - Gesundheitsförderung und Prävention
  - kurative Versorgung
  - rehabilitative Versorgung
  - palliative Versorgung
- stützt sich auf (pflege-)wissenschaftliche Begründungen;
- ist „auf der Grundlage einer professionellen Ethik" zu rechtfertigen;
- ist den konkreten Lebenssituationen von Menschen (deren Lebensweltbezug) verpflichtet;
- respektiert das Recht auf Selbstbestimmung des Menschen.

Auszubildende der generalistischen Pflegeausbildung werden zur Pflege von Menschen aller Altersstufen in allen Versorgungsbereichen befähigt. Damit stehen ihnen im zukünftigen Berufsleben mehr Einsatz- und Entwicklungsmöglichkeiten offen. Der Begriff des „lebenslangen Lernens" ist erstmalig in die Gesetzgebung der Pflegeberufe aufgenommen worden und erkennt an, dass sich die Pflegenden in einem fortlaufenden persönlichen und fachlichen Lernprozess befinden, der sich auch in beruflichen Fort- und Weiterbildungen aufzeigt.

Die Inhalte des Pflege- und Berufsverständnisses sind in den Rahmenausbildungsplänen verknüpft mit einem Kompetenzaufbau in fünf verschiedenen Kompetenzbereichen sowie einer spiralförmigen Kompetenzentwicklung während der Ausbildung. Für die praktische Ausbildung sind die Ausbildungsinhalte und die zu erlangenden Kompetenzen in den Rahmenausbildungsplänen für die praktische Ausbildung (Rahmenpläne der Fachkommission nach § 53 PflBG) vorgegeben.

Merke

Die fünf Kompetenzbereiche, denen sich die entsprechenden Ausbildungsinhalte im Rahmen des Ausbildungsplans für die praktische Ausbildung zuordnen lassen, lauten:

I Pflegeprozesse und Pflegediagnostik in akuten und dauerhaften Pflegesituationen verantwortlich planen, organisieren, gestalten, durchführen, steuern und evaluieren.

II Kommunikation und Beratung personen- und situationsorientiert gestalten.

III Intra- und interprofessionelles Handeln in unterschiedlichen systemischen Kontexten verantwortlich gestalten und mitgestalten.

IV Das eigene Handeln auf der Grundlage von Gesetzen, Verordnungen und ethischen Leitlinien reflektieren und begründen.

V Das eigene Handeln auf der Grundlage von wissenschaftlichen Erkenntnissen und berufsethischen Werthaltungen und Einstellungen reflektieren und begründen.

Auf die fünf Kompetenzbereiche sowie dem Kompetenzverständnis der neu geregelten Pflegeausbildung wird in Kap. 2.3.1 näher eingegangen.

Das Strukturprinzip der spiralförmigen Kompetenzentwicklung greift innerhalb eines Curriculums die einzelnen Themenbereiche, Fertigkeiten und Fähigkeiten, die vermittelt werden sollen, wiederholt auf. Dies geschieht in unterschiedlichen Pflegesettings und mit steigendem Grad der Pflegebedürftigkeit sowie der Komplexität der Pflegesituationen. Die Erwartung ist, dass sich zentrale Kompetenzbereiche im Laufe der dreijährigen Pflegeausbildung mehrmals wiederholen und die schon vorhandenen Kompetenzen und Erfahrungen, sich mit neuen vernetzen und somit zu einer Kompetenzerweiterung führen.

1.1.3 Vernetzung Praxis und Theorie

Das Pflegeberufegesetz fordert eine Vernetzung des praktischen Ausbildungsplans mit den Inhalten des theoretischen Ausbildungscurriculums der Pflegeschule.

§ 10 Gesamtverantwortung der Pflegeschule (Teil 2, Abschnitt 1)

Die Pflegeschule trägt die Gesamtverantwortung für die Koordination des Unterrichts mit der praktischen Ausbildung. Sie prüft, ob der Ausbildungsplan für die praktische Ausbildung den Anforderungen des schulinternen Curriculums entspricht. Ist dies nicht der Fall, ist der Träger der praktischen Ausbildung zur Anpassung des Ausbildungsplans verpflichtet.

Die Pflegeschule überprüft anhand des von den Auszubildenden zu führenden Ausbildungsnachweises, ob die praktische Ausbildung gemäß dem Ausbildungsplan durchgeführt wird. Die an der praktischen Ausbildung beteiligten Einrichtungen unterstützen die Pflegeschule bei der Durchführung der von dieser zu leistenden Praxisbegleitung. (§ 10 PflBG)

Die Pflegeschule trägt die Gesamtverantwortung für die Koordination des Unterrichts mit der praktischen Ausbildung. Entspricht der Ausbildungsplan für die praktische Ausbildung den Anforderungen des schulinternen Curriculums nicht, muss der Träger der praktischen Ausbildung den praktischen Ausbildungsplan anpassen.

Der von den Auszubildenden zu führender Ausbildungsnachweis bildet den Transfer der Theorie in die Praxis ab und dokumentiert die erforderlichen 10 % Anleitung während eines Einsatzes. Die Pflegeschule überprüft, ob die praktische Ausbildung gemäß dem Ausbildungsplan durchgeführt wird.

1.1.4 Pflichten des Trägers

§ 8 Träger der praktischen Ausbildung (Teil 2, Abschnitt 1)

(1) Der Träger der praktischen Ausbildung trägt die Verantwortung für die Durchführung der praktischen Ausbildung einschließlich ihrer Organisation. Er schließt mit der oder dem Auszubildenden einen Ausbildungsvertrag.

§ 18 Pflichten des Trägers der praktischen Ausbildung (Teil 2, Abschnitt 2)

(1) Der Träger der praktischen Ausbildung ist verpflichtet,

1. die Ausbildung in einer durch ihren Zweck gebotenen Form auf der Grundlage des Ausbildungsplans zeitlich und sachlich gegliedert so durchzuführen, dass das Ausbildungsziel in der vorgesehenen Zeit erreicht werden kann,
2. zu gewährleisten, dass die [...] vereinbarten Einsätze der praktischen Ausbildung durchgeführt werden können,
3. sicherzustellen, dass die [...] zu gewährleistende Praxisanleitung der oder des Auszubildenden im Umfang von mindestens 10 Prozent der während eines Einsatzes zu leistenden praktischen Ausbildungszeit stattfindet,
4. der oder dem Auszubildenden kostenlos die Ausbildungsmittel einschließlich der Fachbücher, Instrumente und Apparate zur Verfügung zu stellen, die zur praktischen Ausbildung und zum Ablegen der staatlichen Abschlussprüfung erforderlich sind, und
5. die Auszubildende oder den Auszubildenden für die Teilnahme an Ausbildungsveranstaltungen der Pflegeschule und für die Teilnahme an Prüfungen freizustellen und bei der Gestaltung der Ausbildung auf die erforderlichen Lern- und Vorbereitungszeiten Rücksicht zu nehmen.

(2) Der oder dem Auszubildenden dürfen nur Aufgaben übertragen werden, die dem Ausbildungszweck und dem Ausbildungsstand entsprechen; die übertragenen Aufgaben müssen den physischen und psychischen Kräften der Auszubildenden angemessen sein. (§ 8 PflBG)

Der Träger der praktischen Ausbildung hat die Verantwortung für die Durchführung und die Organisation der praktischen Ausbildung. Dies beinhaltet z. B.:

- Abschließen der Ausbildungsverträge mit den Auszubildenden
- Erstellen eines Ausbildungsplans mit zeitlicher und sachlicher Gliederung für die gesamte praktische Ausbildung
- Abschließen von Kooperationsvereinbarungen, z. B. ambulante Pflege, stationäre Langzeitpflege, Akut-Pflege
- Einsatzplanung der Auszubildenden

Der Träger der praktischen Ausbildung gewährleistet alle gesetzlich vorgeschriebenen Einsätze und eine Ausbildung nach zeitlich und sachlich gegliedertem Ausbildungsplan, damit das Ausbildungsziel in der vorgesehenen Zeit erreicht werden kann.

1.2 Ausbildungs- und Prüfungsverordnung (PflAPrV)

Sabine Nobles, Corinna Wächter

Die im Oktober 2018 verabschiedete Ausbildungs- und Prüfungsverordnung für die Pflegeberufe (PflAPrV) ergänzt das Pflegeberufegesetz und regelt die generalistische Pflegeausbildung im Detail. Im Folgenden sind wichtige Informationen für die praktische Ausbildung aufgeführt.

§ 3 Praktische Ausbildung

(1) Während der praktischen Ausbildung [...] sind die Kompetenzen zu vermitteln, die zur Erreichung des Ausbildungsziels [...] erforderlich sind. Die Auszubildenden werden befähigt, die im Unterricht und in der praktischen Ausbildung erworbenen Kompetenzen aufeinander zu beziehen, miteinander zu verbinden und weiterzuentwickeln.

(2) Die praktische Ausbildung beim Träger der praktischen Ausbildung soll mindestens 1300 Stunden umfassen. Ein Pflichteinsatz [...] und der Orientierungseinsatz sind beim Träger der praktischen Ausbildung durchzuführen. Der Vertiefungseinsatz soll beim Träger der praktischen Ausbildung durchgeführt werden. Er ist in dem für den Vertiefungseinsatz gewählten Versorgungsbereich gemäß dem Ausbildungsvertrag durchzuführen. [...]

(3) Die praktische Ausbildung beginnt beim Träger der praktischen Ausbildung mit dem Orientierungseinsatz. Die Pflichteinsätze in den allgemeinen Versorgungsbereichen der Pflege [...] sowie der Pflichteinsatz in der pädiatrischen Versorgung [...] sind in den ersten zwei Dritteln der Ausbildungszeit durchzuführen. Der Pflichteinsatz in der allgemein-, geronto-, kinder- oder jugendpsychiatrischen Versorgung, der Vertiefungseinsatz sowie die weiteren Einsätze sind im letzten Ausbildungsdrittel durchzuführen. Die genaue zeitliche Reihenfolge wird im Ausbildungsplan festgelegt.

(4) Soweit während eines Einsatzes [...] in der jeweiligen Einrichtung keine Pflegefachkräfte tätig sind, ist im Hinblick auf die Anforderungen [...] ein

angemessenes Verhältnis von Auszubildenden zu anderen, zur Vermittlung der Ausbildungsinhalte geeigneten Fachkräften zu gewährleisten.

(5) Der von den Auszubildenden zu führende Ausbildungsnachweis [...] ist von der Pflegeschule so zu gestalten, dass sich aus ihm die Ableistung der praktischen Ausbildungsanteile in Übereinstimmung mit dem Ausbildungsplan und eine entsprechende Kompetenzentwicklung feststellen lassen. [...] (§ 3 PflAPrV)

Die Pflegeausbildung gliedert sich in die theoretische Ausbildung mit 2100 Stunden und in die praktische Ausbildung mit 2500 Stunden. Von den 2500 Stunden sind mindestens 1300 Stunden beim Träger der praktischen Ausbildung zu leisten. Die Praxisanleitung erfolgt geplant und strukturiert auf der Grundlage des erstellten und vereinbarten Ausbildungsplans im Umfang von mindestens 10 % der während eines Einsatzes zu leistenden praktischen Ausbildungszeit.

Die praktische Ausbildung gliedert sich folgendermaßen:

- Orientierungseinsatz
- Pflichteinsätze in allgemeinen Versorgungsbereichen der Pflege
- Pflichteinsätze in speziellen Versorgungsbereichen der Pflege
- Vertiefungseinsatz

Die Ausbildung beginnt beim Träger der praktischen Ausbildung. Während der Pflichteinsätze lernen die Auszubildende verschiedene Lernorte kennen. Dazu schließt der Träger der Ausbildung Lernortkooperationen mit unterschiedlichen Institutionen ab.

Aufteilung der praktischen Einsätze:

- erstes Ausbildungsdrittel: Orientierungseinsatz beim Träger der Ausbildung und erster Pflichteinsatz
- zweites Ausbildungsdrittel: zweiter bis vierter Pflichteinsatz – stationäre Langzeitpflege, ambulante Pflege, Akut-Pflege, Pädiatrie –, ab Mitte des zweiten Ausbildungsdrittels mindestens 80, höchstens 120 Stunden Nachtdienst
- Zwischenprüfung: am Ende des zweiten Ausbildungsdrittels
- drittes Ausbildungsdrittel: Pflichteinsatz in der Psychiatrie, Vertiefungseinsatz beim Träger der praktischen Ausbildung
- Abschlussprüfungen: am Ende des dritten Ausbildungsdrittels zum Pflegefachmann / zur Pflegefachfrau

§ 4 Praxisanleitung

(1) Die Einrichtungen der praktischen Ausbildung stellen die Praxisanleitung sicher. Aufgabe der Praxisanleitung ist es, die Auszubildenden schrittweise an die Wahrnehmung der beruflichen Aufgaben als Pflegefachfrau oder Pflegefachmann heranzuführen, zum Führen des Ausbildungsnachweises [...] anzuhalten und die Verbindung mit der Pflegeschule zu halten. Die Praxisanleitung erfolgt im Umfang

von mindestens 10 Prozent der während eines Einsatzes zu leistenden praktischen Ausbildungszeit, geplant und strukturiert auf der Grundlage des vereinbarten Ausbildungsplanes.

(2) Während des Orientierungseinsatzes, der Pflichteinsätze in Einrichtungen [...] und des Vertiefungseinsatzes erfolgt die Praxisanleitung [...] durch Personen, die über mindestens ein Jahr Berufserfahrung als Inhaberin oder Inhaber einer Erlaubnis [...] in den letzten fünf Jahren und die Befähigung zur Praxisanleiterin oder zum Praxisanleiter [...] verfügen; die Berufserfahrung soll im jeweiligen Einsatzbereich erworben worden sein. Während der weiteren Einsätze der praktischen Ausbildung soll die Praxisanleitung [...] durch entsprechend qualifizierte Fachkräfte sichergestellt werden.

(3) Die Befähigung zur Praxisanleiterin oder zum Praxisanleiter ist durch eine berufspädagogische Zusatzqualifikation im Umfang von mindestens 300 Stunden und kontinuierliche, insbesondere berufspädagogische Fortbildung im Umfang von mindestens 24 Stunden jährlich gegenüber der zuständigen Behörde nachzuweisen. Für Personen, die am 31. Dezember 2019 nachweislich über die Qualifikation zur Praxisanleitung nach § 2 Absatz 2 der Ausbildungs- und Prüfungsverordnung für den Beruf der Altenpflegerin und des Altenpflegers in der am 31. Dezember 2019 geltenden Fassung oder § 2 Absatz 2 der Ausbildungs- und Prüfungsverordnung für die Berufe in der Krankenpflege in der am 31. Dezember 2019 geltenden Fassung verfügen, wird diese der berufspädagogischen Zusatzqualifikation gleichgestellt. (§ 4 PflAPrV)

§ 6 Jahreszeugnisse und Leistungseinschätzungen

(1) Für jedes Ausbildungsjahr erteilt die Pflegeschule den Auszubildenden ein Zeugnis über die im Unterricht und in der praktischen Ausbildung erbrachten Leistungen. Für jeden der beiden Bereiche ist eine Note zu bilden. [...] Im Zeugnis sind etwaige Fehlzeiten differenziert nach Unterricht und praktischer Ausbildung auszuweisen.

(2) Jede an der Ausbildung beteiligte Einrichtung erstellt eine qualifizierte Leistungseinschätzung über den bei ihr durchgeführten praktischen Einsatz unter Ausweisung von Fehlzeiten [...]. Ist ein Praxiseinsatz am Ende eines Ausbildungsjahres nicht beendet, erfolgt die Berücksichtigung im nächsten Ausbildungsjahr. Die Leistungseinschätzung ist der Auszubildenden oder dem Auszubildenden bei Beendigung des Einsatzes bekannt zu machen und zu erläutern.

(3) Die Note für die praktische Ausbildung wird im Benehmen mit dem Träger der praktischen Ausbildung unter besonderer Berücksichtigung der für das Ausbildungsjahr erstellten qualifizierten Leistungseinschätzungen [...] festgelegt. (§ 6 PflAPrV)

Die Praxisanleitung in den aufgeführten Einsätzen erfolgt durch Pflegefachpersonen, die die Befähigung zum Praxisanleiter haben. Praxisanleiter verfügen über mindestens ein Jahr Berufserfahrung im jeweiligen Einsatzbereich und die Erlaubnis zu dessen Befähigung. Die berufspädagogische Zusatzqualifikation zur Praxisanleitung wurde von 200 Stunden auf mindestens 300 Stunden angehoben. Um den Status als Praxisanleiter aufrecht zu erhalten, sind 24 Stunden berufspädagogische Fortbildung jährlich erforderlich. Alle Praxisanleiter, die bis zum 31.12.2019 die vorherige Zusatzqualifikation mit 200 Stunden nachweisen können, sind nach dem neuen Pflegeberufegesetz gleichgestellt und benötigen nur den Nachweis der jährlich vorgegebenen Fortbildungsstunden.

Zum Ende eines jeden Ausbildungsdrittels erteilt die Pflegeschule den Auszubildenden ein Zeugnis über die im Unterricht und in der praktischen Ausbildung erbrachten Leistungen. Für jeden der beiden Bereiche ist eine Note auszuweisen. Nach jedem durchgeführten praktischen Einsatz ist eine Leistungseinschätzung zu erheben, diese ist den Auszubildenden bei Beendigung des Einsatzes bekannt zu machen und zu erläutern. (→ Kap. 2.3)

Die Fehlzeitenregelung gibt vor, dass während eines Pflichteinsatzes in der praktischen Ausbildung 25 % der vorgesehenen Stunden für diesen Pflichteinsatz nicht überschritten werden dürfen.

In dem Runderlass des niedersächsischen Kultusministeriums (RdErl. d. MK v. 11.5.2020) werden die Aufgaben der Praxisanleitung wie folgt beschrieben:

> 2. Praxisanleitung
>
> 2.1 Praxisanleiterinnen und Praxisanleiter
>
> - führen individuelle Erst-, Zwischen- und Auswertungsgespräche mit den Auszubildenden,
> - leiten Auszubildende in allen übertragenen Aufgaben an und überprüfen deren Kenntnisse und Fähigkeiten,
> - unterstützen Auszubildende bei der Erfüllung schulischer Praxisaufträge soweit notwendig,
> - halten Auszubildende zum Führen des Ausbildungsnachweises an,
> - beurteilen die ihnen anvertrauten Auszubildenden und geben der Schule über den Entwicklungsstand Auskunft,
> - planen, dokumentieren und bewerten den Stand der praktischen Ausbildung,
> - wirken bei Planung und Gestaltung der praktischen Ausbildung mit,
> - evaluieren regelmäßig das lernortspezifische Lernangebot,
> - sind im Rahmen der rechtlichen Vorgaben Prüfer in der praktischen Prüfung oder unterstützen den Prüfungsausschuss.
>
> (Niedersächsische Staatskanzlei 2020, S. 574)

Eine regelmäßige Praxisbegleitung der Auszubildenden durch die Lehrkräfte der Pflegeschule ist gefordert.

§ 5 Praxisbegleitung
Die Pflegeschule stellt durch ihre Lehrkräfte für die Zeit der praktischen Ausbildung die Praxisbegleitung in den Einrichtungen der praktischen Ausbildung in angemessenem Umfang sicher. Aufgabe der Lehrkräfte ist es, die Auszubildenden insbesondere fachlich zu betreuen und zu beurteilen sowie die Praxisanleiterinnen oder die Praxisanleiter zu unterstützen. Hierzu ist eine regelmäßige persönliche Anwesenheit der Lehrkräfte in den Einrichtungen zu gewährleisten. Im Rahmen der Praxisbegleitung soll für jede Auszubildende oder für jeden Auszubildenden daher mindestens ein Besuch einer Lehrkraft je Orientierungseinsatz, Pflichteinsatz und Vertiefungseinsatz in der jeweiligen Einrichtung erfolgen. (§ 5 PflAPrV)

Die Pflegeschulen sind zur Praxisbegleitung und zur didaktisch-pädagogischen Unterstützung der Praxisanleiter innerhalb der Lernortkooperation verpflichtet. Im Rahmen der Praxisbegleitung soll für jeden Auszubildenden daher mindestens ein Besuch einer Lehrkraft je Orientierungseinsatz, Pflichteinsatz und Vertiefungseinsatz in der jeweiligen Einrichtung erfolgen.

1.3 Das neue Selbstverständnis der Praxisanleiter

Corinna Wächter

In dem neuen Pflegeberufegesetz (PflBG) wird die zu gewährleistende Praxisanleitung in den verschiedenen Settings geregelt und ein zeitlicher Umfang von mindestens 10 % während der Einsatzzeit festgelegt. Die Kompetenzen der angehenden Pflegefachpersonen sind in der neuen Gesetzgebung integriert und deutlich erweitert worden. Außerdem führen diverse interprofessionelle Schnittstellen in der neuen generalistischen Pflegeausbildung dazu, dass die Praxisanleiter ein neues berufliches Selbstverständnis entwickeln müssen.

Das Selbstverständnis ist eine Einschätzung der eigenen Person, des eigenen Handelns und des Wissens. Wie jede Person agiert, ist von dessen Selbstverständnis abhängig (Schmidt, 2012). Bezugnehmend auf den Beruf, wird von dem professionellen Selbstverständnis gesprochen.

„Berufliche Identität kann verstanden werden als das Gefühl der Zugehörigkeit zu und der Einigkeit mit einer bestimmten Berufsgruppe, als das Bewusstsein des eigenen berufsspezifischen Könnens, das Wissen um die Fähigkeit zur Bewältigung berufsspezifischer Anforderungen sowie berufsbezogener perspektivischer Überlegungen" (Karges, Lehner 2005, S. 450).

Die Entwicklung des eigenen beruflichen Selbstverständnisses ist ein stetig ablaufender Prozess, der nicht nur in der beruflichen Ausbildung entsteht, sondern sich darüber hinaus weiter entfaltet. Durch lebenslanges Lernen wird das Selbstverständnis individuell weiterentwickelt und gefördert. Durch die kontinuierliche Interaktion mit den Auszubildenden wird der

Praxisanleiter zur Selbstreflexion aufgefordert, die zu einer Qualitätsverbesserung der eigenen Arbeit im Ausbildungsprozess führt.

Ein „Wir-Gefühl", eigene Haltungen und das eigene Selbstverständnis dienen der „Schaffung von Gemeinsamkeit, der Orientierung auf die Zukunft und der Verbreitung eines bestimmten Gefühls oder einer Stimmung" (Langfeldt, Nothdurft 2015, S. 185).

Selbstverständnis heißt demnach, eine eigene Haltung gegenüber dem Beruf zu entwickeln bzw. in der Lage zu sein, sich selbst und das eigene Handeln einzuschätzen.

Der Praxisanleiter stellt das Bindeglied zwischen der schulischen Ausbildungsstätte und dem Praxisort, also dem Setting, dar. Er übernimmt die fachliche Betreuung der Auszubildenden in der Praxis. Diverse Tätigkeiten müssen geplant und situativ angepasst werden. Durch die Praxisanleitung lernen die Auszubildenden beispielsweise, Handlungsabläufe selbstständig durchzuführen, ihre Beobachtungen der Pflegebedürftigen professionell einzuschätzen und adäquat darauf zu reagieren. Das Aufgabenfeld eines Praxisanleiters umfasst die Einarbeitung, Begleitung und Beratung von Auszubildenden, Planung von konkreten Anleitungssituationen und deren korrekte Durchführung sowie die Gesprächsführung. Grundvoraussetzungen für eine gute Praxisanleitung ist die Anbahnung von Kompetenzen im theoretischen Unterricht, die dann in die Praxis transferiert werden müssen, damit die Auszubildenden die benötigte Handlungskompetenz erlangen. Um weiterhin eine qualitativ hochwertige Ausbildung zu gewährleisten, werden die Anforderungen an die Praxisanleiter steigen. Die Schwierigkeit in der Arbeit eines Praxisanleiters liegt im Ausgleich seines Anspruchs an die eigene Arbeit und der Erwartungshaltung, die ihm durch die Auszubildenden und der Ausbildungsstätte entgegengebracht wird.

Die kontinuierliche Kommunikation und Interaktion mit der Pflegeschule stärkt die Praxisanleiter in ihrer Arbeit und gibt ihnen Sicherheit. Eine gute Menschenkenntnis, Motivation und ein ausgeprägtes Verantwortungsbewusstsein des Praxisanleiters sind wichtig, um die Auszubildenden auf ihrem Lebensweg der beruflichen Ausbildung zu begleiten. Nicht selten nimmt er den Stand einer Vertrauensperson für die Auszubildenden ein. Die Anleitungserfahrungen aus der Praxis tragen entscheidend zur Festigung der eigenen Position der Praxisanleiter bei und ermöglichen den Auszubildenden die gezielte Umsetzung der Theorieinhalte.

Die Wirkung eines fest im Beruf stehenden Praxisanleiters, der sich selbst mit seiner Tätigkeit auseinandersetzt und Freude am Wissenstransfer hat, kann sich bei der Ausbildung der Auszubildenden widerspiegeln und im günstigsten Fall der Fluktuation von Pflegenden in andere Berufsbereiche entgegenwirken. Die Praxisanleiter stehen vor der Herausforderung, bestehende Lernkompetenzen der Auszubildenden zu fördern und den Wissenstransfer aus der Theorie in die Praxis umzusetzen. Das verlangt eine hohe Expertise und gleichzeitig die Selbstreflexion über eigene Kompetenzen (→ Kap. 2.4).

Ein ausgeprägtes Selbstverständnis der Praxisanleiter stellt ihre berufliche Identität dar und lässt auch die Auszubildenden ein Zugehörigkeitsgefühl zur Berufsgruppe der Pflegenden spüren.

1.4 Das Praxis-Curriculum

Corinna Wächter

Seit dem 01.08.2019 gibt es für die praktische Pflegeausbildung einen Rahmenausbildungsplan, der die zu vermittelnden Kompetenzen in fünf Kompetenzbereiche für die einzelnen Ausbildungsdrittel und vorgegebenen Einsätze abbildet. Nach diesem Rahmenausbildungsplan und in Adaption an das schulinterne Ausbildungscurriculum sollte ein praktisches Ausbildungscurriculum für die dreijährige Pflegeausbildung entstehen.

Der zentrale Mittelpunkt der Ausbildung wird durch den Lernort Pflegepraxis abgebildet. Das Lernen erfolgt in unterschiedlichen Settings. Der Pflegeprozess findet situationsbezogen direkt am Arbeitsplatz statt und lässt Handlungsmuster und Kompetenzen erlernen bzw. reflektieren. Praxisanleiter unterstützen die Auszubildenden in der Kompetenzbildung, die sich spiralförmig durch alle drei Ausbildungsdrittel zieht. Von der anfänglichen Beobachtung der zu pflegenden Menschen bis hin zu komplexen Pflegesituationen sollen die Auszubildenden in der Lage sein, professionell zu handeln und sich selbst zu reflektieren. Um die Fähigkeit zum Wissenstransfer gewährleisten zu können, sind die Inhalte des praktischen Curriculums mit den Inhalten des schulinternen Curriculums zu verknüpfen und aufeinander abzustimmen (→ Kap. 2.2 insbesondere Abb. 2.2 „Verknüpfung der Rahmenpläne"). Die im Rahmenlehrplan vorgegebenen Einsätze (Orientierungs-, Pflicht-, und Vertiefungseinsatz) sind für die Planung der praktischen Ausbildung bindend.

1.4.1 Orientierungseinsatz

Zu Beginn der praktischen Ausbildung findet der Orientierungseinsatz beim Träger der praktischen Ausbildung statt. Er umfasst 400 bis 460 Stunden. Die Lernenden erlangen erste Einblicke in die Versorgungsbereiche und werden im ersten Ausbildungsdrittel an den Pflegeprozess herangeführt. Themen wie Gesundheitsförderung und Prävention, belastende und kritische Lebenssituationen, Unterstützung in der Lebensgestaltung und Kommunikation bieten einen ersten Einblick in das Berufsfeld. Am Ende des Einsatzes können die Auszubildenden pflegerische Tätigkeiten bei den zu pflegenden Menschen selbstständig durchführen: Beobachtung des Gesundheitszustands, Vitalzeichen messen und dokumentieren, Unterstützung in den Lebensaktivitäten wie Essen und Trinken, Ausscheidung, gesundheitsförderliche und präventive Aspekte in die Pflege einbeziehen etc. Pflegerische Entscheidungen hingegen müssen mit einer Pflegefachperson abgesprochen werden. Die Praxisanleiter unterstützen die Auszubildenden in diesem Einsatz besonders, da hier der erste Wissenstransfer von der Pflegeschule in die Praxis und oftmals die erste Berührung mit praktischer Pflege stattfindet.

1.4.2 Pflichteinsätze

Pflichteinsätze werden beim Träger der praktischen Ausbildung durchgeführt und bieten einen Einblick in die drei allgemeinen Versorgungsbereiche – stationäre Akutpflege, stationäre Langzeitpflege sowie ambulante Akut-/Langzeitpflege. Zeitlich und inhaltlich schließen sie an den Orientierungseinsatz an und werden entweder zusammenhängend oder in mehreren Abschnitten unterteilt durchgeführt. Die Auszubildenden können ihre Kompetenzen aus dem Orientierungseinsatz mit neuen Lernsituationen verbinden und übernehmen pflegerische Tätigkeiten bei den zu pflegenden Menschen mit einem mittleren Grad an Pflegebedürftigkeit. Sie sind in der Lage, die Wirksamkeit von Pflegeinterventionen zu analysieren und evaluieren und gestalten so den Pflegeprozess mit. Pflichteinsätze in den Bereichen Pädiatrie, Psychiatrie und Gerontopsychiatrie bieten Einblicke in diese speziellen Versorgungsbereiche. Erworbene Kompetenzen werden mit neuen Erfahrungen – auch im Umgang mit emotionalen Situationen – verbunden. Je nach Setting werden spezifische pflegerische Tätigkeiten erlernt. Inter- und intraprofessionelles Handeln in den unterschiedlichen Teams lässt die Komplexität des Berufsbilds erkennen. Insgesamt werden die Pflegesituationen, die die Auszubildenden erleben und bewältigen, komplexer.

1.4.3 Vertiefungseinsatz

Der Vertiefungseinsatz wird im letzten Ausbildungsdrittel und bei einem Träger der praktischen Ausbildung durchgeführt – je nach Wahlrecht des Ausbildungsschwerpunkts. Er baut auf die bereits erworbenen Kompetenzen und Erfahrungen der ersten beiden Ausbildungsdrittel auf. Die Auszubildenden erhalten hier Einblicke in komplexe Pflegeanlässe und verbinden das bisher Gelernte mit den spezifischen Aufgaben in den Bereichen Pädiatrie, Gesundheits- und Krankenpflege sowie Altenpflege. Das praktische Examen wird in dem Vertiefungseinsatz abgenommen. Zum Ende der Ausbildung sind die Auszubildenden in der Lage, die zu pflegenden Menschen mit einem hohen Grad an Pflegebedürftigkeit selbstständig zu pflegen. Der gesamte Pflegeprozess wird nun von den Auszubildenden begleitet: von der anfänglichen Pflegeanamnese, der Anwendung von Assessmentinstrumenten über die Betreuung in den jeweiligen Lebenssituationen – wie der Versorgung von Sterbenden, der palliativen Versorgung oder bei schwierigen psychischen Pflegeanlässen –, der Einbindung von Bezugspersonen, bis hin zur Analyse, Evaluation und Reflexion des pflegerischen Handelns. Die spiralförmige Kompetenzbildung wird hier am deutlichsten sichtbar und bietet den Auszubildenden die Möglichkeit des professionellen Handelns. Die Komplexität des Berufsbilds zeichnet sich auch durch die situationsgerechte Kommunikation und Interaktion aller beteiligten Akteure des Pflegeprozesses aus.

Quellenverzeichnis

Bundesministerium für Familie, Senioren, Frauen und Jugend; Bundesministeriums für Gesundheit (2017): Gesetz zur Reform der Pflegeberufe (Pflegeberufereformgesetz – PflBRefG). In: Bundesgesetzblatt Nr. 49 vom 24.07.2017. Köln: Bundesanzeiger Verlag. [15.07.2020]

Bundesministerium für Familie, Senioren, Frauen und Jugend; Bundesministeriums für Gesundheit (2018): Ausbildungs- und Prüfungsverordnung für die Pflegeberufe (Pflegeberufe-Ausbildungs- und -Prüfungsverordnung – PflAPrV). In: Bundesgesetzblatt Nr. 34 vom 10.10.2018. Köln: Bundesanzeiger Verlag. [15.07.2020]

Karges, R., Lehner, I-M. (2005): Zum Berufsbild in der Sozialen Arbeit. Das berufliche Selbstverständnis und seine Unschärfe, In: Soziale Arbeit (12): 449–456.

Langfeldt, H.-P., Nothdurft, W.-P. (2015): Psychologie. Grundlagen und Perspektiven für die soziale Arbeit. München: utb.

Niedersächsische Staatskanzlei (Hrsg.) (3.06.2020): Niedersächsisches Ministerialblatt, 5324, 70. (75.) Jahrgang, Nummer 26. Hannover: Schlütersche Verlagsgesellschaft.

Schmidt, F. (2012): Implizierte Logiken des pädagogischen Blickes. Wiesbaden: Springer.

Weiß, T. et al. (2018): Pflegeberufereformgesetz (PflBRefG) Praxiskommentar. Wiesbaden: Springer.

2 Pädagogisches Handeln im Kontext der Praxisanleitung

Andrea Mörschel

2.1 Anforderungen an zukünftige Pflegefachpersonen

Die Ausbildungs- und Prüfungsverordnung für die Pflegeberufe (PflAPrV) zeigt anhand differenzierter Kompetenzen auf, dass das Berufsprofil bzw. das Pflegeverständnis der neuen generalistischen Pflegeausbildung weit mehr ist, als Pflege nach gültigen Standards und festgeschriebenen Handlungsabläufen. Diese bilden lediglich die Grundlage einer individualisierten und reflektierten Pflege. Die aktuelle Studie von Edvardsson et al. (2017) bestätigt, dass die Beurteilung der Pflegequalität, insbesondere aus der Sicht der zu Pflegenden, vielfältige Kriterien umfasst. Zu pflegende Menschen empfinden Pflege als qualitativ gut, wenn sie individuell und partnerschaftlich verläuft. Fachwissen, aber auch Gesprächsbereitschaft, aktives Zuhören und geduldiges Erklären werden als entscheidende Kriterien genannt. Die Forschungsergebnisse der Studie bestätigen die Ausführungen des Pflegewissenschaftlers Müller (2018) zu modernen Konzepten beruflicher Pflege. Sie stellen Strategien professioneller Sorge als zentrale Aspekte heraus:

> „Berufliche Pflege umfasst weitaus mehr Aufgaben und Zuständigkeiten als die Unterstützung bei körpernahen Verrichtungen. Berufliche Pflegearbeit ist vielmehr gekennzeichnet durch eine komplexe psychosoziale Beziehung zwischen der Pflegefachfrau und dem zu pflegenden Menschen und dessen Zugehörigen. Bevor pflegerische Handlungen stattfinden können, muss zunächst eine tragfähige Beziehung aufgebaut werden. Diese Beziehung zeichnet sich durch ein grundsätzliches mitmenschliches Interesse aneinander und eine Aufmerksamkeit für die Befindlichkeit und die Bedürfnisse des zu pflegenden Menschen aus. Sie wird getragen von Strategien professioneller Sorge („Caring" Anmerk. v. Verf.) mit dem Ziel, eine sichere Umgebung für den zu pflegenden Menschen zu gewährleisten" (Müller 2018, S. 98).

Laut Gesetz wird der Pflegeberuf als eigenständiger Beruf mit spezifischen Aufgaben verstanden. Als Heilberuf wird ihm im Artikel 74 des Grundgesetzes (GG) eine besondere gesellschaftliche Verantwortung für die Gesundheitsförderung und die gesundheitliche Versorgung der Bevölkerung zugewiesen. Mit der Definition der Vorbehaltsaufgaben schreibt das neue Pflegeberufegesetz (PflBG) Geschichte, denn erstmals legt es einen eigenständigen Verantwortungsbereich der Pflegenden fest. Die vorbehaltenen Aufgaben dürfen ausschließlich von Personen durchgeführt werden, die den entsprechenden Berufsabschluss nachweisen können (→ Kap. 1).

Zudem werden in der Ausbildungs- und Prüfungsverordnung Zeiten für geplante Anleitungen in der Praxis konkret definiert (§ 4 Abs. 1). Dies stellt die Relevanz der praktischen Ausbildung und die Bedeutung der Praxisanleitung heraus. Die Bestimmungen des neuen Gesetzes berücksichtigen, dass die Lernenden Handlungskompetenz insbesondere „durch die gelingende Bewältigung unmittelbarer Handlungsanforderungen" (Müller 2015, S. 219) und „eine enge, kontinuierliche Begleitung in der Praxis entwickeln" (Müller 2015, S. 220).

Die umfassende Handlungskompetenz in der Pflege zeigt sich als professionelles pflegerisches Handeln, als Problemlöse- und Beziehungsprozess. Professionell Pflegende erarbeiten tagtäglich individuelle Lösungsansätze, die nicht nur körperliche Aspekte, sondern auch leibliche Phänomene wie Angst oder Schmerz bzw. seelische oder soziale Bedürfnisse der zu Pflegenden betreffen. Sie planen und gestalten gemeinsam mit den zu pflegenden Menschen, ihren Bezugspersonen und anderen Professionen des Gesundheitswesens die am Bedarf orientierte Pflege. Die Qualität der erarbeiteten (Problem-)Lösungen zeigt sich im Grad der Verwirklichung der festgelegten Pflegeziele. Diese Ziele beziehen sich auf die Förderung oder Erhaltung der Eigenständigkeit und die bestmögliche Lebensqualität aus Sicht der zu pflegenden Menschen sowie auf einen verantwortlichen zwischenmenschlichen Umgang und den vertretbaren Einsatz von Ressourcen. Pflege umfasst Begleitung, Beratung und Anleitung in allen Lebensphasen, von der Geburt bis zum Lebensende. Grundlage des Handelns bildet eine professionelle Ethik.

Handlungskompetenz begründet sich vorwiegend aus dem effektiven Zusammenspiel persönlicher Ressourcen und Teilkompetenzen wie Wissen, Fertigkeiten und Fähigkeiten. Aber auch externe Faktoren, z. B. Rahmenbedingungen und organisatorische Strukturen, nehmen entweder hemmend oder förderlich Einfluss. Darum müssen sowohl die Entwicklung der erforderlichen Ressourcen und Teilkompetenzen innerhalb der Ausbildung zuverlässig angebahnt als auch lernförderliche Strukturen geschaffen werden. Dies ist als zentrales Anliegen des Pflegeberufegesetzes (§ 5) anzusehen:

> Die Ausbildung zur Pflegefachfrau oder zum Pflegefachmann vermittelt die für die selbstständige, umfassende und prozessorientierte Pflege von Menschen aller Altersstufen in akut und dauerhaft stationären sowie ambulanten Pflegesituationen erforderlichen fachlichen und personalen Kompetenzen einschließlich der zugrunde liegenden methodischen, sozialen, interkulturellen und kommunikativen Kompetenzen und der zugrunde liegenden Lernkompetenzen sowie der Fähigkeit zum Wissenstransfer und zur Selbstreflexion. Lebenslanges Lernen wird dabei als ein Prozess der eigenen beruflichen Biographie verstanden und die fortlaufende persönliche und fachliche Weiterentwicklung als notwendig anerkannt. (§ 5 PflBG)

Das Pflegeberufegesetz bzw. die Ausbildungs- und Prüfungsverordnung nehmen mehr oder weniger absehbare Entwicklungen der Zukunft in den Blick. Sie betreffen gesellschaftliche, demografische, epidemiologische und technische Veränderungen, die der Pflege neue Rollen und Aufgaben zuschreiben werden. Um die Lernenden darauf vorzubereiten, sind dort methodische und motivationale Kompetenzen, die lebensbegleitendes Lernen unterstützen, konkret verankert (PflAPrV, Anlage 1–4, Kompetenzbereich V).

2.2 Lern- und Entwicklungsprozesse in der Ausbildung

Für den Lernort Pflegepraxis sind die Rahmenausbildungspläne bindend. Sie gliedern sich in die bereits im Kapitel 1.5 beschriebenen Orientierungs-, Pflicht- und Vertiefungseinsätze der Lernenden während der drei Ausbildungsdrittel. Innerhalb dieser Struktur liegen den Rahmenausbildungsplänen folgende Prinzipien zur Gestaltung der Lern- und Entwicklungsprozesse der Auszubildenden zugrunde:

Orientierung an den Kompetenzen

Die Kompetenzen werden in der Ausbildungs- und Prüfungsverordnung (Anlage 1–4) differenziert beschrieben. Eine ausführliche Darstellung hierzu erfolgt im Kapitel 2.3.

Verankerung der Pflegeprozessverantwortung und der Vorbehaltsaufgaben

Die Umsetzung erfolgt anhand der in den Rahmenausbildungsplänen festgelegten Aufgabenstellungen bzw. (Lern-)Situationen. Zu beachten ist, dass die Lernenden nur dann befähigt werden, Pflege individuell zu planen und durchzuführen, wenn sie den vollständigen Pflegeprozess immer wieder durchlaufen.

Situationsorientierte Strukturierung

Um die Lernenden an ihre beruflichen Aufgaben heranzuführen, müssen sie in konkreten, mehr oder weniger komplexen Situationen selbst handeln. Die Rahmenausbildungspläne legen dazu situative Anforderungen vor, die die Entwicklung der nötigen Ressourcen und Teilkompetenzen bei den Lernenden unterstützt. Bestimmte Merkmale dieser Situationen wie Handlungsanlässe, Akteure und Handlungsmuster sind festgelegt.

Persönlichkeitsorientierte Strukturierung

Sie soll die Persönlichkeits- und Identitätsentwicklung der Lernenden unterstützen. Einen wesentlichen Beitrag dazu leistet die Kompetenzorientierung innerhalb der Ausbildung. Des Weiteren sind hier Aufgabenstellungen förderlich, die Beobachtungen und Erfahrungen in der Praxis ermöglichen, die nachfolgend gemeinsam mit den Praxisanleitern oder Mitgliedern des Pflegeteams reflektiert werden. Dazu sind vor allem Formen der strukturellen Reflexion wie kollegiale Beratung, Fallbesprechungen und Supervisionen hilfreich. Hier ist die Teilnahme der Lernenden vorgesehen und während der Praxiseinsätze zu ermöglichen. Die Auszubildenden sollen befähigt werden, verantwortlich an gesellschaftlichen, aber auch betrieblichen Entscheidungsprozessen teilzuhaben und in ihrem beruflichen Umfeld Pflege- und Beziehungsprozesse gelingend zu gestalten. Dies erfordert berufliche Bildungsprozesse, die berufliche Tüchtigkeit und Mündigkeit erzielen. Dem Bildungsverständnis des Pflegeberufegesetzes entsprechend, dient die „berufliche Tüchtigkeit" als Mittel zur Erreichung der festgelegten Bildungsziele. Sie darf ausdrücklich nicht dazu dienen, mit „tüchtigen" Auszubildenden den Fachkräftemangel oder andere schwierige strukturelle bzw. ökonomische Bedingungen zu kompensieren.

Wissenschaftsorientierung

Werden Pflegehandlungen nicht nur fachlich korrekt und individuell angepasst ausgeführt, sondern anhand pflege- und bezugswissenschaftlicher Erkenntnisse reflektiert und begründet, wird dem Anspruch der Wissenschaftsorientierung Rechnung getragen und ein Beitrag zur Professionalisierung der Pflege geleistet.

Entwicklungslogik

Die Entwicklungslogik der Rahmenausbildungspläne legt eine kontinuierliche Steigerung der situativen Anforderungen fest, sodass Ressourcen und Teilkompetenzen erworben werden, die nach und nach Kompetenzen auf einem jeweils höheren Niveau bilden. Die Kriterien der situativen Anforderungen sind für jedes Ausbildungsdrittel beschrieben, z.B. Grad der Pflegebedürftigkeit, geringe bis hohe Risikogeneigtheit, einzelne zu pflegende Menschen bis zu Pflegebedürftige im Kontext von Gruppen oder sozialen Netzwerken (Schneider, Hamar 2020). Die zu pflegenden Menschen, die von den Lernenden zunächst unter Anleitung, später möglichst selbstständig betreut werden, müssen anhand dieser Kriterien gezielt ausgesucht werden.

Die Lernprozesse der Ausbildung werden in den Rahmenplänen nach lernorganisatorischen Kriterien in drei Formen des arbeitsbezogenen Lernens (Dehnbostel 2007) unterschieden:

- arbeitsgebundenes Lernen: Lernen durch Arbeitshandeln im realen Arbeitsprozess, bindend sind die Rahmenausbildungspläne
- arbeitsverbundenes Lernen: Lernaufgaben für die Praxis, d.h. praxisorientierte Umsetzung oder Impulse zur Reflexion theoretischer Ansätze, bindend sind die Rahmenlehrpläne
- arbeitsorientiertes Lernen: simuliertes Lernen durch Lernsituationen im theoretischen Unterricht oder durch Übungen im Lernlabor (Skills Lab, fachpraktischer Unterricht), auch hier gelten die Rahmenlehrpläne

Am Lernort Praxis steht das arbeitsgebundene Lernen im Vordergrund. Die Auszubildenden lernen durch ihr eigenes Handeln in realen Pflegesituationen. Insbesondere weil sich Pflegesituationen nicht standardisieren lassen und somit immer wieder neue Anforderungen entstehen, bietet die Praxis ideale Möglichkeiten des Lernens. Das Lernen erfolgt beim eigenen Handeln überwiegend über Erfahrungen und wird als informelles Lernen bezeichnet. Aber auch Formen des begleiteten Lernens am Arbeitsplatz (formelle Lernprozesse) wie Beobachtungsaufgaben, gemeinsames Handeln mit den Praxisanleitern oder Mentoren sowie systematische Instruktionen bzw. geplante Anleitungen sind für die Kompetenzentwicklung bedeutend. Beim arbeitsgebundenen Lernen können zahlreiche Methoden angewendet werden. Wichtig ist nach dem Grad der Selbststeuerung bzw. Begleitung und der Komplexität der Pflegesituation (→ Entwicklungslogik) zu unterscheiden und dadurch einen kontinuierlichen, sich steigernden Kompetenzaufbau anzubahnen.

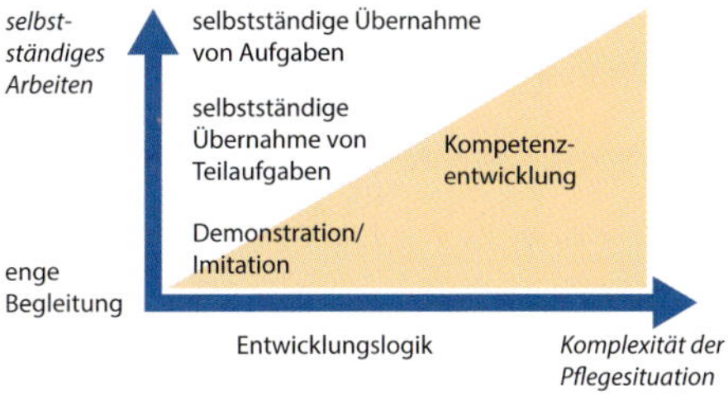

Abb. 2.1: Kompetenzentwicklung im Kontext des arbeitsgebundenen Lernens

Ausbildungsleitend sollten Überlegungen sein, die Auszubildenden im Verlauf ihrer praktischen Ausbildung so einzusetzen, dass sie Anforderungen begegnen, die sie nach entsprechender Anleitung selbstständig bewältigen können. Dabei geht es nicht um Teilaufgaben und Mitarbeit, sondern um die eigenverantwortliche Übernahme einer am Pflegeprozess orientierten Versorgung. Langfristig betrachtet führt dies zu einer sich sukzessive steigernden Professionalität der Auszubildenden, wovon nicht zuletzt die Träger der Ausbildung profitieren.

Der zuverlässige Erwerb von Kompetenzen hängt von weiteren organisatorischen Bedingungen ab. Die Struktur der Pflegeausbildung ist im § 7 des Pflegeberufegesetzes anhand der verschiedenen Einsätze geregelt. Dennoch verbleiben zeitliche Spielräume, um längere Einsätze der Auszubildenden zu planen und zu ermöglichen. Dies umzusetzen erscheint zwingend notwendig, weil das Erlernen einer Pflegeprozessplanung nicht in ein oder zwei Wochen gelingen kann. Dazu bedarf es einer Kontinuität und Stabilität, nicht nur der Begleitung durch die Praxisanleiter, sondern auch der Anforderungen an die Auszubildenden. Hier zeigt sich insbesondere die Sinnhaftigkeit der Einsätze im Bereich der Langzeitpflege. Während die Auszubildenden die Effekte der Pflegeprozessplanung im Akutbereich der Kliniken kaum noch erleben, weil die Verweildauer der zu pflegenden Menschen nicht ausreicht, bietet die Pflege und Betreuung in Dauerwohnbereichen dafür optimale Voraussetzungen. Diese Lernchancen sowie die jeweils spezifischen pflegerischen Tätigkeiten des Einsatzorts sollten in den Blick genommen und genutzt werden.

Zu beachten ist die enge Verknüpfung der Rahmenlehrpläne für den theoretischen Unterricht mit den Rahmenausbildungsplänen der Praxis. Der Orientierungseinsatz sowie die Pflichteinsätze in der pädiatrischen sowie der psychiatrischen Versorgung sind hinsichtlich der angestrebten Kompetenzentwicklung unmittelbar auf die curricularen Einheiten 01 bis 03 bzw. 10 und 11 der Rahmenlehrpläne für den theoretischen Unterricht bezogen. Der Unterricht in den Schulen dient der Vor- bzw. Nachbereitung dieser Praxiseinsätze. Bei der Planung und Gestaltung individueller Arbeits- und Lernaufgaben an den Lernorten der Praxis müssen dementsprechend die gleichen Kompetenzen Berücksichtigung finden. Die Kompetenzen der curricularen Einheiten 04 bis 09 können hingegen in allen verbleibenden Pflichteinsätzen und dem Vertiefungseinsatz angebahnt werden. Eine genaue Übersicht der einzelnen Kompetenzen in Zuordnung zu den curricularen Einheiten (CE) der Rahmenlehrpläne steht in Form einer Kompetenzmatrix auf den Internetseiten des Bundesinstituts für Berufsbildung (BIBB) zur

Verfügung. Mit dieser Tabelle lässt sich erfassen, in welcher curricularen Einheit und wie oft die verschiedenen Kompetenzen in der Ausbildungs- und Prüfungsverordnung vorkommen.

<table>
<tr><th>Einsätze</th><th>Curriculare Einheiten der Rahmenlehrpläne</th><th></th><th></th></tr>
<tr><td rowspan="3">Orientierungseinsatz</td><td>CE 01: Pflegefachfrau/Pflegefachmann werden</td><td rowspan="3"></td><td rowspan="11">Theorie und Praxis sind unmittelbar aufeinander abgestimmt, Arbeits- und Lernaufgaben bauen die gleichen Kompetenzen wie in der Theorie auf. Die Theorie dient der Vor- bzw. Nachbereitung der Praxis.</td></tr>
<tr><td>CE 02: Zu pflegende Menschen in der Bewegung und Selbstversorgung unterstützen</td></tr>
<tr><td>CE 03: Erste Pflegeerfahrungen reflektieren und verständigungsorientiert kommunizieren</td></tr>
<tr><td rowspan="2">Pflichteinsätze
(vor der Zwischenprüfung)
• Akutpflege
• Langzeitpflege
• Ambulante Pflege</td><td>CE 04: Gesundheit fördern und präventiv behandeln</td><td rowspan="6">Die Kompetenzen der Curricularen Einheiten 04 bis 09 können in der Praxis in allen Einsätzen Berücksichtigung finden</td></tr>
<tr><td>CE 05: Menschen in kurativen Prozessen pflegerisch unterstützen und Patienten-sicherheit stärken</td></tr>
<tr><td rowspan="4">Vertiefungseinsatz
(nach der Zwischenprüfung)
• in einem Bereich der voraus-gegangenen Pflichteinsätze</td><td>CE 06: In Akutsituation sicher handeln</td></tr>
<tr><td>CE 07: Rehabilitatives Handeln im interprofessionellen Team</td></tr>
<tr><td>CE 08: Menschen in kritischen Lebens-situationen und in der letzten Lebensphase begleiten</td></tr>
<tr><td>CE 09: Menschen in der Lebensgestaltung lebensweltorientiert unterstützen</td></tr>
<tr><td>Pflichteinsatz in der pädiatrischen Versorgung
(vor der Zwischenprüfung)</td><td>CE 10: Entwicklung und Gesundheit in Kindheit und Jugend in Pflegesituationen fördern</td><td rowspan="2"></td></tr>
<tr><td>Pflichteinsatz in der psychiatrischen Versorgung
(nach der Zwischenprüfung)</td><td>CE 11: Menschen mit psychischen Gesundheitsproblemen und kognitiven Beeinträchtigungen personenzentriert und lebensweltbezogen unterstützen</td></tr>
</table>

Abb. 2.2: Verknüpfung der Rahmenpläne (Bundesinstituts für Berufsbildung (BIBB))

2.3 Die Kompetenzorientierung innerhalb der praktischen Ausbildung

Die neu geregelte Pflegeausbildung orientiert sich konsequent an den in der Ausbildungs- und Prüfungsverordnung formulierten Kompetenzen. Sie sind als Entwicklungsziele (Learning Outcomes) der Auszubildenden zu verstehen. Dies bedeutet, dass jegliche Inhalte der Ausbildung durchgängig als Kompetenzen beschrieben werden. Die Kompetenzen gelten lernortübergreifend sowohl für die Pflegeschulen als auch für die Einsatzorte der praktischen Ausbildung. Die gesetzlich festgelegten Prüfungen sind gleichfalls kompetenzorientiert zu gestalten.

2.3.1 Das Kompetenzverständnis der neu geregelten Pflegeausbildung

Mit dem Pflegeberufegesetz, der Ausbildungs- und Prüfungsverordnung sowie den Rahmenplänen und den Begleitmaterialien liegen umfassende Informationen zur Zielsetzung und den Anforderungen der neu geregelten Pflegeausbildung vor. Einen zentralen Aspekt der didaktisch-pädagogischen Grundsätze bildet das veränderte Kompetenzverständnis, welches Kompetenzen als das Handlungspotenzial einer Person versteht.

Kompetenzen als Handlungspotenzial lassen sich nicht unmittelbar erfassen. Sie werden rückwirkend über die Interpretation einer gezeigten problemlösenden Handlung (Performanz) zuerkannt. Das heißt, es wird das Handlungspotenzial der Auszubildenden zur Bewältigung situativer Anforderungen in den Blick genommen. Das Kompetenzverständnis der Pflegeausbildung kommt der Kompetenzdefinition der Wissenschaftler Erpenbeck und Rosenstiel (2007) sehr nahe. Nach Erpenbeck und Rosenstiel beruhen Kompetenzen auf (Fach-)Wissen und beruflichen Qualifikationen, gehen aber gleichzeitig weit darüber hinaus und schließen die Berücksichtigung gesetzlicher und/oder gesellschaftlicher Normen und Regeln sowie persönliche Werte und Haltungen ein. Dies fasst der innovative Unternehmensberater Peter Wittmann (2014) in einem Satz treffend zusammen:

> „Kompetenzen werden durch Wissen fundiert, durch Werte konstituiert, durch Fähigkeiten disponiert, durch Erfahrung konsolidiert, aufgrund von Willen realisiert." (Wittmann 2014, S. 18)

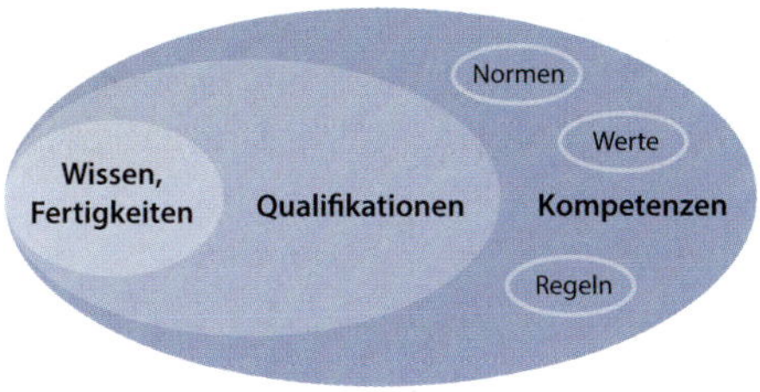

Abb. 2.3: Einschließungsverhältnis von Kompetenzen, Qualifikationen, Wissen und Fertigkeiten (Erpenbeck et al. 2017, S. XVII)

Der Bildungswissenschaftler Felix Rauner (2017) spricht im Kontext der beruflichen Handlungskompetenz von **multipler Kompetenz**. Sie entwickelt sich aus den berufsspezifischen, bewussten Wissensbeständen, aber auch aus dem eher unbewussten Erfahrungswissen der Praxis. Rauner unterscheidet in seinem Kompetenzmodell **handlungsleitendes (Know That)**, **handlungserklärendes (Know How)** und **handlungsreflektierendes Wissen (Know Why)**. Das jeweils abrufbare Wissen beeinflusst die Lösungsmöglichkeiten beruflicher Aufgaben und verweist auf die Ausprägung einer Kompetenz, das Kompetenzniveau.

- **handlungsleitendes Wissen (Know That):** „umfasst die für das berufliche Handeln relevanten Regeln und Vorschriften. Es lässt sich daher auch als regelgeleitetes Wissen charakterisieren" (Rauner 2017, S. 50). Regelgeleites Wissen bildet die Grundlage des pflegerischen Handelns und stellt im Wesentlichen die Reproduktion von Wissen dar. Die Auszubildenden sind in der Lage, Handlungsketten zu bilden und „abzuarbeiten". Diese Fähigkeit reicht jedoch zur Gestaltung individueller Pflegesituationen nicht aus.
- **handlungserklärendes Wissen (Know How):** Pflegende müssen Regeln und Vorschriften situativ anwenden und ihr Vorgehen begründen können, um den individuellen Erfordernissen einer Pflegesituation gerecht zu werden. Kompetentes pflegerisches Handeln zeigt sich demzufolge nicht in der Handlungsroutine, sondern in der beobachtbaren Bewältigung situativer Anforderungen. Auszubildende entwickeln in dieser Stufe die Kompetenz, ihr berufliches Handeln zu durchschauen, zu verstehen und zu verantworten. Sie sind dazu fähig, den spezifischen (Einzel-)Fall und seine Hintergründe zu erschließen und verfügen über einen gewissen „Rundumblick". Dieses Anforderungsniveau entspricht dem Begriff des „Know-How" (Rauner 2017).
- **handlungsreflektierendes Wissen (Know Why):** Berufliche Handlungskompetenz zeigt sich auf höchstem Niveau, wenn Handlungsspielräume nach Abwägen ihrer Alternativen ausgeschöpft werden: „Warum so und nicht anders?" (Rauner 2017). Auf dieser Stufe der Anforderungen spielen reflexive Fähigkeiten eine zentrale Rolle. Die Entwicklungsziele beschreiben metakognitive Leistungen, die in der begründeten Entscheidungsfindung sichtbar werden. Sie lassen Rückschlüsse auf Motivation, Haltung und Werte der Auszubildenden zu und decken „blinde Flecken" auf. Insbesondere zeigt sich, inwiefern die Lernenden das „Subjektsein" des zu pflegenden Menschen anerkennen.

Den in diesem Werk verwendeten Kompetenzrastern liegt das Kompetenzmodell von Rauner zugrunde (→ Kap. 2.4.2).

Aus dem Kompetenzverständnis geht in der PflAPrV ein differenziertes Kompetenzprofil hervor. Dieses Kompetenzprofil der zukünftigen Pflegefachpersonen legt fünf Kompetenzbereiche fest (→ Kap. 1.1.2), die mit maximal sechs Kompetenzschwerpunkten untergliedert werden.

In den Anlagen 1 bis 4 in der Ausbildungs- und Prüfungsverordnung sind die zu entwickelnden Kompetenzen der Auszubildenden sehr differenziert und konkret beschrieben. Sie sind in dieser Form bindend für alle Lernprozesse.

Die Festlegung der Kompetenzbereiche stützt sich auf die Theorie „Ökologie der menschlichen Entwicklung" des amerikanischen Entwicklungspsychologen Urie Bronfenbrenner (1976). Dies führt zur folgenden Zuordnung der Kompetenzbereiche:

- Kompetenzbereiche I und II: Mikroebene – unmittelbare (Arbeits-)Umgebung mit ihren Personen, Rollen, Beziehungen und Tätigkeiten
- Kompetenzbereich III: Mesoebene – formende Schicht aus informellen sozialen Netzwerken und Institutionen
- Kompetenzbereiche IV und V: Makroebene – ideologische Systeme, die auf der Mikro- und Mesoebene Bedeutungen und (Handlungs-)Motive konstituieren

Wie in den Begleitmaterialien zu den Rahmenplänen betont wird, setzt die Gestaltung schulinterner Curricula und einrichtungsspezifischer Ausbildungspläne eine gründliche Auseinandersetzung mit den Kompetenzen der PflAPrV voraus. Dies gilt auch für die Gestaltung förderlicher Lernprozesse am Lernort Praxis. Darum erfolgt zum tieferen Verständnis eine ausführlichere Erläuterung zu den Kompetenzbereichen und ihren Ebenen.

- Die Pflegeausbildung fokussiert mit den Kompetenzbereichen I „Pflegeprozesse und Pflegediagnostik in akuten und dauerhaften Pflegesituationen verantwortlich planen, organisieren, gestalten, durchführen, steuern und evaluieren" und II „Kommunikation und Beratung personen- und situationsorientiert gestalten" das unmittelbare Arbeitsumfeld der Lernenden, die Rollen der Beteiligten, die Beziehungen untereinander und die damit verbundenen direkten Aufgaben und Tätigkeiten (Mikroebene). Mit dem Kompetenzbereich I werden hier vor allem die neu festgelegten Vorbehaltsaufgaben nach § 4 des PflBG und mit dem Kompetenzbereich II die Kommunikations- und Beziehungsgestaltung als zentrale Aspekte des Berufs- und Pflegeverständnisses berücksichtigt. Die unterschiedlichen Kompetenzschwerpunkte und die Niveaustufen, orientiert an der Zwischen- und Abschlussprüfung, unterstützen zudem schon zu Beginn der Ausbildung selbstständige und selbstverantwortliche Tätigkeiten der Lernenden.
- Der Kompetenzbereich III „Intra- und interprofessionelles Handeln in unterschiedlichen systematischen Kontexten verantwortlich gestalten und mitgestalten" erweitert den Kontext des professionellen Handelns auf das Gesamtsystem der Gesundheitsversorgung mit seinen Netzwerken und vielfältigen Institutionen (Mesoebene). Hier nimmt die Fachkommission in der Umsetzung des Kompetenzverständnisses auch zukünftige Herausforderungen der Pflege in den Blick. Sie werden vorwiegend in einem veränderten intraprofessionellen Personalgefüge, in der unumgänglichen Zusammenarbeit mit anderen Berufszweigen und freiwillig Engagierten sowie der Nutzung neuer Technologien liegen.
- Die Kompetenzbereiche IV „Das eigene Handeln auf der Grundlage von Gesetzen, Verordnungen und ethischen Leitlinien reflektieren und begründen" und V „Das eigene Handeln auf der Grundlage von wissenschaftlichen Erkenntnissen und berufsethischen Werthaltungen und Einstellungen reflektieren und begründen" greifen übergeordnete Kriterien des Berufs- und Pflegeverständnisses auf. Wie die menschliche Entwicklung allgemein, ist auch die berufliche Entwicklung in der Makroebene eines ideologischen

Systems eingebettet. Grundlage bildet hier nicht nur eine professionelle Ethik nach § 5, Absatz 2 PflBG, die sich auf das Grundgesetz der Bundesrepublik Deutschland, den ICN-Ethik-Kodex und die Charta zum Schutz der Menschenwürde beruft, sondern auch pflegewissenschaftlich und begründungswissenschaftlich relevante Erkenntnisse und Theorien sowie gesetzliche Regelungen.

Die Kompetenzformulierungen, die im Kompetenzprofil innerhalb der Kompetenzschwerpunkte ausgewiesen werden, sind als Learning Outcomes zu verstehen. Learning Outcomes beschreiben konkrete, beobachtbare oder auch messbare Kompetenzen zum Abschluss eines Lernprozesses. Sie legen fest, was die Auszubildenden letztlich gelernt haben bzw. können sollen.

In der PflAPrV werden die zu entwickelnden Kompetenzen der Auszubildenden anhand aktiver Verben konkret und anforderungsorientiert beschrieben. Diese Operatoren machen deutlich, dass eine Stufung des Kompetenzprofils versucht wurde. Denn sie legen auf unterschiedlichen Niveaustufen die Entwicklungsziele der Auszubildenden fest, die entweder bis zu der gesetzlich festgelegten Zwischenprüfung am Ende des zweiten Ausbildungsdrittels oder bis zu der staatlichen Abschlussprüfung am Ende des dritten Ausbildungsdrittels erreicht werden sollen. Die Verben ermöglichen zudem die gezielte Beobachtung der durch sie beschriebenen Handlungen. Sie stellen infolgedessen wichtige Indikatoren und Referenzpunkte für die Erfassung und Beurteilung der Kompetenzen dar (→ Kap. 2.4.2). Eine empfehlenswerte, vergleichende Übersicht zu den zu prüfenden Kompetenzen wurde von den Wissenschaftlerinnen Kuckeland und Schneider (2019) erstellt. Näheres zur Beobachtung, Erfassung und Beurteilung der Kompetenzen wird in Kapitel 2.5 ausgeführt.

2.3.2 Herausforderungen der Kompetenzorientierung

Das differenzierte Handlungsverständnis im Pflege- und Beziehungsprozess erfordert von Pflegefachpersonen ein empathisches Fallverständnis und eine hohe Reflexionsfähigkeit im Umgang mit den vielfältigen, individuellen Pflegesituationen. Dies bringt das neue Kompetenzprofil deutlich zum Ausdruck. Ohne eine gewisse routinierte Anwendung von (Fach-)Wissen und der Umsetzung automatisierter sensomotorischer Fähig- und Fertigkeiten fehlt den Auszubildenden jedoch zunächst die notwendige Aufmerksamkeit zur Erfüllung dieses hohen Anspruchs. Die Kompetenzentwicklung der Lernenden bewegt sich infolgedessen in einem Spannungsfeld zwischen einer unreflektierten Verfestigung von Routinen und der Erfüllung des Anspruchs einer individuellen und personenzentrierten Pflege.

Trotz der Schwierigkeiten in diesem Spannungsfeld bietet die Praxis nachweislich gute Möglichkeiten des Lernens und des Kompetenzerwerbs. Aktuelle handlungs- und lebensrelevante Themen führen zu besonders nachhaltigem Lernen. Dieses Potenzial des Lernens wurde bislang nicht genügend genutzt. Die veränderten Bestimmungen der Pflegeausbildung und das zu erreichende Kompetenzprofil setzen an diesem Punkt zu einer Veränderung an.

Entscheidend für den Lernerfolg in der Praxis und das Erreichen der erforderlichen Kompetenzen ist das Was und Wie des Lernens. Während es gut gelingt, Pflegetechniken (Skills) wie das Vorbereiten einer Infusion oder die Durchführung einer Blutzucker-Messung zu vermitteln, bleiben die Bildungsziele der Ausbildung, die Werte, Haltungen und Normen betreffen, oft unberücksichtigt. Von zentraler Bedeutung ist darum, das Lernen anhand von Reflexion – nicht auch, sondern vor allem in der Praxis. Die Reflexion erlebter Anleitungs- und Pflegesituationen deckt fehlerhaft angeeignete Routinen auf und verhindert die Übernahme veralteter Rollenbilder. Sie trägt zur Entwicklung eines professionellen Pflegeverständnisses bei. Ebenso wird die Reduktion der Auszubildenden auf das Funktionieren im System vermieden und der Blick auf die Individualität zu bewältigender Pflegesituationen geschärft. Der Austausch zwischen den Praxisanleitern und den Auszubildenden nimmt einen hohen Stellenwert ein, weil die Lernenden zunächst kaum eigenständige Strategien zur situativen Problemlösung anwenden. Sie sind auf regelgeleitetes Handeln fixiert, ohne mögliche Handlungsspielräume individueller Pflegesituationen auszuschöpfen. Hier sind kompetenzfördernde Rückmeldungen bei gleichzeitiger Förderung der reflexiven Fähigkeiten der Auszubildenden unersetzlich.

Die Gestaltung solcher umfassenden Lernprozesse am Praxisort setzt ein gewisses Maß an berufspädagogischer Qualifikation und eigener Reflexionsfähigkeit voraus. Die Entwicklung, Erfassung und Beurteilung des differenzierten Kompetenzprofils und das Einnehmen einer zentralen Position in der Pflegeausbildung erfordert von allen Praxisanleitern zudem ein klares und neues Rollenverständnis (→ Kap. 1.3). Diesen Anforderungen kann mit der Umsetzung einer grundlegend kompetenzorientierten Praxisanleitung begegnet werden.

2.4 Kompetenzorientierte Lern- und Anleitungsprozesse

Die gesetzlichen Bestimmungen zur neuen Pflegeausbildung beabsichtigen einen deutlichen Qualitätssprung, der im Rahmen der praktischen Ausbildung ein Ausbildungskonzept, eine gezielte Einsatzplanung sowie für jeden Lernenden einen didaktisch-fundierten Lern- bzw. Anleitungsprozess für den gesamten Praxiseinsatz und für einzelne Anleitungssituationen erfordert. Des Weiteren empfiehlt es sich, die Lernerfolge und die Anleitungsqualität regelmäßig zu evaluieren. Grundsätzlich stärkt das PflBG und die PflAPrV die Position der Praxisanleitung. Dennoch stellen die Organisation und Steuerung der Lern- und Anleitungsprozesse zur Entwicklung des Kompetenzprofils für die Praxisanleitung eine enorme Anforderung dar.

2.4.1 Anforderungen und konzeptionelle Handlungsempfehlungen

Im Einzelnen sollen Praxisanleiter nach berufspädagogischer Weiter- und Fortbildung folgendermaßen agieren:

- gezielt kompetenzorientierte Anleitungssituationen planen
- typisch konstituierende Elemente einer Lern- bzw. Anleitungssituation kennen

- zu entwickelnde (Teil-)Kompetenzen der Lern- bzw. Anleitungssituation messbar, nachvollziehbar und transparent machen
- zeigen, wie Pflegeprobleme und -diagnosen erkannt und in der Situation erfolgreich behandelt werden
- Anleitungs- und Pflegesituationen reflektieren, bearbeiten und neue Zielsetzungen der Auszubildenden finden
- die individuelle Kompetenzentwicklung in Gesprächen mit den Lernenden adäquat erfassen oder am Ende des Praxiseinsatzes summativ bestimmen
- Lernberatung etablieren
- sich der eigenen persönlichen Haltung und Vorbildfunktion bewusst sein

Da nicht nur im Bereich der Pflegeausbildung, sondern in allen Bereichen beruflicher Bildung kompetenzorientierte Lernprozesse gefordert sind und umgesetzt werden müssen, stehen bereits einige Konzepte mit Handlungsempfehlungen zur Gestaltung kompetenzorientierter Lehr-Lernprozesse zur Verfügung. Das Konzept von Brendel et al. (2019), ursprünglich aus der Hochschullehre, lässt sich auf den Lernort Praxis bzw. die Praxisanleitung übertragen. Mit der Umsetzung seiner Handlungsempfehlungen gelingt die Gestaltung einer kompetenzorientierten Praxisanleitung, die einige der o.g. Anforderungen erfüllt.

Das Konzept verwendet das Bild einer Brücke, die in sechs (Lehr-)Schritten überquert wird und sich auf zehn Pfeiler stützt, die auf fundamentale Prinzipien des kompetenzorientierten Handelns verweisen. Werden diese sechs Schritte im Lernprozess der Auszubildenden möglichst in dieser Reihenfolge umgesetzt, unterstützen sie wirksam deren Kompetenzentwicklung. Nachfolgend werden die einzelnen Schritte mit den entsprechenden Prinzipien in Kürze erläutert und als Abbildung dargestellt (Abb. 2.4).

Schritt 1: Aufmerksamkeit mittels neuer, relevanter Aufgaben wecken

Schon im Vorfeld eines Praxiseinsatzes wird im Erstgespräch (→ Kap. 2.4.3) auf spezifische und neue Aufgabenstellungen und ihre Relevanz hingewiesen. Gelingt es dadurch, die Aufmerksamkeit und das Interesse der Lernenden zu wecken, wird der Lernprozess automatisch in Gang gesetzt. Die Gestaltung kompetenzorientierter Lern- und Anleitungsprozesse setzt ein klares Rollenverständnis und Reflexionsfähigkeit der Praxisanleiter voraus.

Schritt 2: Vorhandene Teilkompetenzen / Ressourcen aktivieren

Je nach schulischer Vorbildung und Ausbildungsstand bringen die Lernenden unterschiedliches Vorwissen und unterschiedliche Erfahrungen, Fähigkeiten und Fertigkeiten (Teilkompetenzen / Ressourcen) mit. Werden diese zunächst offengelegt und im weiteren Verlauf hinreichend berücksichtigt und einbezogen, gelingt es, fehlerhafte Routinen aufzudecken und / oder neue Teilkompetenzen / Ressourcen mit bereits vorhandenen zu vernetzen bzw. weiterzuentwickeln. Lernprozesse werden so für jeden Lernenden individuell gestaltet.

Schritt 3: Zielsetzung besprechen und festlegen

Mit den zu prüfenden Kompetenzen zur Zwischen- oder Abschlussprüfung der Ausbildung liegen gesetzlich geforderte Ziele vor. Dennoch können kleinschrittigere Ziele in Form von Teilkompetenzen für einen gesamten Einsatz oder eine Anleitungssituation aufgezeigt und im Erst- oder Zwischengespräch (→ Kap. 2.4.3) mit den Lernenden explizit von ihnen selbst bestimmt werden. In den gewünschten individualisierten, subjektorientieren Lernprozessen erweisen sich Kompetenzraster (→ Kap. 2.4.2) als hilfreich, die verschiedene Kompetenzniveaus berücksichtigen. Sie ermöglichen den Lernenden einerseits die Bestimmung ihres aktuellen Lernstands und andererseits die Auswahl eigener, neuer (Teil-)Kompetenzen, die sie erwerben möchten und / oder die den je nach Ausbildungsdrittel geforderten Kompetenzen entsprechen. Die Kompetenzerfassung anhand des Rasters erlaubt ebenso einen Abgleich der Selbst- und Fremdeinschätzung der Kompetenzentwicklung, dabei sollte das Kompetenzprofil als Prüfungsanforderung im Blick behalten werden.

Schritt 4: Inhalts- bzw. gegenstandsbezogen anleiten

Um die Ressourcen bzw. die Teilkompetenzen oder das erwünschte Learning Outcome der Lernenden nachweislich zu erweitern bzw. zu entwickeln, müssen gezielte und geplante Anleitungen stattfinden. Geplante Anleitungen beziehen die Informationen der vorausgegangenen Schritte des Lernprozesses ein und bieten damit einen spezifisch ausgewählten und methodisch aufbereiteten Lerninhalt oder -gegenstand. Eine Vielfalt von Methoden, die mehr als Demonstration und Imitation bietet, unterstützt die Fähigkeiten der Auszubildenden, sich auch später neues Wissen anzueignen oder zu vermitteln. Die Lernaufgaben des Rahmenausbildungsplans fließen nach ihrer Ausarbeitung ein und fördern den Theorie-Praxis-Transfer. Insbesondere dieser gewünschte Effekt bestimmt die Gestaltung dieser Aufgaben und sollte in Abstimmung mit der Pflegeschule stattfinden. Ein gewisser Bestand an Lernaufgaben und üblichen Anleitungssituationen ermöglicht den Auszubildenden eine Auswahl und zumindest anteilig selbstbestimmtes Lernen. Lernen gelingt jedoch nur, wenn ein förderliches Lernklima besteht, darum sollte eine entspannte und positiv erlebbare Atmosphäre am Lernort Praxis geschaffen werden. Des Weiteren empfiehlt es sich, den Schritt 4 mit dem folgenden, der Anregung zur Reflexion, zu verknüpfen oder im Wechsel einzusetzen. Denn Lernen in der Pflegeausbildung findet insbesondere implizit bzw. informell statt, sodass die Lernprozesse einer kontinuierlichen Reflexion bedürfen.

Schritt 5: Reflexion u. alternatives Handeln anregen

In diesem Schritt erfolgt die aktive Auseinandersetzung der Auszubildenden mit den neuen Inhalten oder Lerngegenständen. Reflexion, aber auch Analysen, Vergleiche, Bewertungen und die Entwicklung von Handlungsalternativen helfen dabei, verbliebene Fragen zu beantworten, Fehlerhaftes zu erkennen und eine positive Fehlerkultur zu entwickeln. Praxisanleiter geben hier Feedback zum Lernprozess, zur Selbstregulation und / oder zur (Teil-)Kompetenzentwicklung. In Anleitungen mit mehreren Lernenden ist es möglich, gegenseitiges Feedback anzuregen. Zur Weiterentwicklung der Praxisanleitung empfiehlt sich außerdem ein Feedback der Auszubildenden zum Erleben der Anleitungs- und Interaktionssituation.

Schritt 6: Neues üben lassen

Langfristig verfügbar sind neue oder erweiterte Teilkompetenzen/Ressourcen nur dann, wenn sie verfestigt und genutzt werden. In dieser Phase des Lernprozesses der Auszubildenden steht nicht die Unterstützung und Begleitung, sondern ihr selbstständiges Handeln im Vordergrund. Die Lernenden werden angeleitet, eigenverantwortlich neu erlernte Aufgaben im Pflegeprozess zu übernehmen. Sie haben kleinere und größere Erfolgserlebnisse und sammeln positive Erfahrungen ihrer Selbstwirksamkeit. Hinsichtlich der Rahmenausbildungspläne ist hier die Steigerung der situativen Anforderungen vom ersten bis zum letzten Ausbildungsdrittel von besonderer Bedeutung. Findet sie keine angemessene Berücksichtigung, erschwert dies das Selbstständigwerden der Lernenden und dementsprechend die Entwicklung des vollständigen Kompetenzprofils. Abschließend wird im Schritt 6 das End- oder Abschlussgespräch (→ Kap. 2.4.3) geführt. Auch hier spielen Feedback und Reflexion eine entscheidende Rolle (→ Schritt 5). Es gilt mitzuteilen bzw. zu klären, was erlernt und hinreichend eingeübt wurde, welche Kompetenzen erreicht oder nicht erreicht wurden und was als Zielsetzung für die weiteren Praxisphasen vorzusehen ist.

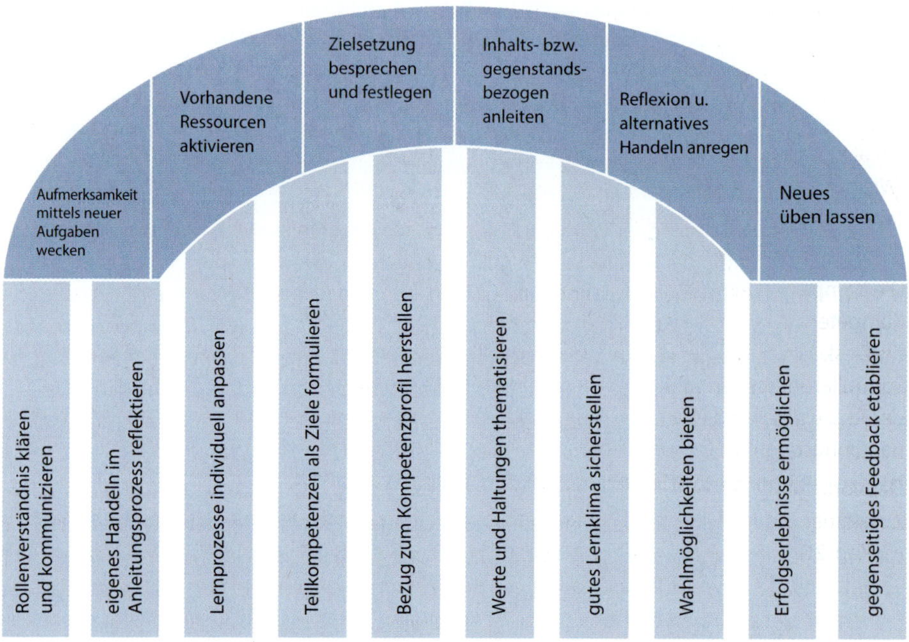

Abb. 2.4: Handlungsempfehlungen – Brücke in sechs Schritten mit den Prinzipien als Brückenpfeiler (in Anlehnung an Brendel et al. 2019, S. 104)

2.4.2 Lernen mit Kompetenzrastern

Kompetenzraster werden in vielen Bereichen des Bildungssystems verwendet. Sie sind als Instrumente zur Förderung des kompetenzorientierten, individuellen und aktiven Lernens zu verstehen. Für die Auszubildenden stehen im Umgang mit dem Raster die Fragen „Was kann ich schon?" und „Was sollte ich können?" im Mittelpunkt. Die Antworten darauf machen ihnen die spezifischen Anforderungen eines Praxiseinsatzes, einer Lernaufgabe oder einer Anleitungssituation transparent, je nachdem, zu welchem Zweck das Raster erstellt wird. Zudem wirken sie motivierend, weil sie schon vorhandene Ressourcen oder Kompetenzen aufdecken.

Kompetenzraster ermöglichen es, zunächst den aktuellen Lernstand zu ermitteln. Denn sie bilden Zielbeschreibungen in Form von Kompetenzformulierungen auf unterschiedlichen Niveaustufen ab. Grundlage bilden die Kompetenzen der PflAPrV. Dies ermöglicht einen „Soll-Ist-Abgleich", mobilisiert gleichzeitig Vorkenntnisse und erleichtert die Vernetzung zwischen schon vorhandenem und neuem Wissen. Der „Soll-Ist-Abgleich" anhand der Kompetenzeinschätzung kann durch die Auszubildenden selbst oder durch die Praxisanleiter vorgenommen werden. Er unterstützt die Planung der Lern- und Anleitungsprozesse und ihre methodische Umsetzung. Hier zeigt sich die Kernaufgabe eines Kompetenzrasters, denn in den komplexen Gebilden der Lern- und Anleitungsprozesse richtet sich das weitere pädagogische Handeln an ihnen aus. Sie geben wie ein Kompass die Richtung und insbesondere das (Entwicklungs-)Ziel vor. Daran orientiert können Lern-, Beobachtungs- oder Reflexionsaufgaben bzw. konkrete Anleitungssituationen gestaltet werden.

Ein Kompetenzraster besteht aus drei Elementen, die in Tabellenform kombiniert werden. In dieser sogenannten Matrix werden vertikal übergeordnete Teilbereiche der zu vermittelnden Inhalte (Was?) und horizontal die Niveaustufen bzw. die Ausprägungsgrade der Kompetenzen (Wie gut?) abgebildet. Es entstehen freie Felder, die zur Beschreibung der zu entwickelnden Teilkompetenzen oder Ressourcen genutzt werden. Diese Beschreibungen werden Kompetenzdeskriptoren genannt.

Die Kompetenzdeskriptoren bilden den wesentlichen Aspekt bei der Erstellung eines Kompetenzrasters. Während die Teilbereiche und die Niveaustufen festliegen, müssen die Deskriptoren angepasst an den Zweck immer wieder neu formuliert werden. Die Formulierungen dürfen nicht zu komplex oder abstrakt sein. Sie sollen die Sinnperspektive der Auszubildenden erreichen. Deshalb werden sie auch grundsätzlich mit der subjekt- und handlungsorientierten Formulierung „Ich kann …" verbunden.

Das vorliegende Buch bietet zu allen Anleitungssituationen Kompetenzraster als digitales Zusatzmaterial an. In diesen Kompetenzrastern findet sich das Kompetenzmodell von Rauner (→ Kap. 2.3.1) wieder. Ein Beispiel für ein Kompetenzraster ist auf den Seiten 44 – 47 abgebildet.

Kompetenzraster zu „Körperpflege beim erwachsenen Menschen im Krankenhaus“

Anforderungen[1] / Handlungsbereiche[2]	**Handlungsgrundlagen kennen „Know That“ (1. Ausbildungsdrittel)** Ich kann…	
Zielgerichtet und geplant vorgehen	... Ziele der Körperpflege benennen. ... die Bedarfe der Körperpflege entsprechend der Pflegediagnosen planen und einen zeitlichen Rahmen angeben. ... individuelle Gewohnheiten des zu Pflegenden identifizieren. ... Ressourcen des zu Pflegenden wahrnehmen. ... Grundsätze der Dokumentation benennen.	
Beziehungen professionell gestalten, kulturelle Besonderheiten berücksichtigen	... Grundprinzipien der professionellen Beziehungsgestaltung benennen. ... die Gefühle und Bedürfnisse des zu Pflegenden empathisch wahrnehmen. ... ggf. Besonderheiten der individuellen, interkulturellen Pflegesituation benennen.	
Professionell kommunizieren, anleiten und beraten	... die grundlegenden Kommunikationsregeln benennen. ... Grundsätze der Basalen Stimulation® bezüglich der Körperpflege benennen.	

Situativ Handeln können **„Know How" (1. + 2. Ausbildungsdrittel)** Ich kann…	Handlungen reflexiv gestalten **„Know Why" (3.Ausbildungsdrittel)** Ich kann…
... die geplante Körperpflege in allen Teilschritten fachgerecht umsetzen. ... die Zeitplanung angemessen umsetzen. ... die individuellen Gewohnheiten des zu Pflegenden flexibel berücksichtigen. ... die Ressourcen des zu Pflegenden motivierend einbeziehen. ... die Durchführung der Körperpflege zeitnah, vollständig und wertfrei dokumentieren.	... mein Vorgehen und Handeln anhand von eigenen Einstellungen und Werten kritisch hinterfragen und adäquat beurteilen. ... individuelle Gewohnheiten des zu Pflegenden respektieren. ... sinnvolle Handlungsalternativen entwickeln. ... meine Dokumentation versiert beurteilen und Vorschläge zur Verbesserung entwickeln.
... eine angemessene Beziehung zu dem zu Pflegenden und seinen Angehörigen aufbauen. ... auf die Gefühlslage und individuellen Bedürfnisse des zu Pflegenden angemessen eingehen. ... ggf. kulturelle Besonderheiten angemessen berücksichtigen. ... Nähe und Distanz ausbalancieren.	... das Gelingen des Beziehungsaufbaus adäquat reflektieren und beurteilen. ... die Gefühlslage, die individuellen Bedürfnisse und ggf. die kulturellen Besonderheiten des zu Pflegenden reflektieren und sachlich beurteilen. ... mir meine Gefühle bewusst machen und sachlich beurteilen. ... umsichtige Handlungsalternativen entwickeln.
... die Pflegehandlung mit dem zu Pflegenden kommunizieren und abstimmen. ... während der Pflegehandlung dem zu Pflegenden die einzelnen Teilschritte des Handelns in verständlichen Worten erklären. ... die förderlichen Effekte basal stimulierender Maßnahmen einschätzen und ggf. angemessen anwenden. ... den zu Pflegenden und seine Angehörigen zu Aspekten der Körperpflege informieren, anleiten und beraten.	... die verbale und nonverbale Kommunikation während der Körperpflege reflektieren. ... angemessene Handlungsalternativen entwickeln.

Anforderungen[1] / Handlungsbereiche[2]	**Handlungsgrundlagen kennen „Know That" (1. Ausbildungsdrittel)** Ich kann…	
Verantwortungsbewusst im intra- und interprofessionellen Team agieren	... andere Berufsgruppen des interprofessionellen Versorgungsteams nennen. ... mögliche Situationen benennen, die der interprofessionellen Zusammenarbeit bedürfen.	
Fachspezifisches Wissen (Gesetze, Verordnungen, wissenschaftliche Erkenntnisse, ethische Leitlinien) sinnvoll anwenden	... erkennen welche situationsgerechte Unterstützung der zu Pflegende braucht. ... die hygienischen Anforderungen bezüglich der Körperpflege benennen. ... Kriterien der Beobachtung des zu Pflegenden sowie der Haut und der Hautanhangsorgane nennen. ... Merkmale der unterschiedlichen Hauttypen und ihre Fachtermini nennen. ... unterschiedliche Hautreinigungs- und Pflegeprodukte und ihre Fachtermini benennen. ... prophylaktische Maßnahmen benennen, die ggf. in die Körperpflege integriert werden.	
Moralische/ethische Grundsätze eingehend berücksichtigen	... die Grundrechte der Menschen benennen. ... das Pflegeleitbild der Einrichtung wiedergeben. ... Prinzipien zum maßvollen Umgang mit institutionellen und umweltbezogenen Ressourcen nennen.	

Autorin: Sabine Nobles

Konzeption Mörschel (2019) nach Empfehlungen des Berufsbildungswissenschaftlers Krille (2016), Müller (Institut Beatenb

[1] In Anlehnung an die Niveaustufen des Arbeitsprozesswissens nach Hacker (1973) und Rauner (2017, S. 50)

[2] In Anlehnung an ein Kompetenzstrukturmodell nach Kadenbach (2018), Euler (2012), DQR (2013) und PflBG (2018)

	Situativ Handeln können „Know How" (1. + 2. Ausbildungsdrittel) Ich kann…	**Handlungen reflexiv gestalten „Know Why" (3. Ausbildungsdrittel)** Ich kann…
	... den Bedarf an interdisziplinärer Zusammenarbeit klar erkennen. ... das interprofessionelle Team fachgerecht informieren. ... die Zusammenarbeit im interprofessionellen Team sinnvoll in den Behandlungszeitplan integrieren und ggf. vernetzen, z. B. die Mobilisierung/Positionierung gemeinsam mit dem Physiotherapeuten durchführen.	... den Versorgungsprozess im interprofessionellen Team im Hinblick auf Orientierung und Partizipation des zu Pflegenden reflektieren und evaluieren.
	... eine situationsgerechte Unterstützung anbieten, indem ich z. B. Infusionsleitungen oder Drainageableitungen so fixiere, dass sie bei versehentlichem Zug nicht ihre Lage verändern oder zusätzliche Schmerzen verursachen. ... die Körperpflege entsprechend der hygienischen Anforderungen durchführen. ... eine gezielte Beobachtung des zu Pflegenden und der Haut umsetzen. ... den Hauttyp des zu Pflegenden korrekt ermitteln und die Pflege darauf fachgerecht abstimmen. ... notwendige prophylaktische Maßnahmen zielorientiert in die Köperpflege integrieren.	... die situationsgerechten unterstützenden Maßnahmen reflektieren und bei Bedarf optimieren. ... die Durchführung der hygienischen Maßnahmen reflektieren und adäquat beurteilen. ... meine Beobachtungen fachgerecht beurteilen und ggf. entsprechende Maßnahmen einleiten. ... die Durchführung prophylaktischer Maßnahmen fachgerecht evaluieren und ggf. erforderliche Handlungsalternativen entwickeln.
	... die Grundrechte wie Autonomie und Würde sowie das Pflegeleitbild in die konkrete Pflegesituation adäquat integrieren. ... auch in schwierigen Situationen angemessen reagieren. ... die zur Verfügung stehenden Ressourcen maßvoll nutzen.	... unter Berücksichtigung der Grundrechte und des Pflegeleitbilds mein Pflegehandeln reflektieren. ... meinen persönlichen Umgang mit Ressourcen in vollem Umfang verantworten. ... sinnvolle Handlungsalternativen entwickeln.

Tab. 2.1: Verknüpfung der Anwendungsmöglichkeiten des Kompetenzrasters mit den Schritten der kompetenzorientierten Praxisanleitung

Schritte der kompetenzorientierten Anleitung	Beispiele für Anwendungsmöglichkeiten des Kompetenzrasters
Aufmerksamkeit mittels neuer Aufgaben wecken	Im Erst- bzw. Einführungsgespräch interessante und spezifische Aufgaben des Einsatzortes anhand eines oder mehrerer Kompetenzrasters aufzeigen und besprechen.
Vorhandene Ressourcen aktivieren	Mithilfe eines Rasters vorhandene Ressourcen entdecken und in neue Aufgabenstellung einbinden.
Zielsetzung besprechen und festlegen	Anhand eines oder mehrerer Raster individuelle Ziele der Kompetenzentwicklung erarbeiten.
Inhalts- und gegenstandsbezogen anleiten	Inhalte oder Lerngegenstände einer Aufgabe oder Anleitung mithilfe der Raster konkret bestimmen und Methoden auswählen. Den Auszubildenden dabei einbinden.
Reflexion und alternatives Handeln anregen	Mithilfe des Rasters Reflexionsaufgaben oder Fragestellungen entwickeln.
Neues üben lassen	Die Auszubildenden mithilfe des Rasters entscheiden lassen, was konkret eingeübt werden muss, bzw. den Bedarf anhand des Rasters aufzeigen.

2.4.3 Gespräche im Lern- und Anleitungsprozess

Wie die verschiedenen Schritte der kompetenzorientierten Praxisanleitung bereits zeigen, nehmen die Gespräche mit den Auszubildenden eine wichtige Rolle im Verlauf der Lern- und Anleitungsprozesse ein.

Kommunikative Kompetenzen sind eine wichtige Voraussetzung für eine gelingende Praxisanleitung und wecken bei Praxisanleitern immer wieder den Wunsch nach Fort- und Weiterbildungsangeboten. Diese Angebote vermitteln nicht nur Grundlagenwissen zu Kommunikationstheorien und Kommunikationsverhalten, sondern ermöglichen den Austausch mit anderen Praxisanleitern anhand vielfältiger Praxiserfahrungen und Übungen.

Da an dieser Stelle nicht auf grundlegende Theorien und Techniken eingegangen wird, folgen diesbezüglich nur zwei Empfehlungen:

Ehrlich währt am längsten.

Die Basis eines gelingenden Gesprächs ist Vertrauen. Darum ist es wichtig, ehrlich, authentisch und wertschätzend zu sein. Diese grundlegende Haltung ist vollkommen unabhängig vom Anlass und der am Gespräch beteiligten Personen.

Es ist noch kein Meister vom Himmel gefallen.

Diese Aussage ist mehr als zutreffend. Erfolgreiche Gesprächsführung bedarf der Übung. Niemand sollte sich zu Beginn seiner Tätigkeit als Praxisanleiter entmutigen lassen. Immer wieder werden Gespräche gelingen, aber auch nicht zufriedenstellend verlaufen. Unabdingbar zur persönlichen Weiterentwicklung sind die Selbstreflexion und der Wille zur Veränderung. Abgesehen von der regelmäßigen Teilnahme an Fort- und Weiterbildungsangeboten helfen nur das Üben und die damit zunehmende Erfahrung.

Die Gespräche im Rahmen der Praxisanleitung lassen sich zunächst in zwei Kategorien einteilen. Es werden geplante, formelle Gespräche stattfinden, an denen die Auszubildenden, aber auch Lehrende der Pflegeschulen oder Teammitglieder beteiligt sein können. Daneben finden zahlreiche informelle Gespräche statt, die nicht selten weitaus wichtigere Informationen offenbaren. Auch hier gilt das Vertrauensprinzip. Nicht alle Informationen aus informellen Gesprächen dürfen Eingang in die formellen Gespräche finden. Ein klares und professionelles Rollenverständnis vermeidet in dieser Hinsicht unangenehme Situationen und bewahrt die Chance auf faire Beurteilungen, sowohl in Prüfungssituationen als auch bei der Erstellung von Leistungseinschätzungen über den gesamten Praxiseinsatz.

Die formellen Gespräche umfassen Erst- bzw. Einführungs-, Zwischen- und Abschlussgespräche sowie Gespräche zur Leistungseinschätzung, z. B. im Kontext von (Wochen-) Projekten, Fallbesprechungen oder Prüfungen. Notwendig sind auch Konfliktgespräche, die der Klärung bei Auseinandersetzungen, von Meinungsverschiedenheiten oder vermeintlichem Fehlverhalten dienen. Die zunehmende Heterogenität der Gesamtgruppe der zukünftigen Auszubildenden mit unterschiedlichen Zugangsvoraussetzungen, Lernbiografien und beruflichen Erfahrungen löst aller Voraussicht nach einen Mehrbedarf an Lernberatungsgesprächen aus. Bis auf diese Gespräche lassen sich alle anhand eines übersichtlichen Leitfadens zum Ablauf und Inhalt charakterisieren. Die Leitfäden zu den Erst- bzw. Einführungs-, Zwischen- und Abschlussgesprächen wurden in einem Modellprojekt an der Universität Bielefeld (Müller 2005) entwickelt.

Erst- bzw. Einführungsgespräch

Diese Gespräche dürfen in ihrer Bedeutung keinesfalls unterschätzt werden, denn sie bilden die Basis für das Entstehen einer vertrauensvollen und konstruktiven Zusammenarbeit. Eine lernförderliche Atmosphäre entsteht, wenn für dieses Gespräch genügend Zeit eingeplant wird, um zunächst das persönliche Kennenlernen zu ermöglichen und die rollengerechte Einbindung der Auszubildenden in das Team des Einsatzbereichs anzustoßen. Willkommen zu sein und als Person wahrgenommen zu werden, sind Grundbedürfnisse, die Beachtung finden müssen. Ebenso wichtig sind erste Informationen zu Besonderheiten des Bereichs und zu spezifischen Abläufen und Regelungen. Nach der Klärung dieser organisatorischen Aspekte kann der Lern- und Anleitungsprozess gemeinsam geplant werden. Empfehlenswert ist die folgende Vorgehensweise:

- Lernvoraussetzungen und Erfahrungen ermitteln
- vorhandene Ressourcen und Kompetenzen sowie besondere Interessen erschließen
- auf spezifische und neue Aufgabenstellungen aufmerksam machen
- aufkommende Fragen zur Gestaltung des Lern- und Anleitungsprozesses klären
- Entwicklungsziele bzw. zu erwerbende Kompetenzen festlegen
- Lernaufgaben und Anleitungssituationen auswählen
- Lern- und Anleitungsprozess terminlich planen
- Gespräch zusammenfassend beenden

Diese Vorgehensweise knüpft an die Handlungsempfehlungen und Prinzipien zur Umsetzung einer kompetenzorientierten Anleitung an. Wie die veränderte Ausbildung erwarten lässt, werden die Lernenden mit sehr unterschiedlichen Voraussetzungen und Erfahrungen, aber auch mit Vorbehalten und Ängsten in die Praxisphasen starten. Nur wenn sowohl die mitgebrachten Ressourcen als auch die Bedenken oder Widerstände bewusst und bearbeitbar gemacht werden, können weiterführende Lernprozesse gelingen. Besondere Interessen der Auszubildenden und spezielle Aufgabenstellungen müssen thematisiert und in die Planung integriert werden, denn die Lust am Lernen und die Aufmerksamkeit sollen geweckt werden. Anschließend gilt es, z. B. mithilfe eines Kompetenzrasters, die zu erreichenden Kompetenzen und Entwicklungsziele gemeinsam festzulegen. Dafür werden konkrete Aufgaben ausgewählt und Termine oder Zeitfenster geplant. Auch die weiteren Gespräche werden bereits vorgesehen. Das Gespräch endet mit einer kurzen Rückschau auf die Inhalte und der Vorausschau auf den nächsten Schritt im Lern- und Anleitungsprozess.

Zwischengespräche

Effektives und nachhaltiges Lernen hängt stark davon ab, inwieweit es bewusst und selbstbestimmt stattfindet. Hier kann das Zwischengespräch positiv Einfluss nehmen. Darum sollte der bisherige Lern- und Anleitungsprozess gemeinsam mit den Auszubildenden evaluiert und der weitere aktualisiert werden. Wichtig ist der Abgleich zwischen der Selbst- und Fremdeinschätzung. Wie nimmt der Auszubildende den Praxiseinsatz und den Lernfortschritt wahr, wie der Praxisanleiter oder auch andere Teammitglieder? Welche Entwicklungsziele wurden nach Meinung des Lernenden bereits erreicht, welche noch nicht? Gibt es neue Ziele, die er verfolgen möchte? Unerlässlich von Seiten der Praxisanleiter ist die konstruktive Kritik zu unerfüllten Erwartungen an die Leistungen, unerwünschten Verhaltensweisen und ggf. Fehlzeiten, die bislang noch nicht angesprochen wurde. Denn nur so erhalten die Auszubildenden eine faire Chance, auf diese Kritik angemessen zu reagieren und in der verbleibenden Zeit des Praxiseinsatzes daran zu arbeiten. Kritikfähig sollten sich auch die Praxisanleiter zeigen und ein offenes Ohr für die Wünsche und Anliegen der Auszubildenden haben. Die Ergebnisse des Austauschs fließen in die Anpassung und Aktualisierung des Lern- und Anleitungsprozesses ein. Orientierung für den Ablauf des Gesprächs bieten die folgenden Punkte:

- allgemeine Wahrnehmung des bisherigen Praxiseinsatzes besprechen
- aktuellen Lernstand bzw. Lernzuwachs und die Zielerreichung abgleichen
- Bearbeitung der Lernaufgaben und Durchführung der geplanten Anleitungen erfassen
- Lern- und Anleitungsprozess anpassen und inhaltlich sowie terminlich aktualisieren

Abschlussgespräche

Im Vordergrund der abschließenden Gespräche stehen die Analyse und die Bewertung des praktischen Einsatzes. Da nach der neuen Gesetzgebung, § 6, Absatz 2 PflAPrV, eine qualifizierte Leistungseinschätzung über die Durchführung des Einsatzes erstellt werden muss, die zudem in die Notenfindung der Jahreszeugnisse und infolgedessen in die Vornote zur Abschlussprüfung einfließt, verleiht dies den Gesprächen einen neuen Charakter. Bislang kennzeichneten sie das Ende einer Praxisphase und den Übergang zu einem neuen Ausbildungsabschnitt mit Schlussfolgerungen für das zukünftige Lernen. Dabei wird es bleiben, jedoch mutmaßlich vermehrt zu Diskussionen oder gar Konflikten aufgrund der Notengebung und ihrer Tragweite kommen. Darauf müssen sich die Beteiligten einstellen und in Absprache die Anwesenheit eines Lehrenden der Pflegeschule bzw. eines Praxisbegleiters vorsehen. Der Leitfaden aus der Erprobung im Modellprojekt verweist auf vier Aspekte zum Gesprächsablauf:

- allgemeine Bilanz und Feedback der Auszubildenden zum Praxiseinsatz anregen
- eigene Wahrnehmungen und Feedback vermitteln
- Leistungseinschätzung transparent machen und erläutern
- Fazit des Praxiseinsatzes darlegen und eine Verbindung mit dem nächsten Ausbildungsabschnitt herstellen

Es ist ersichtlich, dass das Abschlussgespräch in weiten Teilen dem Zwischengespräch gleicht. Am meisten Raum wird die Erläuterung des Leistungsnachweises einnehmen. Für die Erstellung und die Erläuterung des qualifizierten Leistungsnachweises sind im Vorfeld bzw. für das Gespräch selbst genügend zeitliche Ressourcen vorzusehen. Anknüpfend an den Leistungsnachweis ist es wichtig, dem Auszubildenden neue Perspektiven zu eröffnen. Darum werden gemeinsam erste Entwicklungsziele und Kompetenzen für den nächsten Praxiseinsatz festgehalten. Andere Gespräche, die auch Rückmeldungen zu Leistungen der Auszubildenden vorsehen, folgen dem gleichen Schema. Sie berücksichtigen in ihrem Ablauf ebenfalls die vier o.g. Aspekte.

Konfliktgespräche

Definiert wird ein Konflikt als schwierige Situation, die „durch das Aufeinanderprallen widerstreitender Auffassungen, Interessen o.Ä. entstanden ist und zum Zerwürfnis führen kann" (Duden 2020). Es ist fatal, solche schwierigen Situationen nicht frühzeitig anzusprechen und zu klären. Denn nachweislich können Konflikte, die einen gewissen Punkt erreicht haben, nicht mehr ohne Hilfe von außen gelöst werden. Es droht die Eskalation, die von Reibereien über Mobbing zum Kommunikationsabbruch führt. Werden Konflikte hingegen zeitnah ausgetragen, kann meist für alle Beteiligten eine zufriedenstellende Lösung gefunden werden. Wirklich vorhersehbar ist das Ergebnis des Gesprächs allerdings nicht.

Praxisanleiter agieren in Konfliktsituationen entweder als Konfliktpartner oder -manager. Als Konfliktpartner sind sie selbst in die schwierige Situation involviert, eventuell gibt es Auseinandersetzungen oder Meinungsverschiedenheiten mit den Auszubildenden oder Konflikte im intra- oder interdisziplinären Team. Als Konfliktmanager übernehmen die Praxisanleiter eine schlichtende, vermittelnde Rolle, falls Auszubildende in Spannungssituationen mit Kollegen, Ärzten oder Therapeuten geraten. Soll ein Konflikt konstruktiv gelöst werden, helfen allen Beteiligten die folgenden Kommunikationsregeln:

- dem Gegenüber eine eigene Sichtweise zugestehen
- aktiv zuhören
- Killerphrasen vermeiden
- Ich-Botschaften senden
- miteinander statt übereinander reden

Agiert der Praxisanleiter als Konfliktpartner, unterstützen eine sorgfältige Vorbereitung sowie eine klare Strukturierung des Gesprächs die Lösung des Konflikts. Anhand der Gliederung (Abb. 2.5) können im Vorfeld Inhalte überdacht und notiert werden. Auch wenn im tatsächlichen Gespräch nicht alle Schritte in der vorgegebenen Reihenfolge umgesetzt werden, hilft es dennoch, sie im Kopf zu haben.

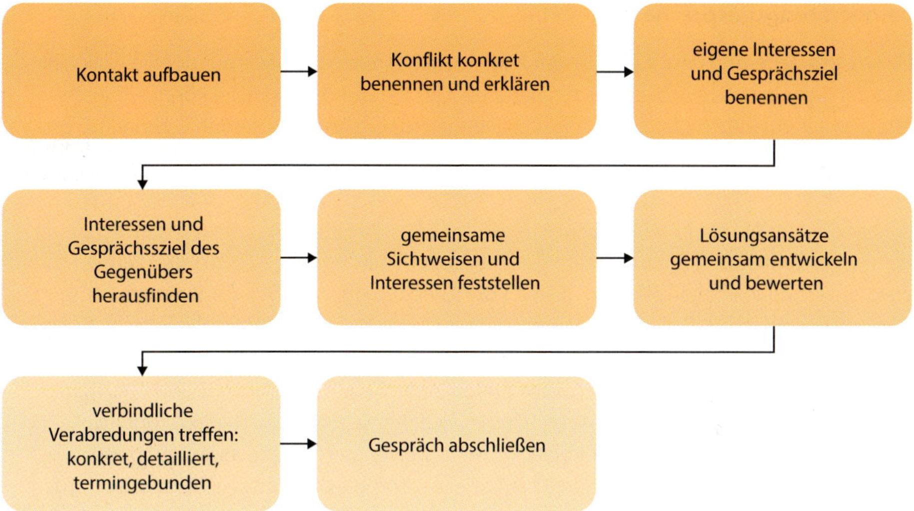

Abb. 2.5: Struktur eines Konfliktgesprächs

Übernimmt der Praxisanleiter die Rolle des Konfliktmanagers, muss er sich zunächst seiner unparteiischen Haltung bewusst sein. Er verfolgt das Ziel, eine entspannte, konstruktive Gesprächssituation aufrechtzuerhalten und das Aushandeln einer akzeptablen Lösung zu unterstützen. Allein die Anwesenheit des Konfliktmanagers wirkt entspannend und disziplinierend. Der Unparteiische hat die Aufgabe zuzuhören und die Hintergründe des Konflikts und dessen Bedeutung zu klären – worum geht es wirklich? Er moderiert und sorgt dafür, dass alle zu Wort kommen bzw. zuhören. Er sorgt durch klare Umgangsregeln und ihre Einhaltung für Fairness und die Anerkennung der unterschiedlichen Standpunkte. Bei Bedarf setzt er seine Fachkenntnis und seine Autorität ein, um Hilfestellung zu geben oder realitätsfremde Vorstellungen aufzudecken. Werden Lösungsansätze genannt, greift der Konfliktmanager diese vermittelnd auf und regt ihre Aushandlung an. Er dokumentiert verbindliche Vereinbarungen, legt Termine zu ihrer Überprüfung fest und regt zur Reflexion des Gesprächs an.

Für alle Konfliktgespräche gilt:

- Die Durchführung und die Vor- und Nachbereitung sind als Prozess zu verstehen.
- Jede noch so kurze Vorbereitung ist besser als keine.
- Das Gesprächsziel nimmt Einfluss auf den Ablauf und die Dauer, das Grundmuster bleibt gleich: Konfliktanalyse / Klärung – Lösungssuche – Absprachen / Vereinbarungen.
- Die Ergebnisse werden dokumentiert.
- Je schwieriger das Gespräch, desto wichtiger wird die Struktur und die Vor- und Nachbereitung.

Lernberatungsgespräche

Diese Gespräche sind deutlich von allen anderen abzugrenzen, weil sie auf der Freiwilligkeit und der Eigeninitiative des Lernenden beruhen. Lernberatungsgespräche können, müssen aber nicht in Anspruch genommen werden. Stehen für die Auszubildenden Lernberatungsangebote zur Verfügung, werden sie lediglich darauf aufmerksam gemacht. Über die Nutzung entscheiden sie allein.

Ein Lernberater nimmt in seiner Rolle eine neutrale Position ein. Er agiert weder als Erfüllungsgehilfe der Einrichtung noch als Komplize der Auszubildenden. Die Inhalte einer Lernberatung werden vertraulich behandelt und nicht an Dritte weitergegeben. Das Vorgehen im Lernberatungsprozess wird für die Lernenden transparent gemacht. Sie werden in alle Entscheidungen einbezogen. Unabdingbar für die Lernberatungsangebote sind personelle, räumliche und zeitliche Ressourcen, denn die Gespräche finden in der Regel häufiger statt und brauchen Zeit. Die Anlässe für eine Lernberatung können vielfältig sein. Lernblockaden, kognitive Überforderung, fehlende Lernstrategien, Prüfungsängste und Stressmanagement sind nur einige Beispiele. Doch sie zeigen bereits auf, wie viel Kompetenz eine Lernberatung erfordert. Darum sollten Praxisanleiter, die diese Gespräche übernehmen, an einer Weiterbildung zum Lernberater oder Lerncoach teilgenommen haben. Festzustellen bleibt, dass der Bedarf an Lernberatung zukünftig steigen wird.

2.5 Leistungsnachweise und kompetenzorientierte Prüfungen

Eine relevante Veränderung für die Praxisanleitung stellt die Einführung der o.g. qualifizierten Leistungseinschätzungen der praktischen Einsätze dar (§ 6 PflAPrV). Die neue Gesetzgebung legt fest, dass jede an der Ausbildung beteiligte Einrichtung die praktischen Einsätze der Auszubildenden beurteilt und am Ende eines Ausbildungsdrittels die erbrachten Leistungen in Zusammenarbeit mit der Pflegeschule anhand einer Note ausweist (§ 6 PflAPrV). Die Durchschnittsnoten der sog. Jahreszeugnisse entscheiden über die Zulassung zur staatlichen Prüfung (§ 12 PflAPrV) und dienen zur Festsetzung von Vornoten für den praktischen Teil der Abschlussprüfung (§ 14 PflAPrV). Hinsichtlich der Prüfungen ergeben sich die gesetzlichen Vorgaben zu einer Zwischenprüfung zum Ende des zweiten Ausbildungsdrittels (§ 7 PflAPrV) und zur staatlichen Abschlussprüfung zum Ende des dritten Ausbildungsdrittels (§ 16 PflAPrV). An beiden Prüfungen sind die Praxisanleiter zu beteiligen.

2.5.1 Anforderungen an die Praxisanleitung hinsichtlich der Leistungsnachweise

Infolge dieser Regelung gewinnen die Leistungseinschätzungen der Praxisanleiter an Bedeutung, nicht zuletzt, weil sie in erheblichem Maß Einfluss auf die Qualität der praktischen Ausbildung nehmen. Denn anhand der qualifizierten Einschätzungen zu den Kompetenzen der Auszubildenden werden Lernbedarfe frühzeitig aufgedeckt. Sie können daraufhin gezielt in die individuelle Ausbildungsplanung aufgenommen werden, um die Anschlussfähigkeit der

Lernergebnisse an die nächste Ausbildungsphase sicherzustellen. Daraus ergeben sich aus berufspädagogischer Sicht einige Anforderungen bzw. Handlungsbedarfe.

Praxisanleiter müssen sich ihrer zentralen Rolle im Ausbildungsgeschehen bewusst sein. Für eine qualifizierte Leistungseinschätzung der Kompetenzen der Auszubildenden müssen sie selbst über vielfältige Kompetenzen verfügen. Zunächst sind darunter wissenschaftlich fundierte Fachkenntnisse zu verstehen, die in einer umfassenden und prozessorientierten Pflege münden. Praxisanleiter müssen in der Lage sein, pflegerische Abläufe effizient zu organisieren und zu strukturieren sowie unterschiedliche Handlungsoptionen einer Pflegesituation zu erkennen und zu bewerten.

Auch didaktisch-pädagogische Kenntnisse sind erforderlich, denn die Einflüsse der Lernumgebung auf die Lernprozesse und -ergebnisse müssen adäquat eingeschätzt und so gestaltet werden, dass sie zur Optimierung der Lernergebnisse beitragen. Erkennen Praxisanleiter typische Schwierigkeiten und fehlerhafte Routinen bzw. unreflektierte Sichtweisen der Auszubildenden, sind sie gefordert, die Hintergründe und die Gesetzmäßigkeiten dieser Phänomene nachzuvollziehen und bearbeitbar zu machen. Insbesondere spielen die persönlichen Wertvorstellungen und Haltungen der Praxisanleiter eine entscheidende Rolle. Das eigene Pflegeverständnis und die Fachkenntnisse müssen immer wieder reflektiert, bewusst überprüft und ggf. modifiziert bzw. erweitert werden. Die nötigen reflexiven Fähigkeiten unterstützen im Prozess der Kompetenzerfassung und -beurteilung zudem das Erkennen persönlicher Vorurteile und unvermeidlicher Wahrnehmungsverzerrungen. Nicht alle Praxisanleiter verfügen schon über diese umfassenden Kompetenzen. Hier leisten die gesetzlich vorgeschriebenen pädagogischen Fortbildungen zukünftig Unterstützung (§ 4 Abs. 3 PflAPrV).

2.5.2 Prozesshafte Gestaltung der Leistungseinschätzung

Das Einschätzen eigener Handlungen ist ebenso wie die Bewertung des Verhaltens anderer Personen bzw. sozialer Situationen nicht nur im Berufsleben unverzichtbar. Bewertungen finden fortwährend statt. Ohne die Fähigkeit, unbewusst und blitzschnell zu bewerten, wäre es nicht möglich, alltägliche oder komplexe Situationen zu bewältigen. Denn diese Bewertungen steuern das (lebens-)notwendige menschliche Verhalten. Bewusste Bewertungen, insbesondere in Form von Benotungen, lösen jedoch häufig Widerstände und unangenehme Gefühle aus. Davon sind die Leistungseinschätzungen innerhalb der Ausbildung nicht ausgenommen. Doch die Auszubildenden sind auf qualifizierte und richtungsweisende Rückmeldungen angewiesen, wenn sie ihre Kompetenzen effektiv weiterentwickeln wollen. Wenig hilfreich sind Durchschnittsbewertungen, die lediglich der Pflichterfüllung dienen oder unrealistische und beschönigende Kompetenzbeurteilungen, die Konfliktsituationen vermeiden sollen. Letztere werden ohnehin selten ernst genommen.

Negative Assoziationen im Hinblick auf die Leistungseinschätzungen können reduziert werden, wenn folgende Grundsätze gelten:

- Die hilfreichen Effekte einer qualifizierten Rückmeldung zu den erworbenen Kompetenzen sind allen Beteiligten bewusst.
- Die Kriterien der Bewertung stehen fest und sind nachvollziehbar.
- Zwischen den Praxisanleitern und den Auszubildenden besteht hinsichtlich der Leistungseinschätzungen Offenheit und Gesprächsbereitschaft.
- Praxisanleiter ergänzen ihre Wahrnehmungen zur Erfassung der Kompetenzen mit Rückmeldungen und konstruktiver Kritik anderer Pflegefachpersonen aus dem Team. Dabei gilt die Orientierung am Mehrfachprinzip: mehrere Verhaltensweisen, mehrere Beobachtungen und mehrere Beobachter.
- Die Leistungseinschätzung stützt sich auf eine Zeitraumbeobachtung, nicht auf punktuelle Ereignisse – auch hier mit Orientierung am Mehrfachprinzip, → oben.
- Zwischen den Pflegeschulen und der Praxis findet ein Austausch über die Form und Vorgehensweise zu den Leistungseinschätzungen statt.

Die gesetzlich erforderlichen Leistungseinschätzungen stellen die Bewertung des Kompetenzerwerbs des gesamten Praxiseinsatzes dar. Sie sind dann effektiv und förderlich, wenn sie prozesshaft gestaltet werden. Wie in Kapitel 2.4.3 erläutert, spielen hier die Gespräche mit den Auszubildenden eine zentrale Rolle. Nur über den gemeinsamen Austausch und die Reflexion können die Auszubildenden hinreichend in diesen Prozess integriert werden. Diese Beteiligung kennzeichnet die kompetenzorientierte Praxisanleitung und gewährleistet, dass die Lernenden tatsächlich von den Bewertungen profitieren. Demzufolge beginnt der Prozess zur Leistungseinschätzung mit dem Einführungsgespräch, das der Zielsetzung und Planung des Praxiseinsatzes dient. Er endet mit dem Abschlussgespräch, was nicht ausschließt, dass abgesehen vom Zwischengespräch bei Bedarf zusätzliche Gespräche stattfinden. Aus Sicht der Praxisanleiter verläuft der Prozess in drei weiteren Schritten. Im ersten Schritt erfolgt mit der Beobachtung der Pflegehandlungen der Auszubildenden eine Art Kompetenzmessung. Sie bildet die Datenbasis der späteren Kompetenzdiagnose.

> „Die Beobachtungen müssen möglichst objektiv, regelmäßig und über einen genügend großen Zeitraum stattfinden. Um im Augenblick der Beurteilung nicht allein unter dem gegenwärtigen Eindruck zu einem Ergebnis zu kommen, müssen Beobachtungen kontinuierlich aufgeschrieben werden. Dabei kann bereits zwischen relevanten und irrelevanten sowie zwischen vereinzelten und typischen Beobachtungen unterschieden werden."
> (Ruschel, k. D., S. 6)

Die Beschreibungen der über mehrere (Pflege-)Situationen hinweg beobachteten Handlungsweisen der Auszubildenden stellen den zweiten Schritt dar. Er entspricht der Kompetenzdiagnose. Dazu müssen die Beschreibungen in eine Kompetenzformulierung überführt werden. Erst im dritten Schritt münden die Beschreibungen in die eigentliche Bewertung. Zu diesem Zweck werden die aufgezeichneten Beobachtungen systematisch strukturiert und in einem Formular zur Leistungseinschätzung verdichtet.

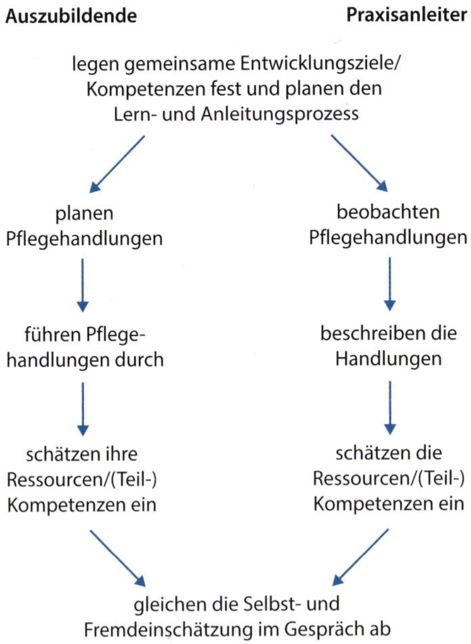

Abb. 2.6: Prozesshafter Verlauf der Leistungseinschätzung (in Anlehnung an Bohrer 2018, S. 81)

Die gezielte Beobachtung bildet in der praktischen Ausbildung die Grundlage der Leistungseinschätzung. Sie findet in Form der Selbst- und der Fremdbeobachtung statt. Die Auszubildenden beobachten ihr eigenes Verhalten, die Praxisanleiter das der Lernenden. Beide Beobachtungsformen sind von Bedeutung. Die Auszubildenden sind sowohl in der alltäglichen Praxis als auch bei der Leistungseinschätzung oder den Zwischen- und Abschlussprüfungen gefordert, ihr Handeln kritisch in den Blick zu nehmen. Mit dieser Selbstbeobachtung werden die reflexiven Fähigkeiten der Auszubildenden kontinuierlich gefördert, insbesondere wenn für die Reflexion geeignete Instrumente und Methoden zur Anwendung kommen. Die reflexiven Fähigkeiten stellen in der staatlichen Abschlussprüfung ein zentrales Bewertungskriterium dar (§ 14, 15 und 16 PflAPrV). Praxisanleiter und Lehrende der Schulen führen die sog. Fremdbeobachtung aus. Während die Lehrenden üblicherweise die Beobachtung aus der Außenperspektive als nicht teilnehmende Beobachtung anwenden, agieren Praxisanleiter im Rahmen von Prüfungen nicht teilnehmend, in der alltäglichen Praxis oder bei geplanten Anleitungen jedoch auch teilnehmend, sollten sie aktiv in das pflegerische Handeln eingebunden sein.

Zur Leistungseinschätzung reichen Intuition, Fingerspitzengefühl und gesunder Menschenverstand nicht aus, denn es bestehen unumgängliche qualitative Anforderungen an die Gestaltung des Prozesses. Sowohl die Beobachtung als auch die eigentliche Bewertung muss gewissenhaft, objektiv und systematisch verlaufen und einschlägige Gütekriterien und Durchführungsgrundsätze berücksichtigen. Ein systematischer Ablauf unterstützt die sachliche und gewissenhafte Einschätzung der Verhaltensweisen und der Kompetenzen der Auszubildenden. An die Stelle willkürlicher subjektiver Einschätzung durch den jeweiligen Praxisanleiter muss eine systematische Bewertung treten, bei der die Lernenden nach gleichbleibenden Kriterien weitgehend objektiv beurteilt werden. Leistungsfremde Beobachtungen sind grundsätzlich von der Bewertung auszuschließen.

Tab. 2.2: Anforderungen an Bewertungssysteme (Ruschel k. D., S. 5)

Anforderungen an eine systematische Bewertung	
Gütekriterien	**Durchführungsgrundsätze**
• unabhängig vom Beurteiler (objektiv) • zuverlässig (reliabel) • gültig (valide) • normiert (geeicht) • trennscharf (differenzierbar) • repräsentativ (gruppenbezogen) • ökonomisch (praktikabel)	• planmäßig • im zeitlichen Zusammenhang • systematisch • nachvollziehbar • mitbestimmt • human, reifegemäß • individuell

Gleichfalls muss beachtet werden, dass ein Unterschied zwischen kompetenten Verhaltensweisen bzw. Handlungen und tatsächlicher Kompetenz besteht. Wie im Kapitel 2.3.1 ausführlich dargelegt, wird „Kompetenz als Handlungsvoraussetzung des Einzelnen angesehen" (Fachkommission nach § 53 2019, S. 10). Daraus folgt, dass die Kompetenz des Einzelnen sich nicht in jeder (Leistungs-)Situation, der Performanz, in gleicher Weise zeigt.

Die Beobachtung einer spezifischen Situation kann kompetentes Verhalten bzw. Handeln bescheinigen, jedoch lässt erst das Verhalten bzw. das Handeln über mehrere Situationen hinweg auf die tatsächliche Kompetenz der Person schließen. Im Umkehrschluss bedeutet dies, dass ein einmaliges nicht kompetentes Verhalten oder Handeln die generelle Kompetenz nicht ausschließt. Für eine faire Bewertung dürfen dementsprechend keine voreiligen Schlussfolgerungen gezogen werden. Bevor eine Verhaltensweise oder eine Handlung als typisch gelten oder generalisiert werden kann, müssen mehrere Beobachtungen dokumentiert sein.

Dieser Aspekt begründet die Sinnhaftigkeit der Entscheidung, die Noten der Leistungseinschätzungen der praktischen Einsätze als Vornoten zur Abschlussprüfung einzubeziehen. Die Vornoten lassen klare Rückschlüsse auf die bisherigen Leistungen zu und unterstützen, dass die bereits kontinuierlich entwickelten Kompetenzen wertschätzend in das abschließende Prüfungsverfahren einfließen. Auch die Versorgung mehrerer zu Pflegender in den Zwischen- und Abschlussprüfungen bieten die Chance, die Auszubildenden nicht nur in einer, sondern in verschiedenen Situationen zu beobachten und zu bewerten.

Hier schließen sich nun die Kompetenzformulierungen mit den handlungsinitiierenden Verben als Indikatoren und Referenzpunkte für die Erfassung und Bewertung der Kompetenzen an. Nachdem zunächst die Verhaltensweisen und Handlungen der Auszubildenden beschrieben und dokumentiert wurden, können sie den beobachtbaren Kompetenzen des differenzierten Kompetenzprofils zugeordnet werden. Diese Zuordnung lässt in der Folge Rückschlüsse auf die Handlungskompetenz hinsichtlich der einzelnen Kompetenzbereiche I bis V zu.

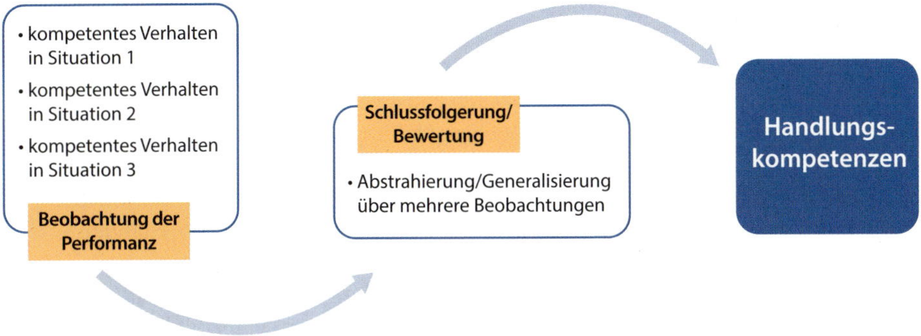

Abb. 2.7: Kompetentes Verhalten und Kompetenz (in Anlehnung an Kanning 2009, S. 15)

Erläuterung anhand eines verkürzten und vereinfachten Beispiels:

Eine Praxisanleiterin begleitet die Auszubildende Pia Müller im Praxiseinsatz auf der Entbindungsstation im zweiten Ausbildungsdrittel, kurz vor der Zwischenprüfung. Gemeinsam versorgen sie mehrere verschiedene Frauen und Neugeborenen, die nach einer Sectio einige Tage in der Klinik bleiben. Während der zweiten Hälfte des Praxiseinsatzes übernimmt die Auszubildende die Versorgung einiger Frauen weitgehend selbstständig. Die Praxisanleiterin beobachtet die Auszubildende bei einer geplanten Anleitung zur subkutanen Injektion und während der Zusammenarbeit im Arbeitsbereich. Daraus geht Folgendes hervor:

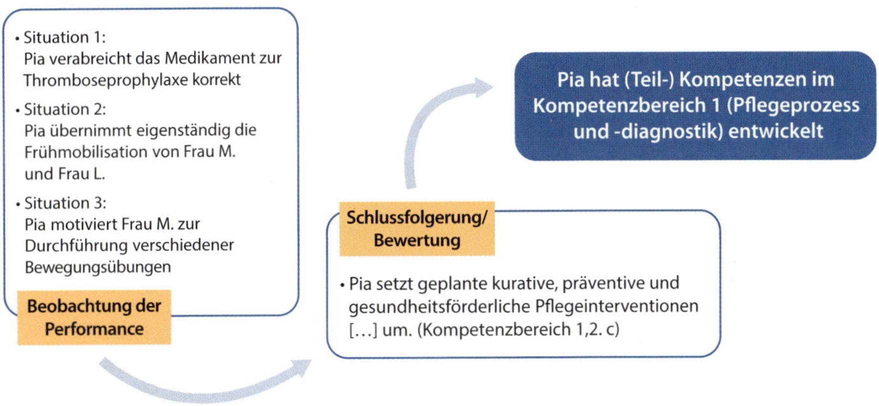

Abb. 2.8: Beobachtung – Beschreibung – Bewertung zur Leistungseinschätzung der praktischen Einsätze Auszubildender

Wenn aus den Beobachtungen spezifischer Situationen eine generalisierende Beschreibung in Form einer (Teil-)Kompetenz hervorgeht, wird ein Instrument erforderlich, welches die Schlussfolgerungen hin zu einer systematischen Bewertung und Benotung führt. Hilfreiche Instrumente bilden die unterschiedlichen Kompetenzbereiche mithilfe mehrerer Items ab und nutzen Ratingskalen. Ein solches Instrument finden Sie im digitalen Anhang.

Die Qualität der Beschreibungen, die anschließend generalisiert und bewertet werden, ist in erheblichem Maß abhängig von den Fähigkeiten und der Bereitschaft des Beschreibenden, eine möglichst objektive Schilderung abzugeben. Als Pflegefachpersonen kennen Praxisanleiter in der Regel die Tücken der menschlichen Wahrnehmung, sodass sich ihnen systematische Verzerrungen mit Einfluss auf die Objektivität der persönlichen Urteilsbildung und in ihrer Folge auf die Validität der Leistungseinschätzungen erschließen. Bestimmte Urteilsverzerrungen treten immer wieder auf. Sie sind vollkommen unabhängig von individuellen Personen. Sie stellen vielmehr übliche, alltägliche Denkweisen dar, die unbemerkt und automatisiert ablaufen. Ihnen liegen grundlegende Prinzipien der menschlichen Wahrnehmung und Informationsverarbeitung zugrunde.

Die Prozesse der Urteilsbildung sind gleichbedeutend mit dem Wahrnehmen, Denken, Erinnern und Schlussfolgern der urteilenden Person. Die Verzerrung wird begünstigt, weil sich die Wahrnehmung, das Denken und das Schlussfolgern gegenseitig beeinflussen. Es entwickeln sich Kreisläufe, die nur bewusst unterbrochen werden können. Notwendigerweise muss dazu die Erkenntnis vorliegen, dass objektive Bewertungen nicht selbstverständlich sind.

Darum gilt es, sich immer wieder typische Urteilungsverzerrungen bzw. -fehler bewusst zu machen und mittels Selbstreflexion zu vermeiden. Auf einige wird nachfolgend aufmerksam gemacht:

- Phänomen des ersten Eindrucks: Der erste Eindruck von einer Person wirkt lange, auch wenn er falsch ist. Er könnte zwar jederzeit revidiert werden, aber wissenschaftliche Experimente zeigen, dass sich das erste Urteil stark verfestigt. Es lässt sich kaum noch ändern. Besonders gefährlich ist der erste Eindruck aus zweiter Hand. Vorinformationen zu einer Person werden zu Hypothesen, die die Wahrnehmung stark beeinflussen und objektive Bewertungen verhindern.
- Halo-Effekt: Der englische Begriff „halo-effect“ (halo = Heiligenschein) verdeutlicht, dass ein einziges Attribut eines Menschen so stark ins Gewicht fällt, dass es alle anderen Facetten der Person regelrecht überstrahlt. Menschen übertragen eine gute, evtl. aber auch eine schlechte Eigenschaft auf die gesamte Person (Überstrahlungsfehler). Gilt eine Person z. B. als sehr intelligent, werden ihr nachweislich auch Sportlichkeit, Zuverlässigkeit und Charakterfestigkeit zugeschrieben, ohne dass dies zutreffen muss.
- Stereotype: Diese treten in Form gesellschaftlicher oder individueller Pauschalurteile auf. Sie sind äußerst hartnäckig und lassen sich nur schwer widerlegen. Sie weisen bestimmten Gruppen bestimmte Vorstellungen zu: „Die heutigen Auszubildenden sind nicht mehr belastbar.“ oder „Migranten scheitern an der Ausbildung.“

- Kontrastirrtum: Diese Urteilungsverzerrung besteht darin, dass sich diejenigen, die beurteilen, selbst zum Maßstab nehmen. Das Selbstbild wird zum Fremdbild. Hält sich jemand selbst für temperamentvoll, beurteilt er unter Umständen einen ruhigen Auszubildenden als gehemmt.
- Korrekturfehler: Hier fehlt die Bereitschaft, starke Veränderungen angemessen zu bewerten. Frühere Urteile, unabhängig davon, ob es eigene oder fremde sind, fließen weiterhin in die Bewertung ein. Dieser Fehler wirkt sich besonders gravierend aus, weil sich die Auszubildenden in einem Lebensabschnitt befinden, den starke Leistungs- und Verhaltensschwankungen kennzeichnen. Wichtig ist, jedem Individuum Entwicklungspotenzial zuzugestehen.
- Tendenzfehler: Tendenzen steuern individuelle Verhaltensweisen.
    - Tendenz zur Milde: Negative Bewertungen werden wegen ihres Konfliktpotenzials vermieden.
    - Tendenz zur Mitte: Durchschnittsbewertungen werden bevorzugt, wenn es lediglich darum geht, eine lästige Pflicht zu erfüllen. Ursache kann aber auch Unsicherheit bzw. Bequemlichkeit sein.
    - Tendenz zur Strenge: In diesem Fall werden die zu beurteilenden Auszubildenden durch einen unangemessen hohen Maßstab überfordert. Derjenige, der beurteilt, erwartet von anderen mehr als von sich selbst. Steigen die Leistungen, werden höhere Maßstäbe angelegt.
- Andorra-Effekt: Der Effekt bezeichnet, dass sich Auszubildende oft an die Einschätzungen ihrer sozialen Umgebung anpassen. Dabei müssen diese Einschätzungen nicht korrekt sein. Er stellt eine sich selbsterfüllende Prophezeiung dar, weil sich die betroffene Person genau so verhält, wie es ihr vorausgesagt wurde. Vermutlich hätte sie es ohne diese Vorhersage aber nicht getan.

Urteilsverzerrungen können die Leistungseinschätzungen, aber auch die Bewertungen der Prüfungsleistungen betreffen.

2.5.3 Kompetenzorientierte Prüfungen

Mit der Zwischenprüfung (§ 6 Abs. 5 PflBG) wird der Ausbildungsstand zum Ende des zweiten Ausbildungsdrittels ermittelt. Die Zwischenprüfung bezieht sich auf die in Anlage 1 der Ausbildungs- und Prüfungsverordnung formulierten und zu erwerbenden Kompetenzen. Das Fortführen der Ausbildung ist unabhängig vom Ergebnis der Zwischenprüfung. Allerdings prüfen die Träger der praktischen Ausbildung und die Pflegeschule gemeinsam mit den Auszubildenden, welche Maßnahmen für das Erreichen des Ausbildungsziels weiterhin notwendig sind. Die weiteren Vorgaben zur Zwischenprüfung unterscheiden sich innerhalb der Bundesländer.

Die praktische Prüfung zum Abschluss der Ausbildung umfasst alle Kompetenzbereiche I bis V des Kompetenzprofils, die sich mit der ausgewählten Aufgabenstellung einer selbstständigen, am Pflegeprozess orientierten Versorgung zeigen. Einbezogen werden müssen die Vorbehaltsaufgaben (§ 4 PflBG). Die Prüfungen sind Einzelprüfungen und finden in einem Versorgungsbereich des Vertiefungseinsatzes (§ 6 Abs. 3 Satz 2 PflBG) statt. Die Fachprüfer, in der Regel ein Lehrender der Pflegeschule und ein Praxisanleiter, bestimmen die Prüfungsaufgabe und wählen mindestens zwei zu pflegende Menschen aus. Einer von ihnen weist einen erhöhten Pflegebedarf auf. Die Prüfung findet grundsätzlich in realen und komplexen Pflegesituationen statt. Der Vorsitzende des Prüfungsausschusses darf an der Prüfung teilnehmen und selbst Fragen stellen. Die Prüfung gilt als bestanden, wenn sie mindestens mit der Note ausreichend bewertet wurde. Sie besteht aus drei Teilen:

- Vorbereitungsteil: schriftliche oder elektronische Ausarbeitung eines Pflegeplans in angemessener Vorbereitungszeit unter Aufsicht
- Fallvorstellung: Dauer maximal 20 Minuten
- Durchführung der geplanten und situativ erforderlichen Pflegemaßnahmen und einem Reflexionsgespräch, Dauer maximal 240 Minuten. Die Prüfung kann durch eine organisatorische Pause von maximal einem Werktag unterbrochen werden.

Aus den Noten der beiden Fachprüfer bildet der Vorsitzende des Prüfungsausschusses die Prüfungsnote. Die letzte Entscheidung über diese Note obliegt ihm, ein Einvernehmen mit den Fachprüfern ist nicht zwingend erforderlich.

Die Leistungseinschätzungen der Praxiseinsätze fließen mit einem Anteil von 25 % als Vornote zur praktischen Abschlussprüfung ein (§ 13 PflAPrV). Somit verbleiben 75 % des Notenanteils bei der Bewertung der staatlichen Prüfung. Hier tragen die Fachprüfer eine hohe Verantwortung, denn der Prozess der Bewertung verläuft gleichfalls nach dem beschriebenen Schema des Beobachtens, Beschreibens und Bewertens. Jedoch ist dieser Prozess auf den kurzen Zeitraum von maximal 240 Minuten beschränkt (§ 16 PflAPrV). Dennoch muss eine umfassende und ausschlaggebende Bewertung vorgenommen werden. Um diese Herausforderung angemessen zu bewältigen, müssen die Fachprüfer die Einflussfaktoren der menschlichen Urteilsbildung und mögliche Verzerrungsaspekte kennen und reflexiv berücksichtigen. Dies schließt ihren Einfluss nicht vollständig aus, reduziert sie jedoch in einem nicht unerheblichen Maß und sorgt für faire Prüfungsbedingungen hinsichtlich der menschlichen Komponente.

Quellenverzeichnis

Artelt, C., Kunter, M. (2019): Kompetenzen und berufliche Entwicklung von Lehrkräften. In: Urhane, D. et al. (Hrsg.): Psychologie für den Lehrberuf. München: Springer: S. 395–420.

Bertschy, B. et al. (2014): Kompetenzen beurteilen. Kohärent und kompetent. In: Beiträge zur Lehrerinnen- und Lehrerbildung 32 (2014) 3: 373–384.

Bohrer, A. (2018): Lernort Praxis. Kompetent begleiten und anleiten. Brake: Prodos.

Brendel, S. et al. (2019): Kompetenzorientiert lehren an der Hochschule. Opladen: Budrich.

Bronfenbrenner, U. (1976): Ökologische Sozialisationsforschung. Stuttgart: Ernst Klett.

Bundesministerium für Familie, Senioren, Frauen und Jugend; Bundesministeriums für Gesundheit (2017): Gesetz zur Reform der Pflegeberufe (Pflegeberufereformgesetz – PflBRefG). In: Bundesgesetzblatt Nr. 49 vom 24.07.2017. Köln: Bundesanzeiger Verlag. [15.07.2020]

Bundesministerium für Familie, Senioren, Frauen und Jugend; Bundesministeriums für Gesundheit (2018): Ausbildungs- und Prüfungsverordnung für die Pflegeberufe (Pflegeberufe-Ausbildungs- und -Prüfungsverordnung – PflAPrV). In: Bundesgesetzblatt Nr. 34 vom 10.10.2018. Köln: Bundesanzeiger Verlag. [15.07.2020]

Chomsky, N. (1962): Explanatory models in linguistics. In: Nagel, E., Suppes, P., Traski, A. (Hrsg.), Logic, methodology and philosophy of science: proceedings of the 1960 international conference. Stanford: Stanford University Press, S. 528–555.

Döring, N., Bortz, J. (2016): Forschungsmethoden und Evaluation in den Sozial- und Humanwissenschaften. Berlin: Springer.

Dudenverlag (2020): https://www.duden.de/rechtschreibung/Konflikt [13.08.2020], Berlin: Bibliographisches Institut GmbH.

Dütthorn, N. (2015): Pflegespezifische Kompetenzen im europäischen Bildungsraum – eine empirische Studie zur Inhomogenität des Kompetenzbegriffs. bwp@ Berufs- und Wirtschaftspädagogik – online. [24.05.2020]

Edvardsson, D. et al. (2017): Patient experiences of caring and person-centredness are associated with perceived nursing care quality. J Adv Nurs 2017;73(1): 217–227.

Erpenbeck, J. et al. (2017): Einführung. In: Erpenbeck, J. et al. (Hrsg.): Handbuch Kompetenzentwicklung. Erkennen, verstehen und bewerten von Kompetenzen in der betrieblichen, pädagogischen und psychologischen Praxis. Stuttgart: Schäffer-Poeschel: S. IV-XXXVIII.

Evers, T. (2015): Kompetenzentwicklung und Praxisbegleitung. In: Arens, F. (Hrsg.): Praxisbegleitung in der beruflichen und akademischen Pflegeausbildung. Eine Standortbestimmung. Berlin: wvb: S. 101–120.

Fachkommission nach § 53 Pflegeberufegesetz, Bundesinstitut für Berufsbildung (Hrsg.) (2020): Rahmenpläne der Fachkommission nach § 53 PflBG. Bonn. [13.08.2020]

Fachkommission nach § 53 Pflegeberufegesetz, Bundesinstitut für Berufsbildung (Hrsg.) (2020): Begleitmaterialien zu den Rahmenplänen der Fachkommission nach § 53 PflBG. Bonn. [13.08.2020]

Frölich-Steffen, S., Ouden, H. den (2019): Hochschulprüfungen im Fokus. Vom autodidaktischen Abschauen zu didaktisch-gereifter Prüfungskompetenz. In: Frölich-Steffen, S. et al. (Hrsg.), Kompetenzorientiert prüfen und bewerten an Universitäten. Didaktische Grundannahmen, rechtliche Rahmenbedingungen und praktische Handlungsempfehlungen. Opladen: Budrich: S. 11–27.

Fichtmüller, F., Walter, A. (2007): Pflegen lernen. Empirische Begriffs- und Theoriebildung zum Wirkgefüge von Lernen und Lehren beruflichen Pflegehandelns. Göttingen: V & R unipress.

Frank, S. (2013): Kompetente Bildung oder eingebildete Kompetenz? Kompetenzen als inhaltsdidaktische Leitgröße. In: Gruber, E., Hackl, W. (Hrsg.): Didaktik im Spiegel. Das Ringen um den Kern der Professionalität. Norderstedt: Books on Demand.

Hardeland, H. (2017): Lerncoaching und Lernberatung. Lernende in ihrem Lernprozess wirksam begleiten und unterstützen. Baltmannsweiler: Schneider.

Hartig, J., Klieme, E. (2007): Kompetenzkonzepte in den Sozialwissenschaften und im erziehungswissenschaftlichen Diskurs. In: Prenzel, M. et al. (Hrsg.), Kompetenzdiagnostik. Zeitschrift für Erziehungswissenschaft. Sonderheft 8/2007. Wiesbaden: VS: S. 11–32.

Kanning, U. P. (2009): Diagnostik sozialer Kompetenzen. Göttingen: Hogrefe.

Kersting, K. (2016): Die Theorie des Coolout und ihre Bedeutung für die Pflegeausbildung. Frankfurt am Main: Mabuse.

Knoch, T. (2019): Praxisanleitung nach der neuen Pflegeausbildung: Die Vorgaben erfolgreich umsetzen. Hannover: Vincentz-Network.

Universität Bielefeld (2001–2006): Erschließung und Gestaltung neuer Praxisfelder in der Pflege-Erstausbildung 2001–2006 Uni Bielefeld, In: Müller, K. (2005): Lernaufgaben – Wissenstransfer & Reflexion in realen Berufssituationen. Pr-InterNet 7, (12): 685–691.

Krille, F. (2016): Kompetenzraster als Instrumente kompetenzorientierten, individualisierten und selbstgesteuerten Unterrichts. Berufs- und wirtschaftspädagogische Perspektiven zur Entwicklung von Kompetenzrastern. Detmold: Eusl (Wirtschaftspädagogisches Forum, 57).

Kuckeland, H. (2015): Pflege gestalten lernen – Bedeutung der Theorie von Ficht-Müller & Walter für Praxisanleitende und -begleitende. In: Forum Ausbildung (2015/2): 40–43.

Kuckeland, H., Schneider, K. (2019): Synopse zu prüfender Kompetenzen nach Ende des zweiten Ausbildungsdrittels und zum Ausbildungsende der generalistischen Pflegeausbildung. In: Unterricht Pflege (2019/1): 33–42.

Lay, R. (2004): Ethik in der Pflege. Ein Lehrbuch für die Aus-, Fort- und Weiterbildung. Hannover: Schlüter.

Mamerow, R. (2018): Praxisanleitung in der Pflege. Hamburg: Springer.

Müller, K. (2018): Berufsverständnis. In: Büker, C. (Hrsg.): Moderne Pflege heute; Beruf und Profession zeitgemäß verstehen und leben. Stuttgart: Kohlhammer.

Müller, K. (2015): Planung, Reflexion und Interpretation von Lernprozessen – empirische Befunde. In: Arens, F. (Hrsg.): Praxisbegleitung in der beruflichen und akademischen Pflegeausbildung. Eine Standortbestimmung. Berlin: wvb: S. 210–223.

Oelke, U. (2020): Online-Lehre zu Zeiten von Corona: Ein Studienbrief zum Modul „Kompetenzorientiert unterrichten" im Masterstudiengang Bildungswissenschaften. In: Pflegewissenschaft / Sonderausgabe: Die Corona-Pandemie: 146–148.

Oevermann, U. (1983): Zur Sache. Die Bedeutung von Adornos methodologischen Selbstverständnis für die Begründung einer materialen soziologischen Strukturanalyse. In: Friedeburg, L. von, Habermas, J. (Hrsg.): Adorno-Konferenz 1983. Frankfurt am Main: Suhrkamp: S. 234–289.

Quernheim, G. (2020): Praxisanleitung in den 2020er-Jahren: Brechen goldene Zeiten an? In: Die Schwester / Der Pfleger (3 / 20): 60–65.

Rauner, F. (2017): Methodenhandbuch. Messen und Entwickeln beruflicher Kompetenzen (COMET). Bielefeld: wbv Media.

Roth, H. (1971): Pädagogische Anthropologie. Hannover: Schroedel.

Ruschel, A. (k. D.): Beurteilung von Auszubildenden. Nürnberg. [13.08.2020]

Sekretariat der Kultusministerkonferenz (Hrsg.) (2018): Handreichung für die Erarbeitung von Rahmenlehrplänen der Kultusministerkonferenz für den berufsbezogenen Unterricht in der Berufsschule und ihre Abstimmung mit Ausbildungsordnungen des Bundes für anerkannte Ausbildungsberufe. [13.08.2020]

Schneider, K., Hamar, C. (2020): Makroebene: Gesetzliche Rahmenbedingungen. In: Unterricht Pflege (2 / 2020): 4–11.

Stangl, W. (2020): Stichwort: ‚Andorra-Effekt'. Online Lexikon für Psychologie und Pädagogik. [13.08.2020]

White, R.W. (1959): Motivation reconsidered: The concept of competence. In: Psychological Review, 66 (5): 279–333.

Wittmann, P. (2014): Zukunftsfähigkeit durch Kompetenzentwicklung. Berlin: Steinbeis-Hochschule. [13.08.2020]

3 Methodensammlung

Urte Speckenbach

Didaktische Methoden erleichtern es dem Lernenden, sich neues Wissen und neue Kompetenzen anzueignen. Dazu gibt es verschiedene Ansätze und Methoden.

Für die Auswahl passgenauer Methoden ist es wichtig zu wissen, welcher Lerntyp der Auszubildende ist, welche Wissenslücken er hat und ob er am Beginn einer Ausbildung steht oder schon fortgeschritten ist. Im Laufe der Ausbildung verändern sich die Erwartungen des Praxisanleiters an einen Auszubildenden und dementsprechend sollten die Methoden variieren. Bei einem jungen Menschen, der gerade erst von der Schule kommt, führen bestimmte Methoden sicher zu anderen Ergebnissen als bei einem Mittvierziger, der schon Lebenserfahrung sammeln konnte und deshalb z. B. im kommunikativen Bereich völlig andere Herangehensweisen nutzt, als es ein Zwanzigjähriger überhaupt tun könnte.

Alle Methoden, die hier beschrieben werden, sind grundsätzlich für alle Auszubildenden nutzbar. Dennoch muss der Praxisanleiter bei den Erwartungen an den einzelnen Auszubildenden dessen Alter, Biographie und Wissensstand sowie den Stand der Ausbildung berücksichtigen.

Es gibt Methoden, die sich besonders für technisch-fachliche Anleitungssituationen eignen, weil z. B. Wissensverknüpfungen abgefragt und somit gefestigt werden. Andere wiederum passen, wenn es darum geht, zu reflektieren und eine Haltung herauszukristallisieren.

3.1 Brainstorming

Durch Brainstorming werden spontane Gedanken gesammelt und, indem vorhandenes Wissen aktiviert und neue Verknüpfungen geschaffen werden, die Ideenentwicklung gefördert.

Eignung für Einzel- oder Gruppenanleitungen

Ein Brainstorming ist besonders gut geeignet für eine Anleitung mit mehreren Auszubildenden, da sie ihr Wissen einbringen, sich mit ihren Ideen gegenseitig anregen und aus den Beiträgen der anderen neue Assoziationen entwickeln können.

Kompetenzentwicklung

- Methodenkompetenz: Problemlösefähigkeit durch konstruktive Entwicklung von Lösungswegen
- Sozialkompetenz: Empathie durch Eingehen auf Wortbeiträge anderer
- Selbstkompetenz: Sprachkompetenz durch Formulierung von Wortbeiträgen, Kreativität durch Beitrag von Ideen in der Gruppe

Aufwand und Vorbereitung

Der Praxisanleiter formuliert im Vorfeld eine Aufgabenstellung, die die Auszubildenden dazu animiert, sich mit einer bestimmten Thematik auseinanderzusetzen und ihr Vorwissen, ihre Gedanken und Ideen dazu spontan in Worte zu fassen.

Der Praxisanleiter bereitet ein Medium vor, auf dem jeder Wortbeitrag festgehalten und nachverfolgt werden kann, z. B. Tafel, Whiteboard, Metaplanwand, Overhead-Projektor etc.

Der zeitliche Aufwand für die Vorbereitung ist gering, dennoch sollte diese sorgfältig durchgeführt werden. Eine Fragestellung, die inhaltlich zu begrenzt oder zu unpräzise formuliert ist, kann eine konstruktive Sammlung von Ideen einschränken und somit den Erfolg schmälern.

Ablauf der Methode

- Die Regeln des Brainstormings werden erläutert:
  - Jeder Wortbeitrag ist erwünscht.
  - Jeder Beitrag wird ohne Unterbrechung angehört und nicht kommentiert, kritisiert oder korrigiert.
  - Es sind ausdrücklich viele Beiträge erwünscht, die Qualität wird erst im Nachgang gemeinsam betrachtet.
  - Jeder Beitrag darf von einem anderen Auszubildenden aufgegriffen und gedanklich weitergesponnen werden.
  - In den Beiträgen kann Fachwissen zum Ausdruck gebracht werden, aber auch davon unabhängige Ideen, die auf die Fragestellung eingehen.
  - Der Praxisanleiter notiert als Protokollant die Wortbeiträge, die inhaltlich unverändert erfasst werden sollen. Kürzungen werden gemeinsam mit dem Beitragenden formuliert.
  - Der Praxisanleiter kann mit Hilfsfragen neue Impulse geben, wenn die Ideensammlung ins Stocken gerät.
- Die Auszubildenden erhalten eine Fragestellung in visualisierter Form, z. B. auf einer Tafel, einem Flipchart-Papier etc.
- Der Praxisanleiter eröffnet das Brainstorming und schreibt jeden Wortbeitrag auf.
- Die Beiträge der einzelnen Auszubildenden erfolgen ohne Aufforderung.
- Je nachdem, wie viele Auszubildende am Brainstorming teilnehmen, ist ein Zeitfenster von 15–30 Minuten sinnvoll.
- Gemeinsam werden die gesammelten Wortbeiträge sortiert und es wird kontrolliert, ob Aspekte fehlen.

Vorteile der Methode

Eine geringe Vorbereitungszeit für den Praxisanleiter, es ist wenig Material notwendig und viele Aspekte werden in kurzer Zeit gesammelt.

Mögliche Schwierigkeiten der Methode

Auszubildende halten sich nicht an die Regeln, unterbrechen sich gegenseitig oder bewerten Gesagtes, das Thema der Fragestellung wird verfehlt

3.2 Stummes Schreibgespräch

Bei dieser Methode unterhalten sich die Auszubildenden schriftlich. Es wird ein Impuls zu einem gewünschten Thema gesetzt. Die Auszubildenden reagieren auf den Impuls und im weiteren Verlauf auf die Texte der anderen Auszubildenden. Die Auseinandersetzung mit einem bestimmten Thema erfolgt hier auf eine besondere Art der Kommunikation und regt die Reflexion an.

Eignung für Einzel- oder Gruppenanleitungen

Das stumme Schreibgespräch eignet sich für Kleingruppen und Gruppen. Die Auszubildenden müssen sich zunächst selbst Gedanken zu einem Thema machen und danach auf die Inhalte der anderen Auszubildenden eingehen.

Kompetenzentwicklung

- Methodenkompetenz: Ausdrucksfähigkeit durch Ausformulierung eines Gedankens und Verschriftlichung
- Sozialkompetenz: Reflexion der Meinungen anderer
- Selbstkompetenz: Reflexionsfähigkeit im Zusammenhang mit der Meinung anderer über das eigene Geschriebene

Aufwand und Vorbereitung

Der Praxisanleiter bereitet große Bögen, z. B. Flipcharts, mit Aussagen oder Fragen als Impuls zu einem Thema vor. Die Anzahl der Bögen entspricht der Zahl der Kleingruppen mit je vier Personen. Gibt es nur eine Kleingruppe, so sitzt diese gemeinsam an einem Tisch damit alle gleichermaßen an den Bogen kommen. Gibt es mehrere Kleingruppen, werden keine Stühle gebraucht.

Der Praxisanleiter sorgt dafür, dass jeder Auszubildende einen Stift hat.

Ablauf der Methode

- Der Praxisanleiter erklärt den Auszubildenden die Methode, moderiert das Schreibgespräch an und leitet die anschließende Diskussion.

Eine Kleingruppe:

- Die Auszubildenden sitzen auf Stühlen um den Tisch, der Bogen liegt in der Mitte des Tischs.
- Im ersten Schritt schreibt jeder Auszubildende einen Kommentar oder Aspekt zum Impuls auf den Teil des Papiers, vor dem er sitzt.
- Das Papier wird soweit gedreht, dass der nächste Auszubildende diesen Text lesen und kommentieren kann.
- Dieses wiederholt sich mehrere Male.

Mehrere Kleingruppen:

- Die Bögen liegen auf den Tischen und die Auszubildenden gehen einzeln von einem Tisch zum anderen, um ihre Gedanken zu dem Impuls auf den Bögen zu notieren.
- Bei jedem weiteren Durchgang werden auch die Statements der anderen Auszubildenden schriftlich kommentiert oder kritisiert.

Für beide Gruppengrößen:

- Das Schreibgespräch endet, wenn der Schreibfluss verebbt oder wenn die vorgegebene Zeit abgelaufen ist. Das stumme Schreibgespräch sollte 30 Minuten nicht überschreiten, dies ist jedoch abhängig von der Anzahl der Auszubildenden.
- Gemeinsam werden dann in der Gruppe die einzelnen Schreibgespräche verbal besprochen. Hierbei können fehlende Aspekte nachgetragen und Unklarheiten ausgeräumt werden.

Vorteile der Methode

Eine schnell durchzuführende Methode. Die Auszubildenden werden auf eine andere Art der Kommunikation aktiviert. Auch stillere Auszubildende beteiligen sich am Gespräch.

3.3 Mindmap

Eine Mindmap fördert das Erkennen von Bezügen zwischen bestimmten Inhalten. Es geht also bei der Erarbeitung einer Mindmap um die Verknüpfung von Zusammenhängen und erst nachrangig um Überprüfung von Wissen.

Eignung für Einzel- oder Gruppenanleitungen

Eine Mindmap kann für Einzel- oder Gruppenanleitungen genutzt werden.

Kompetenzentwicklung

- Fachkompetenz: Analyse und Strukturierung durch Erkennen von Zusammenhängen zwischen bestimmten Aspekten, Konkretisierung durch Abgrenzung von Inhalten
- Selbstkompetenz: neue Lernstrategien, Analyse von professioneller Haltung entwickeln

Aufwand und Vorbereitung

Der Praxisanleiter notiert im Vorfeld auf einer Tafel oder einer Metaplanwand mittig einen Begriff, der zentral für die anstehende Praxisanleitung ist. Er formuliert eine Aufgabenstellung, die verdeutlicht, unter welchen Aspekten die Auszubildenden diese Mindmap bearbeiten sollen.

Ablauf der Methode

- Der Praxisanleiter erklärt, führt in die Methode ein und begleitet sie. Er gibt den Auszubildenden Hilfestellung, wenn diese gedanklich feststecken.
- Die Auszubildenden bekommen eine Aufgabenstellung zu dem Schlüsselbegriff, der in der Mitte der Mindmap steht, z. B. das Wort „Scham". Die Aufgabe dazu lautet: „Bereiten Sie sich auf eine Ganzkörperpflege bei einem erwachsenen Mann vor."
- An Ästen, die vom Zentrum des Schlüsselbegriffs ausgehen, formulieren die Auszubildenden Begriffe bzw. Zusammenhänge zu dem in der Mitte stehenden Begriff.
- Die Äste verzweigen sich und an den kleineren Ästen werden weitere assoziierte Begriffe notiert.
- Die Auszubildenden führen das fort, solange ihnen etwas einfällt oder bis die vorgegebene Zeit von maximal 30 Minuten abläuft.
- Gemeinsam mit dem Praxisanleiter analysieren die Auszubildenden ihre Mindmap. Sie schauen nach den direkten Zusammenhängen, bewerten diese und ziehen Schlüsse daraus.
- Im anschließenden Gespräch leitet der Praxisanleiter den Fokus auf die bevorstehende Anleitungssituation, sodass die Auszubildenden ihre Erkenntnisse aus der Mindmap nutzen und anwenden können.

Vorteile der Methode

Mindmapping ermöglicht die Auseinandersetzung mit einem Thema, ohne schon im Vorfeld festgefahrene Vorstellungen zu haben. Durch die besondere Art der Visualisierung wird die Merkfähigkeit der Auszubildenden erhöht. Die Überlegungen zu einer Mindmap unterstützen die Auszubildenden bei ihrer Selbstreflexion.

3.4 Strukturlegeplan

Ein Strukturlegeplan ermöglicht Auszubildenden, bereits Erlerntes mithilfe von Begriffen oder Bildern in richtige Zusammenhänge zu bringen. So können z. B. technisch anspruchsvolle Pflegehandlungen in die richtige Reihenfolge gebracht werden, damit sie die korrekte Pflegehandlung ergeben, z. B. das Vorbereiten einer Infusion.

Eignung für Einzel- oder Gruppenanleitungen

Der Strukturlegeplan kann unabhängig von der Anzahl der Auszubildenden genutzt werden. Für einzelne Auszubildende ist diese Anwendung intensiver als für Gruppen, da sie sich selbst für eine Reihenfolge der Karten entscheiden müssen und sich nicht mit anderen beraten können.

Kompetenzentwicklung

- Methodenkompetenz: Strukturierung durch Entwicklung eines Ordnungssystems, vertiefendes Lernen
- Sozialkompetenz: Kommunikation und Kooperation durch Einigung in einer Gruppe

Aufwand und Vorbereitung

Der Praxisanleiter gibt verschiedene Begriffe auf Karten oder als Bilder vor, z. B. für den Ablauf einer Pflegehandlung. Die Vorbereitung ist deutlich zeitaufwändiger als die bisher genannten Methoden. Es ist jedoch möglich, die Karten mehrfach zu benutzen. Laminiert der Praxisanleiter die Karten, kann er viele Auszubildende mit den gleichen Strukturlegeplänen unterstützen.

Ablauf der Methode

- Der Praxisanleiter wählt das Thema für die Anleitung aus.
- Er schreibt 10–15 Begriffe auf Moderationskarten.
- Die Auszubildenden haben das Thema bereits in der Schule besprochen und auch schon in der Praxis zumindest gesehen.
- Sie legen die Karten auf einem Tisch oder an einer Magnetwand in die richtige Reihenfolge.
- Der Praxisanleiter bleibt als Unterstützung in der Nähe und hilft, wenn sie ins Stocken geraten.
- Zuletzt besprechen sie gemeinsam die Reihenfolge der Karten und korrigieren ggf. oder besprechen verschiedene mögliche Reihenfolgen.
- Die Karten verbleiben so im Raum, wie sie zuletzt positioniert wurden, um am Ende der Praxisanleitung anhand der Karten gemeinsam zu evaluieren.

Vorteile der Methode

Die Auszubildenden aktivieren ihr Wissen. Der Einstieg mit dem Strukturlegeplan in die anschließende Anleitungssituation aktualisiert das bereits bestehende Wissen der Auszubildenden und festigt es. In einer Gruppe können mögliche unterschiedliche Wege erarbeitet und diskutiert werden.

3.5 Pro-Contra-Debatte

In der Pro-Contra-Debatte üben die Auszubildenden das Debattieren. Sie müssen sich auf die Argumente der Kollegen einlassen und entsprechend Gegenargumente finden. Außerdem üben sie, einen Perspektivenwechsel vorzunehmen.

Eignung für Einzel- oder Gruppenanleitungen

Eine Pro-Contra-Debatte erfolgt normalerweise in einer Gruppe. Um diese Methode im Tandem anzuwenden, müssen die Auszubildenden bereits fortgeschritten und erfahren sein.

Kompetenzentwicklung

- Methodenkompetenz: vernetztes Denken durch Zuordnung von thematisch passenden Argumenten
- Sozialkompetenz: Konfliktfähigkeit durch adäquate Reaktion in einer Debatte, Diskussionsfähigkeit durch Vertreten einer Meinung und Streiten über Inhalte
- Selbstkompetenz: Rhetorische Fähigkeiten durch Ausformulierung von Argumenten und sinnvolles Anbringen in der Debatte

Aufwand und Vorbereitung

Die Vorbereitung besteht darin, eine These oder eine Fragestellung zu formulieren und diese den Auszubildenden in visualisierter Form zu präsentieren.

Ablauf der Methode

- Die Auszubildenden werden in zwei Gruppen eingeteilt. Eine Gruppe hat die Aufgabe, zu einer Fragestellung oder These die Pro-Argumente vorzubereiten, die andere Gruppe beschäftigt sich mit den Contra-Argumenten.
- Beide Gruppen erhalten Zeit, um sich mit dem Inhalt auseinanderzusetzen und Argumente vorzubereiten.
- Es wird eine Reihenfolge festgelegt, in der die Argumente vorgetragen werden.
- Die Gruppen stellen sich jeweils in einer Reihe auf. Die beiden Auszubildenden, die das erste Argument vortragen, stehen sich gegenüber.

- Es wird ausgelost, welche Gruppe beginnt.
- Die erste Person bringt ihr Argument vor.
- Die erste Person der anderen Gruppe reagiert darauf und bringt das eigene Argument vor, das sie an den zweiten Auszubildenden der ersten Gruppe adressiert.
- Dieser reagiert wieder erst darauf und trägt dann der nächsten Person sein eigenes Argument vor.
- Hat die letzte Person ihr Argument mitgeteilt, antwortet darauf noch die allererste Person.
- Zum Schluss wird gemeinsam überlegt, welche Argumente in den beiden Gruppen noch gefehlt haben könnten. Außerdem wird analysiert, wie das Eingehen auf die Argumente geklappt hat.

Vorteile der Methode

Die Auszubildenden lernen, sich zu positionieren. Sie sind gezwungen, sich in eine bisher unbekannte Position zu begeben, und üben den Perspektivenwechsel. Durch die vorgegebene Struktur der Debatte lernen die Auszubildenden, dass Diskussionen nicht ausufernd sein müssen.

3.6 Modeling mit Metalog

Modeling mit Metalog ist eine Methode der Praxisanleitung, die den Auszubildenden verbal in die Anleitungssituation mit hineinnimmt, da der Praxisanleiter seine Handlungen selbst verbal begleitet und kommentiert. Das Ziel ist, dass die Auszubildenden genau verstehen, warum der Praxisanleiter seine Handlung so und nicht anders durchführt.

Die Auszubildenden werden nicht in die Umsetzung der Situation integriert und haben genug Zeit, um die Pflegehandlung ganz genau zu beobachten. Der Praxisanleiter fasst jede seiner Handlungen in Worte und beschreibt auch, warum er etwas tut, dabei adressiert er seine Worte an den zu Pflegenden. Diese Methode eignet sich besonders gut für Auszubildende, die visuelle und auditive Unterstützung brauchen. Auch für ganz junge, unerfahrene und unsichere Auszubildende bietet sich diese Methode gut an, weil Hintergrundwissen und Umsetzung zusammen präsentiert werden.

Eignung für Einzel- oder Gruppenanleitungen

Modeling mit Metalog eignet sich sowohl für Einzel- als auch für Kleingruppen-Anleitungen. Sicherzustellen ist, dass ausreichend Platz zur Verfügung steht, sodass die Auszubildenden gleichzeitig aus einem passenden Winkel die Pflegesituation beobachten können und nicht störend auf die Pflegesituation einwirken.

- Jeweils zwei der Auszubildenden erhalten das gleiche Arbeitsblatt. Sie erarbeiten ihre Schlüsselwörter in Einzelarbeit.
- Zuletzt werden die Ergebnisse von den Tandems in der ganzen Gruppe oder, wenn es sich nur um zwei Auszubildende handelt, dem Praxisanleiter vorgestellt. Es wird alles auf die Richtigkeit der Schlüsselbegriffe und die richtige Rechtschreibung geprüft.

Vorteile der Methode

Zuerst wird in Einzelarbeit das eigene Wissen aktiviert und nachfolgend erfolgt in der Gruppe der Auszubildenden gegenseitige Unterstützung.

3.8 Metaplanmethode

Die Metaplanmethode ist eine Moderationsmethode, die für die Erarbeitung von Ergebnissen in Gruppenveranstaltungen angewendet wird. Als vollständige Methode angewandt, ist sie für längere Prozesse – auch über mehrere Tage – gedacht. Der in diesem Werk beschriebene Ausschnitt ist der Teil der „Kartenabfrage". Durch die Abfrage des vorhandenen Wissens können die Auszubildenden im Team gemeinsam z. B. die Abfolge von bestimmten pflegerischen Handlungen erarbeiten.

Eignung für Einzel- oder Gruppenanleitungen

Diese Methode ist nicht für Einzelanleitungen geeignet, da sie darauf aufbaut, dass die Auszubildenden sich gegenseitig unterstützen und gemeinsam auch unklare Aspekte bewältigen. Das Minimum an Teilnehmern ist also zwei Personen, nach oben ist die Anzahl offen.

Kompetenzentwicklung

- Fachkompetenz: Vertiefung und Erweiterung von vorhandenem Wissen durch die konkrete Abfrage von Fachwissen und gemeinsames Besprechen
- Sozialkompetenz: gemeinsame Erarbeitung von Themen im Team und gegenseitige Unterstützung
- Selbstkompetenz: Kommunikationsfähigkeit und Diskussionsfähigkeit durch Umgang mit anderen Meinungen und Positionierung mit eigener Ansicht

Aufwand und Vorbereitung

Der Praxisanleiter legt das pflegerische Thema für diese Anleitung fest und bereitet es entsprechend vor. Er erstellt einen Erwartungshorizont für das ausgewählte Thema, damit keine Aspekte verloren gehen. Er legt alle notwendigen Materialien bereit, z. B. Metaplanwand oder Flipchart-Papier mit Klebeband, Wandzeitung, Moderationskarten in verschiedenen Farben und Formen, Pins, Filzstifte in verschiedenen Stärken und Farben.

Ablauf der Methode

- Der Praxisanleiter entwickelt eine Fragestellung, die auf der Metaplanwand für alle sichtbar notiert wird. Diese Fragestellung soll klar verdeutlichen, was die Auszubildenden erarbeiten sollen.
- Die Auszubildenden schreiben auf Moderationskarten die Punkte auf, die sie mit der Fragestellung assoziieren.
- Pro Moderationskarte wird nur ein Begriff aufgeschrieben, um die Übersichtlichkeit zu wahren und ein sinnvolles Clustern und Sortieren zu ermöglichen.
- Wenn die Teams keine neuen Handlungsaspekte mehr finden, können sie beginnen, die fertigen Karten in sinnvolle Reihenfolgen zu bringen. Haben die Partner gleiche Begriffe aufgeschrieben, werden diese übereinander gehängt.
- Zusammenhängende Aspekte können mit einer gemeinsamen Überschrift versehen werden.
- Gemeinsam versuchen die Auszubildenden, sinnvolle und fachlich korrekte Handlungsketten hintereinander zu reihen.
- Anschließend wird gemeinsam mit den anderen Auszubildenden und/oder dem Praxisanleiter besprochen, ob alle Aspekte aufgelistet sind und ob die Reihenfolge stimmt.

Vorteile der Methode

Die Auszubildenden lernen in Eigenregie die Erarbeitung von Themen. Durch die gemeinschaftliche Arbeit an einer Aufgabenstellung, lernen sie ihre Stärken und Schwächen im fachlichen wie auch im sozialen Bereich kennen und können selbst daran arbeiten.

3.9 Partnerinterview

Die Auszubildenden müssen sich verbal mit einer Thematik auseinandersetzen, dabei die wesentlichen Aspekte herausarbeiten und an eine Gruppe weitergeben.

Eignung für Einzel- oder Gruppenanleitungen

Das Partnerinterview findet immer zwischen zwei Auszubildenden statt. Das Duo ist in eine Gruppe eingebettet. Der Inhalt kann sehr weit variieren, z. B. könnte über eine bestimmte pflegerische Handlung gesprochen werden. Im Anschluss an das Interview werden die Erkenntnisse daraus und Angaben zur Person des Interviewpartners der Lerngruppe vorgestellt. Auf diesem Weg können sich die Auszubildenden kennenlernen.

Kompetenzentwicklung

- Fachkompetenz: Festigung und Systematisierung von Wissen
- Sozialkompetenz: Kommunikationsfähigkeit durch Üben von Ausdruck, freiem Sprechen und Zuhören

Aufwand und Vorbereitung

Der Aufwand der Vorbereitung ist sehr gering. Der Praxisanleiter muss lediglich entscheiden, welches Thema für das Interview zu Grunde gelegt wird.

Ablauf der Methode

- Es wird ein Zeitaufwand von 45 bis 60 Minuten veranschlagt.
- Die Auszubildenden legen selbst fest, wer von beiden der Interviewer und wer der Interviewte ist.
- Der Interviewer überlegt sich Fragen, die er seinem Interviewpartner stellen will. Die Fragen dürfen niemanden bloßstellen, sondern sollen vielmehr inhaltliche Aspekte aktivieren.
- Das Gespräch zum vorgegebenen Thema beginnt und der Interviewer macht sich Notizen. Nach dem Gespräch fasst er die wesentlichen Punkte zusammen. Der Interviewte bekommt die Ausarbeitung zur Kontrolle vorgelegt und entscheidet, ob die Inhalte so an die Gruppe weitergegeben werden dürfen.
- Der Interviewer gibt die aus dem Interview gewonnenen Inhalte an die Gruppe weiter.

Vorteile der Methode

Beide Gesprächspartner müssen gleichermaßen aufmerksam sein, um die Interview-Inhalte gut zu formulieren, bzw. an die Gruppe weiterzugeben. Außerdem müssen die Formulierungen adäquat sein.

3.10 Glückstopf

Der Glückstopf ist eine Methode, durch die alle Auszubildenden zum Sprechen gebracht werden. Jeder Beteiligte hat die Aufgabe, sich zu einem thematischen Aspekt zu äußern, ohne dass die anderen Auszubildenden ihn dabei unterbrechen. Diese Methode ist besonders gut geeignet für sehr heterogene Gruppen, weil alle lernen, in der Gruppe zu sprechen und zuzuhören. Außerdem lernen die Auszubildenden, eine eigene Meinung zu formulieren.

Eignung für Einzel- oder Gruppenanleitungen

Diese Methode ist nur für Gruppen geeignet.

Kompetenzentwicklung

- Fachkompetenz: vertiefendes Lernen durch Aktivierung von vorhandenem Wissen
- Sozialkompetenz: Stärkung der Sprechfähigkeit und Kommunikation durch Sprechen vor der Gruppe
- Selbstkompetenz: Reflexion, Kreativität zu thematisch passenden Beiträgen

Aufwand und Vorbereitung

Für den Praxisanleiter ist diese Methode arbeitsintensiv. Er muss für jede Gruppe Karten mit den Begriffen oder Statements vorbereiten. Da er durch die Auswahl der Begriffe schon im Vorfeld festlegt, was thematisiert werden soll, steht und fällt ein intensiver Austausch mit dieser Wahl der Begriffe. Vorteil für den Praxisanleiter ist, dass er schwierige Themen, die z. B. tabuisiert werden oder problematische Aspekte beinhalten, auf diese Weise ins Gespräch bringen kann.

Ablauf der Methode

- Der Praxisanleiter hat für die Gruppe der Auszubildenden ein vorher festgelegtes Thema vorbereitet. Er notiert Begriffe oder kurze Sätze einzeln auf Karten.
- Diese Karten werden gefaltet und in ein Gefäß gegeben, aus dem die Auszubildenden sozusagen „blind" eine Karte ziehen.
- Ohne sich untereinander auszutauschen, machen sich die Auszubildenden kurz Gedanken zu ihrem jeweiligen Aspekt.
- Wer beginnen möchte, äußert all seine Gedanken zu dem Begriff auf seiner Karte. Die anderen Auszubildenden haben ausdrücklich nicht die Erlaubnis, sich mit Kommentaren oder der eigenen Meinung mit an der Darstellung zu beteiligen.
- Die Dauer des Wortbeitrags wird im Vorfeld festgelegt. Wenn der Auszubildende geendet hat, ist der nächste Auszubildende mit seinem Begriff an der Reihe.
- Je nachdem, wieviel Begriffe vorbereitet worden sind, können die Auszubildenden mehrfach eine Karte ziehen.
- Erst zum Schluss tauschen sich die Auszubildenden gemeinsam – ausdrücklich nur über die Inhalte – aus. Auch hier gilt, dass nicht über einzelne Wortbeiträge gelacht oder gespottet wird.

Vorteile der Methode

Da diese Methode keine Diskussion vorsieht, kann jeder Auszubildende seinen Standpunkt darstellen. Dies ermutigt besonders zurückhaltende Auszubildende, mehr zu sagen, als sie es in einer anderen Lernsituation tun würden. Es wird ausdrücklich jeder Teilnehmer aufgefordert, seine Meinung zu äußern. Das ermuntert zum Reden und ermöglicht, dass auch originelle Wortbeiträge eine Zuhörerschaft finden.

3.11 Blitzlicht

Das Blitzlicht ist dazu geeignet, um in einer Gruppe von jedem Teilnehmer ein kurzes Statement zu einem vorgegebenen Thema zu erhalten. Das Befinden oder die Meinung zu einem Thema wird kurz angerissen.

Eignung für Einzel- oder Gruppenanleitungen

Diese Methode ist nur für Gruppen geeignet.

Kompetenzentwicklung

- Selbstkompetenz: Reflexion und Ausdrucksfähigkeit mit dem Ziel, Gedanken in wenige Worte zu fassen
- Sozialkompetenz: Zuhörfähigkeit

Aufwand und Vorbereitung

Der Aufwand der Vorbereitung ist gering. Der Praxisanleiter muss lediglich eine Fragestellung für die Auszubildenden visualisieren, d. h. diese für alle gut lesbar auf eine Tafel, Metaplanwand oder ein Flipchart-Papier schreiben.

Ablauf der Methode

- Der Praxisanleiter stellt die Frage, die er im Vorfeld vorbereitet hat und visualisiert sie.
- Er teilt den Auszubildenden mit, wie lange sie Zeit haben, z. B. eine Minute, und dass diejenigen, die länger sprechen, von ihm unterbrochen werden.
- Er erläutert, dass es bei der Beantwortung der Frage darauf ankommt, in seinem Beitrag schnell zum Wesentlichen zu kommen.
- Jeder Teilnehmer formuliert in eigenen Worten einen Beitrag.
- Das Blitzlicht ist beendet, wenn alle gesprochen haben. Der Praxisanleiter hat von jedem Auszubildenden ein kurzes Statement erhalten.

Vorteile der Methode

Eine schnelle Abfrage, die einen knappen Eindruck zu einer Lernsituation oder einem Thema verschaffen kann.

3.12 Lebendige Statistik

Die lebendige Statistik ist eine Methode zum Einstieg, die in der Regel eine lockere Atmosphäre schafft und die Teilnehmenden zum Sprechen und Lachen anregt.

Eignung für Einzel- oder Gruppenanleitungen

Die lebendige Statistik eignet sich für Gruppen. Sie kann gut angewendet werden, wenn sich die Teilnehmer noch nicht kennen und neben inhaltlichen Aspekten auch erreicht werden soll, dass die Teilnehmer miteinander ins Gespräch kommen und sich so kennenlernen.

Kompetenzentwicklung

- Selbstkompetenz: Unterhaltung mit Fremden. Auseinandersetzung mit einer Thematik und öffentliche Darstellung derselben
- Sozialkompetenz: Kommunikation und Austausch ohne Vorbereitungszeit

Aufwand und Vorbereitung für den Praxisanleiter

Der Aufwand für den Praxisanleiter ist mäßig. Er muss sich eine oder mehrere Fragestellungen überlegen, die er der Gruppe stellen will. Je nachdem, ob die Interaktion der Auszubildenden oder das inhaltliche Statement im Fokus der Aufgabe liegt, ist die Formulierung der Frage auszurichten. Außerdem muss der Praxisanleiter im Vorfeld der Anleitungssituation eine Linie oder Kreuz auf dem Boden visualisieren.

Ablauf der Methode

- Die Auszubildenden stellen sich in einem Raum auf.
- Sie hören eine Frage oder ein Statement, zu der oder dem sie sich im Raum positionieren sollen, z. B. entlang einer Linie oder zu einem Kreuz, je nachdem, wie es die Fragestellung erforderlich macht, z. B. wird gefragt:
  - Aus welchem Bundesland kommen Sie? Stellen Sie sich so auf, als wäre der Schnittpunkt des Kreuzes geografisch Berlin.
  - Welche Schuhgröße haben Sie? Stellen Sie sich entlang der Linie so auf, dass die kleinste Schuhgröße Richtung Tür steht, die größte Richtung Fenster.
  - „Ich liebe es, zu Pflegende mit Kleinigkeiten zu verwöhnen." Stellen Sie sich entlang der Linie so auf, dass „Ja, ich mag dies sehr." Richtung Fenster steht und „Nein, das gefällt mir nicht." Richtung Tür.
- Die Auszubildenden müssen sich, um eine Reihenfolge an der Linie zu erhalten, miteinander unterhalten und sich ihre unterschiedlichen Größen oder Meinungen mitteilen. Eine geografische Aufstellung erfordert ebenfalls gemeinsame Überlegungen, wo jemand stehen sollte, wenn er aus dem Bundesland XY kommt, im Vergleich zu einem anderen.

Vorteile der Methode

Diese Methode ist in der Regel mit sehr viel Heiterkeit verbunden und ermöglicht eine gelöste Stimmung aller Beteiligten. Da die Möglichkeiten, die Auszubildenden zu erreichen, unerschöpflich sind, kann diese Methode in den unterschiedlichsten Zusammenhängen genutzt werden.

Quellenverzeichnis

Böddicker, N.: Düsseldorf (2016): Methodensammlung. Für Dozierende der Heinrich-Heine-Universität. Düsseldorf: Heinrich-Heine-Universität. [17.08.2020].

Brühlmann, J. (2009): Modeling mit Metalog in der Praxisausbildung. Live-Inszenierung von beruflichem Wissen. In: Pflegewissenschaft (03/10): 133–140.

Lehrerinnenfortbildung Baden-Württemberg: Metaplan. Stuttgart. Unter: https://lehrerfortbildung-bw.de/st_kompetenzen/weiteres/projekt/projektkompetenz/methoden_a_z/metaplan.htm [17.08.2020].

Mattes, W. (2011): Methoden für den Unterricht: Kompakte Übersichten für Lehrende und Lernende. Paderborn: Schöningh.

Muster-Wäbs, H. et al. (2019): Mikromethoden für Unterricht und Seminar nutzen, Neue pädagogische Reihe, Band 3. Brake: Prodos.

Reich, K. (Hrsg.) (2007): Brainstorming, Methodenpool. Unter: http://methodenpool.uni-koeln.de/download/brainstorming.pdf [17.08.2020].

Universität Heidelberg, Dezernat Studium und Lehre: Methodenbox. Heidelberg. Unter: www.uni-heidelberg.de/md/slk/medien/lebendige-statistik_methodenbox.pdf [10.08.2020].

Zöhrer, M. (2017): Lebendige Statistik – „Ich / Ich Nicht". Unter: https://lehrgut.hypotheses.org/253 [10.08.2020].

4 Evaluation und Reflexion von Anleitungssituationen

Ina Welzenbach

Das nachfolgende Kapitel liefert zunächst einige grundlegende Informationen zum Thema Evaluation und Reflexion. Dazu werden die Begriffe Evaluation und Reflexion zunächst definiert sowie die Ziele dieser Methoden allgemein und im Besonderen hinsichtlich der Praxisanleitung aufgezeigt. In den Anleitungssituationen der nachfolgenden Kapitel kann der Praxisanleiter aus dem Fundus an Evaluations- und Reflexionsfragen sowie aus den dargestellten Methoden diejenigen auswählen, die für die jeweilige Anleitungssituation hilfreich sind.

4.1 Evaluation

Evaluation bedeutet allgemein übersetzt Bewertung oder Beurteilung, aber auch Auswertung bzw. Analyse. Im Rahmen der Praxisanleitung bedeutet Evaluation zweierlei, zum einen evaluiert der Praxisanleiter die Auszubildenden bzw. deren Lernerfolg und zum anderen evaluieren die Ausbildenden die Praxisanleitung.

4.1.1 Ziele der Evaluation

Das vordergründige Ziel der Evaluation in der Praxisanleitung ist eine überprüfende Beurteilung und Bewertung der durchgeführten Maßnahmen. Zu dieser Überprüfung und Bewertung gehören eine ständige Kontrolle der Lernziele sowie das Sammeln von grundlegenden Daten als Entscheidungshilfe. Somit steht am Ende einer jeden Evaluation die Aufklärung über die Lernqualität und mögliche Schlussfolgerungen, wie diese verbessert werden kann.

Ziele der Evaluation im weiteren Sinne sind die Beteiligung der Auszubildenden am Lernprozess sowie die Verbesserung ihres selbstgesteuerten Lernens und die Steigerung ihrer Lernmotivation.

Im Zuge einer Qualitätsentwicklung dient Evaluation der Sicherung und Verbesserung von Qualität in der Bildungsvermittlung. Dadurch können Schwachstellen aufgedeckt und beseitigt werden. Evaluation ist somit nicht nur ergebnis- sondern auch prozessorientiert, d.h. es wird nicht nur geprüft, ob das Ziel erreicht wurde, sondern auch nach dem „Wie" gefragt.

Schließlich entsteht durch Evaluation Transparenz sowohl für die Beteiligten als auch für Außenstehende. Erst durch Transparenz sind Beurteilung, Bewertung, Leistungsvergleiche und Messungen möglich. Transparenz ist zudem zur Entscheidungsfindung, Planung und Umsetzung von Maßnahmen notwendig.

Einen zusammenfassenden Überblick über die Evaluationskriterien in der Pflegeausbildung gibt die nachfolgende Übersicht der „Arbeitshilfe für die praktische Pflegeausbildung" des Bundesamts für Familie und zivilgesellschaftliche Aufgaben (BAFzA).

Wird die Ausbildungsarbeit im Unternehmen reflektiert?

Indikatoren

- Im Betrieb sowie mit Kooperationspartnern und Pflegeschule(n) wird die eigene Ausbildungsarbeit reflektiert.
- Gespräche und schriftliche Befragungen zur Ausbildungsqualität werden regelmäßig mit den Auszubildenden durchgeführt.
- Ein regelmäßiger Austausch über die Ausbildungsprozesse und -ergebnisse innerhalb der Lernortkooperation beziehungsweise des Ausbildungsverbundes findet statt.
- Die Ergebnisse der Reflexion und der Befragungen werden im Unternehmen bekanntgemacht.
- Die bei der Reflexion erkannten Verbesserungspotenziale werden aufgegriffen und in konkrete Verbesserungsmaßnahmen einfließen.
- Übernahmequote und Einarbeitungszeit werden zur Bestimmung der Ausbildungsqualität herangezogen. (Bundesamt für Familie und zivilgesellschaftliche Aufgaben (Hrsg.) 2019, S. 28.)

4.1.2 Fragen zur Evaluation

Für die praktische Durchführung von Evaluationen lassen sich drei Kategorien von Evaluationsthemen ausmachen, denen unterschiedliche Fragen bzw. Gütekriterien zugeordnet sind:

- Evaluationskriterien zur Gestaltung der Praxisanleitung
- Evaluationskriterien zu den Lerninhalten
- Evaluationskriterien zum Lernklima

Evaluationskriterien zur Gestaltung der Praxisanleitung

- Lebensnähe der praktischen Anleitung
  - Ist die Anleitung am gegenwärtigen oder zukünftigen beruflichen Alltag der Auszubildenden orientiert?
- Problemorientierung der praktischen Anleitung
  - Ist die praktische Anleitung an realen Problemen des Alltags orientiert?
  - Wird in der praktischen Anleitung theoretisches Wissen zur Problembewältigung genutzt?
- Bedeutsamkeit der Zielsetzungen
  - Sind die Zielsetzungen in der praktischen Anleitung für die Auszubildenden wichtig und nützlich?
- Förderung von Sach-, Sozial- und Selbstkompetenz
  - Fördert die Praxisanleitung in ausgewogener Weise die Sach-, Sozial- und Selbstkompetenz der Auszubildenden?

- Anspruchsniveau der Anleitung
  - Hat die Anleitung ein hohes taxonomisches Niveau?
  - Ermöglicht und verlangt der Praxisanleiter von den Auszubildenden häufig Analysen, Synthesen und Beurteilungen in den Lernsituationen?
- Selbstständigkeit und Eigenverantwortung
  - Ermöglicht der Praxisanleiter den Auszubildenden ein eigenständiges und selbstverantwortliches Lernen und Arbeiten?

Evaluationskriterien zu den Lerninhalten

- Fokussierung der Lerninhalte
  - Konzentrieren sich die Lerninhalte der praktischen Anleitung auf das Wesentliche?
- Funktionsrhythmus der Lerninhalte
  - Beinhalten die Lernschritte der praktischen Anleitung neben der Informationsphase auch eine Verarbeitungs- und eine Kontrollphase?
- Repräsentationsform der Lerninhalte
  - Werden die Lerninhalte sowohl symbolisch durch Texte und Symbole wie auch ikonisch, d.h. visuell bzw. bildhaft, und enaktiv, also durch eigene Handlungen, repräsentiert?
- Lernkontrollen
  - Finden regelmäßig Kontrollen der Lerninhalte in Form von Selbst- und Fremdkontrollen statt?
- Erwartungshorizont
  - Werden die Erwartungen an die Auszubildenden klar formuliert?
- Individualisierung
  - Werden in der Anleitung Unterschiede zwischen den Auszubildenden bzw. ihren Lernvoraussetzungen, Lerninteressen, deren Lernstil und Lerntempo soweit wie möglich berücksichtigt?

Evaluationskriterien zum Lernklima

- positive Erwartungshaltung
  - Hat der Praxisanleiter gegenüber den Auszubildenden positive Erwartungshaltungen hinsichtlich der Lernleistung und des Verhaltens?
- wertschätzende Interaktion
  - Ist die Interaktion zwischen dem Praxisanleiter und den Auszubildenden freundlich, wertschätzend und respektvoll?
- Kooperationsverhalten
  - Kooperieren der Praxisanleiter und die Auszubildenden gut miteinander?
- Lernatmosphäre in der Anleitung
  - Ist die Lernatmosphäre in der Anleitungssituation angstfrei?

  - Vermittelt der Praxisanleiter in der Anleitungssituation Anerkennung und Ermutigung?
  - Verstärkt der Praxisanleiter in der Anleitungssituation erwünschtes Verhalten positiv?
- Freiräume und Eigenerfahrung
  - Gibt der Praxisanleiter den Auszubildenden in der Anleitung Freiräume für eigene Interessens- und Begabungsschwerpunkte?
  - Bezieht der Praxisanleiter Vorerfahrungen der Auszubildenden in die Anleitung mit ein?
- Erfolgserlebnisse
  - Ermöglicht der Praxisanleiter den Auszubildenden in der Anleitung Erfolgserlebnisse?
- Gerechtigkeit / Fairness
  - Verhält sich der Praxisanleiter den Auszubildenden gegenüber fair und gerecht?

4.2 Reflexion

Allgemein versteht man unter Reflexion ein kritisches Betrachten, Überlegen und Abwägen bestimmter Sachverhalte. In der Praxisanleitung ist die Reflexion für die Auszubildenden von besonderer Bedeutung, da hier das Gelernte und in der Praxis angewandte Wissen bzw. das eigene Handeln im Umgang mit den Pflegebedürftigen kritisch hinterfragt wird. In der Bewusstseinspsychologie versteht man unter Reflexion ein Bewusstmachen und wiederholtes geistiges Erfassen von Sachverhalten. Reflexion ist in diesem Sinne eine grundlegende Lerntechnik. Im Reflexionsprozess werden Erfahrungen erinnert und diese dabei mehr oder weniger bewusst auf andere Erlebnisse, Emotionen, Beobachtungen etc. bezogen. Das in der Praxis Erfahrene wird in Verbindung mit dem bestehenden Wissensschatz und dem eigenen Selbstbild gebracht, wobei durchaus Widersprüche und kritische Fragen aufkommen können.

Durch gezielte Reflexion können die Auszubildenden im Rahmen der Praxisanleitung das eigene Verhalten wie auch das Verhalten des zu Pflegenden besser verstehen, ggf. ihr Verhalten neu überdenken und alternative Handlungsoptionen entwickeln.

Im Reflexionsprozess werden Erfahrungen, Probleme, Gelerntes oder Erkenntnisse restrukturiert. Dieser Prozess kann sowohl während einer Handlung als auch im Nachhinein stattfinden.

Aufgabe des Praxisanleiters ist es,
- den Auszubildenden den eigenen Lernprozess bewusst zu machen,
- die Reflexion im persönlichen Wissenskontext der Auszubildenden einzuordnen,
- die Auszubildenden anzuleiten, dies kontinuierlich zu dokumentieren,
- die Verantwortung für das Lernen in die Hände der Lernenden selbst zu legen.

Reflexion kann sowohl intuitiv als auch bewusst durch Anregung von außen oder aufgrund der Durchführung von geplanter und gesteuerter Reflexion erfolgen. Des Weiteren wird zwischen aktiver Reflexion in Form von Selbstreflexion und passiver Reflexion in Form von Feedback unterschieden. Grundsätzlich kann Reflexion in mündlicher Form, z. B. durch Gespräche, oder schriftlich in Form von Reflexionsberichten stattfinden.

4.2.1 Ziele der Reflexion

Das vordergründige Ziel der Reflexion ist, das eigene Denken und Handeln weiterzuentwickeln, indem

- neue Blickwinkel kennengelernt werden,
- aus Fehlern und Erfahrungen gelernt werden und
- Offenheit und Toleranz entwickelt wird.

Darüber hinaus dient Reflexion der Verbesserung des Arbeits- und Sozialverhaltens und hilft bei der Selbsteinschätzung und Beurteilung anderer.

4.2.2 Reflexionsfragen in der Praxisanleitung

Die nachfolgenden Fragen dienen dem Praxisanleiter als möglicher Leitfaden für Reflexionsgespräche mit den Auszubildenden.

Hierzu bieten sich einfache Reflexionsfragen wie W-Fragen an. „Was haben Sie wie und warum gemacht?"

Der Reflexionszyklus von Gibb (Abb. 4.1) erweitert diese W-Fragen um einen möglichen Ablauf.

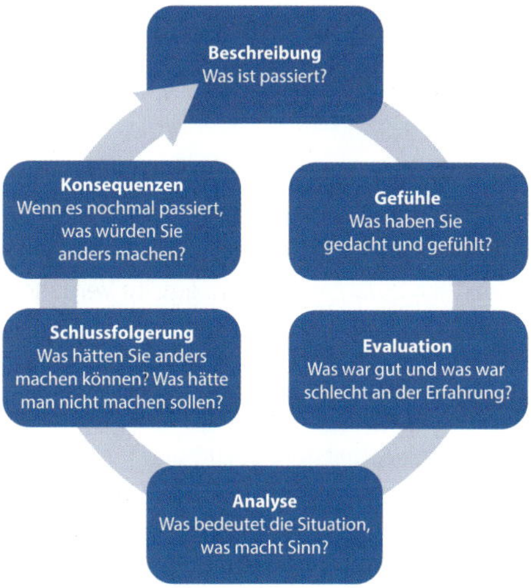
Beschreibung
Was ist passiert?
Gefühle
Was haben Sie gedacht und gefühlt?
Evaluation
Was war gut und was war schlecht an der Erfahrung?
Analyse
Was bedeutet die Situation, was macht Sinn?
Schlussfolgerung
Was hätten Sie anders machen können? Was hätte man nicht machen sollen?
Konsequenzen
Wenn es nochmal passiert, was würden Sie anders machen?

Abb. 4.1: Reflexionszyklus von Gibb (Institut für Informationsmanagement Bremen 2014, S. 5)

Neben den klassischen W-Fragen dient der Fragenkatalog der drei folgenden Kategorien den Praxisanleitern dazu, die fachliche und persönliche Entwicklung der Auszubildenden zu unterstützen:

- fachliche Reflexionsfragen
- Reflexionsfragen zur Entwicklung einer professionellen Berufsrolle
- Reflexionsfragen zur Zusammenarbeit mit Kollegen und Vorgesetzten

Fachliche Reflexionsfragen

- Was haben Sie heute zum ersten Mal gemacht? Was beherrschen Sie schon gut? Was möchten Sie noch verbessern?
- Hätten Sie die Arbeit, die Sie heute gemacht haben, auch mit anderen Methoden oder Vorgehensweisen umsetzen können? Wie wäre das Ergebnis gewesen?
- Unter welchen Rahmenbedingungen haben Sie gearbeitet? Dazu gehören z. B. Kolleginnen und Kollegen, Raum und Geräte. Hätten Sie sich andere Bedingungen gewünscht?
- Wie waren Ihre Arbeitsergebnisse heute in Bezug auf Qualität, Schnelligkeit und Menge?
- Was haben Sie in der Schule über solche Tätigkeiten gelernt? Gibt es etwas, das hier in der Praxisanleitung anders gemacht wird, als Sie es in der Schule gelernt haben?

Reflexionsfragen zur Entwicklung einer professionellen Berufsrolle

- Wie haben Sie den heutigen Tag erlebt? Haben Sie sich wohl gefühlt bei der praktischen Tätigkeit?
- Wie passt das, was Sie heute gemacht haben, zu Ihren beruflichen Vorstellungen?
- Haben Sie sich bei der heutigen Arbeit ein Ziel gesetzt? Inwieweit haben Sie es erreicht? Hat sich dieses Ziel zwischendurch möglicherweise verändert?
- Welche Verantwortung war mit diesen Tätigkeiten verbunden? Was passiert, wenn Sie diese Verantwortung nicht ernst nehmen?

Reflexionsfragen zur Zusammenarbeit mit Kollegen & Vorgesetzten

- Wie haben Sie heute mit Kollegen und Kolleginnen zusammengearbeitet? In welchen Bereichen war Teamarbeit besonders wichtig und warum?
- Wie viel Freiraum hatten Sie bei den Arbeiten heute?
- Welche Qualitätsmaßstäbe hat die Einrichtung für die Arbeiten, die Sie heute gemacht haben?

Berufsspezifische Reflexionsfragen

Berufsspezifische Reflexionsfragen nehmen auf das jeweilige Arbeitsfeld Bezug und regen zum Nachdenken über die konkreten Aufgaben an. Sie können z. B. nach der folgenden Systematisierung beschrieben werden:

- Arbeitsaufgaben: Es wird zunächst festgehalten, **welche** Aufgaben die Auszubildenden übernehmen.
- Lernchancen: Es wird vermerkt, **was** die Auszubildenden lernen können, wenn sie eine bestimmte Arbeitsaufgabe ausüben.
- Rolle des Praxisanleiters: Es wird verdeutlicht, **wie** der Praxisanleiter die Auszubildenden fordert und fördert.

Tab. 4.1: Veranschaulichung der Systematisierung berufsspezifischer Reflexionsfragen

Welche Arbeitsaufgaben übernimmt der Auszubildende?	Welche Lernchancen bekommt der Auszubildende?	Wie fordert und fördert der Praxisanleiter die Auszubildenden?
• Transfer eines zu Pflegenden vom Bett in den Rollstuhl	Die Auszubildenden lernen, folgenden Ablauf fachgerecht durchzuführen: • Rollstuhl parallel zum Bett positionieren • Bremsen feststellen • Fußstützen hochklappen • Pflegebedürftigen in den Rollstuhl transferieren • Sitzposition kontrollieren und ggf. korrigieren • Kleidung auf Falten überprüfen • Fußstützen fachgerecht ausrichten	• fachgerechte Anleitung des Ablaufs • Beobachtung und Kontrolle der Durchführung • ggf. Hilfestellung und Korrektur

4.2.3 Feedbackgespräch

Feedback bedeutet Rückmeldung. Ein Feedbackgespräch bezeichnet eine Form der Kommunikation zwischen zwei oder mehreren Personen, die sich gegenseitig Rückmeldung darüber geben, wie sie den jeweils anderen wahrnehmen.

Zur Entwicklung einer Feedbackkultur ist es erforderlich, dass sich der Praxisanleiter regelmäßig mit den Auszubildenden über Lernfortschritte, Lernschwierigkeiten sowie die Lernatmosphäre austauscht. Nur bei regelmäßiger Durchführung kann Feedback zum Ritual und somit zur Selbstverständlichkeit werden. Es bietet sich z. B. am Ende einer jeden Praxisanleitung oder auch ggf. zu Beginn einer neuen Anleitungssituation an, sofern diese auf einer vorherigen aufbaut, um das bisher Gelernte zu wiederholen.

Ziele eines Feedbackgesprächs

Oberstes Ziel eines Feedbackgesprächs ist es, immer eine Verbesserung der Lernsituation bei den Auszubildenden zu erreichen.

Durch regelmäßiges Feedback können Schwachstellen sowohl beim Auszubildenden als auch bei der Vermittlung durch den Praxisanleiter aufgedeckt werden. Die Auszubildenden fühlen sich ernst genommen und lernen mit Kritik umzugehen sowie sachliches Feedback zu geben.

Fragen und Methoden eines Feedbackgesprächs

Feedbackregeln

Zu den methodischen Grundlagen des Feedbackgebens gehören als Voraussetzung, dass bestimmte Feedbackregeln sowohl seitens des Feedbackgebers als und des Feedbacknehmers eingehalten werden.

Regeln für den Feedbackgeber:
- Feedback ist immer beschreibend und nicht wertend.
- Positive und negative Kritik sollten sich abwechseln, wobei immer mit einer positiven Aussage abgeschlossen wird.
- Das Feedback wird an konkreten Situationen und Beispielen verdeutlicht.
- Das Feedback ist immer auf die eigene Person und die eigenen Gefühle des Feedbackgebers bezogen, d. h. es werden Ich-Botschaften formuliert.
- Ein Feedback liefert neue Informationen, für immer wiederkehrende Probleme wie Unpünktlichkeit ist ein Feedbackgespräch nicht geeignet.
- Ein Feedback darf keine Interpretation oder Infragestellung des Gegenübers beinhalten, d. h. keine persönlich werdende Kritik. Es wird immer nur das Verhalten kritisiert, nicht die Person.
- Formulierungen wie „immer“ oder „nie“ sind zu vermeiden.
- Ein Feedback beinhaltet nur so viel Informationen, wie der Feedbacknehmer verarbeiten kann.
- Feedback ist immer konstruktiv und bietet Möglichkeiten für die Zukunft an.

Regeln für den Feedbacknehmer:
- Der Feedbacknehmer sollte sich nicht rechtfertigen oder verteidigen.
- Das Feedback ist stillschweigend entgegenzunehmen.
- Der Feedbacknehmer muss den Feedbackgeber ausreden lassen.
- Nachfragen zum Verständnis des Gesagten sind erlaubt.

Nachfolgend sind die gängigsten Feedback-Methoden vorgestellt:

Fünf-Finger-Methode

Bei der Fünf-Finger-Methode malt jeder Teilnehmer auf die eigene Hand bzw. malt eine Hand auf ein Stück Papier. Jeder Finger steht für die Antwort auf eine Feedbackfrage:
- Daumen: Was war super?
- Zeigefinger: Was habe ich gelernt?
- Mittelfinger: Was kann verbessert werden?
- Ringfinger: Was nehme ich mit, sowohl positiv als auch negativ?

- kleiner Finger: Was kam zu kurz?
- Handfläche: Was ich mir wünsche? Weitere Vorschläge? Was ich sonst noch sagen möchte.

Die Fünf-Finger-Feedback-Methode bietet eine Alternative zu Feedback-Fragebögen. Alle Teilnehmer können auf anschauliche Art Kritik im negativen und positiven Sinn äußern.

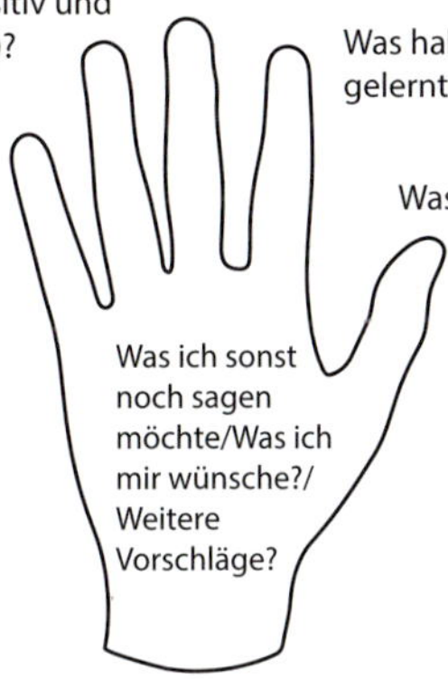

Abb. 4.2: Die Fünf-Finger-Methode

4.2.4 Weitere Reflexionsmethoden

Offenes Bewertungsplakat

Zum Abschluss der Anleitung, des Themas etc. wird ein Bewertungsplakat aufgehängt. Das Plakat gibt den Auszubildenden die Möglichkeit, kurz vor dem Verlassen des Raums eine Bewertung abzugeben. Dafür setzen sie ein Kreuz auf einer Skala von „+ +" bis „- -" und können, falls gewünscht, Anmerkungen unter folgende Fragen schreiben:

- Was hat mir gefallen?
- Was hätte ich mir anders gewünscht?
- Was wünsche ich mir für das nächsten Mal?

Lerntagebuch

Anhand der Methode des Lerntagebuchs können die Auszubildenden sich inhaltlich mit dem Lernstoff auseinandersetzen und eine Reflexion des eigenen Lernprozesses vornehmen. Das in den Anleitungssituationen vermittelte Wissen kann über ein Lerntagebuch mit dem Wissen aus der Schule verknüpft werden.

Die Auszubildenden entscheiden selbst, welche Lerninhalte sie im Lerntagebuch dokumentieren. Der Praxisanleiter kann dazu mögliche Reflexionsfragen vorschlagen, z. B.:

- Wie können Sie die aus Ihrer Perspektive zentralen Punkte des Gelernten mit eigenen Worten wiedergeben?

- Welche Beispiele fallen Ihnen ein, die das Gelernte veranschaulichen, bestätigen oder diesem widersprechen?
- Was haben Sie Ihrer Meinung nach gut verstanden?
- Wo haben Sie noch Schwierigkeiten?

Portfolio

Ein Portfolio ist eine Sammelmappe, in der die Auszubildenden verschiedene Lerninhalte sammeln. Dies kann auch in digitaler Form erfolgen, z. B. durch Videos und Audiodateien.

Mithilfe des Portfolios kann ebenso wie durch das Lerntagebuch der Lernfortschritt sichtbar gemacht werden. Durch die systematische Aufarbeitung und Dokumentation der Lerninhalte entsteht ein übersichtlicher Wissensspeicher, der als Grundlage für den Reflexionsprozess sowie für ein selbstgesteuertes Lernen dienen kann.

Es werden gemeinhin drei Arten von Portfolios unterschieden:
- Lernwegportfolios: Hier wird der Lernprozess ähnlich dem Lerntagebuch dokumentiert.
- Präsentationsportfolios: Hier werden nur die Lernergebnisse präsentiert, was sich gut für die Kontrolle des Lernfortschritts eignet.
- Kompetenzportfolio: Hier kann das Wissen nach bestimmten Fähigkeits- oder Themenbereichen geordnet werden.

4.3 Selbstreflexion

Psychologisch betrachtet beschreibt Selbstreflexion die Fähigkeit, mittels der eigenen mentalen Vorstellungskraft verschiedene Aspekte des eigenen Verhaltens und Handelns wahrzunehmen. Selbstreflexion kann in diesem Sinne als Spiegelbild der eigenen Person verstanden werden. Sie gibt Auskunft über die eigenen Gefühle, das eigene Können sowie über eigenes Wirken und Wirkungsweisen.

Biologisch betrachtet bezeichnet Selbstreflexion die Entwicklung neuronaler Muster im Nervensystem und die Abgleichung dieser Muster. Durch diesen Abgleich können neue Gedanken sowie neue Lösungswege und ggf. neue Überzeugungen entstehen.

4.3.1 Ziele der Selbstreflexion

Selbstreflexion dient in erster Linie dazu, bewusster zu handeln und zu entscheiden. Im Rahmen der Praxisanleitung geht es bei der Selbstreflexion des Praxisanleiters vor allem darum, in Anleitungssituationen angemessen auf die Auszubildenden mit ihren unterschiedlichen Voraussetzungen und Kompetenzen zu reagieren und Fehler, die durch Missverständnisse entstehen, künftig zu vermeiden. Der Praxisanleiter wird sich durch Selbstreflexion seiner eigenen Stärken und Schwächen bewusst und kann seine Stärken in Anleitungssituationen gezielter einsetzen, z. B. hohe Vermittlungskompetenz in praktischen Demonstrationen, und an seinen Schwächen arbeiten, z. B. bei Schwierigkeiten, theoretische Sachverhalte zu erläutern.

4.3.2 Ablauf einer Selbstreflexion

Der Prozess der Selbstreflexion läuft klassisch in fünf Schritten ab.

Kreislauf der Selbstreflexion – Praxisanleiter

Problem

Am Anfang der Selbstreflexion steht in der Regel ein Problem oder ein negativ erlebtes Ereignis, nach dem eine Person beginnt, sich selbst und ihr Handeln zu reflektieren. Durch Selbstreflexion wird somit ein Bewusstsein für ein Problem oder eine neue Situation geschaffen. Jedoch muss nicht immer ein konkretes Ereignis der Auslöser des Selbstreflexionsprozesses sein, mitunter reicht ein unbestimmtes Gefühl von Unwohlsein oder eine Missempfindung aus.

Im Rahmen einer Praxisanleitung können dies z. B. Situationen sein, in denen die Auszubildenden trotz Anleitung eklatante Fehler begehen oder Dinge missverstehen.

Wahrnehmung

Aufgrund des auslösenden Ereignisses oder Gefühls der Unstimmigkeit wird die Wahrnehmung auf diese Situation bzw. auf diesen Zustand gerichtet. Dies dient dem Zweck der Erkenntnis bei der betroffenen Person, dass sie die Verantwortung für das Problem oder für die Situation trägt.

Im Rahmen der Praxisanleitung ist dies der Moment, in dem der Praxisanleiter sich dessen bewusst wird, dass er sich den Auszubildenden gegenüber anders verhalten muss.

Die Phase der Wahrnehmung kann durch gezielte Achtsamkeitsübungen unterstützt werden (→ Kap. 16.2).

Ziele setzen

Nach dem allgemeinen Bewusstwerden, dass etwas verändert werden muss, erfolgt die Phase der Zielsetzung. Hier reflektiert die betroffene Person sehr konkret, was sie wie verändern will und mit welchem Ziel.

Im Rahmen der Praxisanleitung kann sich der Praxisanleiter in dieser Phase konkret überlegen, mit welchen Methoden er den Auszubildenden welche Lernziele vermitteln möchte.

Es ist hilfreich zu hinterfragen, woran die Zielerreichung gemessen werden oder was erreicht werden muss, damit der Prozess als erfolgreich bezeichnet werden kann.

Check-up

In dieser Phase werden die zuvor geplanten Maßnahmen auf ihre Wirksamkeit hin überprüft, d. h. ob das gesetzte Ziel mit den gewählten Mitteln und Methoden erreicht wurde. Darüber hinaus geht es darum, das eigene Wohlbefinden in der jeweiligen Situation zu betrachten und mit der Wunschvorstellung abzugleichen.

Erfahrungen integrieren

Haben sich die geplanten Maßnahmen durch den Check-up als hilfreich und sinnvoll erwiesen, können die daraus abgeleiteten Verhaltensweisen in das Verhaltensrepertoire integriert werden. Waren die Maßnahmen nicht oder nur mäßig erfolgreich, müssen sie erneut angepasst und verändert werden.

Fallbeispiel zum Kreislauf der Selbstreflexion für den Auszubildenden

Problem

Ein Auszubildender im zweiten Ausbildungsdrittel bekommt die Aufgabe im Seniorenheim bei einer neuen Bewohnerin mit Demenz die Biografie anhand eines hausinternen Fragebogens zu erheben. Als der Auszubildende nach Vorgabe des Fragebogens die Bewohnerin nach ihren Familienverhältnissen fragt, gibt diese an, dass ihr Mann vor fünf Jahren an Krebs verstorben sei. Nach einigen weiteren Fragen zum Abschluss des Gesprächs erzählt die Bewohnerin, dass ihr Mann sie gleich besuchen käme. Der Auszubildende korrigiert die Bewohnerin daraufhin und teilt ihr mit, dass sie doch zuvor angegeben habe, dass ihr Mann verstorben sei. Die Bewohnerin wird sehr wütend und beschimpft den Auszubildenden als Lügner und wirft mit ihrer Handtasche nach ihm.

Wahrnehmung

Der Auszubildende fühlt sich in der Situation hilflos und überfordert und weiß nicht, was er jetzt tun soll.

Reflexionsfragen für den Auszubildenden:

Was hätte ich im Vorfeld tun können, um die Situation nicht so weit eskalieren zu lassen?

Reflexionsfragen für den Praxisanleiter:

Wie hätte ich den Auszubildenden im Vorfeld auf mögliches Konflikt- und Eskalationspotenzial vorbereiten können?

Ziele setzen

Sowohl dem Auszubildenden als auch dem Praxisanleiter ist klar geworden, dass Maßnahmen und Strategien notwendig sind, um künftige Eskalationen dieser Art zu vermeiden.

Reflexionsfragen für den Auszubildenden:

Wie kann ich mich in einer derartigen Situation beim nächsten Mal anders verhalten?

Reflexionsfragen für den Praxisanleiter:

Welche Methoden der Deeskalation können dem Auszubildenden helfen, adäquater mit derartigen Situationen umzugehen?

Check-up

Der Praxisanleiter unterweist den Auszubildenden in der Methode der Validation nach Naomi Feil, welche im Wesentlichen auf dem Grundsatz beruht, dass ein Mensch mit Demenz in seiner

Welt lebt und somit eine eigene subjektive Wahrnehmung der Realität hat, welche durch Bezugspersonen akzeptiert und nicht korrigiert werden sollte. Der Auszubildende überprüft in Gesprächen mit Demenzerkrankten, ob die Methode zur gewünschten Deeskalation beiträgt.

Erfahrungen integrieren

Der Auszubildende hat bei einem anderen Bewohner mit Demenz, welcher erzählte, dass sein Hund weggelaufen sei, obwohl er keinen Hund besitzt, nach der Methode der Validation reagiert und festgestellt, dass der Bewohner entspannt und glücklich das Gespräch fortführt.

Quellenverzeichnis

Bundesamt für Familie und zivilgesellschaftliche Aufgaben (Hrsg.) (2019): Arbeitshilfe für die praktische Pflegeausbildung. Köln. [13.08.2020].

Institut für Informationsmanagement Bremen (Hrsg.) (2014): Methodenkoffer Lernförderliche Reflexionsfragen. Bremen. [14.08.2020].

5 Pflegeprozess und Pflegeplanung

5.1 Informationen

Sabine Nobles

Folgende Informationen zum Pflegeprozess können bei einer Anleitungssituation zum Einstieg ins Anleitungsthema genutzt werden. Sie sind beispielhaft zu sehen und sollten dem theoretischen Wissen, das in der jeweiligen Pflegeschule vermittelt wird, und den entsprechenden Gegebenheiten in der Einrichtung – wie Pflegekonzept, Pflegeprozessdokumentation, Pflegediagnosen etc. – angepasst werden.

Der Pflegeprozess nimmt eine Schlüsselrolle in der professionellen Pflege ein. Er schafft die Struktur, in welche die Pflegefachpersonen wissenschaftliche Aspekte, Erfahrungswissen und moralische Erkenntnisse einbringen. Mit der Durchführung der einzelnen Schritte des Pflegeprozesses wird eine individuelle, auf die Bedürfnisse des zu pflegenden Menschen abgestimmte Pflege gewährleistet.

Die Organisation, Gestaltung und Steuerung des Pflegeprozesses sind neben der Erhebung und Feststellung des individuellen Pflegebedarfs sowie der Analyse, Evaluation, Sicherung und Entwicklung der Pflegequalität die vorbehaltenen Tätigkeiten, die im Pflegeberufegesetz (PflBG) 2017 in § 4 erstmals festgeschrieben wurden. Sie dürfen nur von ausgebildeten Pflegefachpersonen ausgeführt werden.

Die vorbehaltenen Tätigkeiten stellen die Pflegequalität, den Schutz der Pflegebedürftigen und die Versorgungsqualität sicher.

In der Vergangenheit ist der Pflegeprozess von verschiedenen Pflegefachpersonen und Pflegewissenschaftlern dargestellt worden. Die Grundlage für die unterschiedlichen Darstellungen war der Regelkreis der Kybernetik (Abb. 5.1). Auf dieser Grundlage wurden z. B. der Pflegeprozess nach Fiechter und Maier (1981) und der Pflegeprozess nach Gordon (1994) entwickelt (Tab. 5.1).

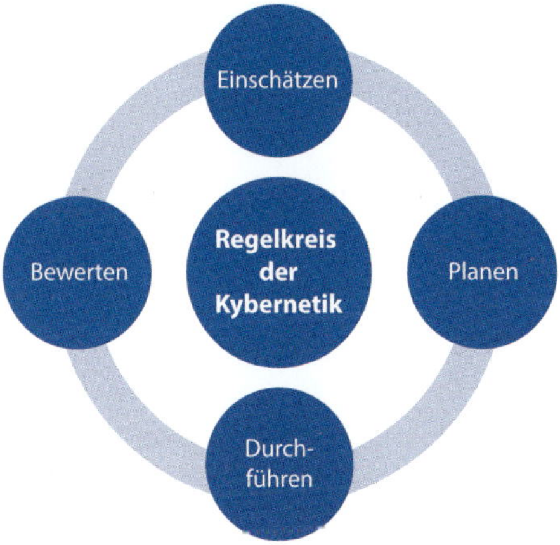

Abb. 5.1: Regelkreis der Kybernetik

Tab. 5.1: Gegenüberstellung der Pflegeprozesse nach Fiechter und Maier und nach Gordon

Pflegeprozess nach Fiechter und Maier	Pflegeprozess nach Gordon	
Informationssammlung	Problemidentifikation	Assessment
Erkennen von Problemen und Ressourcen		Diagnose
Festlegen der Pflegeziele	Problemlösung	Pflegezielbestimmung
Planen der Pflegemaßnahmen		Interventionen
Durchführen der Pflegemaßnahmen		Ergebnisbewertung
Beurteilung der Pflege		

Der Pflegeprozess wird in der Pflegeprozessdokumentation in Papierform oder EDV-gestützt abgebildet.

Elemente, die den Pflegeprozess in der Pflegeprozessdokumentation abbilden:

Pflegeassessment

Das Pflegeassessment ist eine umfassende Informationssammlung in systematischer, strukturierter, sortierter und dokumentierter Form bzw. die Einschätzung pflegerelevanter Variablen und Phänomene zum Zweck der Bewertung und / oder der nachfolgenden Handlungsinitiierung. (Seifert 2004)

Die Informationen dieser Sammlung ergeben sich aus:

- der Pflegeanamnese – dem Erstgespräch mit dem zu pflegenden Menschen und ggf. dessen Bezugsperson
- einem gezielten Risikoassessment, angepasst an die Anforderungen der Expertenstandards
- ggf. den Verlegungs- oder Überleitungsprotokollen
- der Einsicht in früher erstellte Pflegeplanungen und ärztliche Unterlagen

Das Pflegeassessment wird zu Beginn des Pflegeauftrags erhoben und bildet die Grundlage für die Pflegeplanung.

Merke

Pflegekonzepte sind strukturierende Instrumente, deren Aspekte in die Pflegeprozessdokumentation einfließen und u. a. zur Erstellung der Pflegeplanung genutzt werden.

Pflegediagnose

Die Pflegediagnose ist ein klinisches Urteil der Reaktion eines Individuums, einer Familie oder einer Gemeinde auf aktuelle oder potenzielle Gesundheitsprobleme bzw. Lebensprozesse. Pflegediagnosen bilden die Basis, um Pflegeinterventionen auszuwählen, um Ergebnisse zu erreichen, für die Pflegefachpersonen verantwortlich sind. (NANDA International 2013)

Die NANDA International hat vier Gruppen von Pflegediagnosen definiert:

- problemfokussierte Pflegediagnosen
- Gesundheitsförderungsdiagnosen
- Risikopflegediagnose
- Syndrom-Diagnose

Pflegediagnosen enthalten:

- P = gesundheitliches Problem (Pflegeproblem)
- Ä = Ätiologie, Ursachen und beeinflussende Faktoren
- S = definierende Merkmale, Cluster von Kennzeichen und / oder Symptomen, welche das Pflegeproblem bestätigen
- R = Ressourcen

Pflegeplanung

Die Pflegeplanung ergibt sich aus der Pflegediagnose oder der Formulierung des Pflegeproblems und den Ressourcen des zu pflegenden Menschen, des Pflegeziels und der daraus resultierenden Pflegemaßnahme. Die Evaluation der Pflegemaßnahmen ist im Pflegebericht dokumentiert.

Der Pflegeplan soll dazu dienen, Informationen für eine systematische und individualisierte Pflege zu gewährleisten, die von jedem Pflegenden durchgeführt werden kann. (Roper et al. 2009, S. 160)

Durchführungsnachweis

Der Durchführungsnachweis wird als Nachweis geführt, dass die geplante Pflege durchgeführt wurde. Dieses Element der Pflegedokumentation dient zur rechtlichen Absicherung der Pflegefachpersonen und wird auch als Instrument zur Abrechnung von Pflegeleistungen genutzt.

Merke

Was die Pflegefachperson nicht dokumentiert, gilt rechtlich als nicht ausgeführt.

Pflegebericht

Der Pflegebericht dient dazu, den Gesundheits- und Pflegeverlauf des zu pflegenden Menschen zu dokumentieren. Ebenso soll er das allgemeine Befinden der zu Pflegenden und Besonderheiten in der Versorgung der zu pflegenden Menschen abbilden. Im Folgenden sind exemplarisch einige Überpunkte zu Eintragungen in den Pflegebericht aufgeführt:

- Evaluation der durchgeführten Pflegemaßnahme,
- Abweichungen von der Pflegeplanung,
- Konsequenzen der Ergebnisse,
- organisatorische Informationen.

5.2 Den Pflegeprozess gestalten

Sabine Nobles

Zu vernetzende praktische Anleitungssituationen

Alle pflegerischen Tätigkeiten sind mit dem Pflegeprozess zu vernetzen. Somit könnte für jede Anleitungssituation eine „kleine" Pflegeplanung zu dem jeweiligen Selbstversorgungsdefizit des zu pflegenden Menschen von den Auszubildenden formuliert werden.

Kompetenzraster

Das Kompetenzraster für diese Anleitungssituation ist zu finden unter: handwerk-technik.de/links/9201

Mögliche spiralförmige Kompetenzentwicklung der Auszubildenden

Kompetenzentwicklung im Kompetenzraster

Die erste Niveaustufe des Kompetenzrasters („Know That") schafft die fachlichen (Wissens-) Voraussetzungen und kann maximal als Reproduktionsstufe von notwendigem Fachwissen angesehen werden. Die Niveaustufe „Know That" ist in der Praxis immer mit der Niveaustufe „Know How" („Durchführungsstufe") zu kombinieren, da Pflege immer als situatives Handeln zu verstehen ist. Die Reflexion zu den pflegerischen Handlungen wird dabei durchgängig eingeübt, um die Kompetenzen der Stufe „Know Why" zuverlässig anzubahnen.

Nachfolgend sind exemplarisch Pflegehandlungen bei zu Pflegenden mit unterschiedlichen Pflegegraden aufgeführt. Die Kompetenzentwicklung der Auszubildenden verläuft aufeinander aufbauend. Das heißt, die Kompetenzen, die im ersten Ausbildungsdrittel erworben werden, werden in den beiden folgenden Ausbildungsdritteln jeweils ergänzt und ausgebaut.
Neue Kompetenzen lassen sich mit den bereits erworbenen verknüpfen und so den Kompetenzerwerb weiterwachsen. Im Zusammenhang mit der jeweiligen Pflegebedürftigkeit, den unterschiedlichen Bedürfnissen der zu Pflegenden und dem beständigen Kompetenzzuwachs stellt sich so ein spiralförmiger Aufbau der Kompetenzen dar.

Geringer Grad an Pflegebedürftigkeit (Orientierungseinsatz)

Im ersten Ausbildungsdrittel erwartet der Gesetzgeber ein Heranführen an das geplante Handeln nach dem Pflegeprozess. Die Auszubildenden kennen nach diesem Ausbildungsdrittel die Strukturen der Pflegedokumentation und können daraus gezielt Informationen aus dem Pflegeplan entnehmen, um zu pflegende Menschen mit geringem Grad an Pflegebedürftigkeit nach Planung bei der Selbstversorgung zu unterstützen. Der zu pflegende Mensch hat z. B. eine Gangunsicherheit nach einem Apoplex und soll am Rollator ein „sicheres Gehen" üben. Dies soll in jeder Schicht zweimal mit dem zu pflegenden Menschen geübt werden, indem eine Pflegefachperson den zu pflegenden Menschen begleitet, wenn dieser für ca. 15 Minuten an einem Rollator über den Stationsflur geht. Der Auszubildende unterstützt den zu pflegenden

Menschen bei der Mobilisation, beobachtet Veränderungen, schätzt gemeinsam mit der Pflegefachperson den Pflegebedarf des zu pflegenden Menschen neu ein und passt nach Rücksprache die Pflegeintervention an.

Beispiel: Der zu pflegende Mensch ist nach 15 Minuten Gehen sehr erschöpft und hat Angst vor dem nächsten Spaziergang (Evaluation). Anpassung der Pflegeintervention bzw. des Zeitrahmens: für die nächsten drei Tage zweimal zehn Minuten am Rollator gehen, in einer Schicht. Die Ressource des zu pflegenden Menschen ist, dass er offen über seine Erschöpfung und die daraus resultierenden Ängste sprechen kann. Gemeinsam mit der Pflegefachperson wird die neue bzw. veränderte Pflegediagnose, das neue Ziel und die angepasste Pflegeintervention dokumentiert.

Die Auszubildenden lernen in Pflegesituationen mit geringen situativen Anforderungen die Umsetzung prozessorientierter Pflege kennen und werden schrittweise an die vorbehaltenen Tätigkeiten herangeführt.

Mittlerer Grad an Pflegebedürftigkeit (Pflichteinsätze)

Im zweiten Ausbildungsdrittel befinden sich die Auszubildenden in Pflichteinsätzen, die entweder beim Träger der Ausbildung oder bei Kooperationspartnern stattfinden, und führen dort Pflegeanamnesegespräche und Pflegeplanungen gemeinsam mit dem Praxisanleiter durch, vertiefen dazu ihre Kenntnisse und Fertigkeiten und nutzen ausgewählte Assessmentverfahren. Spiralförmig wird das schon angeeignete Wissen zum Thema „Pflegeprozess planen" erweitert.

Die Auszubildenden lernen am jeweiligen Ausbildungsort ggf. das entsprechende Pflegekonzept und die dazugehörige Pflegedokumentation kennen und lernen, diese mit den ihnen schon bekannten Systemen beim Träger der praktischen Ausbildung zu vergleichen.

Im Laufe dieses Ausbildungsdrittels sollen die Auszubildenden die Kompetenzen erlangen, bei der Neuaufnahme eines zu pflegenden Menschen mit mittlerem Grad an Pflegebedürftigkeit den Pflegeprozess zu planen, diesen mit dem zu pflegenden Menschen und dessen Bezugsperson durchzusprechen, Pflegemaßnahmen durchzuführen, kontinuierlich zu überprüfen, anzupassen und zu dokumentieren. Die Auszubildenden sollen lernen, gemeinsam mit der Pflegefachperson individualisierte Pflegeprozesse in verschiedenen Handlungsfeldern und entsprechend der Pflegesituation und den vorhandenen Kompetenzen zu gestalten.

Beispiele:

- für den zu pflegenden Menschen in der palliativen Versorgungssituation ggf. unter Einbezug der Bezugspersonen
- für körperbezogene Interventionen für zu pflegenden Menschen, die stark in ihrer Wahrnehmung beeinträchtigt sind, z. B. an Demenz erkrankte Menschen
- für zu pflegende Menschen, die sich in einem chronischen Krankheitsverlauf befinden, z. B. Menschen mit rheumatischen Erkrankungen, das Bewältigungsverhalten einschätzen und Strategien zur Unterstützung anbieten

- spezifische Bedürfnisse von sterbenden Menschen – religiös, kulturell, milieuspezifisch etc. – erkennen, respektieren und in den Pflegeprozess integrieren

Hoher Grad an Pflegebedürftigkeit (Vertiefungseinsätze)

Zurück beim Träger der praktischen Ausbildung wird die Kompetenzentwicklung dahingehend gefördert, dass die Auszubildenden am Ende der Ausbildung fähig sind, den Pflegeprozess für eine Gruppe von zu pflegenden Menschen von der Neuaufnahme an umfassend zu gestalten. Die Pflegeplanung wird mit dem zu pflegenden Menschen und dessen Bezugspersonen abgestimmt und kontinuierlich evaluiert. Die Auszubildenden werden sensibilisiert, erhobene Pflegedaten anhand von pflegewissenschaftlichen und medizinischen Erkenntnissen zu interpretieren und pflegebezogene Interventionen in Absprache mit dem therapeutischen Team in den Pflegeprozess zu integrieren. Das könnte z. B. bedeuten, dass die pflegerischen Interventionen für einen schwerstkranken Pflegebedürftigen mit einem Dekubitus Grad 4 an Steiß und Hinterkopf mit dem ärztlichen Team und den Wundexperten koordiniert und diese Absprachen mit in die Pflegeplanung einbezogen werden.

Die Auszubildenden planen den Pflegeprozess in unterschiedlichen, komplexen gesundheitlichen Problemlagen, setzen ihn um, und evaluieren und passen ihn an, mit dem Ziel, Gesundheit zu fördern, Alltagskompetenzen wiederherzustellen oder zu erhalten und Gesundheitsrisiken vorzubeugen.

Gesundheitliche Problemlagen könnten z. B. Herz-Kreislauf-Erkrankungen, Atemwegserkrankungen, Nierenerkrankungen etc. und die multifaktoriellen Wechselwirkungen in Symptomatik und Therapie sein, genauso wie komplexe Operationen mit entsprechenden Komplikationsrisiken oder auch psychiatrische / gerontopsychiatrische Krisensituationen etc.

Zum Ende des dritten Ausbildungsdrittels können Auszubildende zwei bis vier Pflegebedürftige z. B. von der Aufnahme bis zur Entlassung / Verlegung im Pflegeprozess begleiten. Dies beinhaltet die Erhebung pflegebezogener Daten, Nutzen von Assessmentverfahren und das Einschätzen des Pflegebedarfs für die zu pflegenden Menschen, die Planung der Pflege und die Kommunikation der Planung mit den zu pflegenden Menschen sowie ggf. den Bezugspersonen und dem intra- und interdisziplinären Team, die Durchführung der Pflegemaßnahmen und die Evaluation der Pflege mit entsprechender Anpassung der Maßnahme sowie die Dokumentation des Ganzen.

Rahmenbedingungen für die praktische Anleitung und Vorbereitungen

Die Anleitungssituation kann im ersten, zweiten und dritten Ausbildungsdrittel verortet werden.

Der Praxisanleiter wählt entsprechend der zu fördernden Kompetenzentwicklung der Auszubildenden die zu pflegenden Menschen aus, die an der Anleitung teilnehmen sollen und holt deren Einverständnis dazu ein. Diese Anleitungssituation findet im ersten Ausbildungsdrittel statt. Sie wird mit zu pflegenden Menschen, die zur stationären Aufnahme kommen, durchgeführt.

Der Praxisanleiter reserviert einen Arbeitsraum. Das Anleitungsthema, Zeit, Ort und Datum der Anleitungssituation werden entsprechend der Einrichtungsgegebenheiten kommuniziert.

Die Anleitungssituation kann als Einzelanleitung oder als Gruppenanleitung mit bis zu vier Auszubildenden geplant werden. Die wie folgt beschriebene Anleitungssituation findet als Gruppenanleitung mit vier Auszubildenden statt.

Bei der Anleitung sind die einrichtungsinternen Standards zu berücksichtigen wie auch das in der Einrichtung implementierte Pflegekonzept. In den Institutionen, in denen Pflegediagnosen implementiert sind, sollten diese entsprechend in die Gestaltung der Anleitungssituation einfließen.

Materialvorbereitung

Zum Einstieg ins Anleitungsthema und um Vorwissen zu aktivieren, kann die Methode „Metaplan" angewendet werden. Entsprechende Informationen sind im Kapitel 3 „Methodensammlung" zu finden.

Der Praxisanleiter organisiert eine Metaplanwand, Metaplan-Karten, Moderationsstifte und Flipchart-Papier.

Steht keine Metaplanwand zur Verfügung, können die beschrifteten Karten auch auf einem Flipchart-Papier geordnet und sortiert werden.

Der Praxisanleiter formuliert Initialfragen zum Anleitungsthema und beschriftet damit entsprechende Metaplan-Karten. Die Initialfragen und der passende Erwartungshorizont können z. B. aus Kapitel 5.1 „Informationen" generiert werden sowie aus dem in der Einrichtung praktizierten Pflegekonzept, aus eventuell implementierten Pflegediagnosen etc.

Beispielfrage:

Wie lauten die 6 Schritte des Pflegeprozesses nach Fiechter und Meier?

Erwartungshorizont:

- Informationssammlung
- Erkennen von Problemen und Ressourcen
- Festlegen der Pflegeziele
- Planen der Pflegemaßnahmen
- Durchführen der Pflegemaßnahmen
- Beurteilung der Pflege

Die vorgefertigten Karten mit den Initialfragen kommen an die Metaplanwand. Zusätzlich werden die Formulare der Einrichtung zur Pflegedokumentation – Pflegeanamnese, ggf. Risikoassessment nach Expertenstandards, Pflegeplan, Pflegedurchführungsnachweis, Pflegebericht – in vierfacher Ausführung in Papierform bereitlegen oder Laptops, wenn digital dokumentiert wird.

Die praktische Anleitung

Die Auszubildenden und der Praxisanleiter treffen sich im Arbeitsraum. Nach einer kurzen Vorstellungsrunde erklärt der Praxisanleiter den strukturellen Ablauf der Anleitungssituation.

Einstieg ins Anleitungsthema

Die Auszubildenden steigen ins Anleitungsthema ein, indem sie zu den jeweiligen Initialfragen Informationen sammeln und auf Karten notieren. Die Karten werden anschließend geordnet und an der Metaplanwand sortiert. Der Praxisanleiter ergänzt und klärt ggf. Fragen und Unklarheiten zur Thematik. In diesem Arbeitsschritt wird für die Auszubildenden die Systematik und das Ineinandergreifen der einzelnen Schritte des Pflegeprozesses verdeutlicht.

Durchführung der praktischen Anleitung

Merke

Bei allen Tätigkeiten sind die „5 Indikationen der hygienischen Händedesinfektion" zu berücksichtigen und umzusetzen:

- vor Patientenkontakt
- vor aseptischen Tätigkeiten
- nach Kontakt mit potenziell infektiösem Material
- nach Patientenkontakt
- nach Kontakt mit der unmittelbaren Patientenumgebung

(Robert Koch-Institut 2016)

Vorbereitung

Jeder der Auszubildenden bekommt die entsprechenden Blanko-Formulare der Pflegedokumentation ausgehändigt und einen zu pflegenden Menschen zugewiesen.

Durchführung

Die Auszubildenden erheben mit dem zu pflegenden Menschen mithilfe der Formulare die pflegerelevanten Daten und nutzen ausgewählte Assessmentverfahren wie Skalen, Messinstrumente etc.

Danach treffen sich die Auszubildenden mit dem Praxisanleiter wieder im Arbeitsraum. Hier wird nun der Pflegeplan für die jeweiligen zu pflegenden Menschen erarbeitet.

Anhand der Ersteinschätzung werden Ressourcen und der Pflegebedarf oder -anlass unter Verwendung von Pflegediagnosen bzw. Pflegeproblemen definiert und entsprechende realistische Pflegeziele und Maßnahmen formuliert. Im Folgenden sind Tipps zum Erstellen eines Pflegeplans aufgeführt mit jeweils einem praktischen Beispiel.

Der Pflegeplan

Das Pflegeproblem...

- besteht, wenn der zu pflegende Mensch in seiner Selbstständigkeit beeinträchtigt ist und diese Beeinträchtigung nicht eigenständig kompensieren kann. Pflegeprobleme können durch pflegerische Intervention therapiert werden.
- wird kurz und knapp, genau und detailliert und objektiv bzw. wertfrei beschrieben.

Beispiel:

Der zu pflegende Mensch ist bei der Körperpflege, aufgrund einer neuromuskulären Beeinträchtigung bei Multiple Sklerose (Ätiologie), auf Unterstützung angewiesen.

Näher ausdifferenziertes Pflegeproblem (Symptom): Der zu pflegende Mensch benötigt Unterstützung bei der Körperpflege in der Dusche durch eine Pflegefachperson. Der zu pflegende Mensch benötigt Hilfe beim Einstieg in die Dusche und später auch beim Ausstieg aus der Duschkabine. Das Einseifen und Abspülen der Beine, der Füße und des Rückens kann der zu pflegende Mensch nicht selbstständig durchführen.

Die Ressourcen...

- sind Kenntnisse, Fähigkeiten, Fertigkeiten oder Hilfsmittel, die Pflegemaßnahmen ermöglichen und die dazu beitragen, das angestrebte Pflegeziel zu erreichen.
- interne Ressourcen:
  - Kenntnisse (Frau / Herr XY kennt ...)
  - Fähigkeiten (Frau / Herr XY kann ...)
  - Fertigkeiten (Frau / Herr XY kann ...)
- externe Ressourcen:
  - materielle / Hilfsmittel (Frau / Herr XY hat ...)
  - personelle / Angehörige (Frau / Herr XY hat ...)
  - finanzielle / strukturelle (Frau / Herr XY hat ...)
- berücksichtigte Ressourcen bewirken aktivierende Pflege.

Beispiel:

Der zu pflegende Mensch kann sich nach entsprechender Vorbereitung und Anreichen der Pflegeutensilien das Gesicht, den Oberkörper und den Genitalbereich selbst waschen.

Das Pflegeziel...

- entspricht den sogenannten SMART-Kriterien:
  - **s**pezifisch / konkret
  - **m**ess- oder überprüfbar
  - **a**nspruchsvoll

  - **r**ealistisch
  - **t**erminiert
- kann darin bestehen, dass das Problem nicht weiter zunimmt, abnimmt oder nicht mehr vorhanden ist.
- kann sich in Nahziel und Fernziel unterteilen.

Beispiel:

Die Sturzgefahr beim Be- und Entsteigen der Duschkabine ist minimiert bzw. wird vermieden.

Die Fähigkeit des zu pflegenden Menschen, sich teilweise selbst zu duschen, z. B. Gesicht, Oberkörper, Genitalbereich, ist erhalten.

Der zu pflegende Mensch kennt Haltegriffe und Duschstuhl, die Fähigkeit, selbstständig zu duschen, ist ausgebaut, z. B.: Selbstständiges Abduschen der Beine ist bis zu einem bestimmten Datum möglich.

Das Wohlbefinden ist gefördert, der zu pflegende Mensch fühlt sich wohl und gepflegt.

Die Pflegemaßnahmen...
- beschreiben, mit welchen Pflegetätigkeiten die Ziele erreicht werden sollen.

Hilfreich ist es, sich bei der Maßnahmenplanung an den W-Fragen zu orientieren.

Beispiel:

Wer führt die Pflegemaßnahme durch?
- eine Pflegefachperson

Was wird durchgeführt?
- Transfer in die Duschkabine

Womit wird die Maßnahme durchgeführt und was wird dazu benötigt?
- Haltegriffe und Duschstuhl erklären
- Wasser mit gewünschter Wassertemperatur anstellen
- Anreichen von Duschlotion und einem Waschlappen
- am linken Arm unterstützen, während der zu pflegende Mensch sich Gesicht, Oberkörper und Genitalbereich wäscht und abduscht
- mit zweitem Waschlappen und Duschlotion den Rücken waschen und abduschen. Währenddessen hält der zu pflegende Mensch sich an dem Haltegriff mit beiden Händen fest.
- Hinsetzen des zu pflegende Mensch auf den Duschstuhl
- Füße waschen durch die Pflegefachperson
- Wasser abstellen, Begleitung des Transfers aus der Duschkabine durch die Pflegefachperson

- Badehandtuch anreichen
- Hinsetzen des zu pflegenden Menschen auf einen Stuhl
- Rücken, Beine und Füße mit einem zweiten Handtuch abtrocknen

Wann wird die Maßnahme durchgeführt?
- Morgens vor dem Frühstück um 6:45 Uhr

Wie oft?
- täglich

Wie lange?
- Dauer ca. 20 Minuten

Die geplanten Pflegemaßnahmen werden mit dem zu pflegenden Menschen und ggf. den Bezugspersonen abgestimmt und erklärt.

Die Evaluation der Pflegemaßnahmen...
- beurteilt die Zielerreichung und wird in der Regel im Pflegebericht dokumentiert.
- ergibt die Weiterführung der bestehenden Planung, die Abänderung oder das Stoppen der Planung.
- könnte durch folgende Fragen unterstützt werden:
  - Wie ist der aktuelle Zustand des zu pflegenden Menschen, hat er sich verbessert oder verschlechtert?
  - Haben sich Ressourcen und Problemstellung aktuell verändert?
  - Gibt es eine Annäherung an die festgelegten Pflegeziele?
  - Gab es unvorhergesehene Komplikationen?
  - Welche Wirkung hat die Pflegemaßnahme auf den zu pflegenden Menschen, wie ist die Reaktion darauf?

Beispiel:
- Kein Sturzereignis, der zu pflegende Mensch fühlt sich sicher beim Be- und Entsteigen der Dusche und benutzt den Haltegriff.
- Der Duschstuhl wird akzeptiert, der zu pflegende Mensch traut sich aber noch nicht, die Füße im Sitzen zu waschen.
- Die Selbstständigkeit beim Duschvorgang ist gefördert.
- Der zu pflegende Mensch fühlt sich wohl in seiner Haut und freut sich auf das morgendliche Duschen.

Der Pflegeplan ist nun formuliert und ausgearbeitet. Die Auszubildenden gehen erneut zu ihren zugewiesenen zu pflegenden Menschen und ggf. Bezugspersonen und stimmen die geplanten Pflegeziele und Pflegemaßnahmen mit ihnen ab.

Der Praxisanleiter und die anderen Auszubildenden sind stille Beobachter.

Nachbereitung

Die Pflegeplanung wird nun in der Pflegedokumentation abgeheftet oder im EDV-System freigegeben und mit der zuständigen Pflegefachperson kommuniziert.

Evaluation / Reflexion

Zum Abschluss der Anleitungssituation treffen sich die Auszubildenden und der Praxisanleiter erneut im Arbeitsraum zu einem Feedbackgespräch.

Gestaltungsmöglichkeiten zur Evaluation und Reflexion von Anleitungssituationen sind in Kapitel 4 „Evaluation und Reflexion von Anleitungssituationen" aufgeführt.

5.3 Das Strukturmodell

Urte Speckenbach

Grundlagen zum Strukturmodell

Folgende Informationen zum Strukturmodell können bei einer Anleitungssituation zum Einstieg ins Anleitungsthema genutzt werden.

Das Strukturmodell wurde im Rahmen der Entbürokratisierungsmaßnahmen der Pflegedokumentation 2015 eingeführt und in vielen ambulanten und stationären Einrichtungen der Langzeitpflege implementiert. Es trägt erheblich zu einer Reduzierung von überbordenden Assessmentformularen und mechanischen Vorgängen im Ankreuzverfahren bei und unterstützt so einen individuellen, personzentrierten Umgang mit den zu Pflegenden. Dabei wird in besonderem Maße die Kompetenz und Fachlichkeit der Pflegefachpersonen gefordert. Der Pflegeprozess im Strukturmodell ist vierstufig.

Die vier Hauptpfeiler des Strukturmodells bestehen aus der Strukturierten Informationssammlung (SIS®), dem Maßnahmenplan, dem Berichteblatt sowie der Evaluation.

Strukturierte Informationssammlung (SIS®)

Anhand der Strukturierten Informationssammlung (SIS®) werden die relevanten individuellen Bedarfe, Bedürfnisse, Risikofaktoren und biografischen Aspekte erfasst. Dabei wird viel Gewicht auf die Wünsche und Vorstellungen der zu Pflegenden gelegt. Diese werden, wenn möglich, im Originalton wiedergegeben. Die pflegerische Einschätzung der Pflegefachpersonen erfolgt über sechs Themenfelder und wird in freiem Text formuliert.

- Themenfeld 1: kognitive und kommunikative Fähigkeiten
- Themenfeld 2: Mobilität und Beweglichkeit
- Themenfeld 3: krankheitsbezogene Anforderungen und Belastungen
- Themenfeld 4: Selbstversorgung
- Themenfeld 5: Leben in sozialen Beziehungen
- Themenfeld 6:
  - ambulant: Haushaltsführung
  - stationär: Wohnen / Häuslichkeit

Die Erfassung der Pflegerisiken erfolgt zusätzlich in einer Matrix, die bewusst nur durch ein Ankreuzverfahren eine erste fachliche Einschätzung wiederspiegeln soll. Das Besondere an der Matrix ist der Blick auf die verschiedenen Pflegerisiken im Kontext mit den inhaltlichen Aspekten der o. g. ersten fünf Themenfelder. Diese Risiko-Matrix sollte bewirken, dass pflegerelevante Aspekte in Wechselwirkung zueinander als solche erkannt werden und nicht in Einzelschritten derselbe Aspekt unterschiedlichen Pflegeproblemen zugeordnet wird, z. B. Korrespondenz von Sturzgefahr mit Mobilitätseinschränkungen und Schmerz.

Maßnahmenplan

Der Maßnahmenplan gibt Auskunft über die geplanten pflegerischen, betreuenden, therapeutischen sowie hauswirtschaftlichen Maßnahmen. Hier ist zu berücksichtigen, dass auch einrichtungsfremde Personen entsprechende Maßnahmen durchführen können, z. B. der regelmäßige Spaziergang mit einer Nachbarin. Wichtig zu beachten ist, dass der Maßnahmenplan nicht die Probleme, Ressourcen, Ziele usw. aufgreift, sondern nur die Durchführung der Maßnahmen beschreibt. Der Prozess zur Ermittlung der Maßnahmen wird über die in der SIS® erfassten Aspekte, d. h. Einschränkungen, Risiken und Ressourcen, und die individuellen Wünschen des zu Pflegenden nachvollziehbar. Für die jeweiligen Maßnahmen werden Evaluationszeiträume festgelegt. So kann z. B. bei einer Neuaufnahme die Maßnahme zur Unterstützung der Mobilität nach einer Woche evaluiert werden, um einen Eindruck davon zu erhalten, ob der zu Pflegende durch die geplanten Leistungen positiv unterstützt und gefördert wird. Bei zu Pflegenden, die schon lange in der Versorgung sind, wird dieselbe Unterstützung möglicherweise erst nach sechs Monaten evaluiert.

Berichteblatt

Die tägliche Versorgung von zu Pflegenden ist im Berichteblatt nicht mehr als „erfolgt" zu dokumentieren, sondern es werden lediglich abweichende Faktoren dokumentiert. Beispielsweise ist bei dem zu Pflegenden montags Duschen im Maßnahmenplan geplant, aber der zu pflegende Mensch möchte dieses Mal an einem anderen Tag duschen, weil er sich unwohl fühlt. Diese Abweichung ist zu dokumentieren. Außerdem werden gesundheitliche Veränderungen im Berichteblatt erfasst, z. B. Frau Meier fühlt sich unwohl, weil sie schlecht geschlafen hat.

Evaluation

Aus der Analyse der im Berichteblatt notierten Abweichungen sind in der Evaluation Veränderungen des Maßnahmenplans abzuleiten. Beispielsweise lehnt der zu Pflegende mehrmals in Folge das Duschen ab. Es wird evaluiert, woran diese Ablehnung liegt: Angst vor Stürzen, Pflege soll durch das andere Geschlecht durchgeführt werden, zu Pflegender möchte nicht, dass Hämatome entdeckt werden, die Folgen eines Sturzes sind, usw. Nach der Erkenntnis, was zur Ablehnung geführt hat, ist entweder von pflegerischer Seite eine Änderung herbeizuführen, z. B. wird für das Duschen eine gleichgeschlechtliche Pflegefachperson eingeplant/vorgesehen, oder der Maßnahmenplan ist so anzupassen, dass den Bedürfnissen des zu Pflegenden entsprochen werden kann. Des Weiteren werden Hinweise aus dem Berichteblatt über die gesundheitliche Veränderung eines zu Pflegenden zur Evaluation herangezogen.

Zu vernetzende praktische Anleitungssituationen

Sowohl die pflegerischen und betreuenden Tätigkeiten, die sich aus einem Aufnahmegespräch ergeben, als auch die biografischen Aspekte und die Risikobeurteilung sind zu vernetzende Anteile.

Kompetenzraster

Das Kompetenzraster für diese Anleitungssituation ist zu finden unter: handwerk-technik.de/links/9201

Mögliche spiralförmige Kompetenzentwicklung der Auszubildenden

Kompetenzentwicklung im Kompetenzraster

Die erste Niveaustufe des Kompetenzrasters („Know That") schafft die fachlichen (Wissens-) Voraussetzungen und kann maximal als Reproduktionsstufe von notwendigem Fachwissen angesehen werden. Die Niveaustufe „Know That" ist in der Praxis immer mit der Niveaustufe „Know How" („Durchführungsstufe") zu kombinieren, da Pflege immer als situatives Handeln zu verstehen ist. Die Reflexion zu den pflegerischen Handlungen wird dabei durchgängig eingeübt, um die Kompetenzen der Stufe „Know Why" zuverlässig anzubahnen.

Nachfolgend sind exemplarisch Pflegehandlungen bei zu Pflegenden mit unterschiedlichen Pflegegraden aufgeführt. Die Kompetenzentwicklung der Auszubildenden verläuft aufeinander aufbauend. Das heißt, die Kompetenzen, die im ersten Ausbildungsdrittel erworben werden, werden in den beiden folgenden Ausbildungsdritteln jeweils ergänzt und ausgebaut.
Neue Kompetenzen lassen sich mit den bereits erworbenen verknüpfen und so den Kompetenzerwerb weiterwachsen. Im Zusammenhang mit der jeweiligen Pflegebedürftigkeit, den unterschiedlichen Bedürfnissen der zu Pflegenden und dem beständigen Kompetenzzuwachs stellt sich so ein spiralförmiger Ausbau der Kompetenzen dar.

Geringer Grad an Pflegebedürftigkeit (Orientierungseinsatz)

Im ersten Ausbildungsdrittel werden die Auszubildenden an die Grundprinzipien des Trägers bzw. dessen Pflegekonzept herangeführt, sie lernen die Ausrichtung der Pflege in ihrer Einrichtung kennen und identifizieren sich damit. Sie verstehen, warum eine Ausrichtung für eine Einrichtung wichtig ist und wissen, wie die Theorie in der Praxis übertragen wird.

Darüber hinaus lernen die Auszubildenden den Pflegeprozess kennen und entwickeln ein Verständnis dafür. Sie kennen und benutzen die Pflegedokumentation, sie wissen, welche Inhalte wo dokumentiert werden und welchen Nutzen das Dokumentieren der verschiedenen Aspekte hat. Es ist wichtig, den Auszubildenden schon frühzeitig ein umfassendes Verständnis für diese Thematik zu vermitteln, weil dies im Pflegealltag oft zu kurz kommt bzw. bei den Mitarbeitenden oft negativ besetzt ist.

Die Auszubildenden erwerben Grundlagenwissen bezüglich der Beobachtung des Gesundheitszustands von zu Pflegenden und wenden es sicher an. Sie erkennen, wenn eine zu pflegende Person ihre Selbstversorgung nicht sicherstellen kann, und beobachten Pflegefachpersonen dabei, wie sie mit dem Erkennen der Selbstversorgungsproblematik umgehen und welche Maßnahmen sie ergreifen.

Mittlerer Grad an Pflegebedürftigkeit (Pflichteinsätze)

Im zweiten Ausbildungsdrittel lernen die Auszubildenden die Pflegekonzepte der Einrichtungen, in denen sie ihre Pflichteinsätze absolvieren, kennen, vergleichen diese miteinander und kristallisieren die Unterschiede heraus. Sie bauen dabei auf den bereits erworbenen Kompetenzen des ersten Ausbildungsdrittels auf.

Die Auszubildenden ermitteln die Pflegebedarfe der zu Pflegenden und wirken an der Pflegeplanung mit. Sie setzen den Pflegeprozess bewusst um und erheben mit Unterstützung einer Pflegefachperson die SIS®, erstellen den Maßnahmenplan und evaluieren die Pflegeplanung. Die Auszubildenden erkennen Veränderungen des Gesundheitszustands, dokumentieren, deuten und erklären diese. Sie passen die Pflegeplanung an die Veränderungen an und machen Vorschläge zu möglichen neuen Maßnahmen. In formellen oder informellen Gesprächen werden Informationen gesammelt, die in den Pflegeprozess eingearbeitet werden.

Hoher Grad an Pflegebedürftigkeit (Vertiefungseinsätze)

Im dritten Ausbildungsdrittel findet die Vorbereitung auf die volle Übernahme der Verantwortung statt. Die Auszubildenden setzen den Pflegeprozess an mehreren zu Pflegenden um. Sie vollziehen den Prozess von Anfang bis Ende in Eigenregie und evaluieren die Ergebnisse selbst. Sie sind für die Beratungen der zu Pflegenden und deren Angehörigen zuständig und dokumentieren die Vorgänge korrekt. Sie nehmen zum inter- und intraprofessionellen Team Kontakt auf, um Veränderungen zu kommunizieren und / oder Fallbesprechungen anzuberaumen. Sie nehmen aktiv an Dienstbesprechungen und anderen Aktivitäten der Einrichtung teil, z. B. zum Qualitätsmanagement, und bringen sich ein.

Sie reflektieren die verschiedenen Aufgaben, diskutieren kollegial mit den anderen Mitarbeitern, machen Vorschläge zu Veränderungen im Arbeitsablauf. Sie sind vollständig integriert in den organisatorischen Ablauf, behalten den Überblick über die täglichen Arbeitsschritte und können verantwortlich verschiedene Bereiche übernehmen.

Rahmenbedingungen für die praktische Anleitung und Vorbereitungen

Die Anleitung kann im ersten, zweiten und dritten Ausbildungsdrittel verortet werden. Der Praxisanleiter wählt die Inhalte der Anleitungssituation nach dem Rahmenausbildungsplan für die praktische Ausbildung und entsprechend der zu fördernden Kompetenzentwicklung der Auszubildenden aus. Daraufhin werden die zu pflegenden Menschen ausgewählt, die an der Anleitung teilnehmen sollen, und ihr Einverständnis oder das Einverständnis der Angehörigen eingeholt.

Für einen Auszubildenden im ersten Ausbildungsdrittel ist der Fokus auf das Verständnis des Pflegeprozesses und die Konzepte des Trägers zu richten. Für das zweite und dritte Ausbildungsdrittel müssen jeweils zu Pflegende ausgesucht werden, die dem Ausbildungsstand entsprechende Anteile des Pflegeprozesses anbieten. Das können z. B. die

Erstellung eines aktuellen Maßnahmenplans in Zusammenarbeit mit dem zu Pflegenden sein oder eine ausführliche Beratung der Pflegerisiken. Für das dritte Ausbildungsdrittel bietet sich eine Evaluation mit anschließender Überarbeitung der Pflegeplanung an.

In der folgenden Anleitungssituation werden Auszubildende im ersten Ausbildungsdrittel ausgewählt.

Die Anleitungssituation kann als Einzelanleitung oder als Gruppenanleitung mit bis zu vier Auszubildenden geplant werden. Die hier beschriebene Anleitungssituation findet als Gruppenanleitung mit vier Auszubildenden statt.

Der Praxisanleiter reserviert einen Arbeitsraum. Das Anleitungsthema, Zeit, Ort und Datum der Anleitungssituation werden entsprechend der Einrichtungsgegebenheiten kommuniziert. Bei der Anleitung sind die einrichtungsinternen Standards zu berücksichtigen.

Materialvorbereitung

Als Einstieg in die Anleitungssituation bietet sich die Methode „Glückstopf" an. Informationen dazu sind im Kapitel 3 „Methodensammlung" zu finden.

Der Praxisanleiter beschriftet dafür einzelne DIN-A4-Bögen mit jeweils einer Initialfrage. Die Blätter werden gefaltet und in ein Gefäß, den „Glückstopf", gelegt. Der Praxisanleiter stellt eine Metaplanwand bereit, an die die gezogenen Fragen später geheftet werden, um noch einmal Denkanstöße auszulösen.

Die Initialfragen und der passende Erwartungshorizont können aus den „Grundlagen zum Strukturmodell" generiert werden. Dabei wird der Ausbildungsstand der Auszubildenden berücksichtigt.

Beispiele für Initialfragen:

1. Welches sind die Hauptelemente des Strukturmodells?

Erwartungshorizont:

Element 1: Strukturierte Informationssammlung (SIS®)

- Selbsteinschätzung des zu Pflegenden
- sechs Themenfelder, die von der Pflegefachperson eingeschätzt werden
- Risikomatrix für die Ersteinschätzung der Pflegerisiken

Element 2: individueller Maßnahmenplan

- gewonnen aus den Erkenntnissen der Strukturierten Informationssammlung (SIS®)

Element 3: Berichteblatt

- Abweichungen der Pflege vom geplanten Vorgehen
- aktuelle Ereignisse
- Informationssammlung anderer Beteiligter des multiprofessionellen Teams

Element 4: Evaluation

- festgelegte Evaluationsintervalle

- Evaluation von SIS®, Maßnahmenplan, Berichteblatt

2. Welche Aspekte werden in der SIS® von der Pflegefachperson festgehalten?

Erwartungshorizont:
- Probleme des zu pflegenden Menschen
- Umgang des zu Pflegenden mit den eigenen Problemen
- notwendige Unterstützung von Seiten der Pflegefachpersonen
- Unterstützungsmöglichkeiten unter Wahrung der Selbstbestimmung
- Erfassung pflegesensibler Risiken
- Ermittlung des Beratungsbedarfs
- Veranschaulichung des Verständigungsprozesses

3. Wie nutze ich die Risikomatrix korrekt?

Erwartungshorizont:
- (Erst-)Erfassung der Risiken
- Abgleich mit den Themenfeldern der erfassten Risiken; ein aus einem Themenfeld erkennbares Risiko zwangsläufig in der Risikomatrix ablesbar
- ganzheitlicher Umgang mit den Risiken; Benennung eines sich aus verschiedenen Problemen generierenden Risikos im Gesamtkontext

4. Wie ermittelt die Pflegefachperson die geplanten Maßnahmen?

Erwartungshorizont:
- Probleme, Ressourcen und Ziele mit einbeziehen, jedoch nicht aufschreiben
- Informationen aus der SIS® sowie aus anderen Quellen einbeziehen
- Vorstellungen und Erwartungen der zu pflegenden Person
- Notwendigkeit pflegerischer Maßnahmen
- Herausforderungen im pflegerischen und/oder psychosozialen Bereich
- umsetzbare Ergebnisse

5. Welche Inhalte werden im Berichteblatt festgehalten?

Erwartungshorizont:
- Abweichungen von der geplanten Pflege
- Veränderungen des Gesundheitszustands
- aktuelle Beobachtungen und Wahrnehmungen der Pflegefachpersonen
- nachvollziehbare Veränderungen, z. B. Veränderungen einer erfassten Rötung
- tagesaktuelle Besonderheiten
- einmalige Beschreibung der umzusetzenden Pflegemaßnahmen zu Beginn einer Versorgung
- durchgeführte Beratungen
- durchgeführte Evaluierungen

Der Praxisanleiter legt die entsprechenden Pflegedokumentationen sowie Nebenakten und Arztbriefe bereit.

> **Ambulante Pflege**
>
> In der ambulanten Pflege kümmert sich der Praxisanleiter im Vorfeld darum, dass die Pflegedokumentation mit in die Dienststelle gebracht wird. Das Pflegekonzept wird in Kopie zurechtgelegt.

Die praktische Anleitung

Die Auszubildenden und der Praxisanleiter treffen sich im Arbeitsraum. Nach einer kurzen Vorstellungsrunde erklärt der Praxisanleiter den strukturellen Ablauf der Anleitungssituation.

Einstieg ins Anleitungsthema

Die Auszubildenden steigen in die Anleitungssituation ein, indem sie der Reihe nach eine Frage aus dem „Glückstopf" ziehen und kurz ihre Gedanken zu den Fragen sammeln. Dann formuliert der erste Auszubildende seine Gedanken und sein Wissen zu der Frage laut aus. Danach ist der nächste Auszubildende an der Reihe. Inhaltlich werden die Aspekte erst gemeinsam besprochen, wenn alle Auszubildenden ungestört ihre Gedanken äußern konnten. Der Praxisanleiter gibt zusätzliche Informationen und korrigiert ggf. die Antworten.

Durchführung der praktischen Anleitung

> **Merke**
>
> Bei allen Tätigkeiten sind die „5 Indikationen der hygienischen Händedesinfektion" zu berücksichtigen und umzusetzen:
>
> - vor Patientenkontakt
> - vor aseptischen Tätigkeiten
> - nach Kontakt mit potenziell infektiösem Material
> - nach Patientenkontakt
> - nach Kontakt mit der unmittelbaren Patientenumgebung
>
> (Robert Koch-Institut 2016)

Vorbereitung

Die Auszubildenden erhalten eine Aufgabe, die sie aus den Dokumenten der Pflegedokumentation herausarbeiten, z. B.: „Welche Maßnahmen sind bei dem zu Pflegenden geplant? Inwiefern sind die Bedürfnisse des zu Pflegenden laut SIS® abgebildet? Stimmt der Maßnahmenplan mit dem Pflegekonzept der Einrichtung überein, z. B. hinsichtlich Ganzheitlichkeit, Personzentrierung?" Dazu erhalten sie Zugang zur Pflegedokumentation und allen Nebenakten, sowie Arztbriefe.

Durchführung

Die Auszubildenden beschäftigen sich mit der SIS® und dem Maßnahmenplan ihres zu pflegenden Menschen. Sie erarbeiten zuerst in Eigenarbeit alles, was sie anhand der Pflegedokumentation feststellen können. Dabei hält sich der Praxisanleiter zur Verfügung und unterstützt bei Unklarheiten.

Anschließend werden die zu Pflegenden aufgesucht und in einem Gespräch ermitteln die Auszubildenden weitere Aspekte. Diese werden notiert und nach Rückkehr in den Arbeitsraum in die Erarbeitung eingefügt.

Die Auszubildenden stellen ihre jeweiligen zu Pflegenden nun der Gruppe vor und erläutern, was sie herausgearbeitet haben und welche Veränderungen sie im Maßnahmenplan vornehmen würden.

Nachbereitung

Die Auszubildenden verabreden einen Termin, zu dem sie mit der zuständigen Pflegefachperson ihre Erkenntnisse aus der Praxisanleitung in die bestehende Pflegeplanung einarbeiten. Die Unterlagen, d. h. Pflegedokumentation und Nebenakte, werden wieder an ihren Platz zurückgebracht.

Ambulante Pflege

In der ambulanten Pflege werden die Unterlagen zurechtgelegt, damit die Pflegedokumentation beim nächsten Einsatz wieder mit zu dem zu Pflegenden genommen wird.

Evaluation / Reflexion

Die Reflexion der Anleitungssituation erfolgt nach der Vorstellung der erarbeiteten Anpassungen. Sowohl der Auszubildende als auch der Praxisanleiter formulieren ihre Wahrnehmung zu dieser Praxisanleitung. Sie formulieren positive und negative Aspekte und tragen zusammen, woran der Auszubildende noch arbeiten muss.

Gestaltungsmöglichkeiten zur Evaluation und Reflexion von Anleitungssituationen sind in Kapitel 4 „Evaluation und Reflexion von Anleitungssituationen" aufgeführt.

Quellenverzeichnis

Beikirch, E. et al. (2017): Dokumentieren mit dem Strukturmodell. Grundlagen, Einführung, Management. Hannover: Vincentz Network.

Fachkommission nach § 53 Pflegeberufegesetz, Bundesinstitut für Berufsbildung (Hrsg.) (2020): Rahmenpläne der Fachkommission nach § 53 PflBG. Bonn.

Fiechter V., Meier M. (1981): Pflegeplanung. Eine Anleitung für die Praxis. Basel: Recom

Herdmann, H, Kamitsuru, S. (Hrsg.) (2019): NANDA-I-Pflegediagnosen, Definitionen und Klassifikationen 2018–2020. Kassel: RECOM.

Höhmann, U. (1999): Pflegediagnosen: Instrumente zur Professionalisierung der Pflege. In: PfleGe, 4. Jg. 1999, (1): 8–13.

Psychologisches Institut Heidelberg (2006): Pflegeassessment. Was ist das? Unter: www.pflegeassessment.de/definition.html [14.08.2020].

Robert Koch-Institut (2016): Händehygiene in Einrichtungen des Gesundheitswesens. Empfehlung der Kommission für Krankenhaushygiene und Infektionsprävention (KRINKO) beim Robert Koch-Institut (RKI) In: Bundesgesundheitsblatt – Gesundheitsforschung – Gesundheitsschutz (9): 1189–1220. [14.07.2020].

Roper, N. et al. (2009): Das Roper-Logan-Tierney-Modell. Basierend auf Lebensaktivitäten (LA). Bern: Huber.

Seiffert, H. (2004): Einführung in die Wissenschaftstheorie, Band 1–3. München: Beck

6. Körperpflege

6.1 Körperpflege beim erwachsenen Menschen im Krankenhaus

Sabine Nobles

Zu vernetzende praktische Anleitungssituationen

- Kap. 8.2 Dekubitusprophylaxe
- Kap. 8.3 Mobilisierung/Positionierung, Pneumonieprophylaxe
- Kap. 8.5 Intertrigoprophylaxe
- Kap. 8.6 Mundpflege, Soor- und Parodontitisprophylaxe

Kompetenzraster

Das Kompetenzraster für diese Anleitungssituation ist zu finden unter: handwerk-technik.de/links/9201

Mögliche spiralförmige Kompetenzentwicklung der Auszubildenden

Kompetenzentwicklung im Kompetenzraster

Die erste Niveaustufe des Kompetenzrasters („Know That") schafft die fachlichen (Wissens-) Voraussetzungen und kann maximal als Reproduktionsstufe von notwendigem Fachwissen angesehen werden. Die Niveaustufe „Know That" ist in der Praxis immer mit der Niveaustufe „Know How" („Durchführungsstufe") zu kombinieren, da Pflege immer als situatives Handeln zu verstehen ist. Die Reflexion zu den pflegerischen Handlungen wird dabei durchgängig eingeübt, um die Kompetenzen der Stufe „Know Why" zuverlässig anzubahnen.

Nachfolgend sind exemplarisch Pflegehandlungen im Bereich der Körperpflege bei zu Pflegenden mit unterschiedlichen Pflegegraden aufgeführt. Die Kompetenzentwicklung der Auszubildenden verläuft aufeinander aufbauend. Das heißt, die Kompetenzen, die im ersten Ausbildungsdrittel erworben werden, werden in den beiden folgenden Ausbildungsdritteln jeweils ergänzt und ausgebaut. Neue Kompetenzen lassen sich mit den bereits erworbenen verknüpfen und so den Kompetenzerwerb weiterwachsen. Im Zusammenhang mit der jeweiligen Pflegebedürftigkeit, den unterschiedlichen Bedürfnissen der zu Pflegenden, der Disziplin der Einsatzstation in der Akutpflege und dem beständigen Kompetenzzuwachs, stellt sich so ein spiralförmiger Ausbau der Kompetenzen dar.

Achtung

Zwischen der Körperpflege bei Erwachsenen und Kindern gibt es wenig Unterschiede. Die Besonderheit bezüglich der Körperpflege beim Kind – das Säuglingsbad (→ Kap. 6.2) – wird durchgeführt, wenn das Kind gesund oder weitgehend belastbar ist. Ansonsten wird eine Ganzkörperwaschung oder Teilwaschung durchgeführt. Diese Waschungen entsprechen sowohl in der Durchführung als auch hinsichtlich der Anforderungen bzw. der Kompetenzen dem Erwachsenenbereich. Unterschiede gibt es bezüglich der Beobachtung und Förderung des Entwicklungsprozesses. Angehörige werden in beiden Bereichen in die Pflege einbezogen bzw. angeleitet und beraten, → Kap. 6.2.

Geringer Grad an Pflegebedürftigkeit (Orientierungseinsatz)

Die Auszubildenden kennen das Pflegekonzept der Einsatzstation, z. B. das Bobath-Konzept zur Körperpflege auf einer neurologischen Station sowie das Pflegedokumentationssystem. Sie können relevante und aktuelle Informationen zu den zu pflegenden Menschen ermitteln und geplante Pflegemaßnahmen in Form von Mobilisation, z. B. ans Waschbecken, und Unterstützung bei der Körperpflege, z. B. das Waschen und Pflegen von Rücken, Beinen und Füßen, durchführen. Grundkenntnisse zu Wasch- und Pflegemitteln sind vorhanden und können mit dem zu Pflegenden kommuniziert werden. Die Auszubildenden können eine gezielte Hautbeobachtung, z. B. um einen entstehenden Dekubitus zu identifizieren, durchführen. Die Pflegeintervention und die Beobachtungen werden dokumentiert. Während der Pflegemaßnahme führen die Auszubildenden ein patientenorientiertes Gespräch.

Die Auszubildenden lernen Strategien der persönlichen Gesunderhaltung einzusetzen, z. B. rückenschonendes Arbeiten bei der Bewegungsförderung von zu pflegenden Menschen.

Mittlerer Grad an Pflegebedürftigkeit (Pflichteinsätze)

Zu den schon erworbenen Kompetenzen in der Durchführung der Körperpflege, erweitern die Auszubildenden das Kompetenzspektrum, indem sie z. B. für einen zu pflegenden Menschen mit eingeschränkter Mobilität, orientiert zu Ort-Zeit-Situation und eigener Person, die Körperpflege planen und durchführen. Der zu pflegende Mensch liegt z. B. auf einer chirurgischen Station und hatte einen operativen Eingriff mit einer Enterostomaanlage. Dadurch bedingt, hat er akute Schmerzen, aber auch Ekel- und Schamgefühle. Diese individuellen Probleme beziehen die Auszubildenden in den Pflegeprozess und dessen Planung mit ein (Informationssammlung, Erfassung von Unterstützungsbedarf und vorhandenen Ressourcen, Pflegeziele formulieren, geeignete Pflegemaßnahmen auswählen und durchführen, Überprüfung der Pflegeintervention).

Veränderungen bei dem zu pflegenden Menschen, z. B. die Notwendigkeit der Optimierung der pflegerischen Versorgung der Enterostomaanlage, werden wahrgenommen, dokumentiert und in den Pflegeprozess miteinbezogen. Beratungs- und Informationsgespräche werden mit dem zu pflegenden Menschen und dessen Angehörigen geführt, z. B. bei Hilfebedarf -Versorgung

Enterostomaanlage- nach der Entlassung in die Häuslichkeit. Es werden andere Berufsgruppen, z. B. der Stomatherapeut / Wundmanager, mit in den Pflegeprozess einbezogen.

Die Auszubildenden integrieren eigene gesundheitsförderliche Maßnahmen in die alltägliche Pflegetätigkeit / Arbeitsabläufe, die z. B. zum Zeitmanagement, zum Umgang mit Anforderungsstress oder zum Umgang mit Konflikten eine Entlastung bieten. Exemplarisch sind der kollegiale Austausch mit dem Praxisanleiter und auch die Methode der kollegialen Beratung zu nennen.

Hoher Grad an Pflegebedürftigkeit (Vertiefungseinsätze)

Hier könnte eine Steigerung an die Anforderungen der Kompetenzen bei der Versorgung eines zu Pflegenden der einen ausgeprägten Apoplex mit einer Hemiparese bei einer Herz-Kreislauf-Erkrankung hat, stattfinden. Die Körperpflege des zu pflegenden Menschen muss im Bett stattfinden. Der zu Pflegende hat ein kontinuierliches Monitoring der Vitalzeichenparameter, Sauerstoffzufuhr über eine Atemmaske und einen zentralvenösen Gefäßkatheter. Die ab- und zuleitenden Systeme / Kabel sind bei der Körperpflege zu beachten und miteinzubeziehen. Der Pflegeprozess wird von den Auszubildenden in allen Punkten umgesetzt (Informationssammlung, Erfassung von Unterstützungsbedarf und vorhandenen Ressourcen, Pflegeziele formulieren, geeignete Pflegemaßnahmen auswählen und durchführen, Überprüfung der Pflegeintervention). Entsprechende Assessmentverfahren, z. B. zur Ermittlung von Sturz- und Dekubitusgefährdung, werden von den Auszubildenden angewendet und die Ergebnisse werden in die Pflegeplanung miteinbezogen. Pflege- und bezugswissenschaftliche Erkenntnisse werden bei der Maßnahmenplanung aufgegriffen.

Die Durchführung der Körperpflege erfolgt aktivierend und ressourcenbezogen und, wenn möglich, unter Einbeziehung der Bezugspersonen. Mit dem zu Pflegenden und den pflegenden Angehörigen führen die Auszubildenden Informations- und Beratungsgespräche zu der Körperpflege im häuslichen Bereich und den möglichen Unterstützungsangeboten. Eine Verbindung zu der Überleitungspflege- oder dem Sozialdienst wird hergestellt. Bei der Pflegevisite oder interdisziplinären Fallbesprechungen informieren die Auszubildenden über die Evaluation der Pflegeintervention.

Die Auszubildenden setzen ihre entwickelten Strategien zur persönlichen Gesunderhaltung ein und überprüfen kritisch ihr berufliches Selbstverständnis.

Rahmenbedingungen für die praktische Anleitung und Vorbereitungen

Die Anleitungssituation kann im ersten, zweiten und dritten Ausbildungsdrittel verortet werden. Entsprechend dem Ausbildungsstand der teilnehmenden Auszubildenden, wählt der Praxisanleiter das Pflegesetting und die zu Pflegenden aus und holt deren Einverständnis für die Teilnahme an der praktischen Anleitungssituation ein.

Merke

Anmerkung zur Körperpflege bei erwachsenen zu Pflegenden im Krankenhaus:

- Entsprechend der Pflegesituation und den Ressourcen des zu Pflegenden kann eine Körperpflege auch sitzend am Bettrand, am Waschbecken oder mit Begleitung als Duschvorgang stattfinden. Die Prinzipien die der Pflegende zu beachten hat, sind die gleichen wie bei einer Ganzkörperpflege im Bett, ebenso die hygienischen Anforderungen.
- Die Entscheidung für die Pflegesituation trifft der Praxisanleiter bei der Vorbereitung der praktischen Anleitungssituation.

Der Praxisanleiter reserviert einen Arbeitsraum für die Dauer der Anleitungssituation.

Die wie folgt beschriebene Anleitungssituation findet als Gruppenanleitung mit zwei Auszubildenden und einem Praxisanleiter im ersten Ausbildungsdrittel statt.

Anleitungsthema, Zeit, Ort und Datum der Anleitungssituation werden entsprechend der Einrichtungsgegebenheiten kommuniziert.

Materialvorbereitung

Zum Einstieg in das Anleitungsthema kann z. B. eine Mindmap, ein Brainstorming oder auch ein Strukturlegeplan genutzt werden (→ Kap. 3 „Methodensammlung"). In dieser Anleitungssituation wird der Einstieg durch einen Strukturlegeplan erfolgen. Der Praxisanleiter legt dafür Moderationsstifte und die vorbereiteten Karten bereit sowie die Pflegedokumentationen der zu pflegenden Menschen, die an der Anleitungssituation teilnehmen. Die Begriffe auf den Karten generieren sich aus den Aspekten der Vorbereitung, Durchführung und Nachbereitung der Körperpflege.

Ein Fragebogen zur Evaluation der Körperpflege, durch die beteiligten zu Pflegenden, sollte im Vorfeld gestaltet werden. **Beispielfragen:**

- Sind Sie verständlich und ausreichend über die Pflegehandlung informiert worden?
- Wurden Ihre Wünsche zu der Pflegehandlung erfragt und berücksichtigt?
- Wie haben Sie sich gefühlt bei der Pflegehandlung?
- War Ihre Intimsphäre zu jeder Zeit geschützt?

Die praktische Anleitung

Der Praxisanleiter und die Auszubildenden treffen sich im Arbeitsraum. Die praktische Anleitungssituation beginnt mit einer Begrüßungsrunde. Der strukturelle Ablauf der Anleitungssituation wird vorgestellt.

Einstieg ins Anleitungsthema

Der Einstieg ins Anleitungsthema erfolgt hier an der Methode „Strukturlegeplan". Die Karten des Strukturlegeplans liegen in ungeordneter Reihenfolge auf dem Arbeitstisch aus. Die Auszubildenden bringen die Begriffe in die richtige Reihenfolge (Vorbereitung, Durchführung, Nachbereitung), in der die Körperpflege unter fachlichen/pflegewissenschaftlichen und hygienischen Aspekten durchgeführt wird.

Der gelegte Strukturplan verbleibt auf dem Arbeitstisch, um ihn zur späteren Evaluation/Reflexion der Anleitungssituation nutzen zu können. Die beiden Auszubildenden bekommen nun jeweils einen zu Pflegenden zugeteilt und haben die Möglichkeit Informationen (Pflegeanamnese, Pflegebericht, ärztlicher Anordnungsbogen, Patientengespräch, etc.) zu ihrem zu Pflegenden zu sammeln. Anhand dieser Informationen planen die Auszubildenden die individuelle Durchführung der Körperpflege.

Gemeinsam gehen die beiden Auszubildenden dann zu den zu Pflegenden. Wobei der Auszubildende, der die Informationssammlung bei dem zu Pflegenden durchgeführt und die entsprechende Pflegeplanung geschrieben hat, die führende Rolle bei der Durchführung übernimmt. Der andere Auszubildende beobachtet und steht für Handreichungen unterstützend zur Verfügung. Der Praxisanleiter ist der stille Beobachter und schreitet nur bei Handlungen ein, die den zu Pflegenden gefährden könnten. Bei der Umsetzung dieser Anleitungssituation sind die einrichtungs- und stationsinternen Standards zu berücksichtigen.

Durchführung der praktischen Anleitung

Merke

Bei allen Tätigkeiten sind die „5 Indikationen der hygienischen Händedesinfektion" zu berücksichtigen und umzusetzen:

- vor Patientenkontakt
- vor aseptischen Tätigkeiten
- nach Kontakt mit potenziell infektiösem Material
- nach Patientenkontakt
- nach Kontakt mit der unmittelbaren Patientenumgebung

(Robert Koch-Institut 2016)

Vorbereitung

- ggf. Material zusammenstellen, wenn nicht im Zimmer des zu Pflegenden vorhanden:
  - pathogenfreie Einmalhandschuhe
  - Schutzschürze
  - Flächendesinfektionsmittel

  - Händedesinfektionsmittel
  - Waschlappen, Einmalwaschlappen, Handtücher
  - Waschschüssel
  - Wasch- und Pflegeprodukte (in Absprache mit dem zu Pflegenden)
  - ggf. Material für die Haarpflege, Bartpflege, Zahnpflege (in Absprache mit dem zu Pflegenden)
  - frische Kleidung
  - frische Bettbezüge
- an die Tür des Zimmers ein Schild „Bitte nicht stören" anbringen
- Besucher vor die Tür bitten (eventuell in einen Wartebereich etc.)
- zu Pflegenden über die geplante Maßnahme informieren, Zeitpunkt für Zahn-, Haar- und Bartpflege vereinbaren und die Wassertemperatur erfragen
- Ressourcen, eventuell kulturelle Besonderheiten und Bedarf an basal stimulierenden Maßnahmen beachten
- Fenster und Türen schließen – Licht und Raum für die Pflegehandlung schaffen
- Toilettengang ermöglichen / ggf. bei der Ausscheidung behilflich sein mit Steckbecken / Toilettenstuhl
- Ablagemöglichkeit für Bettwäsche bereitstellen
- Wäscheabwurf und Mülleimer bereitstellen
- Arbeitsfläche vorbereiten und Material herrichten
- Bett in rückenschonende Arbeitshöhe bringen

Achtung

Die Auszubildenden haben die Möglichkeit den gesamten Waschvorgang mit pathogenfreien Einmalhandschuhen durchzuführen, ebenso können auch nur für die Intimpflege pathogenfreie Einmalhandschuhe angezogen werden.

Durchführung der Körperpflege

Merke

Während der gesamten Durchführung ist zu beachten:

- Information des zu Pflegenden über jeden Handlungsschritt
- Intimsphäre beachten
- Durchführung an den Ressourcen des zu Pflegenden orientieren
- nur die Körperteile entkleiden die unmittelbar gewaschen werden, ggf. angrenzende Bereiche mit einem Handtuch abdecken
- bei dem gesamten Waschvorgang auf Hautveränderungen achten
- Hautfalten besonders gut trocknen

Bei therapeutischen Körperwaschungen oder aufgrund der individuellen Situation des zu pflegenden Menschen kann sich die beschriebene Reihenfolge der Tätigkeiten bei der Durchführung der Körperpflege ändern.

- Gesicht und Ohren waschen (ggf. Handtuch unterlegen)
  - Augen immer von außen nach innen säubern
- Oberkörper und Arme waschen, die Extremitäten jeweils mit einem Handtuch unterlegen und die entsprechenden Gelenke beim Halten unterstützen
  - Achselhöhlen nicht vergessen
- gewaschene Bereiche abtrocknen
- den zu Pflegenden aufsetzen und den Rücken waschen und trocknen

Merke

Wenn der zu Pflegende sich nicht aufsetzen kann, ist folgendes Vorgehen möglich:

- Der zu Pflegende wird auf eine Körperseite positioniert, wobei der helfende Auszubildende für die Sturzprophylaxe sorgt.
- Der Rücken wird gewaschen (Handtuch unterlegen), abgetrocknet, auf Hautveränderungen inspiziert, ggf. eingecremt.
- Der zu Pflegende wird zurück auf dem Rücken positioniert.

- Oberkörper ankleiden
- Beine und Füße waschen und trocknen, die Extremitäten jeweils mit einem Handtuch unterlegen und die entsprechenden Gelenke beim Halten unterstützen
  - Zehenzwischenräume nicht vergessen
- Wasserwechsel (neue Waschschüssel oder Wischdesinfektion der benutzen Waschschüssel)

- Handtuchwechsel, Einmalwaschlappen gebrauchen
- hygienische Händedesinfektion (Einwirkzeit beachten), pathogenfreie Einmalhandschuhe wechseln oder ab hier mit pathogenfreien Einmalhandschuhen weiterarbeiten
- vorderen Intimbereich waschen und trocknen (von Symphyse zum Anus)
- die Leisten und die untere Bauchfalte nicht vergessen, waschen, abtrocknen und auf Intertrigo oder Pilzbefall inspizieren
  - bei Verdacht auf Pilzbefall Abstrich machen für Keimnachweis (Rücksprache mit Praxisanleiter)
- ggf. Hilfe zur Seitpositionierung anbieten (Vorgehen wie beim Rückenwaschen in Seitenlage)
- hinteren Intimbereich waschen und trocknen (von Symphyse zum Anus)
- Hautinspektion, ggf. Hautpflege- Produkt anwenden
- ggf. Inkontinenzmaterial anlegen
- pathogenfreie Einmalhandschuhe ausziehen, hygienische Händedesinfektion
- zu Pflegenden fertig ankleiden
- Bett herrichten und beschmutzte Bettwäsche auswechseln / frisch beziehen
- Zahnpflege wie auch Haar- und Bartpflege wird, wie mit dem zu Pflegenden im Vorfeld besprochen, durchgeführt.

Nachbereitung

- zu Pflegenden bequem positionieren
- Wohlbefinden erfragen
- ggf. Getränk bereitstellen
- Klingel in Reichweite legen
- Materialien wegräumen
- hygienische Aufbereitung verwendeter Materialien (benutzte Tuben, Flaschen etc. – wischdesinfizieren und ggf. mit Anbruchsdatum versehen)
- Arbeitsplatz- und Ablageflächen wischdesinfizieren
- ggf. Fenster öffnen und lüften
- hygienische Händedesinfektion
- „Blick zurück“ zu dem zu Pflegenden bevor das Zimmer verlassen wird, Schild „Bitte nicht stören“ abnehmen
- Dokumentation (Pflegehandlung, Beobachtung des Pflegenden, z. B. Ergebnisse der Hautinspektion wie Ödeme, Wunden, Kratzspuren, inkontinenzassoziierte Dermatitis etc.)

Evaluation / Reflexion

Die Evaluation der Ausbildungssituation findet im Arbeitsraum statt. Hierbei wird der zu Beginn der Anleitungssituation gelegte Strukturlegeplan genutzt. Beide Auszubildenden reflektieren gemeinsam ihre Anleitungssituationen und benennen positive wie auch negative Aspekte der Umsetzung, jeweils aus der Sicht des „unterstützenden Auszubildenden" und des „durchführenden Auszubildenden". Zum Abschluss evaluiert der Praxisanleiter beide durchgeführten Körperpflegen und füllt die hausinterne Dokumentation, z.B. Anleitungsprotokoll, für die Auszubildenden aus.

Steht ein ausreichendes Zeitfenster zur Verfügung, können auch die beiden zu Pflegenden zur durchgeführten Körperpflege befragt werden. Zur Umsetzung dieser Evaluationsmöglichkeit wird der während der Vorbereitungsphase formulierte Fragebogen eingesetzt. Nach Befragung der zu Pflegenden werden die Antworten gemeinsam reflektiert.

Anregungen zur Evaluation / Reflexion von Anleitungssituationen sind in Kap. 4 aufgeführt.

6.2 Säuglingsbad im Krankenhaus und Körperpflege bei Kindern

Andrea Mörschel, Sabine Nobles

Zu vernetzende praktische Anleitungssituation

- Kap. 9.7 Nabelpflege

Kompetenzraster

Das Kompetenzraster für diese Anleitungssituation ist zu finden unter: handwerk-technik.de/links/9201

Mögliche spiralförmige Kompetenzentwicklung der Auszubildenden

Kompetenzentwicklung im Kompetenzraster

Die erste Niveaustufe des Kompetenzrasters („Know That") schafft die fachlichen (Wissens-) Voraussetzungen und kann maximal als Reproduktionsstufe von notwendigem Fachwissen angesehen werden. Die Niveaustufe „Know That" ist in der Praxis immer mit der Niveaustufe „Know How" („Durchführungsstufe") zu kombinieren, da Pflege immer als situatives Handeln zu verstehen ist. Die Reflexion zu den pflegerischen Handlungen wird dabei durchgängig eingeübt, um die Kompetenzen der Stufe „Know Why" zuverlässig anzubahnen.

Achtung

Zwischen der Körperpflege bei Erwachsenen und Kindern gibt es wenig Unterschiede. Die Besonderheit bezüglich der Körperpflege beim Kind – das Säuglingsbad – wird durchgeführt, wenn das Kind gesund oder weitgehend belastbar ist. Ansonsten wird eine Ganzkörperwaschung oder Teilwaschung durchgeführt. Diese Waschungen entsprechen sowohl in der Durchführung als auch hinsichtlich der Anforderungen bzw. der Kompetenzen dem Erwachsenenbereich. Unterschiede gibt es bezüglich der Beobachtung und Förderung des Entwicklungsprozesses. Angehörige werden in beiden Bereichen in die Pflege einbezogen bzw. angeleitet und beraten, → Kap. 6.1.

Rahmenbedingungen für die praktische Anleitung und Vorbereitungen

Die Anleitungssituation kann als Einzelanleitung oder als Gruppenanleitung geplant werden. Bei einer Gruppenanleitung sollten nicht mehr als zwei Auszubildende und ein Praxisanleiter teilnehmen. Die folgende Anleitungssituation findet als Einzelanleitung im dritten Ausbildungsdrittel statt.

Der Praxisanleiter reserviert einen Arbeitsraum. Lokalisation und Zeitpunkt der Anleitungssituation werden entsprechend den Einrichtungsgegebenheiten kommuniziert. Bei der Durchführung sind die einrichtungs- und stationsinternen Standards zu berücksichtigen.

Der Praxisanleiter wählt den zu pflegenden Säugling aus und holt das Einverständnis der Eltern / Erziehungsberechtigten zur Durchführung der praktischen Anleitungssituation ein.

Materialvorbereitung

Für den Einstieg in die Anleitungssituation wird die Methode „Strukturlegeplan" (→ Kap. 3 „Methodensammlung"). verwendet. Der Praxisanleiter bereitet Moderationskarten vor, die die wesentlichen Aspekte zur Vorbereitung, Durchführung und Nachbereitung in Bezug auf Säugling, Raum und Material enthalten. Der Erwartungshorizont ergibt sich aus den unten aufgeführten Schritten der Vorbereitung, Durchführung und Nachbereitung.

Die praktische Anleitung

Der Praxisanleiter und der Auszubildende treffen sich im Arbeitsraum. Die Anleitung beginnt mit einer Begrüßungsrunde und dem Vorstellen der Agenda für den Anleitungszeitraum.

Einstieg ins Anleitungsthema

Es erfolgt ein kurzer theoretischer Einstieg in das Anleitungsthema, mit der vorbereiteten Methode „Strukturlegeplan". Inhaltlich beziehen sich die Karten auf die hygienischen und fachlichen Aspekte die bei einem Säuglingsbad zu beachten sind. Der Auszubildende ordnet die Karten auf einer Stellwand den Aspekten begründet zu. Auch der Pflegeprozess mit seinen verschiedenen Punkten sollte angesprochen werden, da die Anleitungssituation mit dem Formulieren einer Pflegeplanung beginnt.

Der Auszubildende bekommt seinen zu pflegenden Säugling zugeteilt und erhebt eine Informationssammlung zu dem zu pflegenden Säugling bezüglich Ressourcen, Pflegediagnosen, Mobilität, körperlicher Belastbarkeit, etc.

In Absprache mit den Eltern erfolgt die Körperpflege anhand von individuellen Wünschen und Gewohnheiten. Die Eltern werden nach Wunsch bei der Durchführung der Körperpflege miteinbezogen.

Im Rahmen der Pflegeplanung findet auch eine konkrete Maßnahmenplanung (stichwortartiger Arbeitsplan) statt.

Entsprechend der Planung führt der Auszubildenden das Säuglingsbad für seinen zu pflegenden Säugling durch, der Praxisanleiter ist stiller Beobachter und schreitet nur bei eventueller Gefährdung des Säuglings ein.

Durchführung der praktischen Anleitung

Merke

Bei allen Tätigkeiten sind die „5 Indikationen der hygienischen Händedesinfektion" zu berücksichtigen und umzusetzen:

- vor Patientenkontakt
- vor aseptischen Tätigkeiten
- nach Kontakt mit potenziell infektiösem Material
- nach Patientenkontakt
- nach Kontakt mit der unmittelbaren Patientenumgebung

(Robert Koch-Institut 2016)

Vorbereitung

Es werden bereitgelegt: pathogenfreie Einmalhandschuhe, Pflegekittel, Waschlappen, Handtücher, Kamm / Bürste, zwei Stoffwindeln, eine Windel, evtl. Pflegemittel, Badethermometer, Fieberthermometer, Zellstofftupfer, Watteträger, NaCl 0,9 % und sterile Tupfer zur Nabelpflege, frische Bettwäsche, frische Kleidung (der Anziehreihenfolge nach bereitlegen), Elektroden / Sa02-Sensor, Säuglingswaage, Wärmelampe, Flächendesinfektionsmittel und Händedesinfektionsmittel, Nierenschale für den Abwurf, evtl. Nagelschere.

Durchführung

- Arbeitsfläche, Wickeltisch, Badewanne oder Tummy Tub® wischdesinfizieren
- Fenster schließen (Zugluft vermeiden), Raumtemperatur anpassen (22–25 °C), bei Bedarf Wärmelampe herrichten
- Schild „Bitte nicht stören" an die Tür anbringen
- Material bereitlegen
- Wäsche- und Müllabwurf entsprechend platzieren
- Pflegekittel anziehen
- hygienische Händedesinfektion (Entscheidung pathogenfreie Einmalhandschuhe ja / nein)
- Wassertemperatur beträgt beim Baden 37 °C, kann bei der Vorbereitung etwas wärmer gewählt werden, da es bis zum Bad noch abkühlt. Badewasser einlassen – danach schwenkbare Wasserhähne zur Seite drehen
- eine Stoffwindel auf den Wickeltisch legen, darauf ein Handtuch und auf das Handtuch wieder eine Stoffwindel legen
- mit dem Säugling über eine Initialberührung Kontakt aufnehmen, dem Säugling mit dem eigenen Oberkörper entgegenkommen und über die Seite hochnehmen
- Säugling körpernah tragen

- am Wickeltisch den eigenen Oberkörper vorbeugen und den Säugling mit den Füßen beginnend und über die Seite ablegen

> **Merke**
>
> Bei allen Vorgängen immer eine Hand am Säugling belassen, um permanent mit dem Säugling in Kontakt zu bleiben und die notwendige Sicherheit zu gewährleisten.

- die Beine des Säuglings vom Körperstamm bis zu den Zehen ausstreichen, bei diesem Vorgang die Extremitäten mit der Hand umfassen und einen eindeutigen flächigen Druck ausüben (Hände passen sich dem Körper an, Körperform nachmodellieren)
- mit ausstreichenden Bewegungen Kleidung abstreifen, jedoch Oberkörper zunächst bekleidet lassen (Schutz vor Auskühlung)
- ggf. pathogenfreie Einmalhandschuhe anziehen
- Windel entfernen, bei Verunreinigung mit Stuhlgang den Genitalbereich mit feuchtem Waschlappen reinigen
- ggf. pathogenfreie Einmalhandschuhe ausziehen, hygienische Händedesinfektion
- bei Bedarf Körpertemperatur messen
- Arme des Säuglings vom Körperstamm bis zu den Fingern ausstreichen, danach die Oberkörperbekleidung abstreifen und bei Bedarf wiegen
- Wassertemperatur kontrollieren und bei Bedarf anpassen, mit dem Wasser plätschern, um den Säugling auditiv auf den Wasserkontakt vorzubereiten
- eventuell Badezusatz/Öl dem Badewasser zufügen
- Säugling vom Wickeltisch aufnehmen, dabei umfasst die linke Hand der Pflegefachperson (Rechtshänder) den linken Oberarm des Säuglings. Nacken und Hinterkopf liegen auf dem linken Unterarm der Pflegefachperson. Die rechte Hand stützt das Gesäß und die Beine unter den Oberschenkeln.
- Säugling zunächst mit den Füßen in die Badewanne heben, die Füße stellen Kontakt zum Wannenrand her, um dem Säugling Orientierung zu bieten
- Anschließend mit den Füßen zuerst ins Wasser lassen, dabei die rechte Hand (Rechtshänder) vom Säugling lösen, mit der linken Hand weiterhin die linke Schulter des Säuglings umfassen. Der Kopf, die rechte Schulter und Anteile des Oberkörpers bleiben auf dem Unterarm liegen, Säugling vorsichtig am Körper mit Wasser benetzen, Reaktionen des Säuglings beobachten
- Mit der rechten Hand oder mit einem Waschlappen wie folgt waschen:
  - Wichtig: das Waschen des Gesichts wird entweder nach Gewohnheit des Säuglings integriert oder abschließend auf dem Wickeltisch vorgenommen, da Säuglinge häufig heftig auf Manipulation im Gesicht reagieren

  - zuerst den Körperstamm von der Brust zum Bauch ausstreichen, auch hier die Berührung mit einem eindeutigen flächigen Druck ausführen, je nach Reaktion des Säuglings bis zu dreimal wiederholen
  - anschließend die Arme mit der Hand umfassend waschen, die Finger einzeln bis zu ihren Spitzen modellieren, je nach Reaktion des Säuglings bis zu dreimal wiederholen
  - Rücken mit der flächigen Hand und in beschriebener Berührungsqualität waschen
  - Kopf von der Stirn beginnend mit flächiger Berührung waschen, Benetzung des Gesichts mit Wasser vermeiden
  - Beine waschen, wie bei den Armen vorgehen
  - zuletzt Unterbauch, Genitale und Gesäß waschen, hier einen bereitgelegten Waschlappen verwenden
- Säugling aus dem Wasser nehmen, über die Seite auf dem Wickeltisch ablegen, in das Badetuch einschlagen und abtrocknen (Reihenfolge und Vorgehen wie beim Waschen), das Handtuch mithilfe der Hand flächig bzw. umfassend verwenden
- evtl. eine Babymassage anbieten

Achtung

Vorsicht, nach dem Bad ist der Säugling schlüpfrig und wehrt sich möglicherweise gegen das Herausheben.

Beim Abtrocknen besonders auf die Hautfalten achten (Hals, Achselhöhlen, Bauchnabel, Leistenbeuge).

- bei Bedarf Elektroden anbringen, Arme ausstreichen, dann Hemdchen und Jäckchen anziehen
- Unterkörper bleibt im Badetuch eingeschlagen
- Nabel mit Watteträgern säubern
- Gesäß bei Bedarf eincremen, frische Windel anlegen, Säugling dabei über die Seite drehen
- Säugling vollständig ankleiden
- Gesicht vorsichtig mit warmen Waschlappen waschen, Nase und Ohren mit Zellstofftupfern reinigen, evtl. das Gesicht eincremen und die Haare bürsten
- Bett frisch herrichten, Säugling während dieser Tätigkeit sicher ablegen
- evtl. Sa02-Sensor anbringen, den Säugling ins Bett legen, positionieren und angemessen zudecken

> **Merke**
>
> Das Säuglingsbad sollte nicht länger als drei bis fünf Minuten beanspruchen (Gefahr der Auskühlung).
>
> Den Säugling nie unmittelbar nach dem Stillen bzw. der Nahrungsaufnahme baden.
>
> Während der gesamten Durchführung wird dem Säugling einfach und klar erklärt, was mit ihm geschieht.

Nachbereitung:
- Bettgitter in die richtige Position bringen
- ggf. Monitoring anschalten
- ggf. Materialien wischdesinfizieren, aufräumen bzw. entsorgen
- Wickeltisch und Badewanne reinigen und desinfizieren
- hygienische Händedesinfektion, Schild „Bitte nicht stören" abnehmen
- Dokumentation der Tätigkeit und ggf. der Patientenbeobachtungen, z. B. gerötete Stellen am Gesäß, etc.

Evaluation / Reflexion

Die Evaluation und Reflexion der Anleitungssituation findet im Arbeitsraum statt. Der Auszubildende reflektiert die Anleitungssituation und benennt positive wie auch negative Aspekte der Durchführung, aus Sicht des Pflegenden und des Beobachters.

Zum Abschluss evaluiert der Praxisanleiter die Anleitungssituation mit dem Auszubildenden.

Anregungen zur Evaluation / Reflexion von Anleitungssituationen sind in Kap. 4 aufgeführt.

> **Tipp**
>
> Hier noch eine andere Möglichkeit, die Anleitungssituation durchzuführen:
>
> Die Anleitung könnte auch als „Modeling mit Metalog", (→ Kap. 3 „Methodensammlung"), durchgeführt werden. In diesem Fall führt der Praxisanleiter das Säuglingsbad durch und kommentiert jeden einzelnen Handlungsschritt. Die Auszubildenden sind stille Beobachter, schauen zu und notieren sich Fragen, die sie nach der Pflegemaßnahme mit dem Praxisanleiter klären können.
>
> Im Anschluss haben die Auszubildenden die Möglichkeit ein Säuglingsbad durchzuführen.

Anmerkung zu der Körperpflege bei Kindern aller Altersstufen

Die Körperpflege bei Kindern aller Altersgruppen wird im Rahmen des Pflegeprozesses (Informationen sammeln, Ressourcen und Probleme benennen, Ziele formulieren, Pflegemaßnahme überlegen und durchführen, Evaluation der Pflegeintervention) geplant und umgesetzt.

Grundsätzlich gelten die fachlichen und hygienischen Aspekte der Körperpflege, z. B. die Augen von außen nach innen säubern, die Wischrichtung im Genitalbereich ist von der Symphyse zum Anus, die Pflegefachperson achtet auf eine Sturzprophylaxe. Die Wünsche der Kinder und ihrer Angehörigen werden in die Pflegemaßnahme einbezogen.

Da Kinder oft gemeinsam mit einem Angehörigen zur Versorgung im Krankenhaus aufgenommen werden, findet jede Pflegeintervention in enger Absprache mit den Angehörigen statt. Auf Wunsch werden die Angehörigen in die Körperpflege ihres Kinds eingebunden, ggf. angeleitet und beraten.

Die Entwicklung der Selbstständigkeit des Kinds bei der Körperpflege ist eingebettet in die Entwicklung von lebenspraktischen Kompetenzen, diese wiederum sind individuell unterschiedlich.

Von Geburt an bis ca. zum 15. Lebensmonat ist das Kind völlig abhängig von der betreuenden Person. Dann entwickelt sich schrittweise, durch ein natürliches Autonomiebestreben des Kinds, z. B. ein Mitwirken beim Hände waschen (ca. 30. Lebensmonat), beim Baden / Duschen (ca. 30. Lebensmonat), beim Haare waschen (ca. 24. Lebensmonat), beim Zähne putzen (ca. ab 3. Lebensjahr).

Ab dem ca. 5. Lebensjahr entwickelt das Kind ein ausgeprägtes Schamgefühl. Das Kind möchte sich nicht mehr von den Angehörigen den Genitalbereich waschen lassen und entkleidet sich nur sehr ungerne vor Fremden.

Ab dem 6. Lebensjahr können Kinder alleine baden / duschen und ab ca. dem 10. Lebensjahr sind Kinder völlig selbstständig bezüglich der Körper- und Haarpflege.

Die Entwicklungsprozesse werden durch basal stimulierende Angebote zu Wahrnehmungsförderung und bewegungsfördernde Impulse des Kinaesthetik Infant Handlings in der ersten Lebensphase wirksam unterstützt.

Eine Besonderheit und wesentliche Aufgabe in der Kinderkrankenpflege ist die Beobachtung bezüglich des Entwicklungsstands des Kinds wie Selbstpflegefähigkeiten, motorische und sprachliche Entwicklung, um frühzeitig Förderungsbedarfe zu erkennen und bei Bedarf einzuleiten. Auch Hinweise auf Misshandlung spielen bei der Körperpflege eine Rolle, da diese dort besonders gut festgestellt werden können.

6.3 Körperpflege bei einem älteren Menschen im Pflegeheim

Urte Speckenbach

Zu vernetzende praktische Anleitungssituationen

- Kap. 8.2 Dekubitusprophylaxe
- Kap. 8.3 Mobilisierung/Positionierung, Pneumonieprophylaxe
- Kap. 8.5 Intertrigoprophylaxe
- Kap. 8.6 Mundpflege, Soor- und Parodontitisprophylaxe

Kompetenzraster

Das Kompetenzraster für diese Anleitungssituation ist zu finden unter: handwerk-technik.de/links/9201

Mögliche spiralförmige Kompetenzentwicklung der Auszubildenden

Kompetenzentwicklung im Kompetenzraster

Die erste Niveaustufe des Kompetenzrasters („Know That") schafft die fachlichen (Wissens-) Voraussetzungen und kann maximal als Reproduktionsstufe von notwendigem Fachwissen angesehen werden. Die Niveaustufe „Know That" ist in der Praxis immer mit der Niveaustufe „Know How" („Durchführungsstufe") zu kombinieren, da Pflege immer als situatives Handeln zu verstehen ist. Die Reflexion zu den pflegerischen Handlungen wird dabei durchgängig eingeübt, um die Kompetenzen der Stufe „Know Why" zuverlässig anzubahnen.

Nachfolgend sind exemplarisch Pflegehandlungen im Bereich der Körperpflege bei zu Pflegenden mit unterschiedlichen Pflegegraden aufgeführt. Die Kompetenzentwicklung der Auszubildenden verläuft aufeinander aufbauend. Das heißt, die Kompetenzen, die im ersten Ausbildungsdrittel erworben werden, werden in den beiden folgenden Ausbildungsdritteln jeweils ergänzt und ausgebaut. Neue Kompetenzen lassen sich mit den bereits erworbenen verknüpfen und so den Kompetenzerwerb weiterwachsen. Im Zusammenhang mit der jeweiligen Pflegebedürftigkeit, den unterschiedlichen Bedürfnissen der zu Pflegenden und dem beständigen Kompetenzzuwachs, stellt sich so ein spiralförmiger Ausbau der Kompetenzen dar.

Geringer Gad an Pflegebedürftigkeit (Orientierungseinsatz)

Die Auszubildenden kennen die Leitlinien, z. B. das Leitbild, Pflegekonzept, der stationären Einrichtung und können diese auf den Umgang mit den Bewohnern übertragen. Die Auszubildenden sind in die Pflegedokumentation eingeführt und wissen, wie sie diese verwenden müssen. Sie können alle notwendigen Informationen aus der Pflegedokumentation ermitteln und sie zweckdienlich anwenden. So können sie z. B. die Mobilisation betreffend, den Unterstützungsbedarf ermitteln und die notwendige Unterstützung geben oder für die

Körperpflege feststellen, in welchen Bereichen der zu Pflegende Hilfe benötigt und welche Hilfe geplant ist. Die Auszubildenden können einen Menschen mit geringer Pflegebedürftigkeit und/oder mit einer wenig ausgeprägten kognitiven oder psychischen Veränderung bei der Körperpflege unterstützen und ihn motivieren, so viel wie möglich selbst vorzunehmen. Die Auszubildenden wissen, wie sie mit einem kognitiv eingeschränkten Bewohner umgehen müssen und wie sie diesen aktivieren können. Die Auszubildenden haben Grundkenntnisse zu Hautpflegeprodukten und können mit dem Pflegebedürftigen darüber sprechen. Die Auszubildenden können Hautbeobachtung umsetzen und z.B. eine Rötung erkennen. Sie kennen die prophylaktischen Maßnahmen, z.B. zur Verhinderung eines Dekubitus, und können mögliche Maßnahmen vorschlagen. Sie können ihre Beobachtungen korrekt in die Pflegedokumentation eintragen und geben die relevanten Informationen an eine zuständige Pflegefachperson weiter. Die Auszubildenden können während der Versorgung ein bewohnerorientiertes Gespräch führen.

Die Auszubildenden kennen Maßnahmen, die ihrer eigenen Gesunderhaltung dienen und setzen diese bei der Arbeit um, z.B. rückenschonendes Arbeiten. Die Auszubildenden sind sich bewusst, dass der Bewohner in der Einrichtung wohnt und ein Recht darauf hat, dass die Zimmertür wie eine Haustür respektiert wird und der Raum nicht ohne Anklopfen und das Warten auf Antwort betreten wird. Die Auszubildenden verhalten sich den Angehörigen gegenüber angemessen.

Mittlerer Grad an Pflegebedürftigkeit (Pflichteinsätze)

Aufbauend auf den bereits erworbenen Kompetenzen wird die pflegerische Versorgung von zu Pflegenden mit einem größeren Pflegebedarf durchgeführt. Diese können möglicherweise eine Einschränkung in der Mobilität aufweisen und einer Unterstützung beim Aufstehen aus dem Bett oder einem Sessel bedürfen. Die Einschränkung der Mobilität kann zur Folge haben, dass der Bewohner auch beim Toilettengang unterstützt werden muss. Diese Unterstützungsnotwendigkeit kann für den Menschen zu einer schambesetzten Situation führen. Die Auszubildenden können die mobilitätsunterstützenden Maßnahmen korrekt anwenden und die Ressourcen des pflegebedürftigen Menschen aktivieren. Sie zeigen ein stimmiges Verhalten zum Schamgefühl des Bewohners und wissen, wie sie darauf reagieren können. Der zu Pflegende kann ebenfalls eine weiter fortgeschrittene demenzielle Veränderung aufweisen. Die Auszubildenden nutzen ihr Wissen zu personzentrierter Pflege und aktivieren den Bewohner weitestgehend zu eigenständigen Handlungen. Sie wissen, wie sie sich verhalten müssen, um den kognitiv eingeschränkten Menschen anzuleiten. Die Auszubildenden erkennen die Veränderungen des zu Pflegenden und eine damit verbundene Notwendigkeit, die pflegerische Versorgung an den Bedarf anzupassen. Die Auszubildenden können die individuellen Probleme und den Unterstützungsbedarf des Bewohners korrekt erfassen, sie in die SIS® oder die Pflegeplanung einfügen, die Pflegerisiken korrekt erfassen und geeignete Pflegemaßnahmen, ggf. Pflegeziele formulieren. Die Auszubildenden können die Evaluation der geplanten Maßnahmen durchführen und ggf. Veränderungen in den Maßnahmenplänen formulieren. Sie können die notwendigen Beratungsinhalte so erklären, dass der zu Pflegende die Beratung versteht und diese selbst umsetzen kann. Die Auszubildenden beziehen die Angehörigen soweit mit in die Beratungen ein, wie der Pflegebedürftige dieses zulässt.

Die Auszubildenden kennen gesundheitsfördernde Maßnahmen, sie selbst betreffend und können diese anwenden. So können sie ihr Zeitmanagement überprüfen und so anpassen, dass dadurch die Stressbelastung für sie reduziert wird. Sie lernen mit Konflikten umzugehen und darauf zu reagieren. Sie wenden Techniken an, um Konflikte zu bewältigen, z. B. die Technik der kollegialen Beratung. Die Auszubildenden können ihr Verhältnis zu Bewohnern und deren Angehörigen gut ausbalancieren und kennen die Grenzen zwischen Nähe und Distanz.

Hoher Grad an Pflegebedürftigkeit (Vertiefungseinsätze)

Im letzten Ausbildungsdrittel werden die bereits in den ersten beiden Ausbildungsdritteln erworbenen Kompetenzen vertieft und erweitert. Die Versorgung von schwerstpflegebedürftigen zu Pflegenden steht im Fokus. Die Versorgung eines Bewohners findet im Bett statt. Die Übernahme von Tätigkeiten erfolgt vollständig, besonderes Augenmerk gilt es auf vorhandene Risiken zu richten. Vorhandene Ressourcen des Pflegebedürftigen werden unterstützt und integriert und es wird trotz der ausgeprägten Pflegebedürftigkeit aktivierende Pflege umgesetzt. Individuelle Bedürfnisse werden beachtet und auf das Wohlbefinden des Bewohners hin ausgerichtet. Schwer demenziell veränderte Menschen werden unter vollständiger Übernahme der pflegerischen Tätigkeiten versorgt, auch wenn dies nicht immer im Bett erfolgt. Die Auszubildenden wenden die Technik der personzentrierten Pflege an, um den zu Pflegenden respekt- und vertrauensvoll zu versorgen. Sie können die Eigenheiten des Bewohners erkennen und gehen entsprechend darauf ein. Sie wissen, wie sie sich in Ausnahmesituationen zu verhalten haben und den Menschen emotional auffangen können.

Die Auszubildenden kennen den Pflegeprozess, sie können ihn umsetzen und kennen die einzelnen Schritte. Die Aspekte Informationssammlung, Erfassung von Unterstützungsbedarf und Ressourcen in der SIS® oder in der Pflegeanamnese, Formulierung von Maßnahmenplänen oder Pflegeplanungen und die geeignete Umsetzung sind für die Auszubildenden selbstverständlich. Die Risiken werden korrekt erfasst, mit in die Pläne integriert und umgesetzt. Pflege- und bezugswissenschaftliche Erkenntnisse sind bekannt und werden in die Ausführungen integriert und angewendet.

Die Auszubildenden führen Beratungsgespräche zu Pflegerisiken und / oder Pflegephänomenen und integrieren, wenn möglich, die Angehörigen. Sie nehmen Kontakt zur Sozialbetreuung auf und machen Vorschläge zu geeigneten Betreuungsaktivitäten für den Bewohner.

In Dienst- oder Fallbesprechungen informieren die Auszubildenden über ihren zu Pflegenden und können Veränderungen im pflegerischen Zustand und die Änderungen in der Versorgung adäquat in Worte fassen. Die Auszubildenden können mit behandelnden Ärzten oder anderen Berufsgruppen adäquat kommunizieren und entsprechende Informationen richtig dokumentieren.

Die Auszubildenden setzen ihre entwickelten Strategien zur Gesunderhaltung aktiv ein. Sie überprüfen ihr berufliches Selbstverständnis.

Rahmenbedingungen für die praktische Anleitung und Vorbereitungen

Die Anleitungssituation kann im ersten, zweiten und dritten Ausbildungsdrittel verortet werden. Entsprechend dem Ausbildungsstand der teilnehmenden Auszubildenden, wählt der Praxisanleiter die zu Pflegenden in Hinsicht auf Pflegegrad und Belastbarkeit aus und holt deren Einverständnis für die Teilnahme an der praktischen Anleitungssituation ein.

Die wie folgt beschriebene Anleitungssituation findet als Tandemanleitung mit zwei Auszubildenden im ersten Ausbildungsdrittel statt.

Zeit und Ort der Anleitungssituation wird entsprechend der Einrichtungsgegebenheiten kommuniziert.

Materialvorbereitung

Zum Einstieg in das Anleitungsthema kann z. B. eine Mindmap, ein Brainstorming oder auch ein Strukturlegeplan genutzt werden (→ Kap. 3 „Methodensammlung"). In dieser Anleitungssituation wird der Einstieg durch einen Strukturlegeplan erfolgen. Der Praxisanleiter legt dafür die vorbereiteten Karten bereit sowie die Pflegedokumentationen der zu pflegenden Menschen, die an der Anleitungssituation teilnehmen. Die Begriffe auf den Karten generieren sich aus den Aspekten der Vorbereitung, Durchführung und Nachbereitung der Körperpflege.

Ein Fragebogen zur Evaluation der Körperpflege, durch die beteiligten Bewohner, sollte im Vorfeld gestaltet werden. **Beispielfragen:**

- Sind Sie verständlich und ausreichend über die Pflegehandlung informiert worden?
- Wurden Ihre Wünsche zu der Pflegehandlung erfragt und berücksichtigt?
- Wie haben Sie sich gefühlt bei der Pflegehandlung?
- War Ihre Intimsphäre zu jeder Zeit geschützt?

Die praktische Anleitung

Der Praxisanleiter und die Auszubildenden treffen sich im Arbeitsraum. Die praktische Anleitungssituation beginnt mit einer Begrüßungsrunde sowie dem Vorstellen des Ablaufplans für den Anleitungszeitraum.

Einstieg ins Anleitungsthema

Der Einstieg ins Anleitungsthema erfolgt hier an der Methode „Strukturlegeplan". Die Karten des Strukturlegeplans liegen in ungeordneter Reihenfolge auf dem Arbeitstisch aus. Die Auszubildenden bringen die Begriffe in die richtige Reihenfolge (Vorbereitung, Durchführung, Nachbereitung) in der die Körperpflege, unter fachlichen / pflegewissenschaftlichen und hygienischen Aspekten, durchgeführt werden soll. Der gelegte Strukturplan verbleibt auf dem Arbeitstisch um ihn zur späteren Evaluation / Reflexion der Anleitungssituation nutzen zu können. Die beiden Auszubildenden bekommen nun jeweils einen Bewohner zugeteilt und haben die Möglichkeit die Strukturierte Informationssammlung (SIS®) oder Pflegeanamnese, den Pflegebericht, ärztliche Anordnungen, Bewohnergespräche, etc. zu ihrem Bewohner einzusehen und Informationen für die geplante Durchführung der Körperpflege zusammenzutragen. Anhand dieser Informationen erstellen die Auszubildenden einen, die Körperpflege betreffenden, Maßnahmenplan und formulieren ggf. zu erreichende Pflegeziele.

Gemeinsam gehen die beiden Auszubildenden dann zu den Bewohnern. Der Auszubildende, der die Informationssammlung bei dem Bewohner durchgeführt und die entsprechende Pflegeplanung geschrieben hat, übernimmt die führende Rolle bei der Durchführung. Der andere Auszubildende beobachtet und steht für Handreichungen unterstützend zur Verfügung. Der Praxisanleiter ist der stille Beobachter und schreitet nur bei Handlungen ein, die den Bewohner gefährden könnten. Bei der Umsetzung dieser Anleitungssituation sind die Einrichtungs- und stationsinternen Standards zu berücksichtigen.

Durchführung der praktischen Anleitung

Merke

Die „5 Indikationen der hygienischen Händedesinfektion“ sind zu berücksichtigen und umzusetzen:

- vor Patientenkontakt
- vor aseptischen Tätigkeiten
- nach Kontakt mit potenziell infektiösem Material
- nach Patientenkontakt
- nach Kontakt mit der unmittelbaren Patientenumgebung

(Robert Koch-Institut 2016)

Vorbereitung

- ggf. Material zusammenstellen, wenn nicht im Bewohnerzimmer vorhanden:
  - pathogenfreie Einmalhandschuhe
  - Schutzschürze
  - Flächendesinfektionsmittel
  - Händedesinfektionsmittel
  - Waschlappen, Einmalwaschlappen, Handtücher
  - Waschschüssel
  - Wasch- und Pflegeprodukte (in Absprache mit dem Bewohner)
  - ggf. Material für die Haarpflege, Bartpflege, Zahnpflege (in Absprache mit dem Bewohner)
  - frische Kleidung
  - frische Bettbezüge
- an die Tür des Bewohnerzimmers ein Schild „Bitte nicht stören“ anbringen
- Besucher vor die Tür bitten (eventuell in einen Gemeinschaftsraum)

- Bewohner über die geplante Maßnahme informieren, Zeitpunkt für Zahn-, Haar- und Bartpflege vereinbaren und die Wassertemperatur erfragen
- Fenster, ggf. Gardinen und Türen schließen – Licht und Raum für die Pflegehandlung schaffen
- bei Doppelzimmern Sichtschutz schaffen
- Toilettengang ermöglichen / ggf. bei der Ausscheidung behilflich sein mit Steckbecken / Toilettenstuhl
- Ablagemöglichkeit für Bettwäsche bereitstellen
- Wäscheabwurf und Mülleimer bereitstellen
- Arbeitsfläche vorbereiten und Material herrichten
- Bett in rückenschonende Arbeitshöhe bringen

Merke

Der Auszubildende hat die Möglichkeit den gesamten Waschvorgang mit pathogenfreien Einmalhandschuhen durchzuführen, ebenso können auch nur für die Intimpflege pathogenfreie Einmalhandschuhe angezogen werden.

Während der gesamten Durchführung ist zu beachten:

- Information des Bewohners über jeden Handlungsschritt
- Intimsphäre beachten
- Durchführung an den Ressourcen des Bewohners orientieren
- nur die Körperteile entkleiden die unmittelbar gewaschen werden sollen, ggf. angrenzende Bereiche mit einem Handtuch abdecken
- bei dem gesamten Waschvorgang auf Hautveränderungen achten
- Hautfalten besonders gut trocknen

Durchführung der Körperpflege

Je nachdem, wie mobil ein Bewohner ist, wird die Körperpflege zum Teil im Bett, zum Teil am Bett oder am Waschbecken durchgeführt. Die Mobilisierung von Langzeitpflegebedürftigen hat hohe Priorität und wird, wenn irgend möglich, durchgeführt.

Bei Bewohnern, die sich nicht selbstständig, auch nicht mit Festhalten, auf den Beinen halten können, wird die Körperpflege des Unterkörpers im Bett verrichtet. Der Oberkörper wird erst anschließend am Bett mit Waschschüssel oder am Waschbecken durchgeführt. Die Handlungsschritte verändern sich im Rahmen des Orts (Waschbecken, Bettkante mit Waschschüssel). Beim Waschen am Waschbecken muss auf ein sicheres Sitzen, z. B. auf einem Duschstuhl oder einem Toilettenstuhl, geachtet werden. Die grundsätzlichen pflegefachlichen und hygienischen Aspekte verändern sich jedoch nicht.

Bei Bewohnern mit stark fortgeschrittener demenzieller Veränderung kann es notwendig sein, eine pflegerisch-therapeutische Waschung im Sinne der Basalen Stimulation® durchzuführen um die Sinne des Bewohners anzuregen.

- Den Bewohner über jeden Handlungsschritt informieren. Eine Beziehung zu ihm aufbauen.
- Durchführung an den Ressourcen des Bewohners orientieren und ihn zur eigenen Mitarbeit motivieren. Bei demenzieller Veränderung, den zu Pflegenden zur Mitarbeit auffordern und erinnern, welche Handlung als nächstes erfolgt. Wenn notwendig den Handlungsablauf mit der Hand des Bewohners gemeinsam durchführen.
- Gesicht und Ohren waschen (bei der Versorgung im Bett, Handtuch unterlegen)
- Augen immer von außen nach innen säubern
- Oberkörper und Arme waschen, die Extremitäten jeweils mit einem Handtuch unterlegen und die entsprechenden Gelenke beim Halten unterstützen
- Achselhöhlen nicht vergessen
- gewaschene Bereiche abtrocknen
- Bewohner aufsetzen und den Rücken waschen und trocknen

Wenn der Bewohner sich nicht aufsetzen kann, ist folgendes Vorgehen möglich:

- Bewohner auf eine Körperseite positionieren, der helfende Auszubildende sorgt für die Sturzprophylaxe
- Handtuch unterlegen, Rücken waschen, abtrocknen, auf Hautveränderungen inspizieren, ggf. eincremen
- Bewohner zurück auf den Rücken positionieren
- Oberkörper ankleiden
- Beine und Füße waschen und trocknen, die Extremitäten jeweils mit einem Handtuch unterlegen und die entsprechenden Gelenke beim Halten unterstützen
    - Zehenzwischenräume nicht vergessen
- Wasserwechsel (neue Waschschüssel oder Wischdesinfektion der benutzen Waschschüssel, wenn der Bewohner mit einem Keim infiziert ist, z. B. MRSA)
- Handtuchwechsel, Einmalwaschlappen gebrauchen
- hygienische Händedesinfektion (Einwirkzeit beachten), pathogenfreie Einmalhandschuhe wechseln oder ab hier mit pathogenfreien Einmalhandschuhen weiterarbeiten
- vorderen Intimbereich waschen und trocknen (von Symphyse zum Anus)
    - die Leisten und die untere Bauchfalte nicht vergessen, waschen, abtrocknen und auf Intertrigo oder Pilzbefall inspizieren
    - bei Rötung der Hautfalten Kompressen einlegen, ggfs. Hausarzt informieren
- ggf. Unterstützung zur seitlichen Positionierung geben, Sturzprophylaxe durch den helfenden Auszubildenden durchführen lassen
- hinteren Intimbereich waschen und trocknen (von Symphyse zum Anus)
- Hautinspektion, ggf. Hautpflegeprodukt anwenden

- ggf. Inkontinenzmaterial anlegen
- wieder auf den Rücken positionieren
- pathogenfreie Einmalhandschuhe ausziehen, hygienische Händedesinfektion
- Bewohner fertig ankleiden
- Bett herrichten und beschmutzte Bettwäsche auswechseln / frisch beziehen
- Zahnpflege wie auch Haar- und Bartpflege, wie mit dem Bewohner im Vorfeld besprochen, durchführen.

Nachbereitung

- Bewohner bequem positionieren (wenn Bewegungsprotokoll vorhanden, entsprechend diesem Protokoll positionieren), wenn möglich in sitzende Position (Rollstuhl, Sessel) bringen
- Wohlbefinden erfragen
- ggf. Getränk bereitstellen
- Klingel in Reichweite legen
- Materialien wegräumen
- hygienische Aufbereitung verwendeter Materialien (benutzte Tuben, Flaschen etc. – wischdesinfizieren und ggf. mit Anbruchdatum versehen)
- Arbeitsplatz- und Ablageflächen wischdesinfizieren
- ggf. Fenster öffnen und lüften
- ggf. Sichtschutz entfernen
- hygienische Händedesinfektion
- „Blick zurück" zu dem zu Pflegenden bevor das Zimmer verlassen wird, Schild „Bitte nicht stören" abnehmen
- Dokumentation (Pflegehandlung, Patientenbeobachtung, z. B. Ergebnisse der Hautinspektion wie Ödeme, Wunden, Kratzspuren, Inkontinenzassoziierte Dermatitis etc.)

Evaluation / Reflexion

Die Evaluation der Anleitungssituation findet im Arbeitsraum statt. Beide Auszubildenden reflektieren nun gemeinsam ihre Anleitungssituationen und benennen positive wie auch negative Aspekte der Umsetzung. Im Anschluss reflektiert der Auszubildende aus Sicht des „unterstützenden Auszubildenden" die entsprechende Anleitungssituation. Zum Abschluss evaluiert der Praxisanleiter beide durchgeführte Körperpflegen und füllt die hausinterne Dokumentation, z. B. Anleitungsprotokoll, für die Auszubildenden aus.

Steht ein ausreichendes Zeitfenster zur Verfügung, können auch die beiden Bewohner zur durchgeführten Körperpflege befragt werden. Zur Umsetzung dieser Evaluationsmöglichkeit wird der während der Vorbereitungsphase formulierte Fragebogen eingesetzt. Nach Befragung der Bewohner werden die Antworten gemeinsam reflektiert. Eine Befragung der Bewohner ist nur sinnvoll, wenn keine kognitive Einschränkung vorliegt.

Anregungen zur Evaluation / Reflexion von Anleitungssituationen sind in Kap. 4 aufgeführt.

6.4 Körperpflege in der ambulanten Pflege

Urte Speckenbach

Zu vernetzende praktische Anleitungssituationen

- Kap. 8.2 Dekubitusprophylaxe
- Kap. 8.3 Mobilisierung/Positionierung, Pneumonieprophylaxe
- Kap. 8.5 Intertrigoprophylaxe
- Kap. 8.6 Mundpflege, Soor- und Parodontitisprophylaxe

Kompetenzraster

Das Kompetenzraster für diese Anleitungssituation ist zu finden unter: handwerk-technik.de/links/9201

Mögliche spiralförmige Kompetenzentwicklung der Auszubildenden

Kompetenzentwicklung im Kompetenzraster

Die erste Niveaustufe des Kompetenzrasters („Know That") schafft die fachlichen (Wissens-) Voraussetzungen und kann maximal als Reproduktionsstufe von notwendigem Fachwissen angesehen werden. Die Niveaustufe „Know That" ist in der Praxis immer mit der Niveaustufe „Know How" („Durchführungsstufe") zu kombinieren, da Pflege immer als situatives Handeln zu verstehen ist. Die Reflexion zu den pflegerischen Handlungen wird dabei durchgängig eingeübt, um die Kompetenzen der Stufe „Know Why" zuverlässig anzubahnen.

Nachfolgend sind exemplarisch Pflegehandlungen im Bereich der Körperpflege bei zu Pflegenden mit unterschiedlichen Pflegegraden aufgeführt. Die Kompetenzentwicklung der Auszubildenden verläuft aufeinander aufbauend. Das heißt, die Kompetenzen, die im ersten Ausbildungsdrittel erworben werden, werden in den beiden folgenden Ausbildungsdritteln jeweils ergänzt und ausgebaut. Neue Kompetenzen lassen sich mit den bereits erworbenen verknüpfen und so den Kompetenzerwerb weiterwachsen. Im Zusammenhang mit der jeweiligen Pflegebedürftigkeit, den unterschiedlichen Bedürfnissen der zu Pflegenden, den unterschiedlichen häuslichen Situationen und dem beständigen Kompetenzzuwachs, stellt sich so ein spiralförmiger Ausbau der Kompetenzen dar.

Geringer Grad an Pflegebedürftigkeit (Orientierungseinsatz)

Die Auszubildenden kennen die Leitlinien, z. B. das Leitbild, Pflegekonzept, des ambulanten Dienstes und können diese auf den Umgang mit den zu Pflegenden übertragen. Die Auszubildenden sind in die Pflegedokumentation eingeführt und wissen, wie sie diese verwenden müssen. Sie können alle notwendigen Informationen aus der Pflegedokumentation ermitteln und sie zweckdienlich anwenden. So können sie z. B. die Mobilisation betreffend, den Unterstützungsbedarf ermitteln und die notwendige Unterstützung geben oder für die

Körperpflege feststellen, in welchen Bereichen der zu Pflegende Hilfe benötigt und welche Hilfe geplant ist. Die Auszubildenden können einen Menschen mit geringer Pflegebedürftigkeit und / oder mit einer wenig ausgeprägten kognitiven oder psychischen Veränderung bei der Körperpflege unterstützen und ihn motivieren, so viel wie möglich selbst vorzunehmen. Die Auszubildenden wissen, wie sie mit einem kognitiv eingeschränkten Pflegebedürftigen umgehen müssen und wie sie diesen aktivieren können. Die Auszubildenden haben Grundkenntnisse zu Hautpflegeprodukten und können mit dem zu pflegenden Menschen darüber sprechen. Die Auszubildenden können Hautbeobachtung umsetzen und z.B. eine Rötung erkennen. Sie kennen die prophylaktischen Maßnahmen, z.B. zur Verhinderung eines Dekubitus, und können mögliche Maßnahmen vorschlagen. Sie können ihre Beobachtungen korrekt in die Pflegedokumentation eintragen und geben die relevanten Informationen an eine zuständige Fachperson weiter. Die Auszubildenden können während der Versorgung ein klientenorientiertes Gespräch führen und sich den Angehörigen gegenüber angemessen verhalten.

Die Auszubildenden kennen Maßnahmen, die ihrer eigenen Gesunderhaltung dienen und setzen diese bei der Arbeit um, z.B. rückenschonendes Arbeiten. Sie sind sich bewusst, dass sie sich als Gast in der Häuslichkeit des zu Pflegenden aufhalten und verhalten sich dementsprechend.

Mittlerer Grad an Pflegebedürftigkeit (Pflichteinsätze)

Aufbauend auf den bereits erworbenen Kompetenzen wird die pflegerische Versorgung von zu Pflegenden mit einem größeren Pflegebedarf durchgeführt. Diese können möglicherweise eine Einschränkung in der Mobilität aufweisen und einer Unterstützung beim Aufstehen aus dem Bett oder einem Sessel bedürfen. Die Einschränkung der Mobilität kann zur Folge haben, dass der Klient auch beim Toilettengang unterstützt werden muss. Diese Unterstützungsnotwendigkeit kann für den Menschen zu einer schambesetzten Situation führen. Die Auszubildenden können die mobilitätsunterstützenden Maßnahmen korrekt anwenden und die Ressourcen des zu pflegenden Menschen aktivieren. Sie zeigen ein stimmiges Verhalten zum Schamgefühl des Klienten und wissen, wie sie darauf reagieren können. Der zu Pflegende kann ebenfalls eine weiter fortgeschrittene demenzielle Veränderung aufweisen. Die Auszubildenden nutzen ihr Wissen zu personzentrierter Pflege und aktivieren den zu Pflegenden weitestgehend zu eigenständigen Handlungen. Sie wissen, wie sie sich verhalten müssen, um den kognitiv eingeschränkten Menschen anzuleiten. Die Auszubildenden erkennen die Veränderungen des zu Pflegenden und eine damit verbundene Notwendigkeit, die pflegerische Versorgung an den Bedarf anzupassen. Sie können die individuellen Probleme und den Unterstützungsbedarf des pflegebedürftigen Menschen korrekt erfassen, sie in die SIS® oder die Pflegeplanung einfügen, die Pflegerisiken korrekt erfassen und geeignete Pflegemaßnahmen, ggf. Pflegeziele formulieren. Die Auszubildenden können die Evaluation der geplanten Maßnahmen durchführen und ggf. Veränderungen in den Maßnahmenplänen formulieren. Sie können die notwendigen Beratungsinhalte so erklären, dass der Klient die Beratung versteht und diese selbst umsetzen kann. Die Auszubildenden beziehen die pflegenden Angehörigen soweit mit in die Beratungen ein, wie der Pflegebedürftige dieses zulässt.

Die Auszubildenden kennen gesundheitsfördernde Maßnahmen, sie selbst betreffend und können diese anwenden. So können sie ihr Zeitmanagement überprüfen und so anpassen, dass dadurch die Stressbelastung für sie reduziert wird. Sie lernen mit Konflikten umzugehen und darauf zu reagieren. Sie wenden Techniken an, um Konflikte zu bewältigen, z. B. die Technik der kollegialen Beratung. Die Auszubildenden können ihr Verhältnis zu Klienten und Angehörigen gut ausbalancieren und kennen die Grenzen zwischen Nähe und Distanz.

Hoher Grad an Pflegebedürftigkeit (Vertiefungseinsätze)

Im letzten Ausbildungsdrittel werden die bereits in den ersten beiden Ausbildungsdritteln erworbenen Kompetenzen vertieft und erweitert. Die Versorgung von schwerstpflegebedürftigen zu Pflegenden steht im Fokus. Die Versorgung eines Klienten findet im Bett statt. Die Übernahme von Tätigkeiten erfolgt vollständig, besonderes Augenmerk gilt es auf vorhandene Risiken zu richten. Vorhandene Ressourcen des Pflegebedürftigen werden unterstützt und integriert und es wird trotz der ausgeprägten Pflegebedürftigkeit aktivierende Pflege umgesetzt. Individuelle Bedürfnisse werden beachtet und auf das Wohlbefinden des Klienten hin ausgerichtet. Wenn möglich werden Angehörige mit in die Versorgung und den ganzen Pflegeprozess integriert. Schwer demenziell veränderte Menschen werden unter vollständiger Übernahme der pflegerischen Tätigkeiten versorgt, auch wenn dies nicht immer im Bett erfolgt. Die Auszubildenden wenden die Technik der personzentrierten Pflege an, um den zu Pflegenden respekt- und vertrauensvoll zu versorgen. Sie können die Eigenheiten des Klienten erkennen und gehen entsprechend darauf ein. Sie wissen, wie sie sich in Ausnahmesituationen zu verhalten haben und den zu pflegenden Menschen mit Demenz emotional auffangen können.

Die Auszubildenden kennen den Pflegeprozess, sie können ihn umsetzen und kennen die einzelnen Schritte. Die Aspekte Informationssammlung, Erfassung von Unterstützungsbedarf und Ressourcen in der SIS® oder in der Pflegeanamnese, Formulierung von Maßnahmenplänen oder Pflegeplanungen und die geeignete Umsetzung sind für die Auszubildenden selbstverständlich. Die Risiken werden korrekt erfasst, mit in die Pläne integriert und umgesetzt. Pflege- und bezugswissenschaftliche Erkenntnisse sind bekannt und werden in die Ausführungen integriert und angewendet.

Die Auszubildenden führen Beratungsgespräche zu Pflegerisiken und / oder Pflegephänomenen und integrieren, wenn möglich, die Angehörigen. Sie beraten zu Entlastungs- und Unterstützungsmöglichkeiten der pflegenden Angehörigen und unterstützen bei deren Umsetzung. Sie stellen bei Bedarf Verbindung zu anderen Institutionen, z. B. Tagespflege, Pflegestützpunkt, her.

In Dienst- oder Fallbesprechungen informieren die Auszubildenden über ihren Klienten und können Veränderungen im pflegerischen Zustand und die Änderungen in der Versorgung adäquat in Worte fassen. Die Auszubildenden können mit behandelnden Ärzten oder anderen Berufsgruppen adäquat kommunizieren und entsprechende Informationen richtig dokumentieren.

Die Auszubildenden setzen ihre entwickelten Strategien zur Gesunderhaltung aktiv ein. Sie überprüfen ihr berufliches Selbstverständnis.

Rahmenbedingungen für die praktische Anleitung und Vorbereitungen

Die Anleitungssituation kann im ersten, zweiten oder dritten Ausbildungsdrittel verortet werden. Die Anleitungssituation im ersten Ausbildungsdrittel sollte als Einzelanleitung stattfinden.

Der Praxisanleiter wählt entsprechend der zu fördernden Kompetenzentwicklung der Auszubildenden die Inhalte der Anleitungssituation aus. Die Inhalte generieren sich aus der zu fördernden spiralförmigen Kompetenzentwicklung nach dem Rahmenausbildungsplan für die praktische Ausbildung. Daraufhin werden die zu pflegenden Menschen ausgewählt, die an der Anleitung teilnehmen sollen und deren Einverständnis dazu eingeholt.

Die folgende Anleitungssituation findet mit zwei Auszubildenden im zweiten Ausbildungsdrittel statt. Da zwei Auszubildende gleichzeitig in der Anleitungssituation tätig werden, ist dieses explizit dem zu Pflegenden mitzuteilen und das Einverständnis dafür einzuholen, ggfs. werden die Angehörigen oder Betreuer ebenfalls kontaktiert. Außerdem muss der Termin für die Anleitungssituation mitgeteilt werden.

Der Praxisanleiter reserviert einen Arbeitsraum. Das Anleitungsthema, Zeit, Ort und Datum der Anleitungssituation werden entsprechend der Einrichtungsgegebenheiten kommuniziert

Materialvorbereitung

Zum Einstieg in das Anleitungsthema kann z. B. eine Mindmap, Strukturlegeplan etc. genutzt werden (→ Kap. 3 „Methodensammlung"). Der Praxisanleiter sorgt dafür, dass die Pflegedokumentationen aus den Häuslichkeiten der Klienten am Tag der Anleitung im Pflegedienst vorliegen. In dieser Anleitungssituation wird der Einstieg durch einen Strukturlegeplan erfolgen. Der Praxisanleiter legt dafür die vorbereiteten Karten bereit. Die Begriffe auf den vorzubereitenden Karten generieren sich aus den Aspekten der Vorbereitung, Durchführung und Nachbereitung der Körperpflege.

Zusätzlich kann ein Fragebogen zur Evaluation der Körperpflege durch die beteiligten Klienten gestaltet werden. Fragen könnten z. B. sein:

- Sind Sie über die Pflegehandlung verständlich und ausreichend informiert worden?
- Wurden Ihre Wünsche zu der Pflegehandlung erfragt und berücksichtigt?
- Wie haben Sie sich bei der Pflegehandlung gefühlt?
- Wurde Ihre Intimsphäre zu jeder Zeit geschützt?

Die praktische Anleitung

Der Praxisanleiter und die Auszubildenden treffen sich im Arbeitsraum. Die praktische Anleitungssituation beginnt mit einer Begrüßungsrunde sowie dem Vorstellen des Ablaufplans für den Anleitungszeitraum.

Einstieg ins Anleitungsthema

Der Einstieg ins Anleitungsthema erfolgt hier am Beispiel der Methode „Strukturlegeplan". Die Karten des Strukturlegeplans liegen in ungeordneter Reihenfolge auf dem Arbeitstisch aus. Die Auszubildenden bringen die Begriffe in die richtige Reihenfolge (Vorbereitung, Durchführung, Nachbereitung), in der die Körperpflege unter fachlichen / pflegewissenschaftlichen und hygienischen Aspekten durchgeführt werden soll. Der gelegte Strukturlegeplan verbleibt in dem Arbeitsraum, um ihn zur späteren Evaluation / Reflexion der Anleitungssituation nutzen zu können.

Durchführung der praktischen Anleitung

Die Auszubildenden bekommen ihren Pflegebedürftigen zugewiesen. Es ist vorteilhaft, wenn sich die Auszubildenden und der zu Pflegende schon im Vorfeld kennengelernt haben. Die Auszubildenden erhalten die Möglichkeit, die Strukturierte Informationssammlung (SIS®) oder Pflegeanamnese, den Pflegebericht, ärztliche Anordnungen, Klientengespräche etc. einzusehen und Informationen für die geplante Durchführung der Körperpflege zusammenzutragen. Anhand dieser Informationen erstellen die Auszubildenden einen, die Körperpflege betreffenden, Maßnahmenplan und formulieren ggfs. zu erreichende Pflegeziele.

Die Auszubildende gehen gemeinsam zu dem ersten Pflegebedürftigen. Wobei der Auszubildende, der die Informationssammlung bei dem zu Pflegenden durchgeführt und die entsprechende Pflegeplanung geschrieben hat, die führende Rolle bei der Durchführung übernimmt. Der andere Auszubildende beobachtet und steht für Handreichungen unterstützend zur Verfügung.

Der Praxisanleiter ist der stille Beobachter und schreitet nur bei Handlungen ein, die den Klienten gefährden könnten. Bei der Umsetzung dieser Anleitungssituation sind die einrichtungs- und stationsinternen Standards zu berücksichtigen. Ist nur ein Auszubildender vorhanden, übernimmt der Praxisanleiter die unterstützenden Handreichungen und beobachtet dabei die Situation.

Merke

Die „5 Indikationen der hygienischen Händedesinfektion" sind zu berücksichtigen und umzusetzen:

- vor Patientenkontakt
- vor aseptischen Tätigkeiten
- nach Kontakt mit potenziell infektiösem Material
- nach Patientenkontakt
- nach Kontakt mit der unmittelbaren Patientenumgebung

(Robert Koch-Institut 2016)

Vorbereitung

- zu Pflegenden nach der Ankunft über die geplante Maßnahme informieren
- zum Schutz der Intimsphäre ggf. Fenster und Vorhänge schließen
- mögliche anwesende Angehörige informieren und Zimmertür schließen, nachdem alle Pflegeutensilien im Zimmer vorhanden sind
- zu Pflegenden vor der Anleitungssituation ermöglichen, eine Toilette aufzusuchen
- ggf. zu Pflegenden bei der Mobilisation, bzw. bei einer Positionierung unterstützen
- ausreichend Raum und Licht zum Arbeiten schaffen
- Ort für die Ablage sauberer Wäsche auswählen
- Mülleimer bereitstellen und Gefäß für dreckige Wäsche, z. B. einen Wäschekorb
- gemeinsam mit dem zu Pflegenden, ggfs. auch mit den Angehörigen, saubere Wäsche und Bettwäsche aussuchen und sie auf die saubere Ablagefläche legen
- Flächendesinfektionsmittel (nur bei infektiösen zu Pflegenden) bereitstellen und Arbeitsfläche desinfizieren
- pathogenfreie Einmalhandschuhe in ausreichender Menge bereitstellen
- Waschlappen und / oder Einmalwaschlappen, eine ausreichende Anzahl an Handtüchern, eine Waschschüssel, Wasch- und Pflegemittel sowie Material zur Bart-, Haar- und Zahnpflege bereitlegen
- Händedesinfektionsmittel ist immer griffbereit (Kittelflasche oder Spender vor Ort)
- gewünschte Wassertemperatur bei dem zu Pflegenden erfragen und diese in der Waschschüssel mit der Hand überprüfen
- gemeinsam überlegen, welcher Zeitpunkt für die Zahn- und die Bartpflege der Beste ist
- Wassertemperatur für die Mundpflege erfragen
- die Schutzschürze anziehen
- Bett in rückenschonende Arbeitshöhe bringen

- mit der Körperpflege beginnen
- ausreichend Zeit für alle Vorgänge nehmen

Durchführung

Je mobiler ein Klient ist, desto weniger wird dieser im Bett gewaschen. Die Körperpflege kann auch teilweise im oder am Bett erfolgen, oder teilweise bzw. vollständig am Waschbecken. In diesem Fall muss für ein sicheres Sitzen am Waschbecken, z. B. auf einem Duschstuhl oder einem Toilettenstuhl, gesorgt werden. Die Handlungsschritte verändern sich im Rahmen des Orts (Waschbecken, Bettkante mit Waschschüssel) in der Reihenfolge, die grundsätzlichen pflegefachlichen und hygienischen Aspekte verändern sich jedoch nicht.

Bei Klienten mit stark fortgeschrittener demenzieller Veränderung kann es notwendig sein, eine pflegerisch-therapeutische Waschung im Sinne der Basalen Stimulation® durchzuführen um die Sinne des Klienten anzuregen.

- Den zu Pflegenden über jeden Handlungsschritt informieren und eine Beziehung zu ihm aufbauen.
- Intimsphäre beachten
- Durchführung an den Ressourcen des zu Pflegenden orientieren, Ressource kann auch die Mitarbeit des pflegenden Angehörigen sein. Den zu Pflegenden zur eigenen Mitarbeit motivieren. Bei demenzieller Veränderung den Klienten zur Mitarbeit auffordern und erinnern, welche Handlung als nächstes erfolgen soll. Wenn notwendig den Handlungsablauf mit der Hand des Klienten gemeinsam durchführen.
- nur die Körperteile entkleiden, die unmittelbar gewaschen werden sollen
- Gesicht und Ohren waschen, Augen immer von außen nach innen säubern (immer sauberen Lappen verwenden)
- Oberkörper und Arme waschen, Achselhöhlen nicht vergessen
- gewaschene Bereich abtrocknen
- Klienten aufsetzen oder auf die Seite drehen und den Rücken waschen und abtrocknen
- ggf. Haut mit Körperlotion eincremen
- Oberkörper ankleiden
- Waschlappen- und Handtuchwechsel durchführen
- Beine und Füße waschen und trocknen, Zehenzwischenräume besonders gut trocknen
- ggf. Haut mit Körperlotion eincremen
- Wasserwechsel durchführen
- hygienische Händedesinfektion durchführen, pathogenfreie Einmalhandschuhe anziehen
- Handtuch- und Waschlappenwechsel, bei Infektionen im Genitalbereich Einmalwaschlappen und Einmalhandtücher verwenden oder Handtuch und Waschlappen nach dem Waschen in die Wäsche geben. Bei starker Verschmutzung erst mit Einmalmaterial Kot entfernen, dann mit Waschlappen reinigen.

- vorderen Intimbereich (Genitale (von der Symphyse zum Anus), Leisten, untere Bauchfalte) waschen und trocknen, Hautbeobachtung durchführen
- hinteren Intimbereich waschen und trocknen (von der Symphyse zum Anus)
- ggf. Hautpflegeprodukt oder ärztlich verordnetes Produkt anwenden
- ggf. Inkontinenzmaterial anlegen
- pathogenfreie Einmalhandschuhe ausziehen und hygienische Händedesinfektion durchführen
- zu Pflegenden fertig ankleiden
- ggf. Bett frisch beziehen
- ggf. Klient gereinigte Brille aufsetzen
- Zahn-und Mundpflege wie auch die Haar-und Bartpflege finden zu der mit dem Klienten abgesprochenen Zeit statt.

Achtung

Während des vollständigen Waschvorgangs auf Hautveränderungen achten. Hautfalten besonders gut trocknen. Bei Rötungen sofort aktiv werden und Tücher (Kompressen/ Leinen- oder Baumwollläppchen) zwischen legen. Ggf. nach der Versorgung Kontakt zum behandelnden Arzt aufnehmen, um eine ärztliche Anordnung für einen Abstrich, eine Salbenbehandlung oder anderes zu erhalten.

Nachbereitung

- zu Pflegenden nach Wunsch und/oder Notwendigkeit (Bewegungsprotokoll vorhanden?) positionieren
- Wohlbefinden erfragen, die hergestellte Beziehung durch freundliches, freundschaftliches Herausführen aus der Pflegesituation festigen
- Hausnotrufsender anlegen
- Brille, Telefon, Getränk, TV-Fernbedienung etc. in Reichweite legen
- Material wegräumen
- Handtücher nach Absprache im Bad zum Trocknen aufhängen oder gleich in die Waschmaschine legen
- schmutzige Wäsche identifizieren und entsprechend kennzeichnen
- Waschschüssel ausspülen und auswischen, nur bei Infektiosität des zu Pflegenden eine Wischdesinfektion durchführen
- verwendete Materialien (benutzte Tuben, Flaschen etc.) abwischen oder bei Infektiosität desinfizieren, ggf. mit Anbruchdatum versehen
- Arbeitsplatz und alle Ablageflächen reinigen, ggf. wischdesinfizieren
- persönliche Schutzschürze entsorgen

- hygienische Händedesinfektion
- Vorhänge und Fenster nach Wunsch und Absprache öffnen
- Angehörige informieren, dass der Einsatz beendet ist
- Blick „zurück" zum zu Pflegenden
- überprüfen, ob alles sauber und ordentlich ist und ob der zu Pflegende gut positioniert ist
- Verabschiedung vom zu Pflegenden, den nächsten Besuch ankündigen
- Pflegedokumentation vollständig ausführen
- Kittelflasche wischdesinfizieren und einstecken

Evaluation / Reflexion

Die Evaluation der Ausbildungssituation findet wieder im Arbeitsraum statt. Die Auszubildenden reflektieren nun ihre Anleitungssituationen und benennen positive wie auch negative Aspekte der Umsetzung. Ist in der Anleitungssituation ein Auszubildender als Handreicher und Beobachter beteiligt gewesen, reflektiert dieser Auszubildende aus seiner Sicht die entsprechende Anleitungssituation. Zum Abschluss evaluiert der Praxisanleiter die durchgeführten Körperpflegen und füllt die hausinterne Dokumentation, z. B. Anleitungsprotokoll, für die Auszubildenden aus.

Steht ein ausreichendes Zeitfenster zur Verfügung, können auch die beiden Klienten zur durchgeführten Körperpflege befragt werden. Zur Umsetzung dieser Evaluationsmöglichkeit wird der während der Vorbereitungsphase formulierte Fragebogen eingesetzt. Nach Befragung der zu Pflegenden werden die Antworten gemeinsam reflektiert. Eine Befragung der Klienten ist nur sinnvoll, wenn keine kognitive Einschränkung vorliegt. Außerdem muss für den ambulanten Bereich bedacht werden, dass die Reflexion der Anleitungssituation bereits wieder in den Räumen des Pflegedienstes stattfindet. Eine Befragung der Klienten müsste noch vor Ort stattfinden.

Anregungen zur Evaluation / Reflexion von Anleitungssituationen sind in Kap. 4 aufgeführt.

Quellenverzeichnis

Deutsches Netzwerk für Qualitätsentwicklung in der Pflege (Hrsg.) (2019): Expertenstandard Beziehungsgestaltung in der Pflege von Menschen mit Demenz. Osnabrück: Hochschule Osnabrück.

Robert Koch-Institut (2016): Händehygiene in Einrichtungen des Gesundheitswesens. Empfehlung der Kommission für Krankenhaushygiene und Infektionsprävention (KRINKO) beim Robert Koch-Institut (RKI) In: Bundesgesundheitsblatt – Gesundheitsforschung – Gesundheitsschutz (9): 1189–1220. [14.07.2020].

7 Hygienisch Arbeiten

7.1 Hygienisch Arbeiten – Basics

Lena Bierschenk, Sabine Nobles

Zu vernetzende praktische Anleitungssituationen

- jede Pflegeintervention, z. B. Körperpflege, Wundmanagement etc.

Kompetenzraster

Das Kompetenzraster für diese Anleitungssituation ist zu finden unter: handwerk-technik.de/links/9201

Mögliche spiralförmige Kompetenzentwicklung der Auszubildenden

Kompetenzentwicklung im Kompetenzraster

Die erste Niveaustufe des Kompetenzrasters („Know That") schafft die fachlichen (Wissens-) Voraussetzungen und kann maximal als Reproduktionsstufe von notwendigem Fachwissen angesehen werden. Die Niveaustufe „Know That" ist in der Praxis immer mit der Niveaustufe „Know How" („Durchführungsstufe") zu kombinieren, da Pflege immer als situatives Handeln zu verstehen ist. Die Reflexion zu den pflegerischen Handlungen wird dabei durchgängig eingeübt, um die Kompetenzen der Stufe „Know Why" zuverlässig anzubahnen.

Nachfolgend sind exemplarisch Pflegehandlungen bei zu Pflegenden mit unterschiedlichen Pflegegraden aufgeführt. Die Kompetenzentwicklung der Auszubildenden verläuft aufeinander aufbauend. Das heißt, die Kompetenzen, die im ersten Ausbildungsdrittel erworben werden, werden in den beiden folgenden Ausbildungsdritteln jeweils ergänzt und ausgebaut. Neue Kompetenzen lassen sich mit den bereits erworbenen verknüpfen und so den Kompetenzerwerb weiterwachsen.

Geringer Grad an Pflegebedürftigkeit (Orientierungseinsätze)

Im ersten Drittel der Pflegeausbildung werden die Auszubildenden an die beruflichen Aufgaben der Pflegenden herangeführt. Sie lernen, bezogen auf das Fachgebiet Hygiene, die Grundprinzipien des hygienischen Arbeitens kennen und anzuwenden. Da hygienisches Handeln ein Teilprozess in nahezu jeder Pflegeintervention ist, werden die Auszubildenden ab dem ersten Einsatztag in der praktischen Ausbildung damit konfrontiert. Sie lernen im Setting des Trägers der praktischen Ausbildung in ganz unterschiedlichen Pflegesituationen hygienisches Arbeiten und die entsprechenden Grundprinzipien kennen: die hygienische Händedesinfektion, die „5 Indikationen der hygienischen Händedesinfektion", Benutzung pathogenfreier Einmalhandschuhe, aseptisches Arbeiten, Flächendesinfektion etc. Bei der gemeinsamen Arbeit mit der Pflegefachperson oder auch in einfachen Pflegesituationen bei der Übernahme von Teilaufgaben, wird das hygienische Grundwissen durch Pflegetätigkeiten wie die Unterstützung der grundlegenden Lebensaktivitäten (Körperpflege, Kleiden, Essen und Trinken, Ausscheidung etc.), der kapillaren Blutentnahme, dem Richten einer Infusion usw. gefestigt.

Mittler Grad an Pflegebedürftigkeit (Pflichteinsätze)

Aufbauend auf diesen Wissensgrundlagen des ersten Ausbildungsdrittels werden in den unterschiedlichen Pflegesettings der Pflichteinsätze andere Schwerpunkte für die Kompetenzentwicklung gesetzt und den Auszubildenden die Möglichkeit gegeben, das erworbene Wissen in einem anderen Pflegekontext anzuwenden. Die Auszubildenden müssen also ihre hygienische Arbeitsweise an die Gegebenheiten des jeweiligen Pflegesettings und der zu pflegenden Menschen anpassen. Dabei können die Auszubildenden weitere Sicherheit in der Anwendung unterschiedlicher hygienischer Anforderungen bei Pflegemaßnahmen erreichen. Ebenso lernen sie bei den Kooperationspartnern im entsprechenden Pflegesetting eine geänderte Prozessstruktur für Pflegeabläufe kennen und müssen sich damit auseinandersetzen.

Ambulante Pflege

In der ambulanten Versorgung und vollstationären Langzeitpflege von zu pflegenden Menschen gibt es z. B. keinen Versorgungsschrank wie im Krankenhaus, der regelmäßig mit allen notwendigen Pflege- und Hygieneutensilien, z. B. pathogenfreie Einmalhandschuhe, Händedesinfektionsmittel, sterile Materialien für einen aseptischen Verbandwechsel etc., aufgefüllt wird. In der Regel müssen bestimmte Produkte vom Hausarzt angeordnet und / oder rezeptiert werden wie Verbandmaterial. Der nächste Prozessschritt wäre, das Rezept abzuholen und die Materialien aus der Apotheke bzw. dem Sanitätshaus zu besorgen. Erst jetzt kann die Pflegehandlung mit den entsprechenden Hygieneaspekten bei dem zu pflegenden Menschen umgesetzt werden.

Im Pflegesetting der Akut-Pflege im Krankenhaus findet ein enger Informationsaustausch mit der Abteilung Krankenhaushygiene bzw. zuständigen Hygienefachpersonen der Stationen statt. Dabei werden auftretende Fragen, z. B. Isolation von zu pflegenden Menschen bei Infektionen / multiresistenten Keimen, Optimierung hygienischer Arbeitsmethoden, neue Empfehlungen des RKI etc., sehr zeitnah – meistens in der aktuellen Tagesschicht – bearbeitet und umgesetzt.

Die Auszubildenden lernen in den unterschiedlichen Pflegesettings neben unterschiedlichen Prozessabläufen der Pflege auch verschiedene Dokumentationssysteme kennen und zu gebrauchen und zu vergleichen.

Die Auszubildenden sollen schon zunehmend selbstständige Aufgaben bei den zu pflegenden Menschen übernehmen, z. B. den Pflegeprozess für einen zu pflegenden Menschen der operiert wurde (bei häufig vorkommende chirurgische Eingriffe) planen, abstimmen und umsetzen. Das heißt konkret für den Bereich hygienisches Arbeiten, einen aseptischen Verbandwechsel bei einer z. B. primär heilenden Wunde in die Pflegeplanung mit einzubeziehen, entsprechend durchzuführen und zu evaluieren.

Auch durch Informations- und Beratungssituationen für den zu pflegenden Menschen und seine Bezugsperson könnten die Auszubildenden in diesem Ausbildungsdrittel ihr Hygienewissen festigen und ausbauen, z. B. bezüglich der Versorgung einer PEG Anlage (aseptischer Verbandwechsel PEG-Einstichstelle, Umgang in der Häuslichkeit nach Abheilung etc.).

Kinderkrankenpflege

In der Pädiatrie eignet sich für Anleitungssituationen z. B. die Pflege eines Frühgeborenen im Inkubator, eine Nabelpflege sowie das Herstellen einer Mischinfusion zur Ernährung oder eine gewichtsadaptierte i.v.- Medikamentengabe.

Hoher Grad an Pflegebedürftigkeit (Vertiefungseinsätze)

Die Auszubildenden sollen mit umfassenden Kenntnissen weitgehend selbstständig in komplexen Pflegesituationen im Einsatzbereich beim Träger der praktischen Ausbildung agieren.

Die gesundheitliche Situation der zu pflegenden Menschen mit einem hohen Grad an Pflegebedürftigkeit ist durch Instabilität und Komplikationsrisiken gekennzeichnet. Sie haben einen hohen Bedarf an komplexen medizinischen, diagnostischen und therapeutischen Maßnahmen.

Die Auszubildenden haben also in ganz unterschiedlichen Bereichen und Pflegeanforderungen die Möglichkeit, ihr hygienisches Wissen einzubringen und ihre Kompetenzen in diesem Bereich zu erweitern, z. B. gemeinsamer Verbandwechsel mit der Pflegefachperson und dem behandelnden Arzt bei großen infizierten Wunden, endotracheales Absaugen bei einer Trachealkanüle, zu pflegende Menschen in einer Umkehrisolation, z. B. bei Chemo- und / oder Strahlentherapie, nach Knochenmarktransplantation etc. versorgen, Auszubildende im 1. oder 2. Ausbildungsdrittel zum hygienischen Arbeiten anleiten, den zu pflegenden Menschen und die Bezugsperson zu entsprechenden Hygienethemen schulen und anleiten.

Rahmenbedingungen für die praktische Anleitung und Vorbereitungen

Die folgende Anleitungssituation wird sich mit der Basishygiene bei der Versorgung von zu pflegenden Menschen beschäftigen und sollte im ersten Ausbildungsdrittel bzw. ersten Orientierungseinsatz der Ausbildung angeleitet werden.

Weitere Anleitungssituationen zum Thema „hygienisch Arbeiten" können im ersten, zweiten und dritten Drittel der Ausbildung verortet werden. Entsprechend dem Ausbildungsstand der teilnehmenden Auszubildenden und dem zu fördernden Kompetenzaufbau, wählt der Praxisanleiter das zu bearbeitende Thema aus dem Bereich „hygienisch Arbeiten" aus.

Anleitungsthema, Zeit, Ort und Datum der Anleitungssituation werden entsprechend der Einrichtungsgegebenheiten kommuniziert.

Der Praxisanleiter reserviert für die Dauer der Anleitungssituation einen Arbeitsraum.

Diese Anleitungssituation wird als Gruppenanleitung mit vier Auszubildenden vorgestellt.

Materialvorbereitung

Der Einstieg ins Anleitungsthema erfolgt durch die ABC-Methode, die in Kapitel 3 „Methodensammlung" vorgestellt wird. Dafür werden vier Arbeitsblätter mit den Buchstaben A bis Z in vertikaler Anordnung bereitgelegt.

Die praktische Anleitung

Die Auszubildenden treffen sich mit dem Praxisanleiter in dem Arbeitsraum. Es gibt eine kurze Begrüßungsrunde und der Praxisanleiter stellt den Ablauf der Anleitungssituation vor.

Einstieg ins Anleitungsthema

Zum Einstieg ins Anleitungsthema hat der Praxisanleiter ein ABC-Arbeitsblatt vorbereitet. Jeder Auszubildende bekommt ein Arbeitsblatt und soll nun zu jedem Buchstaben einen Begriff aufschreiben, der mit dem Thema „hygienisch Arbeiten" in Verbindung zu bringen ist. Zeitrahmen dafür sind 10–15 Minuten. Anschließend werden die gefundenen Begriffe gemeinsam verglichen und ggf. diskutiert.

Im Anschluss gehen die Auszubildenden und der Praxisanleiter in den Vorbereitungsraum der Station und der Praxisanleiter zeigt den Auszubildenden mit der Methode „Modeling mit Metalog" (→ Kap. 3 „Methodensammlung"), wie eine Infusion vorbereitet wird.

Durchführung der praktischen Anleitung

> **Merke**
>
> Die „5 Indikationen der hygienischen Händedesinfektion" sind zu berücksichtigen und umzusetzen:
>
> - vor Patientenkontakt
> - vor aseptischen Tätigkeiten
> - nach Kontakt mit potenziell infektiösem Material
> - nach Patientenkontakt
> - nach Kontakt mit der unmittelbaren Patientenumgebung
>
> (Robert Koch-Institut 2016)

Grundsätze und Informationen, die der Praxisanleiter während der Durchführung der Anleitungssituation in den Metalog einfließen lässt:

- Aufziehen von Medikamenten oder Richten von Infusionen im regulären Stationsablauf stets an einem ausschließlich dafür vorgesehenen reinen Arbeitsplatz

- hygienische Händedesinfektion zu Beginn jeder Injektions- oder Infusionsvorbereitung
- Injektionen stets, s.c.-Injektionen nur ggf., mit pathogenfreien Einmalhandschuhen verabreichen
- Infusionen stets mit pathogenfreien Einmalhandschuhen anlegen oder abnehmen
- hygienische Händedesinfektion nach dem Ausziehen von pathogenfreien Einmalhandschuhen
- Entsorgung gebrauchter Spritzen / Kanülen / Verschluss-Stopfen unter Vermeidung von Verletzungs- und Infektionsgefahren in durchstichsichere Abwurfbehälter

Achtung

Keinesfalls dürfen Kanülen in die Schutzhüllen zurückgesteckt werden.

- bei der Verwendung von sterilem Material beachten:
  - Verwendbarkeitsfristen nicht überschreiten
  - Verpackung auf Unversehrtheit prüfen
  - Entnahme mittels Peel-off-Technik
- zu applizierende Medikamente oder Infusionslösungen auf Verfallsdatum, Verfärbungen / Trübungen/ Ausflockungen überprüfen
- vorgeschriebene Lagerungsbedingungen kontrollieren
- Informationen zu Medikament, Dosierung, Verabreichungsart, etc. aus der Krankenakte entnehmen
- in diesem Zusammenhang ggf. die 6-R-Regel ansprechen

Materialvorbereitung für das Richten einer Infusion

- hygienische Händedesinfektion
- pathogenfreien Einmalhandschuhen anziehen
- Flächendesinfektion der Arbeitsfläche
- Flächendesinfektion eines Tabletts
- pathogenfreien Einmalhandschuhen ausziehen
- hygienische Händedesinfektion
- Material zum Vorbereiten der Infusion bereitlegen
  - alkoholisches Desinfektionsmittel
  - Infusionsflasche, z. B. NaCl 0,9 %,Ringerlösung etc.
  - Infusionssystem
  - steril verpacktes Material durch die Peel-off-Technik entnehmen

Richten einer Infusion – Durchführung

- Verschluss des Durchstechstopfens öffnen
- Desinfektion des Durchstechstopfens mit einem alkoholischen Desinfektionsmittel, dabei Einwirkzeit beachten und Desinfektionsmittel vor Einführen des Infusionsdorns abtrocknen lassen
- Infusionssystem nehmen, Durchflussregler schließen und Infusionsdorn in den Durchstechstopfen einbringen
- Tropfenkammer bis zur Markierung füllen
- Belüftungsfilter öffnen; **Hinweis:** bei Transport der Infusionsflasche zum Pflegebedürftigen oder des Pflegebedürftige mit der angelegten Infusion zu einer Untersuchung Belüftungsfilter und Durchflussregler schließen
- Infusionssystem durch langsames Öffnen des Durchflussreglers entlüften
- Infusionsflasche mit Herstellungsdatum, Uhrzeit, Namen des Pflegebedürftigen, Medikament bei Mischinfusionen und Injektionen und Dosierung kennzeichnen

Folgendes Material wird nun auf dem wischdesinfizierten Tablett zusammengestellt:

- pathogenfreien Einmalhandschuhen
- Händedesinfektionsmittel
- Hautdesinfektionsmittel
- übersterilisierte pathogenfreie Tupfer
- vorbereitete Infusion
- stichsicherer Abwurfbehälter für infektiöses Material, um bei Anlegen der Infusion den Verschluss-Stopfen des venösen Gefäßzuganges zu entsorgen

Nachdem der Praxisanleiter eine Infusion vorbereitet hat, geht er mit den Auszubildenden zurück in das Arbeitszimmer. Dort werden alle Aspekte der Materialvorbereitung und der Durchführung von den Auszubildenden auf Moderationskarten geschrieben und dann in der richtigen Reihenfolge angeordnet. Der Praxisanleiter ist korrigierend und ergänzend tätig. Zur Ergebnissicherung könnte die Zusammenstellung der Moderationskarten abfotografiert werden.

Als nächster Schritt der Anleitungssituation werden die in der Einrichtung gültigen Hygieneverfahrensanweisungen, bezogen auf das Anleitungsthema, von den Auszubildenden eingesehen. Der Praxisanleiter zeigt den Zugangsweg dafür auf.

Die Zusammenstellung der Handlungsabläufe auf den Moderationskarten sollten mit den Hygieneverfahrensanweisungen verglichen werden.

Fragen und Unklarheiten werden geklärt.

Durchführung durch die Auszubildenden

Im Anschluss daran geht es zurück ins Vorbereitungszimmer und jeder Auszubildende richtet, entsprechend der hygienischen Arbeitsweise, eine Infusion her. Die jeweils anderen Auszubildenden und der Praxisanleiter sind stille Beobachter.

Nach den einzelnen Durchführungen gibt es gleich im Anschluss ein Feedback von den stillen Beobachtern zum jeweiligen Hygieneverhalten des Auszubildenden.

Nachbereitung

Der Praxisanleiter zeigt den Auszubildenden an welcher Stelle des Dokumentationssystems die Pflegetätigkeit dokumentiert werden muss.

Nachdem die praktischen Tätigkeiten beendet sind, gehen die Auszubildenden und der Praxisanleiter zurück in den Arbeitsraum.

Evaluation / Reflexion

Nun findet ein Feedbackgespräch zu der gesamten Anleitungssituation statt.

Anregungen zur Gestaltung des Feedbackgesprächs sind im Kapitel 4 „Evaluation und Reflexion" von Anleitungssituationen zu finden.

Quellenverzeichnis

Robert Koch-Institut (2016): Händehygiene in Einrichtungen des Gesundheitswesens. Empfehlung der Kommission für Krankenhaushygiene und Infektionsprävention (KRINKO) beim Robert Koch-Institut (RKI) In: Bundesgesundheitsblatt – Gesundheitsforschung – Gesundheitsschutz (9): 1189–1220. [14.07.2020].

Robert Koch-Institut (2011): Anforderungen an die Hygiene bei Punktionen und Injektionen. Empfehlung der Kommission für Krankenhaushygiene und Infektionsprävention beim Robert Koch-Institut (RKI) In: Bundesgesundheitsblatt – Gesundheitsforschung – Gesundheitsschutz (9/10): 1135–1144. [14.07.2020].

8 Prophylaxen in der Pflege

Sabine Nobles

Prophylaxen werden im Rahmen des Pflegeprozesses individuell nach entsprechender Risikoerfassung und pflegefachlicher Einschätzung für den zu pflegenden Menschen zusammengestellt. Die jeweilige prophylaktische Pflegeintervention wird regelmäßig durchgeführt, dokumentiert, evaluiert und ggf. angepasst. Wichtig für eine erfolgreiche Prophylaxe ist die Kommunikation dazu im intra- und interprofessionellen Team.

Die entsprechende prophylaktische Pflegehandlung ist immer mit dem zu pflegenden Menschen abzusprechen, ggf. werden Bezugspersonen mit einbezogen, wenn der zu pflegende Mensch seine Zustimmung gegeben hat.

Wenig zielführend sind Informations- und Beratungsgespräche zwischen „Tür und Angel". Informations- und Motivationsgespräche sowie die Anleitung sollten in einem zeitlich passenden und ruhigen Gesprächsrahmen umgesetzt werden.

Aus ökonomischer Sicht ist es sinnvoll verschiedene Pflegehandlungen zu bündeln. Prophylaktische Maßnahmen sollten mit anderen Pflegeinterventionen verknüpft werden, d. h. bei der morgendlichen Körperpflege wird z. B. die Mundpflege zur Soor- und Parotitisprophylaxe und Pneumonieprophylaxe integriert. Das Mobilisieren des zu pflegenden Menschen zum Waschbecken wird z. B. mit der Kontrakturen- und Pneumonieprophylaxe bzw. der allgemeinen Mobilisation verbunden und nach Beendigung der Körperpflege könnte die A-Positionierung – atemunterstützende Positionierung zur Pneumonieprophylaxe – für zehn Minuten praktiziert werden.

Ambulante Pflege

Für die ambulante Pflege ist eine Praxisanleitung zum Thema Prophylaxen als Einzelanleitung in Kombination mit einer anderen pflegerischen Tätigkeit, z. B. Unterstützung bei der Körperpflege, sinnvoll.

8.1 Sturzprophylaxe

Lena Bierschenk, Sabine Nobles, Ina Welzenbach

Zu vernetzende praktische Anleitungssituationen

- Kap. 5 Pflegeprozess / Pflegeplanung
- Kap. 6 Körperpflege
- Kap. 8.3 Positionierung / Mobilisation, Pneumonieprophylaxe
- Kap. 12.3 Strukturiertes Aufnahmegespräch
- Kap. 13 Pflege als Wissenschaft

Kompetenzraster

Das Kompetenzraster für diese Anleitungssituation ist zu finden unter: handwerk-technik.de/links/9201

Mögliche spiralförmige Kompetenzentwicklung der Auszubildenden

Kompetenzentwicklung im Kompetenzraster

Die erste Niveaustufe des Kompetenzrasters („Know That") schafft die fachlichen (Wissens-) Voraussetzungen und kann maximal als Reproduktionsstufe von notwendigem Fachwissen angesehen werden. Die Niveaustufe „Know That" ist in der Praxis immer mit der Niveaustufe „Know How" („Durchführungsstufe") zu kombinieren, da Pflege immer als situatives Handeln zu verstehen ist. Die Reflexion zu den pflegerischen Handlungen wird dabei durchgängig eingeübt, um die Kompetenzen der Stufe „Know Why" zuverlässig anzubahnen.

Nachfolgend sind exemplarisch Handlungen und Maßnahmen im Bereich der Sturzprophylaxe gemäß des Expertenstandards hinsichtlich personen-, medikamenten- und umgebungsbezogene Risikofaktoren bei zu Pflegenden dargestellt.

Die Kompetenzentwicklung der Auszubildenden verläuft aufeinander aufbauend. Das heißt, die Kompetenzen, die im ersten Ausbildungsdrittel erworben werden, werden in den beiden folgenden Ausbildungsdritteln jeweils ergänzt und ausgebaut. Neue Kompetenzen lassen sich mit den bereits erworbenen verknüpfen und so den Kompetenzerwerb weiterwachsen. Im Zusammenhang mit der jeweiligen Pflegebedürftigkeit, den unterschiedlichen Bedürfnissen der zu Pflegenden, den unterschiedlichen Pflegesituationen und dem beständigen Kompetenzzuwachs, stellt sich so ein spiralförmiger Ausbau der Kompetenzen dar.

> **Merke**
>
> Die Durchführung von Maßnahmen zur Sturzprophylaxe in der Häuslichkeit ist für Klienten immer mit massiven Einschnitten in das Privatleben und in die eingelebten Gewohnheiten verbunden. Daher sind solche Maßnahmen immer behutsam umzusetzen und mit erhöhter Sensibilität den Bedürfnissen der Klienten gegenüber zu kommunizieren. Im Besonderen wird hier die Kompetenz zur Beratung von zu pflegenden Menschen und ihren Angehörigen gefördert.

Geringer Grad an Pflegebedürftigkeit (Orientierungseinsatz)

Die Auszubildenden kennen das Pflegekonzept der Einrichtung sowie den Expertenstandard zur Sturzprophylaxe und das Pflegedokumentationssystem. Sie sind in der Lage, aus der Pflegedokumentation die relevanten Informationen über den zu Pflegenden herauszufinden, die für den fach- und sachgerechten Umgang mit dem zu Pflegenden notwendig sind. So können die Auszubildenden beispielsweise für die anstehende Sturzprophylaxe die Bedürfnisse und den biografischen oder auch kulturellen Hintergrund zweckdienlich berücksichtigen oder durch Informationen zur Mobilisation, z. B. ob ein Rollator genutzt wird, erkennen, welche Maßnahmen ggf. zusätzlich zu berücksichtigen sind.

> **Ambulante Pflege**
>
> In der ambulanten Pflege sind die Auszubildenden in der Lage, aus der Pflegedokumentation wichtige und notwendige Informationen zum häuslichen Wohnumfeld des Klienten für die Sturzprophylaxe zu ermitteln, z. B. das Vorhandensein von Treppen.

Die Auszubildenden können bei einem Menschen mit geringer Pflegebedürftigkeit den individuellen Bedarf an Unterstützung im Rahmen der Sturzprophylaxe feststellen. Sie wissen mit zu Pflegenden mit geringfügigen kognitiven Einschränkungen umzugehen und im Sinne der Validation angemessen zu reagieren. Sie können den zu Pflegenden motivieren, Sturzrisikofaktoren zu erkennen, angemessene Maßnahmen zur Verminderung des Sturzrisikos unter Berücksichtigung individueller Bedürfnisse und Gegebenheiten anzunehmen und ggf. selbst durchzuführen, z. B. Stolperfallen wie am Boden liegende Kabel zu beseitigen.

Die Auszubildenden können ihre Beobachtungen korrekt in die Pflegedokumentation eintragen und ggf. an weitere zuständige Fachpersonen weiterleiten. Während der Sturzprophylaxe sind die Auszubildenden in der Lage, die Gespräche mit dem zu Pflegenden und ggf. den Angehörigen nach dem personzentrierten Ansatz zu führen und sich stets der Situation adäquat zu verhalten.

Mittlerer Grad an Pflegebedürftigkeit (Pflichteinsätze)

Aufbauend auf den bereits erworbenen Kompetenzen wird die Sturzprophylaxe bei zu Pflegenden mit einem größeren Pflegebedarf durchgeführt. Diese können möglicherweise eine Einschränkung in der Mobilität oder demenzielle Veränderungen wie „Hinlauftendenzen" aufweisen.

Die Auszubildenden wenden in diesen Fällen ihr erworbenes Wissen zur personzentrierten Pflege an und aktivieren die noch vorhandenen Ressourcen des zu Pflegenden. Sie erkennen die Veränderungen beim zu Pflegenden und eine damit verbundene Notwendigkeit, die Sturzprophylaxe an den Bedarf anzupassen, z. B. durch das Installieren von Haltegriffen im Badezimmer.

Die Auszubildenden können die individuellen Probleme und den Unterstützungsbedarf des zu Pflegenden im Rahmen der Sturzprophylaxe sowohl im stationären als auch im häuslichen Bereich korrekt erfassen, diese dokumentieren sowie geeignete Maßnahmen ableiten und diese mit dem zu Pflegenden und ggf. den Angehörigen personzentriert kommunizieren. Sie können die Evaluation der geplanten Maßnahmen zur Sturzprophylaxe durchführen und ggf. Veränderungen in den Maßnahmenplänen formulieren.

Hoher Grad an Pflegebedürftigkeit (Vertiefungseinsätze)

Im dritten Ausbildungsdrittel kann als Kompetenzentwicklung eine Anleitungssituation bei verschiedenen zu pflegenden Menschen mit unterschiedlichen Risikofaktoren und die dann folgende Sturzdokumentation stattfinden.

Rahmenbedingungen für die praktische Anleitung und Vorbereitung

Die Anleitungssituation kann im ersten und zweiten Drittel der Ausbildung verortet werden. Entsprechend dem Ausbildungsstand der teilnehmenden Auszubildenden und dem zu fördernden Kompetenzaufbau, wählt der Praxisanleiter die zu pflegenden Menschen aus, bei denen die Anleitung durchgeführt werden soll.

Für die folgende Anleitungssituation werden zwei zu pflegende Menschen ausgewählt, die zur stationären Aufnahme ins Krankenhaus auf die entsprechende Station kommen. Demzufolge kann das Einverständnis für die Teilnahme der zu pflegenden Menschen erst kurzfristig vor der Anleitungssituation eingeholt werden. Diese Anleitungssituation findet mit zwei Auszubildenden im zweiten Ausbildungsdrittel statt.

Anleitungsthema, Zeit, Ort und Datum der Anleitungssituation werden den Einrichtungsgegebenheiten gemäß kommuniziert. Die einrichtungsinternen Standards werden in die Anleitungssituation miteinbezogen. Der Praxisanleiter reserviert für die Dauer der Anleitungssituation einen Arbeitsraum.

Materialvorbereitung

Der Praxisanleiter bereitet ein Flipchart-Papier nach der Vorlage einer Sturzrisikoerfassung vor. Die Zeilen für die Unterbegriffe / den Erwartungshorizont bleiben leer. Diese werden einzeln auf Karten geschrieben.

Sturzrisikoerfassung
Sturzgefahr aufgrund personenbezogener Risikofaktoren
Erwartungshorizont: • Einschränkungen bei den Aktivitäten des täglichen Lebens, z. B. Gehprobleme, Sehbeeinträchtigungen, Hörbeeinträchtigung, Kontinenzprobleme wie Dranginkontinenz, Durchfälle • Beeinträchtigung sensomotorischer Funktionen, z. B. Gleichgewichtsprobleme mit resultierenden Gangunsicherheiten, Gefühllosigkeit oder Lähmungen in den Beinen und / oder den Füßen, z. B. bei Multipler Sklerose, amyotropher Lateralsklerose, Parkinson-Krankheit • Beeinträchtigung der Kognition / Stimmung, z. B. Formen der Depressionen, Parkinson-Krankheit, demenzielle Erkrankungen • akute und / oder chronische Beeinträchtigungen des Denkvermögens, z. B. Delir, demenzielle Erkrankungen, Alkohol- und / oder Drogenabusus • Erkrankungen, die mit kurzfristiger Ohnmacht einhergehen können, z. B. Herzerkrankungen wie Hyper-/Hypotonus, Herzrhythmusstörungen, Diabetes mellitus (Hyper-/Hypoglykämie), zerebrale Durchblutungsstörungen • Sturzangst • Sturzvorgeschichte
Sturzgefahr aufgrund medikamentenbezogener Risikofaktoren
Erwartungshorizont: • Antihypertensiva wie Betablocker, ACE Hemmer • psychotrope Medikamente wie Schlafmittel, Beruhigungsmittel, zentral wirkende Schmerzmittel, Antidepressiva, codeinhaltige Medikamente • Polypharmazie, d. h. Multimedikation: gleichzeitige und kontinuierliche Einnahme von mehreren Wirkstoffen, z. B. von fünf oder mehr Medikamenten

Sturzgefahr aufgrund umgebungsbezogener Risikofaktoren
Erwartungshorizont: • freiheitsentziehende Maßnahmen • glatte Fußböden • Gefahrenquellen in der Umgebung wie lose verlegte Kabel von Infusomaten, Spritzenpumpen, Monitoranlagen etc., verlängerte nicht fixierte Infusionsschläuche, Infusionsständer, überfüllte Patientenzimmer etc. • fehlende Haltemöglichkeiten im Innen- und Außenbereich • zu hohe bzw. zu niedrige Toiletten • geringe Beleuchtung, zu schwache Lichtkontraste • ungeeignetes Schuhwerk • ungeeignete Bekleidung wie zu lange Hosen, schwierig zu öffnende Kleidung, z. B. bei Dranginkontinenz
Pflegerische Maßnahmen
Erwartungshorizont: • Modifikation von umgebungsbezogenen Faktoren für Sturzgefahr, z. B. Kabel von Geräten sicher verlegen, Nachtlicht anlassen etc., Begehung des Wohnumfelds veranlassen mit Info an das Entlassungsmanagement • Medikation anpassen: Stations-/Hausarzt, Info an das Entlassungsmanagement • Einsatz von Hilfsmitteln wie Rollator, Toilettensitzerhöhung, Spezialbetten, etc. – Info an das Entlassungsmanagement, welches die Nutzbarkeit in der Häuslichkeit prüft • individuelle Einzelintervention wie Auswahl von Schuhen, Stoppersocken, Bekleidung anpassen • Beratungs- und Informationsgespräch mit dem Pflegebedürftigen und / oder den Angehörigen • Dokumentation in der Pflegeprozessdokumentation • Evaluation bei Dienstbesprechungen, interdisziplinären Fallbesprechungen, Pflegevisiten, ärztlichen Visiten

Dieses Musterformular zur Sturzrisikoerfassung, welches als digitales Zusatzmaterial vorliegt, liegt für die Auszubildenden in zwei Kopien zur Verwendung vor.

Die praktische Anleitung

Die Auszubildende und der Praxisanleiter treffen sich im Arbeitsraum. Nach einer kurzen Vorstellungsrunde wird der Ablauf der Anleitungssituation vorgestellt und besprochen.

Einstieg ins Anleitungsthema

Der Praxisanleiter breitet das vorbereitete Flipchart-Papier auf dem Arbeitstisch aus. Daneben liegen in ungeordneter Reihenfolge die beschrifteten Karten mit den verschiedenen Aspekten, die zu einer Sturzrisikoerfassung ermittelt und abgefragt werden sollen, und den pflegerischen Maßnahmen, die für den zu pflegenden Menschen seinem Sturzrisiko entsprechend geplant werden sollten.

Die Auszubildenden haben nun die Aufgabe, die Aspekte den korrekten Überpunkten zuzuordnen und darüber ins Gespräch zu kommen. Der Praxisanleiter ist informierend und korrigierend tätig.

Haben alle Karten ihren richtigen Platz gefunden, bekommen die Auszubildenden das bereitliegende Musterformular-Sturzrisikoerfassung ausgehändigt und einen zu pflegenden Menschen, der zur stationären Aufnahme kommt, zugewiesen.

Durchführung der praktischen Anleitung

Merke

Die „5 Indikationen der hygienischen Händedesinfektion" sind zu berücksichtigen und umzusetzen:

- vor Patientenkontakt
- vor aseptischen Tätigkeiten
- nach Kontakt mit potenziell infektiösem Material
- nach Patientenkontakt
- nach Kontakt mit der unmittelbaren Patientenumgebung

(Robert Koch-Institut 2016)

Die beiden Auszubildenden und der Praxisanleiter gehen gemeinsam in das Zimmer eines der teilnehmenden zu pflegenden Menschen. Einer der Auszubildenden übernimmt die Gesprächsführung, der andere Auszubildende und der Praxisanleiter sind stille Beobachter.

Vorbereitung

Bei dieser Anleitungssituation benötigt der Auszubildende nur das Formular zur Sturzrisikoerfassung, kein weiteres Material.

Durchführung

- zu pflegenden Menschen begrüßen und über die Anleitungssituation informieren
- ggf. Besuch aus dem Zimmer bitten, z. B. in einen Aufenthaltsraum
- Schild „Bitte nicht stören" an die Tür hängen
- hygienische Händedesinfektion

- den zu pflegenden Menschen bitten, am Tisch Platz zunehmen oder ggf. im Bett – wenn möglich, sitzend positionieren
- im Rahmen eines formellen Gesprächs die Aspekte zur Sturzrisikoerfassung abklären und das entsprechende Formular ausfüllen, eventuell vorliegenden Einweisungsbrief oder Verlegungsbericht miteinbeziehen.
- ergeben sich Risikofaktoren, im Gespräch mit dem zu pflegenden Menschen gemeinsam eine prophylaktische Maßnahme überlegen und notieren
- nach Beendigung des Gesprächs ggf. den zu pflegenden Menschen in die gewünschte Position zurückbringen
- Klingel in Reichweite positionieren
- hygienische Händedesinfektion
- Blick zurück, verabschieden, Zimmer verlassen, Schild „Bitte nicht stören" abnehmen
- ggf. Besucher zurück ins Zimmer bitten

Kinderkrankenpflege

In der Pädiatrie geht eine hohe Sturzgefahr für Kinder durch ein nicht hochgezogenes Bettgitter oder von einem am Bett fehlerhaft angebrachten bzw. vergessenen Sturzschutz aus. Besonders gefährdet sind hierbei Säuglinge und Kleinkinder bis ins Grundschulalter. Daher wird die Begleitperson angeleitet, den Sturzschutz zu nutzen bzw. korrekt an das Bett anzubringen. Generell gilt: Erhält ein Säugling bzw. Kind eine pflegerische Intervention in seinem Bett, z. B. Wickeln oder Nahrung anreichen, so muss die Pflegefachperson stets eine Hand am Kind lassen. Sobald sie sich auch nur kurz vom Kind abwendet bzw. vom Bett entfernt, muss sie die Bettgitter ganz nach oben ziehen. Ist auf der Station kein Sturzschutz mehr vorrätig und kann dieser auch nicht besorgt werden, so wird das Bett direkt an eine Wand geschoben.

Nachbereitung

Im Arbeitsraum erörtern die Auszubildenden und der Praxisanleiter die erhobene Risikoerfassung, die überlegten pflegerischen Maßnahmen und die Gesprächsführung. Ist dieser Arbeitsschritt abgeschlossen, erfolgt die entsprechende Dokumentation und Information der zuständigen Pflegefachperson.

Jetzt werden die Rollen getauscht und der andere Auszubildende übernimmt die Sturzrisikoerfassung und entsprechende pflegerische Maßnahmenplanung für seinen zu pflegenden Menschen.

Evaluation / Reflexion

Zum Abschluss der Anleitungssituation treffen sich beide Auszubildende und der Praxisanleiter im Arbeitsraum und es findet ein Feedbackgespräch statt. Anregungen zur Evaluation / Reflexion von Anleitungssituationen werden in Kapitel 4 aufgezeigt.

8.2 Dekubitusprophylaxe

Sabine Nobles, Ina Welzenbach

Zu vernetzende praktische Anleitungssituationen

- Kap. 6 Körperpflege
- Kap. 8.3 Positionierung / Mobilisation, Pneumonieprophylaxe
- Kap. 9 Wundmanagement
- Kap. 13 Pflege als Wissenschaft

Kompetenzraster

Das Kompetenzraster für diese Anleitungssituation ist zu finden unter: handwerk-technik.de/links/9201

Mögliche spiralförmige Kompetenzentwicklung der Auszubildenden

Kompetenzentwicklung im Kompetenzraster

Die erste Niveaustufe des Kompetenzrasters („Know That") schafft die fachlichen (Wissens-) Voraussetzungen und kann maximal als Reproduktionsstufe von notwendigem Fachwissen angesehen werden. Die Niveaustufe „Know That" ist in der Praxis immer mit der Niveaustufe „Know How" („Durchführungsstufe") zu kombinieren, da Pflege immer als situatives Handeln zu verstehen ist. Die Reflexion zu den pflegerischen Handlungen wird dabei durchgängig eingeübt, um die Kompetenzen der Stufe „Know Why" zuverlässig anzubahnen.

Nachfolgend sind exemplarisch Handlungen und Maßnahmen im Bereich der Dekubitusprophylaxe gemäß dem Expertenstandard hinsichtlich personen- und umgebungsbezogener Risikofaktoren bei zu Pflegenden dargestellt. Die Kompetenzentwicklung der Auszubildenden verläuft aufeinander aufbauend. Das heißt, die Kompetenzen, die im ersten Ausbildungsdrittel erworben werden, werden in den beiden folgenden Ausbildungsdritteln jeweils ergänzt und ausgebaut. Neue Kompetenzen lassen sich mit den bereits erworbenen verknüpfen und so den Kompetenzerwerb weiterwachsen. Im Zusammenhang mit der jeweiligen Pflegebedürftigkeit, den unterschiedlichen Bedürfnissen der zu Pflegenden, den unterschiedlichen häuslichen Situationen und dem beständigen Kompetenzzuwachs, stellt sich so ein spiralförmiger Ausbau der Kompetenzen dar.

Merke

Die Durchführung von Maßnahmen zur Dekubitusprophylaxe bedeutet für die zu Pflegenden einen massiven Einschnitt in das Intimleben. Daher sollte der Auszubildende über die Kompetenz verfügen, solche Maßnahmen immer behutsam umzusetzen und mit erhöhter Sensibilität den Bedürfnissen der zu Pflegenden gegenüber zu kommunizieren.

Geringer Grad an Pflegebedürftigkeit (Orientierungseinsatz)

Die Auszubildenden kennen das Pflegekonzept der Einrichtung sowie den Expertenstandard zur Dekubitusprophylaxe und das Pflegedokumentationssystem. Sie sind in der Lage, aus der Pflegedokumentation die relevanten Informationen über den zu Pflegenden herauszufinden, die für den fach- und sachgerechten Umgang mit dem zu Pflegenden notwendig sind.
So können die Auszubildenden beispielsweise für die anstehende Dekubitusprophylaxe die Bedürfnisse und den biografischen oder auch kulturellen Hintergrund zweckdienlich berücksichtigen oder durch Informationen zu Ernährungs- und Lebensgewohnheiten erkennen, welche Maßnahmen ggf. zusätzlich zu berücksichtigen sind, z. B. bei starkem Übergewicht.

Ambulante Pflege

In der ambulanten Pflege sind die Auszubildenden in der Lage, aus der Pflegedokumentation wichtige und notwendige Informationen zum häuslichen Wohnumfeld des Klienten zur Dekubitusprophylaxe zu ermitteln, beispielsweise ob harte, ungepolsterte Sitzgelegenheiten vorhanden sind.

Die Auszubildenden können bei einem Menschen mit geringer Pflegebedürftigkeit den individuellen Bedarf an Unterstützung im Rahmen der Dekubitusprophylaxe feststellen. Sie wissen mit zu Pflegenden mit geringfügigen kognitiven Einschränkungen umzugehen und im Sinne der Validation angemessen zu reagieren. Sie können den zu Pflegenden motivieren, Dekubitusrisikofaktoren zu erkennen und angemessene Maßnahmen zur Verminderung des Dekubitusrisikos unter Berücksichtigung individueller Bedürfnisse und Gegebenheiten anzunehmen und ggf. selbst durchzuführen, z. B. einen eigenständigen regelmäßigen Positionswechsel.

Die Auszubildenden können ihre Beobachtungen korrekt in die Pflegedokumentation eintragen und ggf. an weitere zuständige Fachpersonen weiterleiten. Während der Dekubitusprophylaxe sind sie in der Lage, die Gespräche mit dem zu Pflegenden und ggf. den Angehörigen nach dem personzentrierten Ansatz zu führen und sich stets adäquat der Situation zu verhalten.

Die Auszubildenden können gemäß den Bestimmungen des Expertenstandards einen Dekubitus definieren sowie die unterschiedlichen Kategorien benennen und erkennen. Sie kennen die Bedeutung und die Folgen für die zu Pflegenden und sind in der Lage, Dekubitusrisikofaktoren personen- und umgebungsbezogen zu benennen und beim zu Pflegenden zu identifizieren.

Die Auszubildenden kennen neben den Dekubitusrisikofaktoren auch die Ziele von Maßnahmen zur Dekubitusvermeidung und können diese nach dem Ansatz der Personzentrierung mit dem zu Pflegenden und den Angehörigen kommunizieren. Sie sind in der Lage, die Sicht des Pflegebedürftigen einzunehmen und im Rahmen einer professionellen Beratung Möglichkeiten zur eigenen Entscheidung anzubieten.

Mittlerer Grad an Pflegebedürftigkeit (Pflichteinsätze)

Aufbauend auf den bereits erworbenen Kompetenzen wird die Dekubitusprophylaxe bei zu Pflegenden mit einem größeren Pflegebedarf durchgeführt.

Die Auszubildenden wenden in diesen Fällen ihr erworbenes Wissen zur personzentrierten Pflege an und aktivieren die noch vorhandenen Ressourcen des zu Pflegenden.

Die Auszubildenden erkennen die Veränderungen beim zu Pflegenden und eine damit verbundene Notwendigkeit, die Dekubitusprophylaxe an den Bedarf anzupassen, z.B. bei eingeschränkter Mobilität oder fehlender Aktivität. Sie können die individuellen Probleme des zu Pflegenden bezüglich der Dekubitusprophylaxe im Rahmen des Pflegeprozesses gestalten.

Die Auszubildenden lernen, mit Konflikten umzugehen und darauf zu reagieren. Sie wenden Techniken an um Konflikte zu bewältigen, z.B. die Technik der kollegialen Beratung. Die Auszubildenden können ihr Verhältnis zu dem zu Pflegenden und zu dessen Angehörigen gut ausbalancieren und kennen die Grenzen zwischen Nähe und Distanz.

Hoher Grad an Pflegebedürftigkeit (Vertiefungseinsätze)

Bei einem hohen Grad an Pflegebedürftigkeit ist ein erhöhtes Dekubitusrisiko gegeben. Darunter fällt auch der spezielle Umgang mit bariatrischen, palliativen und pädiatrischen Personen sowie mit Personen im Operationssaal und mit Rückenmarksverletzungen.

Die Auszubildenden wissen, dass Maßnahmen zur Dekubitusprophylaxe regelmäßig auf ihre Wirksamkeit hin überprüft werden müssen. Sie sind in der Lage zu erkennen, ob die angewandten Maßnahmen zur Dekubitusprophylaxe Wirkungen zeigen.

Rahmenbedingungen für die praktische Anleitung und Vorbereitung

Die Anleitungssituation kann im ersten, zweiten und dritten Drittel der Ausbildung verortet werden. Entsprechend dem Ausbildungsstand der teilnehmenden Auszubildenden und dem zu fördernden Kompetenzaufbau wählt der Praxisanleiter die zu pflegenden Menschen aus, bei denen die Anleitung durchgeführt werden soll.

Die im Folgenden beschriebene Anleitungssituation findet für vier Auszubildende im dritten Ausbildungsjahr statt. Der Praxisanleiter wählt für diese Anleitungssituation zu pflegende Menschen aus, die unterschiedliche Risikofaktoren bezüglich eines Dekubitus aufweisen. Das Einverständnis für die Teilnahme wird eingeholt.

Das Anleitungsthema, Zeit, Ort und Datum der Anleitungssituation werden den Einrichtungsgegebenheiten entsprechend kommuniziert. Die einrichtungsinternen Standards werden in die Anleitungssituation einbezogen. Der Praxisanleiter reserviert für die Anleitungssituation einen Arbeitsraum.

Die Inhalte des Expertenstandards „Dekubitusprophylaxe in der Pflege" (2017) werden berücksichtigt und entsprechend umgesetzt.

Materialvorbereitung

Der Praxisanleiter stellt Moderationskoffer und Flipchart-Papier bereit. Für den Einstieg in die Anleitungssituation wird die Methode „Mindmap" verwendet (→ Kap. 3 „Methodensammlung"). Der Praxisanleiter beschriftet mittig ein Flipchart-Papier mit „Dekubitusprophylaxe in der Pflege", davon ausgehend gibt es Wissensarme mit folgenden Fragen:

1. Wie lautet die Zielsetzung im Struktur-, Prozess- und Ergebnisraster des Expertenstandards „Dekubitusprophylaxe in der Pflege"?

Erwartungshorizont:

> „Jeder dekubitusgefährdete Patient / Bewohner erhält eine Prophylaxe, die die Entstehung eines Dekubitus verhindert." (Deutsches Netzwerk für Qualitätsentwicklung in der Pflege, 2017, S. 14)

2. Wie lautet die Begründung dafür im Struktur-, Prozess- und Ergebnisraster des Expertenstandards „Dekubitusprophylaxe in der Pflege"?

Erwartungshorizont:

> „Ein Dekubitus gehört zu den gravierenden Gesundheitsproblemen pflegebedürftiger Patienten / Bewohner. Das vorhandene Wissen zeigt, dass das Auftreten eines Dekubitus weitgehend verhindert werden kann. Ausnahmen können in pflegerisch oder medizinisch notwendigen Prioritätensetzungen, im Gesundheitszustand oder in der selbstbestimmten, informierten Entscheidung des Patienten / Bewohners begründet sein. Von herausragender Bedeutung für eine erfolgreiche Prophylaxe ist, dass das Pflegefachpersonal die systematische Risikoeinschätzung, Information, Schulung und Beratung von Patient / Bewohner und gegebenenfalls seinen Angehörigen, Bewegungsförderung, Druckentlastung und -verteilung sowie die Kontinuität und Evaluation prophylaktischer Maßnahmen gewährleistet." (Deutsches Netzwerk für Qualitätsentwicklung in der Pflege, 2017, S. 14)

3. Was ist ein Dekubitus?

Erwartungshorizont:

> „Ein Dekubitus ist eine lokal begrenzte Schädigung der Haut und / oder des darunter liegenden Gewebes, typischerweise über knöchernen Vorsprüngen, infolge von Druck oder von Druck in Verbindung mit Scherkräften." (Deutsches Netzwerk für Qualitätsentwicklung in der Pflege, 2017, S. 11)

Aus dieser Definition geht u. a. hervor, dass ein Dekubitus in der Haut (Epidermis und Dermis) und / oder in den darunter liegenden Schichten, z. B. subkutanes Fettgewebe, Muskulatur, entstehen kann. Die Haut kann dabei – zunächst – intakt sein.

4. Wie entsteht ein Dekubitus?

Erwartungshorizont:

Immobilität + Druck + Scherkräfte = Dekubitus

5. Notieren Sie bitte die extrinsischen Faktoren für eine Dekubitusentstehung.

Erwartungshorizont:

- Hebe- und Positionierungstechniken
- Medikamente
- Positionierung
- harte Auflageflächen
- Verbände
- Sonden und Katheter

6. Notieren Sie bitte die intrinsischen Risikofaktoren für eine Dekubitusentstehung.

Erwartungshorizont:

- reduzierte Mobilität/Immobilität
- Lebensalter
- Hautzustand
- Exsikkose
- Körpergewicht: Unter- und Übergewicht
- Mangelernährung
- Inkontinenz
- Infektionen, Stoffwechsel- und neurologische Erkrankungen

7. Welche Aspekte müssen bei der Dekubitusrisiko-Einschätzung beachtet werden?

Erwartungshorizont:

- Risikoeinschätzung bei Aufnahme des zu pflegenden Menschen
- Wiederholung in regelmäßigen individuellen Abständen
- genaue Hautinspektion, Daumentest anwenden, Dokumentation
- Dokumentation der individuellen Risikofaktoren
- Erfassung von vorhandenem Dekubitus

8. Notieren Sie bitte Maßnahmen zur Dekubitusprophylaxe.

Erwartungshorizont:

- Dekubitusrisiko erkennen
- konsequente Bewegungsförderung
- gewebeschonende Bewegungs-, Positionierungs- und Transfertechnik
- Druckentlastung, -verteilung

- Einsatz von Hilfsmitteln wie Weichpositionierungssysteme, Wechseldrucksysteme, Systeme zur Stimulierung von Mikrobewegungen etc.
- Förderung der Eigenbewegung durch Mikrostimulation
- Mobilisationshilfen, z. B. Gehhilfe, Gehwagen etc.
- geistige Anregung des zu pflegenden Menschen
- Bettklima: Mazeration der Haut durch nassgeschwitztes Bettzeug
- Ernährung
- Hautpflege zur Förderung eines intakten Hautzustands
- Information, Beratung und Schulung von betroffenen Menschen und deren Angehörigen

Die praktische Anleitung

Die Auszubildenden und der Praxisanleiter treffen sich im Arbeitsraum. Nach einer kurzen Vorstellungsrunde erklärt der Praxisanleiter den Ablauf der Anleitungssituation.

Einstieg ins Anleitungsthema

Der Praxisanleiter teilt den vier Auszubildenden je eine Pflegedokumentation aus. Der Arbeitsauftrag ist, alle notwendigen Informationen bezüglich einer Dekubitusprophylaxe für den zu pflegenden Menschen zu erfassen. Im Anschluss daran sollen die Auszubildenden zu ihren zu pflegenden Menschen gehen und eine Risikoeinschätzung vornehmen oder die vorhandene Risikoeinschätzung auf Veränderungen überprüfen. Dann sollen die Auszubildenden die geplanten Maßnahmen umsetzen und eventuell situativ anpassen oder ggf. Maßnahmen planen. Jeder der zu pflegenden Menschen und ggf. dessen anwesende Bezugspersonen bekommt dann ein Informationsgespräch und eine individuelle Anleitung zur Dekubitusprophylaxe.

Die Auszubildenden bekommen die vorbereitete Mindmap vorgestellt und den Hinweis, dass nach der durchgeführten Anleitungssituation die Wissensarme mit Informationen vervollständigt werden.

Merke

Bei allen anfallenden Tätigkeiten sind die „5 Indikationen der hygienischen Händedesinfektion" zu berücksichtigen und umzusetzen:

- vor Patientenkontakt
- vor aseptischen Tätigkeiten
- nach Kontakt mit potenziell infektiösem Material
- nach Patientenkontakt
- nach Kontakt mit der unmittelbaren Patientenumgebung

(Robert Koch-Institut 2016)

Die Auszubildenden gehen allein zu ihren zu pflegenden Menschen und werden dort vom Praxisanleiter besucht, um eventuell aufgetretene Fragen zu klären.

Durchführung der praktischen Anleitung

Vorbereitung

Die Materialvorbereitungen sind den Bedarfen der jeweiligen zu pflegenden Menschen angepasst. Die Pflegedokumentation wird mit ins Zimmer geführt.

Durchführung

- zu Pflegenden begrüßen und über die Anleitungssituation informieren
- Besucher aus dem Zimmer bitten, ggf. in einen Besucheraufenthaltsraum
- Schild „Bitte nicht stören" an die Tür
- Bett auf rückenschonende Arbeitshöhe bringen
- hygienische Händedesinfektion
- Hautinspektion und Daumentest an allen kritischen Hautstellen
- ggf. Abgleich mit der vorhergehenden Erhebung bzw. Dokumentation
- bestehende individuelle Risikofaktoren mit dem zu pflegenden Menschen besprechen, z. B. eingeschränkte Mobilität oder beginnende Immobilität, sehr trockene Haut etc.
- entsprechende prophylaktische Maßnahmen vorschlagen, z. B. Bewegungsplan mit angepassten Bewegungsübungen in konsequenter und regelmäßiger Umsetzung, Positionierungsplan und / oder Mikropositionierung thematisieren, spezielle Waschlotion zur Hautpflege etc.
- In diesem Fall: Entscheidung für die sofortige Umsetzung einer Mikropositionierung, für regelmäßige Bewegungsübungen, die mit der Kontrakturen- und Pneumonieprophylaxe verbunden werden sollen, und für einen Waschzusatz zur Körperpflege – Bestellung aus der Hausapotheke
- hygienische Händedesinfektion
- Handtuch aus dem Versorgungsschrank im Zimmer holen
- Handtuch einmal falten und unter der rechten Schulter positionieren
- nachfragen, ob der zu pflegende Mensch die Mikropositionierung als angenehm empfindet, ggf. Positionierung des Handtuchs anpassen
- zu pflegenden Menschen informieren, dass in 30 Minuten das Handtuch im Uhrzeigersinn die Position wechselt, unter die rechte Hüfte wandert und diese Tätigkeit von der zuständigen Pflegefachperson ausgeführt wird
- den zu Pflegenden bitten, der Pflegefachperson zu berichten, wie gut er die Mikropositionierung tolerieren konnte
- Bett zurück auf gewünschte Höhe stellen
- geplante prophylaktische Maßnahmen in die Pflegeplanung integrieren und dokumentieren, Pflegedokumentation führt der Auszubildende mit

- Nachtisch und Klingel in Reichweite positionieren
- hygienische Händedesinfektion
- Blick zurück
- Zimmer verlassen, Schild „Bitte nicht stören" abnehmen

Nachbereitung
- ggf. Besucher zurück ins Zimmer bitten
- Akte mit Pflegedokumentation bzw. Laptop einmal wischdesinfizieren
- zuständige Pflegefachperson informieren
- Waschzusatz mit entsprechendem Formular in der Hausapotheke bestellen und ggf. ärztliche Verordnung einholen

Nachdem jeder Auszubildende seine Pflegeintervention bei dem entsprechenden zu pflegenden Menschen abgeschlossen hat, findet ein erneutes Treffen im Arbeitsraum statt.

Evaluation / Reflexion

Die Evaluation dieser Anleitungssituation startet in diesem Fall mit der abschließenden Bearbeitung der Mindmap. Die Auszubildenden berichten über ihre Gespräche mit den zu pflegenden Menschen bzw. ggf. deren Bezugspersonen, über Risikoerfassungen, Maßnahmenplanungen bzw. Anpassungen und über eventuell bereits umgesetzte prophylaktische Maßnahmen. Der Praxisanleiter hört zu, informiert und korrigiert, erklärt, bestätigt und lobt.

Im Anschluss daran erfolgt eine Evaluation / Reflexion der Anleitungssituation. Anregungen dazu sind in Kapitel 4 aufgezeigt.

8.3 Pneumonieprophylaxe

Sabine Nobles, Ina Welzenbach

Zu vernetzende praktische Anleitungssituationen

- Kap. 6 Körperpflege
- Kap. 12.6 Kontrakturenprophylaxe, Auszubildende leiten Auszubildende an

Kompetenzraster

Das Kompetenzraster für diese Anleitungssituation ist zu finden unter: handwerk-technik.de/links/9201

Mögliche spiralförmige Kompetenzentwicklung der Auszubildenden

Kompetenzentwicklung im Kompetenzraster

Die erste Niveaustufe des Kompetenzrasters („Know That") schafft die fachlichen (Wissens-) Voraussetzungen und kann maximal als Reproduktionsstufe von notwendigem Fachwissen angesehen werden. Die Niveaustufe „Know That" ist in der Praxis immer mit der Niveaustufe „Know How" („Durchführungsstufe") zu kombinieren, da Pflege immer als situatives Handeln zu verstehen ist. Die Reflexion zu den pflegerischen Handlungen wird dabei durchgängig eingeübt, um die Kompetenzen der Stufe „Know Why" zuverlässig anzubahnen.

Nachfolgend sind exemplarisch Handlungen und Maßnahmen im Bereich der Pneumonieprophylaxe gemäß der Handlungsempfehlungen hinsichtlich der allgemeinen personenbezogenen Risikofaktoren sowie der konkreten beobachtbaren Risikofaktoren bei zu Pflegenden dargestellt. Die Kompetenzentwicklung der Auszubildenden verläuft aufeinander aufbauend. Das heißt, die Kompetenzen, die im ersten Ausbildungsdrittel erworben werden, werden in den beiden folgenden Ausbildungsdritteln jeweils ergänzt und ausgebaut.
Neue Kompetenzen lassen sich mit den bereits erworbenen verknüpfen und so den Kompetenzerwerb weiterwachsen. Im Zusammenhang mit der jeweiligen Pflegebedürftigkeit, den unterschiedlichen Bedürfnissen der zu Pflegenden, den unterschiedlichen Pflegesituationen und dem beständigen Kompetenzzuwachs, stellt sich so ein spiralförmiger Ausbau der Kompetenzen dar.

> **Merke**
>
> Die Auszubildenden sind sich bei der Durchführung von Maßnahmen zur Pneumonieprophylaxe darüber bewusst, dass für die zu Pflegenden das Thema mitunter mit massiven Ängsten und Befürchtungen besetzt ist. Die Auszubildenden sind in der Lage, diese ernst zu nehmen, die Maßnahmen behutsam umzusetzen und mit erhöhter Sensibilität den Bedürfnissen der zu Pflegenden gegenüber zu kommunizieren.

Geringer Grad an Pflegebedürftigkeit (Orientierungseinsatz)

Die Auszubildenden kennen das Pflegekonzept der Einrichtung sowie die Handlungsempfehlungen zur Pneumonieprophylaxe und das Pflegedokumentationssystem. Sie sind in der Lage, aus der Pflegedokumentation die relevanten Informationen über den zu Pflegenden herauszufinden, die für den fach- und sachgerechten Umgang mit dem zu Pflegenden notwendig sind. So können die Auszubildenden beispielsweise für die anstehende Pneumonieprophylaxe die Bedürfnisse und den biografischen oder auch kulturellen Hintergrund zweckdienlich berücksichtigen oder durch Informationen zu Ernährungs- und Lebensgewohnheiten erkennen, welche Maßnahmen ggf. zusätzlich zu berücksichtigen sind, beispielsweise bei starkem Nikotinabusus.

> **Ambulante Pflege**
>
> In der ambulanten Pflege sind die Auszubildenden in der Lage, aus der Pflegedokumentation wichtige und notwendige Informationen zum häuslichen Wohnumfeld des Klienten zur Pneumonieprophylaxe zu ermitteln, beispielsweise ob eine ausreichende Belüftung aller Räumlichkeiten gegeben ist.

Die Auszubildenden können bei einem Menschen mit geringer Pflegebedürftigkeit den individuellen Bedarf an Unterstützung im Rahmen der Pneumonieprophylaxe feststellen. Sie wissen mit zu Pflegenden mit geringfügigen kognitiven Einschränkungen umzugehen und im Sinne der Validation angemessen zu reagieren. Die Auszubildenden können den zu Pflegenden motivieren, Pneumonierisikofaktoren zu erkennen und angemessene Maßnahmen zur Verminderung des Pneumonierisikos unter Berücksichtigung individueller Bedürfnisse und Gegebenheiten anzunehmen und ggf. selbst durchzuführen, z. B. Verzicht auf Nikotinkonsum.

Die Auszubildenden können ihre Beobachtungen korrekt in die Pflegedokumentation eintragen und ggf. an weitere zuständige Fachpersonen weiterleiten. Während der Pneumonieprophylaxe sind sie in der Lage, die Gespräche mit dem zu Pflegenden und ggf. den Angehörigen nach dem personzentrierten Ansatz zu führen und sich stets der Situation adäquat zu verhalten.

Die Auszubildenden kennen neben den Pneumonierisikofaktoren auch die Ziele von Maßnahmen zur Pneumonievermeidung und können diese nach dem Ansatz der Personzentrierung mit dem zu Pflegenden und den Angehörigen kommunizieren.

Die Auszubildenden sind in der Lage, die Sicht des zu Pflegenden einzunehmen und im Rahmen einer professionellen Beratung Möglichkeiten zur eigenen Entscheidung anzubieten.

Mittlerer Grad an Pflegebedürftigkeit (Pflichteinsätze)

Aufbauend auf den bereits erworbenen Kompetenzen wird die Pneumonieprophylaxe bei zu Pflegenden mit einem größeren Pflegebedarf durchgeführt.

Die Auszubildenden wenden in diesen Fällen ihr erworbenes Wissen zur personzentrierten Pflege an und aktivieren die noch vorhandenen Ressourcen des zu Pflegenden.

Die Auszubildenden erkennen die Veränderungen beim zu Pflegenden und eine damit verbundene Notwendigkeit, die Pneumonieprophylaxe an den Bedarf anzupassen, z. B. bei eingeschränkter Mobilität oder fehlender Aktivität. Sie können die individuellen Probleme und den Unterstützungsbedarf des zu Pflegenden im Rahmen der Pneumonieprophylaxe sowohl im stationären als auch im häuslichen Bereich korrekt erfassen, diese dokumentieren und geeignete Maßnahmen ableiten sowie diese mit dem zu Pflegenden und ggf. den Angehörigen personzentriert kommunizieren.

Die Auszubildenden können ferner die Evaluation der geplanten Maßnahmen zur Pneumonieprophylaxe durchführen und ggf. Veränderungen in den Maßnahmenplänen formulieren. Sie kennen gesundheitsfördernde Maßnahmen, sich selbst betreffend, und können diese anwenden. Dementsprechend können sie ihr Zeitmanagement überprüfen und so anpassen, dass dadurch die Stressbelastung für sie reduziert wird. Die Auszubildenden lernen mit Konflikten umzugehen und darauf zu reagieren. Sie wenden Techniken an, um Konflikte zu bewältigen, z. B. die Technik der kollegialen Beratung. Sie können ihr Verhältnis zu dem zu Pflegenden und zu dessen Angehörigen gut ausbalancieren und kennen die Grenzen zwischen Nähe und Distanz.

Hoher Grad an Pflegebedürftigkeit (Vertiefungseinsätze)

Bei einem hohen Grad an Pflegebedürftigkeit ist aufgrund möglicher Vorerkrankungen des zu Pflegenden ein erhöhtes Pneumonierisiko gegeben. Hierzu zählt auch der spezielle Umgang mit zu Pflegenden, die beatmet werden müssen, mit zu Pflegenden mit Reflux und Dysphagien sowie zu Pflegenden mit Vorerkrankungen des Atmungssystems.

Die Auszubildenden wissen, dass Maßnahmen zur Pneumonieprophylaxe regelmäßig auf ihre Wirksamkeit hin überprüft werden müssen. Sie sind in der Lage zu erkennen, ob die angewandten Maßnahmen zur Pneumonieprophylaxe Wirkungen zeigen.

Rahmenbedingungen für die praktische Anleitung und Vorbereitung

Die Anleitungssituation kann im ersten, zweiten und dritten Drittel der Ausbildung verortet werden. Entsprechend dem Ausbildungsstand der teilnehmenden Auszubildenden und dem zu fördernden Kompetenzaufbau wählt der Praxisanleiter die zu pflegenden Menschen aus, bei denen die Anleitung durchgeführt werden soll. Das Einverständnis für die Teilnahme wird eingeholt. Die folgende Anleitungssituation ist für vier Auszubildende im ersten Ausbildungsdrittel formuliert.

Anleitungsthema, Zeit, Ort und Datum der Anleitungssituation werden entsprechend der Einrichtungsgegebenheiten kommuniziert. Die einrichtungsinternen Standards werden in die Anleitungssituation miteinbezogen. Der Praxisanleiter reserviert für die Dauer der Anleitungssituation einen Arbeitsraum.

Materialvorbereitung

Der Einstieg in die Anleitungssituation erfolgt mit der Methode „Glückstopf" (→ Kap. 3 „Methodensammlung"). Der Praxisanleiter bereitet für den „Glückstopf" Zettel mit folgenden Fragen vor:

1. Wie ist die Definition einer Pneumonieprophylaxe?

Erwartungshorizont:

Pneumonie = Lungenentzündung

Prophylaxe = Vorbeugen

2. Benennen Sie die Einteilungen von Pneumonien.

Erwartungshorizont:

Pneumonien werden hauptsächlich nach Art der Erreger – typisch oder atypisch – unterschieden und danach, ob sie ambulant oder nosokomial erworben sind.

3. Wie lässt sich einer Pneumonie vorbeugen?

Erwartungshorizont:

- Lungenbelüftung verbessern: freie Atemwege und gleichmäßige Belüftung aller Lungenbereiche
- Verbesserung der Lungendurchblutung und des Ventilations-Perfusions-Verhältnisses
- Sekretmobilisation und -expektoration fördern
- Aufrechterhaltung der Selbstreinigungsfunktion der Atemwege
- Aspiration vermeiden
- Infektionen der Atemwege vermeiden
- Pneumonierisiko erfassen
- Maßnahmen planen
- Maßnahmen regelmäßig durchführen, evaluieren und ggf. anpassen

Außerdem bereitet der Praxisanleiter ein Flipchart-Papier mit der Überschrift „Allgemeine Risikoeinschätzung anhand patientenbezogener Risikofaktoren" vor. Die einzelnen Risikofaktoren werden auf Karten geschrieben.

Erwartungshorizont:

- Bewegungseinschränkungen
- Schmerzen, vor allem abdominell oder thorakal
- Abwehrschwäche, z. B. durch Rauchen, Mangelernährung, spezifische Beeinträchtigungen des Immunsystems etc.
- erhöhtes Pneumonie-Risiko bei alten Menschen ab dem 60. Lebensjahr, bei Kranken und bei Kindern ab 4 Jahren

- bestehende Atemwegserkrankung, Lungenschädigungen, z. B. Bronchitis, COPD etc.; Herzerkrankungen, z. B. Herzinsuffizienz, pädiatrische Patienten: bronchopulmonale Dysplasie (BPD)
- schwerwiegende neurologische Beeinträchtigungen mit fehlendem Schutzreflex, z. B. Demenz, Krampfleiden etc.
- Medikamente mit einer atemdepressiven / relaxierenden Wirkung
- Bewusstlosigkeit
- invasive und nicht invasive Beatmung
- ungenügende Mundhygiene, schlechter Mund- und Zahnstatus
- Aspiration von Nahrung, Flüssigkeiten, Erbrochenem, Blut, Speichel, Schleim, Magensäure
- Austrocknung der Atemwegsschleimhaut, z. B. bei Dehydratation, bei tracheotomierten Pflegebedürftigen
- Institutionalisierung, z. B. Aufenthalt in Krankenhäusern, Pflegeeinrichtungen etc.

Der Praxisanleiter bereitet ein weiteres Flipchart-Papier vor mit der Überschrift „Pflegerische Maßnahmen zur Pneumonieprophylaxe" und dem nachfolgenden Merksatz „Die praktische Umsetzung aller prophylaktischen Maßnahmen ist in Abhängigkeit der individuellen Möglichkeiten des Pflegebedürftigen zu sehen."

Erwartungshorizont:

- Zimmer immer gut durchlüften, Zugluft vermeiden
- den Pflegebedürftigen zum Abhusten anleiten, dabei zur Schmerzreduktion bestehende Wunden, z. B. durch eine Operation / Drainage, mit den Handflächen breit fixieren
- ggf. Schmerzmedikation, Anordnung durch behandelnden Arzt
- beim Abhusten von großen Sputummengen den Pflegebedürftigen nach dem Ausspucken den Mund gründlich spülen lassen, evtl. mit einem antibakteriellen Mundwasser, um eine Keimverschleppung im Nasen-Rachen-Raum zu vermeiden
- Atemgymnastik und Atemübungen für eine verbesserte Belüftung der Lunge und zur Anregung dere Selbstreinigung der Atemwege:
  - tiefes Atmen und Nasenatmung
  - im Stehen oder aufrechtem Sitzen „Äpfel – pflücken": abwechselnd die Arme nach oben strecken und so tun, als wolle man Äpfel pflücken
  - dosierte Lippenbremse: bei geschlossenem Mund durch die Nase einatmen und die Luft durch locker aufeinander liegende Lippen ausatmen
  - Einüben von Atemtechniken wie Bauchatmung, Thoraxatmung, Flankenatmung; der Pflegebedürftige legt seine Hände auf das entsprechende Körperteil und atmet in seine Hände hinein.
  - Benutzung des Atemtrainers mit Anleitung des Pflegebedürftigen und Anwesenheit der Pflegefachperson bei den ersten Anwendungen, um die Richtigkeit zu überprüfen
  - in der Pädiatrie z. B. Seifenblasen pusten lassen

- atemunterstützende Mobilisation / Positionierung
  - Frühmobilisation wann immer möglich, z. B. häufiges Aufsetzen an die Bettkante, Stehen vor dem Bett, langsames auf der Stelle treten oder langsames Gehen

Merke

Sitzen ist besser als Liegen, Gehen ist besser als Sitzen.

- atemfördernde Positionsveränderungen
  - Oberkörperhochpositionierung im Bett mit Rutschbremse (kleines Polster z. B. zusammengerolltes Handtuch, vor die Sitzbeinhöcker positionieren)
  - Höhere Positionierung der Arme zur Entspannung der Thorax- und Schultermuskulatur für eine Unterstützung der Atemhilfsmuskulatur

Merke

Eine Oberkörperhochpositionierung ist besser als flaches Liegen.

- Sekretmanagement
  - Sekretolyse
  - Sekretmobilisation
  - Sekretelimination
  - Atemgaskonditionierung
- atemstimulierende Einreibungen mit ätherischen Ölen, hier Vorsicht bei Kindern unter einem Jahr, Vibrationsmassage
- Kontaktatmung: tiefes Ein- und Ausatmen des Pflegebedürftige in Richtung der Hände der Pflegefachperson, die z. B. thorakal oder abdominal breit auf den Flanken des Pflegebedürftigen aufliegen; für eine gezielte Atemtherapie auch immer einen Kollegen der Physiotherapie miteinbeziehen
- Inhalationen mit NaCl 0,9 % und / oder mit Broncholytika/ Sekretolytika nach ärztlicher Anordnung
- bei Kindern heiße Brustwickel (Vorsicht, Verbrennungen unbedingt vermeiden)
- dem Pflegebedürftigen immer ausreichend Getränke in die Nähe stellen, dabei auf Vorlieben achten, regelmäßig zum Trinken anhalten und unbedingt Flüssigkeitslimitierungen berücksichtigen

Der Praxisanleiter stellt einen Moderationskoffer und eine Meta-Plan-Wand bereit. Für die praktischen Partnerübungen werden ein Krankenhausbett und drei Positionierungskissen benötigt.

Die praktische Anleitung

Der Praxisanleiter und die Auszubildenden treffen sich im Arbeitsraum und nach einer kurzen Vorstellungsrunde wird der Ablauf der Anleitungssituation vom Praxisanleiter vorgestellt.

Einstieg ins Anleitungsthema

Der Einstieg ins Anleitungsthema beginnt mit dem vorbereiteten „Glückstopf". Jeder der Auszubildenden zieht einen Fragezettel und gibt die entsprechende Antwort. Die Antwort wird auf eine Pin-Karte geschrieben und an die Metaplanwand geheftet.

Im Anschluss daran präsentiert der Praxisanleiter das Flipchart-Papier mit der Überschrift „Allgemeine Risikoeinschätzung anhand patientenbezogener Risikofaktoren". Die dazu gehörigen beschrifteten Pin-Karten liegen umgedreht mit der Schrift nach unten auf dem Arbeitstisch aus. Die Auszubildenden nehmen der Reihe nach einzelne Karten auf, benennen den Risikofaktor und geben zusätzliche Informationen dazu. Die anderen Auszubildenden sind jeweils behilflich und der Praxisanleiter ist erklärend und korrigierend tätig.

Nachdem die Risikofaktoren identifiziert worden sind, wird gemeinsam überlegt, welche prophylaktischen pflegerischen Maßnahmen zur Vermeidung einer Pneumonie möglich sind. Diese Aspekte werden auf das vorbereitete Flipchart-Papier mit der Überschrift „Pflegerische Maßnahmen zur Pneumonie-Prophylaxe" notiert. Hier gibt der Praxisanleiter mit seiner Expertise praxisnahe Hinweise zur Umsetzung der pflegerischen Maßnahmen.

Im Anschluss an dieses Gespräch üben die Auszubildenden in Partnergruppen praktisch die VATI-Positionierungen. Ziel dieser Positionierungen ist, dass sich die Lunge besser entfalten kann und eine Vergrößerung der Atemfläche erreicht wird.

Merke

VATI-Positionierungen

Bei VATI-Positionierungen werden bestimmte Lungenbereiche durch gezielte Hohlpositionierungen gedehnt und dadurch besser belüftet. Zu den VATI-Positionierungen zählen:

- V-Positionierung zur Belüftung der unteren Lungenbereiche
- A-Positionierung zur Belüftung der oberen Lungenbereiche
- T-Positionierung zur Belüftung aller Lungenbereiche
- I-Positionierung zur Belüftung aller Lungenbereiche

Die jeweilige Bezeichnung ist abgeleitet aus der Position der Kissen auf der Matratze. Die VATI-Positionierungen sind nicht als Dauerpositionierungen geeignet, sie sollten mehrmals täglich für ca. 10–20 Min. angewendet werden.

Nach Beendigung dieser Partnerübung bekommt jeder Auszubildende einen zu pflegenden Menschen zugewiesen. Nachdem die Auszubildenden die Pflegedokumentation gesichtet haben, entscheiden sie sich für jeweils eine prophylaktische pflegerische Maßnahme, die sie mit ihrem zu pflegenden Menschen durchführen möchten.

Exemplarisch wird hier eine atemunterstützende Mobilisation / Positionierung durchgeführt. Die drei anderen Auszubildenden und der Praxisanleiter sind Beobachter, die vom durchführenden Auszubildenden zur Hilfestellung herangezogen werden dürfen.

Merke

Bei allen anfallenden Tätigkeiten sind die „5 Indikationen der hygienischen Händedesinfektion" zu berücksichtigen und umzusetzen:

- vor Patientenkontakt
- vor aseptischen Tätigkeiten
- nach Kontakt mit potenziell infektiösem Material
- nach Patientenkontakt
- nach Kontakt mit der unmittelbaren Patientenumgebung

(Robert Koch-Institut 2016)

Durchführung der praktischen Anleitung

Vorbereitung

Der Auszubildende stellt auf einem wischdesinfizierten Metallwagen folgende Materialien zusammen:

- zwei Kopfkissen
- eine Knierolle
- eine Bettdecke
- ein Badehandtuch

Durchführung

- Begrüßung des zu pflegenden Menschen und Information zur Anleitung
- ggf. Besucher aus dem Zimmer bitten, z. B. in einen Aufenthaltsraum
- Fenster schließen, Licht und Raum schaffen, Schild „Bitte nicht stören" anbringen
- Bett auf rückenschonende Arbeitshöhe bringen
- hygienische Händedesinfektion
- zu pflegenden Menschen über jeden folgenden Arbeitsschritt im Vorfeld informieren
- Bettdecke zur Seite legen
- Kopfteil ca. im 30-Grad-Winkel hochstellen und den Kopf mit einem Kissen unterstützen
- beide Arme auf den mitgeführten Kopfkissen zur Unterstützung der Atemhilfsmuskulatur hochlagern
- die Knie mit der Knierolle unterlagern

- Badehandtuch fest zusammenrollen und als „Rutschbremse“ vor die Sitzbeinhöcker legen
- mitgebrachte Bettdecke zusammenrollen und als „Bettverkürzer“ am Bettende positionieren, um ein Rutschen Richtung Fußende zu verhindern
- zu pflegenden Menschen mit der Bettdecke zudecken
- Bett auf gewünschte Höhe bringen
- Fenster öffnen / schräg stellen und für frische Luft sorgen
- Nachtschrank und Klingel positionieren
- zu pflegenden Menschen auffordern, zu klingeln, sobald die Positionierung unbequem / unangenehm ist
- hygienische Händedesinfektion
- Blick zurück, Verabschieden und das Zimmer verlassen, Schild „Bitte nicht stören“ abnehmen

Nachbereitung
- Dokumentation, eventuell Positionierungsplan, ggf. Pflegeplanung anpassen
- Information an die zuständige Pflegefachperson weitergeben

Entsprechend führt jeder der Auszubildenden eine pflegerische Maßnahme zur Pneumonieprophylaxe bei einem zu pflegenden Menschen durch.

Evaluation / Reflexion

Zum Abschluss der Anleitungssituation treffen sich die vier Auszubildenden und der Praxisanleiter erneut im Arbeitsraum und führen eine Evaluation / Reflexion zur Anleitungssituation durch. Anregungen dazu werden in Kapitel 4 „Evaluation und Reflexion von Anleitungssituationen“ aufgezeigt.

8.4 Thromboseprophylaxe

Sabine Nobles, Ina Welzenbach

Zu vernetzende praktische Anleitungssituationen

- Kap. 5 Pflegeprozess / Pflegeplanung
- Kap. 6 Körperpflege
- Kap. 7 Hygienisch Arbeiten
- Kap. 8.2 Dekubitusprophylaxe
- Kap. 8.3 Pneumonieprophylaxe
- Kap. 12.6 Kontrakturenprophylaxe, Auszubildende leiten Auszubildende an
- Kap. 12.5 Beraten und Anleiten

Kompetenzraster

Das Kompetenzraster für diese Anleitungssituation ist zu finden unter: handwerk-technik.de/links/9201

Mögliche spiralförmige Kompetenzentwicklung der Auszubildenden

Kompetenzentwicklung im Kompetenzraster

Die erste Niveaustufe des Kompetenzrasters („Know That") schafft die fachlichen (Wissens-) Voraussetzungen und kann maximal als Reproduktionsstufe von notwendigem Fachwissen angesehen werden. Die Niveaustufe „Know That" ist in der Praxis immer mit der Niveaustufe „Know How" („Durchführungsstufe") zu kombinieren, da Pflege immer als situatives Handeln zu verstehen ist. Die Reflexion zu den pflegerischen Handlungen wird dabei durchgängig eingeübt, um die Kompetenzen der Stufe „Know Why" zuverlässig anzubahnen.

Nachfolgend sind exemplarisch Handlungen und Maßnahmen im Bereich der Thromboseprophylaxe gemäß der Handlungsempfehlungen der S3-Leitlinie zur Prophylaxe der venösen Thromboseembolie hinsichtlich der Hauptursachen und Kennzeichen einer Thrombose sowie der sechs Bausteine zur Thromboseprophylaxe bei zu Pflegenden dargestellt.

Die Kompetenzentwicklung der Auszubildenden verläuft aufeinander aufbauend. Das heißt, die Kompetenzen, die im ersten Ausbildungsdrittel erworben werden, werden in den beiden folgenden Ausbildungsdritteln jeweils ergänzt und ausgebaut. Neue Kompetenzen lassen sich mit den bereits erworbenen verknüpfen und so den Kompetenzerwerb weiterwachsen. Im Zusammenhang mit der jeweiligen Pflegebedürftigkeit, den unterschiedlichen Bedürfnissen der zu Pflegenden, den unterschiedlichen Pflegesituationen und dem beständigen Kompetenzzuwachs stellt sich so ein spiralförmiger Ausbau der Kompetenzen dar.

Merke

Die Auszubildenden wissen, dass die Durchführung von Maßnahmen zur Thromboseprophylaxe für die zu Pflegenden mitunter mit Ablehnungen besetzt ist, z. B. das Tragen von Kompressionsstrümpfen im Sommer. Sie sind in der Lage, diese ernst zu nehmen, solche Maßnahmen immer behutsam umzusetzen und mit erhöhter Sensibilität den Bedürfnissen des Pflegebedürftigen gegenüber zu kommunizieren.

Geringer Grad an Pflegebedürftigkeit (Orientierungseinsatz)

Die Auszubildenden kennen das Pflegekonzept der Einrichtung sowie die Handlungsempfehlungen zur Thromboseprophylaxe und das Pflegedokumentationssystem. Sie sind in der Lage, aus der Pflegedokumentation die relevanten Informationen über den zu Pflegenden herauszufinden, die für den fach- und sachgerechten Umgang mit dem zu Pflegenden notwendig sind. So können sie beispielsweise für die anstehende Thromboseprophylaxe die Bedürfnisse und den biografischen oder auch kulturellen Hintergrund zweckdienlich berücksichtigen oder durch Informationen zu Ernährungs- und Lebensgewohnheiten erkennen, welche Maßnahmen ggf. zusätzlich zu berücksichtigen sind, z. B. bei mangelnder Bewegungsfähigkeit.

Die Auszubildenden können bei einem Menschen mit geringer Pflegebedürftigkeit den individuellen Bedarf an Unterstützung im Rahmen der Thromboseprophylaxe feststellen. Sie wissen mit zu Pflegenden mit geringfügigen kognitiven Einschränkungen umzugehen und im Sinne der Validation angemessen zu reagieren. Sie können den zu Pflegenden motivieren, Thromboserisikofaktoren zu erkennen und angemessene Maßnahmen zur Verminderung des Thromboserisikos unter Berücksichtigung individueller Bedürfnisse und Gegebenheiten anzunehmen und ggf. selbst durchzuführen, z. B. regelmäßige Bewegungsübungen.

Die Auszubildenden können ihre Beobachtungen korrekt in die Pflegedokumentation eintragen und ggf. an weitere zuständige Fachpersonen weiterleiten. Während der Thromboseprophylaxe sind sie in der Lage, die Gespräche mit dem zu Pflegenden und ggf. den Angehörigen nach dem personzentrierten Ansatz zu führen und sich stets der Situation adäquat zu verhalten.

Die Auszubildenden können eine Thrombose definieren sowie den Verlauf einer Thrombose benennen, kennen die Bedeutung und die Folgen für die zu Pflegenden und sind in der Lage, Thromboserisikofaktoren vor dem Hintergrund der drei Hauptursachen – Gefäßwandschädigung, Gerinnungsstörung, Blutströmungsverlangsamung – zu benennen und beim zu Pflegenden zu identifizieren.

Die Auszubildenden kennen neben den Thromboserisikofaktoren auch die Ziele von Maßnahmen zur Thrombosevermeidung und können diese nach dem Ansatz der Personzentrierung mit dem Pflegebedürftigen und den Angehörigen kommunizieren. Sie sind in der

Lage, die Sicht des Pflegebedürftigen einzunehmen und im Rahmen einer professionellen Beratung, Möglichkeiten zur eigenen Entscheidung anzubieten.

Mittlerer Grad an Pflegebedürftigkeit (Pflichteinsätze)

Aufbauend auf den bereits erworbenen Kompetenzen wird die Thromboseprophylaxe bei zu Pflegenden mit einem größeren Pflegebedarf durchgeführt.

Die Auszubildenden wenden in diesen Fällen ihr erworbenes Wissen zur personzentrierten Pflege an und aktivieren die noch vorhandenen Ressourcen des zu Pflegenden. Sie erkennen die Veränderungen beim zu Pflegenden und eine damit verbundene Notwendigkeit, die Thromboseprophylaxe an den Bedarf anzupassen, z. B. bei eingeschränkter Mobilität oder fehlender Aktivität.

Die Auszubildenden können die individuellen Probleme und den Unterstützungsbedarf des zu Pflegenden im Rahmen der Thromboseprophylaxe sowohl im stationären als auch im häuslichen Bereich korrekt erfassen, diese dokumentieren und geeignete Maßnahmen ableiten und diese mit dem zu Pflegenden und ggf. den Angehörigen personzentriert kommunizieren.

Die Auszubildenden können ferner die Evaluation der geplanten Maßnahmen zur Thromboseprophylaxe durchführen und ggf. Veränderungen in den Maßnahmenplänen formulieren. Sie kennen gesundheitsfördernde Maßnahmen, sich selbst betreffend, und können diese anwenden. Dementsprechend können sie ihr Zeitmanagement überprüfen und so anpassen, dass dadurch die Stressbelastung für sie reduziert wird. Die Auszubildenden lernen mit Konflikten umzugehen und darauf zu reagieren. Sie wenden Techniken an, um Konflikte zu bewältigen, z. B. die Technik der kollegialen Beratung, können ihr Verhältnis zu dem zu Pflegenden und zu dessen Angehörigen gut ausbalancieren und kennen die Grenzen zwischen Nähe und Distanz.

Hoher Grad an Pflegebedürftigkeit (Vertiefungseinsätze)

Bei einem hohen Grad an Pflegebedürftigkeit ist aufgrund möglicher Vorerkrankungen des zu Pflegenden ein erhöhtes Thromboserisiko gegeben. Hierzu zählt auch der spezielle Umgang mit zu Pflegenden im Krankenhaus mit und ohne Operation oder Verletzung, mit Krebserkrankten sowie mit Menschen unter verstärktem hormonellen Einfluss, sei es durch Antibabypille, Schwangerschaft, Wochenbett oder Hormonersatztherapie in den Wechseljahren.

Die Auszubildenden wissen, dass Maßnahmen zur Thromboseprophylaxe regelmäßig auf ihre Wirksamkeit hin überprüft werden müssen. Sie sind in der Lage zu erkennen, ob die angewandten Maßnahmen zur Thromboseprophylaxe Wirkungen zeigen.

Rahmenbedingungen für die praktische Anleitung und Vorbereitung

Die Anleitungssituation kann im ersten, zweiten und dritten Drittel der Ausbildung verortet werden.

Entsprechend dem Ausbildungsstand der teilnehmenden Auszubildenden und dem zu fördernden Kompetenzaufbau wählt der Praxisanleiter die zu pflegenden Menschen aus, bei denen die Anleitung durchgeführt werden soll. Das Einverständnis für die Teilnahme wird eingeholt.

Die im Folgenden beschriebene Anleitungssituation findet für vier Auszubildende im zweiten Ausbildungsjahr statt. Das Anleitungsthema, Zeit, Ort und Datum der Anleitungssituation werden entsprechend der Einrichtungsgegebenheiten kommuniziert. Der Praxisanleiter reserviert für die Anleitungssituation einen Arbeitsraum. Die einrichtungsinternen Standards werden in die Anleitungssituation einbezogen.

Materialvorbereitung

Der Praxisanleiter stellt Moderationskoffer und Flipchart-Papier bereit.

In Form eines Unterrichtsgesprächs werden zum Einstieg in die Anleitungssituation Basisinformationen zur Thromboseprophylaxe abgefragt und diskutiert. Dazu bereitet der Praxisanleiter ein Flipchart-Papier mit der Initialfrage „Was wissen Sie zum Thema Thromboseprophylaxe?" vor.

Erwartungshorizont:

1. Definition Thromboembolie: akuter venöser oder arterieller Gefäßverschluss durch einen verschleppten Thrombus (Pschyrembel-Klinisches Wörterbuch, Walter de Gruyter-Berlin-New York 1994)
2. Risikofaktoren für eine Thromboseentstehung:

Virchow-Trias = verlangsamter Blutfluss, z. B. Immobilität, Herzinsuffizienz etc., Gefäßwandschäden, z. B. bei Rauchern, Entzündungen, Hypertonie, Verletzungen, Operationen etc.; erhöhte Gerinnungsneigung des Bluts, z. B. bei Tumorerkrankungen, Thrombophilie, Exsikkose, hormoneller Kontrazeption, etc.

3. prophylaktische Maßnahmen:
   - allgemeine Basismaßnahmen

Frühmobilisation, Bewegungsübungen, Anleitung zur Eigenübung, regelmäßige Durchführung der Basismaßnahmen

Beispiele:

Fußwippen: Zehenspitzen abwechselnd Richtung Nasenspitze hochziehen, einige Sekunden halten, dann weit nach vorne in Richtung Bettende ausstrecken

Einkrallen: Zehen im Wechsel einkrallen, einige Sekunden halten, dann auseinanderspreizen; besonders gute Übung für Pflegebedürftige mit wenig Kraft und Bewegungsfähigkeit

Fuß kreisen: abwechselnd den rechten und den linken Fuß nach rechts und links kreisen

Radfahren: entweder mit dem Bettfahrrad oder mit einem gedachten Fahrrad, dafür in Rückenlage auf imaginäre Pedale in der Luft treten

- physikalische Maßnahmen
  - medizinische Thromboseprophylaxe-Strümpfe
  - intermittierende pneumatische Kompression
  - individuell angepasste Stützstrumpfhosen

- medikamentöse Maßnahmen

Nach entsprechender ärztlicher Anordnung Antikoagulanzien als subkutane Injektion ein bis zweimal täglich oder Antikoagulanzien als Dauerinfusion, z. B. über eine Spritzenpumpe etc.

> **Merke**
>
> Das Ausstreichen der Beine ist kontraindiziert und kann zur Embolie führen. Das Hochlegen der Beine ist keine prophylaktische Maßnahme, sondern dient zum Abschwellen des betroffenen Beins.

Für das Thema „subkutane Injektion" wird als Einstieg die Methode „Strukturlegeplan" genutzt. Dafür bereitet der Praxisanleiter Karten mit den einzelnen Handlungsschritten vor. Der Handlungsablauf ist bei der Durchführung der Anleitungssituation aufgezeigt.

Die praktische Anleitung

Die Auszubildenden und der Praxisanleiter treffen sich im Arbeitsraum. Nach einer kleinen Vorstellungsrunde erklärt der Praxisanleiter den Ablauf der Anleitungssituation.

Einstieg ins Anleitungsthema

Der Praxisanleiter präsentiert das vorbereitete Flipchart-Papier mit der Frage: „Was wissen Sie zu dem Thema Thromboseprophylaxe?" Jeder Auszubildende bekommt einen Filzstift ausgehändigt und die Auszubildenden sind aufgefordert, Aspekte zur Initialfrage zu sammeln und auf das Flipchart-Papier zu notieren. Der Praxisanleiter leitet die Informationssammlung in Richtung des Erwartungshorizonts, informiert und erklärt.

Im nächsten Arbeitsschritt sind die Auszubildenden aufgefordert die durchgemischten Karten für den Strukturlegeplan in die richtige Reihenfolge einer Handlungskette zu Vorbereitung, Durchführung und Nachbereitung einer subkutanen Injektion zu bringen. Zur Ergebnissicherung dürfen das Flipchart-Papier und der Strukturlegeplan abfotografiert werden.

Gemeinsam werden die vorab genannten Bewegungsübungen zur Thromboseprophylaxe von den Auszubildenden und dem Praxisanleiter ausprobiert.

Der Arbeitsauftrag an die Auszubildenden ist, eine subkutane Injektion vorzubereiten, zu verabreichen und den zu pflegenden Menschen sowie ggf. dessen Bezugspersonen zu Bewegungsübungen anzuleiten.

Die vier Pflegedokumentationen der zu pflegenden Menschen liegen bereit.

Jeder Auszubildende bekommt einen zu pflegenden Menschen zugeteilt. Nachdem die Injektionen vorbereitet sind, gehen die Auszubildenden und der Praxisanleiter gemeinsam zu den zu pflegenden Menschen. Der Auszubildende, der bei dem zu pflegenden Menschen die Pflegeinterventionen durchführt, ist der Wortführer. Die anderen Auszubildenden und der Praxisanleiter sind Beobachter. Der Praxisanleiter schreitet bei einer Gefährdung des zu pflegenden Menschen ein.

Merke

Bei allen anfallenden Tätigkeiten sind die „5 Indikationen der hygienischen Händedesinfektion" zu berücksichtigen und umzusetzen:

- vor Patientenkontakt
- vor aseptischen Tätigkeiten
- nach Kontakt mit potenziell infektiösem Material
- nach Patientenkontakt
- nach Kontakt mit der unmittelbaren Patientenumgebung

(Robert Koch-Institut 2016)

Durchführung der praktischen Anleitung

Vorbereitung

Jeder Auszubildende führt die Arbeitsschritte durch. Die Vorbereitungen für die Pflegehandlung werden im Arbeitsraum auf der „reinen Seite" durchgeführt. Folgendes Material wird auf einem wischdesinfizierten Tablett zusammengestellt:

- Händedesinfektionsmittel
- Hautdesinfektionsmittel
- pathogenfreie Einmalhandschuhe
- übersterilisierte Zellstofftupfer
- ggf. Pflaster
- sterile Fertigspritze mit dem Antikoagulanz entsprechend der ärztlichen Anordnung
- Kanülen-Entsorgungsbox

> **Merke**
>
> 6-R-Regel beachten:
> - richtiger zu pflegender Mensch
> - richtiges Medikament
> - richtige Applikationsart
> - richtige Dosierung
> - richtiger Zeitpunkt
> - richtige ärztliche Anordnung vorhanden
>
> Frisch zubereitete Injektionen müssen innerhalb der nächsten 60 Minuten verabreicht werden.

Durchführung
- das Tablett auf eine optisch saubere Fläche in Nähe des zu pflegenden Menschen abstellen
- zu pflegenden Menschen begrüßen und über die Anleitungssituation informieren
- Besucher aus dem Zimmer bitten, ggf. in einen Besucheraufenthaltsraum
- Schild „Bitte nicht stören" an die Tür
- Fenster schließen, Licht und Raum schaffen
- Bett auf rückenschonende Arbeitshöhe bringen
- Bettdecke zur Seite legen
- auf die Intimsphäre achten (eventuell Schlafanzughose, Unterhose etc. anziehen)
- den zu pflegenden Menschen bitten, die Beine auszustrecken und locker abzulegen, anschließend Anleitung des zu Pflegenden für die Ausführung der folgenden Bewegungsübungen; Art und Häufigkeit der Übungen je nach Zustand und Bedarfe des zu pflegenden Menschen
  - Zehenspitzen abwechselnd zur Nasenspitze hochziehen, einige Sekunden halten, dann weit nach vorne in Richtung Bettende ausstrecken – zehnmal drei Durchgänge
  - Zehen im Wechsel einkrallen, einige Sekunden halten, dann auseinanderspreizen – zehnmal ein Durchgang
  - Radfahren: in Rückenlage zwei Minuten lang in der Luft auf imaginären Pedalen treten
- nach den Bewegungsübungen die subkutane Injektion verabreichen
  - den zu pflegenden Menschen bitten, für die Injektion den Bauch oder den Oberschenkel frei zu machen
  - hygienische Händedesinfektion
  - pathogenfreie Einmalhandschuhe anziehen
  - Injektionsstelle mit dem Hautdesinfektionsmittel desinfizieren, Einwirkzeit beachten

  - Einmalspritze vorbereiten
  - Hautfalte / Injektionsstelle zwischen Daumen und Zeigefinger nehmen und abheben
  - die Kanüle zügig einstechen, Einstichwinkel: 90-Grad-Winkel bei Kanülen bis 12 mm Länge, 45-Grad-Winkel bei Kanülen mit 12–25 mm Länge
  - Medikament langsam injizieren
  - nach Abschluss die Kanüle ca. acht bis zehn Sekunden im Unterhautfettgewebe belassen, um einen Rückfluss zu vermeiden
  - Kanüle / Einmalspritze entfernen, ablegen und Hautfalte loslassen
- Tupfer auf die Injektionsstelle pressen, nicht reiben, um Hämatom zu vermeiden
- ggf. ein kleines Pflaster anbringen
- pathogenfreie Einmalhandschuhe ausziehen
- hygienische Händedesinfektion
- Material zusammenpacken
- Bett auf gewünschte Höhe bringen
- Nachttisch und Klingel in Reichweite positionieren
- hygienische Händedesinfektion
- Blick zurück
- Zimmer verlassen, Schild „Bitte nicht stören" abnehmen

Nachbereitung
- Material entsorgen und / oder wischdesinfizieren
- Besucher zurück ins Zimmer bitten
- Dokumentation der Pflegehandlungen
- ggf. Anpassung der Bewegungsübungen in der Pflegeplanung / Bewegungsplan
- Information an die zuständige Pflegefachperson

Nachdem jeder Auszubildende seinen zu pflegenden Menschen versorgt hat, treffen sich alle Auszubildende und der Praxisanleiter noch einmal im Arbeitsraum.

Evaluation / Reflexion

Die Anleitungssituation wird evaluiert / reflektiert. Anregungen dazu werden in Kapitel 4 „Evaluation und Reflexion von Anleitungssituationen" aufgezeigt.

8.5 Intertrigoprophylaxe

Lena Bierschenk, Sabine Nobles, Ina Welzenbach

Zu vernetzende praktische Anleitungssituationen

- Kap. 6 Körperpflege

Kompetenzraster

Das Kompetenzraster für diese Anleitungssituation ist zu finden unter: handwerk-technik.de/links/9201

Mögliche spiralförmige Kompetenzentwicklung der Auszubildenden

Kompetenzentwicklung im Kompetenzraster

Die erste Niveaustufe des Kompetenzrasters („Know That") schafft die fachlichen (Wissens-) Voraussetzungen und kann maximal als Reproduktionsstufe von notwendigem Fachwissen angesehen werden. Die Niveaustufe „Know That" ist in der Praxis immer mit der Niveaustufe „Know How" („Durchführungsstufe") zu kombinieren, da Pflege immer als situatives Handeln zu verstehen ist. Die Reflexion zu den pflegerischen Handlungen wird dabei durchgängig eingeübt, um die Kompetenzen der Stufe „Know Why" zuverlässig anzubahnen.

Nachfolgend sind exemplarisch Handlungen und Maßnahmen im Bereich der Intertrigoprophylaxe hinsichtlich der Hauptursachen einer Intertrigo bei zu Pflegenden dargestellt. Die Kompetenzentwicklung der Auszubildenden verläuft aufeinander aufbauend. Das heißt, die Kompetenzen, die im ersten Ausbildungsdrittel erworben werden, werden in den beiden folgenden Ausbildungsdritteln jeweils ergänzt und ausgebaut. Neue Kompetenzen lassen sich mit den bereits erworbenen verknüpfen und so den Kompetenzerwerb weiterwachsen. Im Zusammenhang mit der jeweiligen Pflegebedürftigkeit, den unterschiedlichen Bedürfnissen der zu Pflegenden, den unterschiedlichen Pflegesituationen und dem beständigen Kompetenzzuwachs, stellt sich so ein spiralförmiger Ausbau der Kompetenzen dar.

Merke

Die Auszubildenden wissen, dass die Durchführung von Maßnahmen zur Intertrigoprophylaxe für die zu Pflegenden mitunter mit Scham besetzt ist, da sich die betroffenen Hautareale oft an sehr intimen Stellen befinden. Sie sind in der Lage, die Schamgefühle ernst zu nehmen, die Maßnahmen immer behutsam umzusetzen und mit erhöhter Sensibilität den Bedürfnissen des Pflegebedürftigen gegenüber zu kommunizieren.

Geringer Grad an Pflegebedürftigkeit (Orientierungseinsatz)

Die Auszubildenden kennen das Pflegekonzept der Einrichtung sowie die Maßnahmen zur Intertrigoprophylaxe und das Pflegedokumentationssystem. Sie sind in der Lage, aus der Pflegedokumentation die relevanten Informationen über den zu Pflegenden herauszufinden, die für den fach- und sachgerechten Umgang mit dem zu Pflegenden notwendig sind. So können die Auszubildenden beispielsweise für die anstehende Intertrigoprophylaxe die Bedürfnisse und den biografischen/kulturellen Hintergrund zweckdienlich berücksichtigen oder durch Informationen zu Ernährungs- und Lebensgewohnheiten erkennen, welche Maßnahmen ggf. zusätzlich zu berücksichtigen sind, z. B. bei Adipositas, Diabetes mellitus oder mangelnder Bewegungsfähigkeit.

Die Auszubildenden können bei einem Menschen mit geringer Pflegebedürftigkeit den individuellen Bedarf an Unterstützung im Rahmen der Intertrigoprophylaxe feststellen. Sie wissen mit zu Pflegenden mit geringfügigen kognitiven Einschränkungen umzugehen und im Sinne der Validation angemessen zu reagieren. Sie können den zu Pflegenden motivieren, Intertrigorisikofaktoren zu erkennen und angemessene Maßnahmen zur Verminderung des Intertrigorisikos unter Berücksichtigung individueller Bedürfnisse und Gegebenheiten anzunehmen und ggf. selbst durchzuführen, z. B. gründliches Abtrocknen von Hautfalten nach dem Waschen.

Die Auszubildenden können ihre Beobachtungen korrekt in die Pflegedokumentation eintragen und ggf. an weitere zuständige Fachpersonen weiterleiten. Während der Intertrigoprophylaxe sind sie in der Lage, die Gespräche mit dem zu Pflegenden und ggf. den Angehörigen nach dem personzentrierten Ansatz zu führen und sich stets der Situation adäquat zu verhalten.

Die Auszubildenden wissen, wie eine Intertrigo entsteht, können eine Intertrigo definieren sowie den Verlauf einer Intertrigo benennen und kennen die Bedeutung sowie die Folgen für die zu Pflegenden. Sie sind in der Lage, Intertrigorisikofaktoren vor dem Hintergrund der Hauptursachen – erhöhte Schweißbildung, Inkontinenz, falsche Hautpflege – zu benennen und beim zu Pflegenden zu identifizieren.

Die Auszubildenden kennen neben den Intertrigorisikofaktoren auch die Ziele von Maßnahmen zur Intertrigovermeidung und können diese nach dem Ansatz der Personzentrierung mit dem Pflegebedürftigen und den Angehörigen kommunizieren und planen.

Die Auszubildenden sind in der Lage, die Sicht des Pflegebedürftigen einzunehmen und im Rahmen einer professionellen Beratung Möglichkeiten zur eigenen Entscheidung anzubieten.

Mittlerer Grad an Pflegebedürftigkeit (Pflichteinsätze)

Aufbauend auf den bereits erworbenen Kompetenzen, wird die Intertrigoprophylaxe bei zu Pflegenden mit einem größeren Pflegebedarf durchgeführt.

Die Auszubildenden wenden in diesen Fällen ihr erworbenes Wissen zur personzentrierten Pflege an und aktivieren die noch vorhandenen Ressourcen des zu Pflegenden. Sie erkennen die Veränderungen beim zu Pflegenden und eine damit verbundene Notwendigkeit, die

Intertrigoprophylaxe an den Bedarf anzupassen, z. B. bei eingeschränkter Mobilität oder fehlender Aktivität.

Die Auszubildenden können die individuellen Probleme und den Unterstützungsbedarf des zu Pflegenden im Rahmen der Intertrigoprophylaxe sowohl im stationären als auch im häuslichen Bereich korrekt erfassen, diese dokumentieren, geeignete Maßnahmen ableiten und diese mit dem zu Pflegenden und ggf. den Angehörigen personzentriert kommunizieren.

Sie können ferner die Evaluation der geplanten Maßnahmen zur Intertrigoprophylaxe durchführen und ggf. Veränderungen in den Maßnahmenplänen formulieren.

Die Auszubildenden kennen gesundheitsfördernde Maßnahmen, sich selbst betreffend, und können diese anwenden. Dementsprechend können sie ihr Zeitmanagement überprüfen und so anpassen, dass dadurch die Stressbelastung für sie reduziert wird. Sie lernen mit Konflikten umzugehen und darauf zu reagieren und wenden Techniken an, um Konflikte zu bewältigen, z. B. die Technik der kollegialen Beratung. Die Auszubildenden können ihr Verhältnis zu dem zu Pflegenden und zu dessen Angehörigen gut ausbalancieren und kennen die Grenzen zwischen Nähe und Distanz.

Die Auszubildenden kennen die zur Intertrigovermeidung zur Verfügung stehenden Maßnahmen und können geeignete Hilfsmittel bezogen auf die Bedürfnisse und Wünsche des zu Pflegenden auswählen und die Maßnahmen durchführen. Sie besitzen die notwendigen Fähigkeiten, um zu Pflegende, ihre Angehörigen und Helfer über vorbeugende Maßnahmen zu beraten und anzuleiten. Die Auszubildenden stellen sicher, dass alle an der Versorgung des zu Pflegenden beteiligten Personen den Zusammenhang zwischen der Regelmäßigkeit der Vorbeugemaßnahmen und dem Erfolg kennen.

Hoher Grad an Pflegebedürftigkeit (Vertiefungseinsätze)

Bei einem hohen Grad an Pflegebedürftigkeit ist aufgrund möglicher Vorerkrankungen des zu Pflegenden ein erhöhtes Intertrigorisiko gegeben. Hierzu zählt auch der spezielle Umgang mit Säuglingen und mit Personen mit Spastiken und Kontrakturen sowie mit inkontinenten Personen.

Die Auszubildenden wissen, dass Maßnahmen zur Intertrigoprophylaxe regelmäßig auf ihre Wirksamkeit hin überprüft werden müssen. Sie sind in der Lage zu erkennen, ob die angewandten Maßnahmen zur Intertrigoprophylaxe Wirkungen zeigen.

Rahmenbedingungen für die praktische Anleitung und Vorbereitung

Die Anleitungssituation kann im ersten und zweiten Drittel der Ausbildung verortet werden.

Entsprechend dem Ausbildungsstand der teilnehmenden Auszubildenden und dem zu fördernden Kompetenzaufbau, wählt der Praxisanleiter die zu pflegenden Menschen aus, bei denen die Anleitung durchgeführt werden soll. Für die folgende Anleitungssituation werden vier zu pflegende Menschen ausgewählt, bei denen eine Intertrigoprophylaxe in der aktuellen Pflegeplanung geplant wurde. Das Einverständnis für die Teilnahme wird eingeholt. Diese Anleitungssituation findet mit vier Auszubildenden im ersten Ausbildungsdrittel statt.

Anleitungsthema, Zeit, Ort und Datum der Anleitungssituation werden entsprechend der Einrichtungsgegebenheiten kommuniziert. Die einrichtungsinternen Standards werden in dies Anleitungssituation miteinbezogen. Der Praxisanleiter reserviert für die Dauer der Anleitungssituation einen Arbeitsraum.

Materialvorbereitung

Der Praxisanleiter legt Flipchart-Papier, Moderationskarten und Filzstifte bereit. Der Einstieg ins Anleitungsthema findet mit der Methode „Mindmap" (→ Kap. 3 „Methodensammlung") statt. Der Praxisanleiter beschriftet dazu ein Flipchart-Papier in der Mitte wie folgt:

Intertrigo (lateinisch: wund gerieben): Haut liegt auf Haut, durch mechanische Reibung entsteht eine nässende Entzündung.

Davon ausgehend gibt es Wissensarme mit folgenden Fragen:

1. Welche Körperstellen sind prädestiniert für eine Intertrigo?

Erwartungshorizont:

- Hals- sowie Nackenbereich
- Achselhöhlen
- Zwischenräume von Fingern und Zehen, z. B. bei ausgeprägten Kontrakturen
- unter der Brust
- Bauchfalten
- Genitalbereich, z. B. unter den Hoden, in der Gesäßfalte
- Amputationsstümpfe

Kinderkrankenpflege

Bei Säuglingen sind oftmals Leistengegend und Kniekehlen sowie der gesamte Windelbereich betroffen.

Altenpflege

Bei alten Menschen mit einer Inkontinenz ist häufig die Leistengegend, die Analfalte und bei adipösen Menschen die Bauchfalte betroffen.

2. Können Sie Symptome bei einer Intertrigo benennen?

Erwartungshorizont:

- leichte bis starke Rötung
- Hautausschlag (eventuell Pusteln, Papeln etc.)
- Juckreiz
- Brennen und / oder Schmerzen

- Krustenbildung
- Infektionen der irritierten Haut, Hautläsion als Eintrittspforte für Bakterien, Viren und Pilze

3. Welche prophylaktischen Maßnahmen sind Ihnen bekannt?

Erwartungshorizont:

- gefährdete Hautstellen trocken halten
- Reibung von Haut an Haut vermeiden, eventuell Baumwollstreifen, Kompressen etc. zwischen die Hautfalten legen oder wenn die Möglichkeit besteht, einen weichen Baumwoll-BH anziehen
- regelmäßige Körperhygiene:
  - die betroffenen Hautstellen nur mit klarem Wasser reinigen
  - wenn nötig ausschließlich pH-neutrale Seife nutzen
  - immer mit klarem Wasser nach waschen
  - geschädigte Areale trocken tupfen, nicht reiben
  - auf keinen Fall Puder verwenden, klumpt bei Feuchtigkeit und reibt
  - keine fetthaltige Salben gebrauchen, Fettfilm dichtet luftdicht ab und begünstigt dadurch Infektionen
- auf geeignete, atmungsaktive und hautfreundliche Kleidung achten, z.B. Baumwolle oder Leinen
- regelmäßiges Wechseln der Inkontinenzmaterialien
- regelmäßige Hautkontrolle

Kinderkrankenpflege

Ist ein Säugling im Genitalbereich stark betroffen, so kann man ihn gelegentlich für ein paar Stunden „offen wickeln", d.h. die Pflegefachperson legt die frische Windel beim Wickeln lediglich als Bettschutz unter, verschließt diese aber nicht, damit frische Luft an den Windelbereich gelangen kann.

Altenpflege

Bei älteren Menschen mit Inkontinenz sollte möglichst ein offenes System mit Vorlagen in verschiedenen Größen und Saugstärken sowie Netzhosen verwendet werden.

Die praktische Anleitung

Die Auszubildenden und der Praxisanleiter treffen sich im Arbeitsraum. Nach einer Vorstellungsrunde erklärt der Praxisanleiter den Ablauf der Anleitungssituation.

Einstieg ins Anleitungsthema

Die Auszubildenden überlegen Antworten zu den Fragen auf der Mindmap, diskutieren die Aspekte und notieren sie entsprechend. Der Praxisanleiter hat dabei eine informierende und korrigierende Funktion.

Als Nächstes bekommen die Auszubildenden jeweils einen zu pflegenden Menschen zugewiesen. Sie erhalten den Auftrag, die entsprechende Pflegedokumentation zu sichten und zu ermitteln, ob der zu pflegende Mensch eine Intertrigoprophylaxe benötigt, warum er sie benötigt und wie sie in die aktuelle Pflegeplanung integriert ist. Sind diese Informationen gesammelt, wird die entsprechende Maßnahmenplanung evaluiert und ggf. situativ angepasst und die Intertrigoprophylaxe durchgeführt. Dazu werden die zu pflegenden Menschen in ihren Zimmern aufgesucht. Im Anschluss daran sollen die Auszubildenden, die erforderliche präventive Maßnahme anhand der Struktur des Pflegeprozesses (Informationssammlung, Ziel formulieren, Maßnahme planen, durchführen, evaluieren und ggf. anpassen) im Arbeitsraum dem Praxisanleiter und den jeweils anderen Auszubildenden vorstellen.

Merke

Bei allen anfallenden Tätigkeiten sind die „5 Indikationen der hygienischen Händedesinfektion" zu berücksichtigen und umzusetzen:

- vor Patientenkontakt
- vor aseptischen Tätigkeiten
- nach Kontakt mit potenziell infektiösem Material
- nach Patientenkontakt
- nach Kontakt mit der unmittelbaren Patientenumgebung

(Robert Koch-Institut 2016)

Durchführung der praktischen Anleitung

Vorbereitung

Die Auszubildenden besorgen sich die entsprechenden Pflegedokumentationen und entnehmen daraus gezielte Informationen zu der geplanten Intertrigoprophylaxe für ihren zu pflegenden Menschen. Hier sollte eine Wissensvernetzung mit den Aspekten der erarbeiteten Mindmap entstehen. Die vier Auszubildenden besuchen nun jeweils ihren zu pflegenden Menschen.

Exemplarisch wird im Folgenden die Intertrigoprophylaxe bei einer größeren Bauchfalte am Unterbauch beschrieben. Der Auszubildende erklärt dem zu pflegenden Menschen bei der Durchführung die einzelnen Arbeitsschritte.

Auf einem wischdesinfizierten Tablett werden folgende Materialien gerichtet:

- Händedesinfektionsmittel

- Flächendesinfektionsmittel
- pathogenfreie Einmalhandschuhe
- Schutzschürze
- sterile Einmalkompressen 10 x 10 cm
- Handtuch und Waschlappen
- Waschschüssel

Durchführung

Das Tablett wird auf einer optisch sauberen Fläche abgestellt.

- Begrüßung des zu pflegenden Menschen
- Information zur Pflegetätigkeit
- ggf. Besucher aus dem Zimmer bitten
- Schild „Bitte nicht stören" an die Tür
- Fenster schließen
- Licht und Raum schaffen
- Waschschüssel mit lauwarmen Wasser befüllen (kein Waschzusatz) und auf dem Nachttisch abstellen
- Abwurf für infektiösen Müll am Fußende des Bettes positionieren
- Schutzschürze anziehen
- hygienische Händedesinfektion
- sterilen Kompressen öffnen, Peel-off-Technik benutzen, und bereitlegen
- pathogenfreie Einmalhandschuhe anziehen
- Bettdecke zurückschlagen und den Bauch frei legen
- Bauchfalte hochnehmen, gebrauchte Kompressen wegnehmen und verwerfen
- Handtuch vorlegen und mit dem feuchten Waschlappen die Bauchfalte vorsichtig abtupfen
- mit dem Handtuch behutsam trocken tupfen
- Haut auf Rötung, Pusteln, Läsionen, Pilzbelag etc. inspizieren
- sterile Kompressen einzeln in die Bauchfalte einlegen, sodass Haut nicht an Haut reiben kann
- Bauch wieder bedecken
- Bettdecke zurückgeben
- Wasser in der Toilette entsorgen
- gebrauchte Materialien zusammenpacken
- Mülleimer zurück an eigentlichen Standort
- Arbeitsfläche wischdesinfizieren
- pathogenfreie Einmalhandschuhe ausziehen
- Schutzschürze ausziehen

- hygienische Händedesinfektion
- Klingel positionieren
- Blick zurück
- Zimmer verlassen, Schild „Bitte nicht stören" abnehmen

Nachbereitung
- gebrauchte Materialien entsorgen
- ggf. Besucher zurück ins Zimmer bitten
- Dokumentation, ggf. Anpassung der Pflegeplanung
- Übergabe an die Pflegefachperson die für den zu pflegenden Menschen zuständig ist.

Sind die vier Auszubildenden mit den Pflegehandlungen fertig, treffen sie sich erneut mit dem Praxisanleiter im Arbeitsraum und jeder stellt seinen zu pflegenden Menschen bezüglich der Intertrigoprophylaxe im Plenum vor.

Evaluation / Reflexion

Nachdem die Anleitungssituation beendet ist wird eine Evaluation / Reflexion der Anleitungssituation vorgenommen. Dazu gibt es Anregungen in Kapitel 4. Ferner kann die erarbeitet Mindmap mit hinzugezogen werden.

8.6 Soor- und Parotitisprophylaxe

Lena Bierschenk, Sabine Nobles, Ina Welzenbach

Zu vernetzende praktische Anleitungssituationen

- Kap. 6 Körperpflege
- Kap. 8.3 Pneumonieprophylaxe
- Kap. 10 Ernährungsmanagement

Kompetenzraster

Das Kompetenzraster für diese Anleitungssituation ist zu finden unter: handwerk-technik.de/links/9201

Mögliche spiralförmige Kompetenzentwicklung der Auszubildenden

Kompetenzentwicklung im Kompetenzraster

Die erste Niveaustufe des Kompetenzrasters („Know That") schafft die fachlichen (Wissens-) Voraussetzungen und kann maximal als Reproduktionsstufe von notwendigem Fachwissen angesehen werden. Die Niveaustufe „Know That" ist in der Praxis immer mit der Niveaustufe „Know How" („Durchführungsstufe") zu kombinieren, da Pflege immer als situatives Handeln zu verstehen ist. Die Reflexion zu den pflegerischen Handlungen wird dabei durchgängig eingeübt, um die Kompetenzen der Stufe „Know Why" zuverlässig anzubahnen.

Nachfolgend sind exemplarisch Handlungen und Maßnahmen im Bereich der Soor- und Parotitisprophylaxe hinsichtlich der Hauptursachen einer Soorinfektion oder einer Parotitis bei zu Pflegenden dargestellt. Die Kompetenzentwicklung der Auszubildenden verläuft aufeinander aufbauend. Das heißt, die Kompetenzen, die im ersten Ausbildungsdrittel erworben werden, werden in den beiden folgenden Ausbildungsdritteln jeweils ergänzt und ausgebaut. Neue Kompetenzen lassen sich mit den bereits erworbenen verknüpfen und so den Kompetenzerwerb weiterwachsen. Im Zusammenhang mit der jeweiligen Pflegebedürftigkeit, den unterschiedlichen Bedürfnissen der zu Pflegenden, den unterschiedlichen Pflegesituationen und dem beständigen Kompetenzzuwachs, stellt sich so ein spiralförmiger Ausbau der Kompetenzen dar.

> **Merke**
>
> Die Auszubildenden wissen, dass die Durchführung von Maßnahmen zur Soor- und Parotitisprophylaxe für die zu Pflegenden mitunter mit Scham oder Abwehrhaltungen besetzt sind, da die persönliche Mundhygiene eine intime Angelegenheit darstellt. Die Auszubildenden sind in der Lage, diese Schamgefühle und Abwehrhaltungen ernst zu nehmen, solche Maßnahmen immer behutsam umzusetzen und mit erhöhter Sensibilität den Bedürfnissen des Pflegebedürftigen gegenüber zu kommunizieren.

Geringer Grad an Pflegebedürftigkeit (Orientierungseinsatz)

Die Auszubildenden kennen das Pflegekonzept der Einrichtung sowie die Maßnahmen zur Soor- und Parotitisprophylaxe und das Pflegedokumentationssystem. Sie sind in der Lage, aus der Pflegedokumentation die relevanten Informationen über den zu Pflegenden herauszufinden, die für den fach- und sachgerechten Umgang mit dem zu Pflegenden notwendig sind. So können die Auszubildenden beispielsweise für die anstehende Soor- und Parotitisprophylaxe die Bedürfnisse und den biografischen oder auch kulturellen Hintergrund zweckdienlich berücksichtigen oder durch Informationen zu Ernährungs- und Lebensgewohnheiten erkennen, welche Maßnahmen zu berücksichtigen sind, z. B. bei Mundtrockenheit, Verlust der Kaufähigkeit oder bei nicht mehr selbstständig durchführbarer Mundpflege.

Die Auszubildenden können bei einem Menschen mit geringer Pflegebedürftigkeit den individuellen Bedarf an Unterstützung im Rahmen der Soor- und Parotitisprophylaxe feststellen. Sie wissen mit zu Pflegenden mit geringfügigen kognitiven Einschränkungen umzugehen und im Sinne der Validation angemessen zu reagieren. Sie können den zu Pflegenden motivieren, Soor- und Parotitisrisikofaktoren zu erkennen und angemessene Maßnahmen zur Verminderung des Soor- und Parotitisrisikos unter Berücksichtigung individueller Bedürfnisse und Gegebenheiten anzunehmen und ggf. selbst durchzuführen, z. B. gründliches Reinigen der Zahnprothese oder regelmäßige Lippenpflege.

Die Auszubildenden können ihre Beobachtungen korrekt in die Pflegedokumentation eintragen und ggf. an weitere zuständige Fachpersonen weiterleiten. Während der Soor- und Parotitisprophylaxe sind sie in der Lage, die Gespräche mit dem zu Pflegenden und ggf. den Angehörigen nach dem personzentrierten Ansatz zu führen und sich stets der Situation adäquat zu verhalten.

Die Auszubildenden können einen Soor und eine Parotitis definieren sowie deren Verlauf benennen. Sie kennen die Bedeutung und die Folgen für die zu Pflegenden und sind in der Lage, Soor- und Parotitisrisikofaktoren vor dem Hintergrund der Hauptursachen wie mangelnde Mundhygiene, Atemnot oder Störung des Speichelflusses zu benennen und beim zu Pflegenden zu identifizieren.

Die Auszubildenden kennen neben den Soor- und Parotitisrisikofaktoren auch die Ziele von Maßnahmen zur Soor- und Parotitisvermeidung und können diese nach dem Ansatz der

Personzentrierung mit dem zu Pflegenden und den Angehörigen kommunizieren. Sie sind in der Lage, die Sicht des zu Pflegenden einzunehmen und im Rahmen einer professionellen Beratung Möglichkeiten zur eigenen Entscheidung anzubieten.

Mittlerer Grad an Pflegebedürftigkeit (Pflichteinsätze)

Aufbauend auf den bereits erworbenen Kompetenzen wird die Soor- und Parotitisprophylaxe bei zu Pflegenden mit einem größeren Pflegebedarf durchgeführt.

Die Auszubildenden wenden in diesen Fällen ihr erworbenes Wissen zur personzentrierten Pflege an und aktivieren die noch vorhandenen Ressourcen des zu Pflegenden. Sie erkennen die Veränderungen beim zu Pflegenden und eine damit verbundene Notwendigkeit, die Soor- und Parotitisprophylaxe an den Bedarf anzupassen, z. B. bei Schluckbeschwerden.

Die Auszubildenden können die individuellen Probleme und den Unterstützungsbedarf des zu Pflegenden im Rahmen der Soor- und Parotitisprophylaxe sowohl im stationären als auch im häuslichen Bereich korrekt erfassen, diese dokumentieren und geeignete Maßnahmen ableiten und diese mit dem zu Pflegenden und ggf. den Angehörigen personzentriert kommunizieren. Sie können ferner die Evaluation der geplanten Maßnahmen zur Soor- und Parotitisprophylaxe durchführen und ggf. Veränderungen in den Maßnahmenplänen formulieren.

Die Auszubildenden kennen gesundheitsfördernde Maßnahmen, sich selbst betreffend, und können diese anwenden. Dementsprechend können sie ihr Zeitmanagement überprüfen und so anpassen, dass dadurch die Stressbelastung für sie reduziert wird. Sie lernen mit Konflikten umzugehen und darauf zu reagieren. Sie wenden Techniken an, um Konflikte zu bewältigen, z. B. die Technik der kollegialen Beratung. Die Auszubildenden können ihr Verhältnis zu dem zu Pflegenden und zu dessen Angehörigen gut ausbalancieren und kennen die Grenzen zwischen Nähe und Distanz.

Die Auszubildenden kennen die zur Verfügung stehenden Maßnahmen zur Soor- und Parotitisvermeidung und können geeignete Hilfsmittel bezogen auf die Bedürfnisse und Wünsche des zu Pflegenden auswählen. Sie besitzen die notwendigen Fähigkeiten, um zu Pflegende und ihre Angehörigen über vorbeugende Maßnahmen zu beraten und anzuleiten. Sie stellen sicher, dass alle an der Versorgung beteiligten Personen den Zusammenhang zwischen der Regelmäßigkeit der Vorbeugemaßnahmen und dem Erfolg kennen.

Hoher Grad an Pflegebedürftigkeit (Vertiefungseinsätze)

Bei einem hohen Grad an Pflegebedürftigkeit ist aufgrund möglicher Vorerkrankungen des zu Pflegenden ein erhöhtes Soor- und Parotitisrisiko gegeben. Hierzu zählt auch der spezielle Umgang mit Sterbenden und mit Personen mit Atemnot und Aspirationsgefahr.

Die Auszubildenden wissen, dass Maßnahmen zur Soor- und Parotitisprophylaxe regelmäßig auf ihre Wirksamkeit hin überprüft werden müssen. Sie sind in der Lage zu erkennen, ob die angewandten Maßnahmen zur Soor- und Parotitisprophylaxe Wirkungen zeigen.

Rahmenbedingungen für die praktische Anleitung und Vorbereitung

Die Anleitungssituation kann im ersten, zweiten und dritten Drittel der Ausbildung verortet werden. Diese Anleitungssituation findet mit zwei Auszubildenden im ersten Ausbildungsdrittel statt. Entsprechend dem Ausbildungsstand der teilnehmenden Auszubildenden und dem zu fördernden Kompetenzaufbau, wählt der Praxisanleiter die zu pflegenden Menschen aus, bei denen die Anleitung durchgeführt werden soll. Das Einverständnis für die Teilnahme wird eingeholt.

Anleitungsthema, Zeit, Ort und Datum der Anleitungssituation werden entsprechend der Einrichtungsgegebenheiten kommuniziert. Die einrichtungsinternen Standards werden in die Anleitungssituation einbezogen.

Der Praxisanleiter reserviert für die Dauer der Anleitungssituation einen Arbeitsraum.

Materialvorbereitung

Der Praxisanleiter legt Flipchart-Papier, Karten und Filzstifte bereit. Der Einstieg ins Anleitungsthema findet mit einer Metaplan-Abfrage statt, dazu werden Karten mit entsprechenden Fragen beschriftet.

1. Wie lautet die Definition von Parotitis?

Erwartungshorizont:

Parotitis ist die Entzündung der Ohrspeicheldrüse und unterteilt sich in bakterielle Parotitis und virale Parotitis (Mumps).

2. Wie lautet die Definition von Soor?

Erwartungshorizont:

Soor ist der Befall der Schleimhäute mit Hefepilzen (Candida-Mykosen).

3. Welche Ursachen für eine Parotitis oder einen Soorbefall gibt es?

Erwartungshorizont:

Die Ursache sind verschleppte Keime durch eine nicht intakte physiologische Mundflora.

2. In welchen Situationen können zu pflegende Menschen von einer Parotitis oder einen Soorbefall betroffen sein?

Erwartungshorizont:

- herabgesetzte Kautätigkeit, z. B. durch fehlende Zahnprothese, angeordnete passierte Kost
- enterale Ernährung über Sonde
- parenterale Ernährung
- Nahrungskarenz
- Dysphagie
- Antibiotikabehandlung
- während und nach Chemo- und Strahlenbehandlungen
- Operationen im Mund-Nasen-Rachenraum

- kognitive Beeinträchtigung, z.B. fehlendes Durstgefühl, Bewusstseinsstörungen
- Mangelernährung
- Frühgeborene
- (heim-)beatmete Pflegebedürftige

5. Was sind die Folgen einer Parotitis oder Soorinfektion?

Erwartungshorizont:

Ösophagitis, Pneumonie etc.

6. Welches sind die Assessmentinstrumente zur Risikoerfassung?

Erwartungshorizont:

- Oral Assessment Guide nach Eilers (1988)
- BRUSHED Assessment nach Hayes & Jones (1995)
- WHO-Mucositis-Score – wird vom Praxisanleiter inhaltlich vorgestellt:

WHO Mucositis-Score:

0: keine Veränderungen sind sichtbar, die Mundschleimhaut und alle dazugehörigen Areale sehen unauffällig aus

I: milde Schmerzen, Rötung, kleine Ulcerationen

II: starke Rötung, kontinuierliche, störende Schmerzen, kleine Ulcerationen und / oder weiße Beläge, Essen und Trinken noch möglich

III: sehr starke Rötung, starke, sehr störende Schmerzen, ineinander fließende Ulcerationen und / oder weiße Beläge, nur noch Trinken unter Schmerzen möglich

IV: sehr starke Rötung, sehr starke, sehr störende Schmerzen, blutende Ulcerationen den ganzen Mund großflächig bedeckend, Essen und Trinken nicht mehr möglich

7. Gibt es einen Expertenstandard des DNQP zum Thema „Mundpflege"?

Erwartungshorizont:

Es ist ein Expertenstandard „Zur Erhaltung und Förderung der Mundgesundheit" in Erarbeitung. Informationen unter: www.dnqp.de

Um die Handlungsschritte der praktischen Durchführung einer Mundpflege darzustellen, werden für die Methode „Strukturlegeplan" (→ Kap. 3 „Methodensammlung") Karten mit den entsprechenden Aspekten beschriftet und ungeordnet auf dem Arbeitstisch ausgelegt. Der dazu gehörige Erwartungshorizont generiert sich aus dem Unterpunkt „Durchführung der praktischen Anleitungssituation".

Die praktische Anleitung

Die Auszubildenden und der Praxisanleiter treffen sich im Arbeitsraum. Nach einer kurzen Vorstellungsrunde erklärt der Praxisanleiter den Ablauf der Anleitungssituation.

Einstieg ins Anleitungsthema

Die Auszubildenden bearbeiten gemeinsam die vorbereiteten Fragen und dokumentieren die Antworten auf dem Flipchart-Papier. Dies kann am Ende der Anleitungssituation zur Ergebnissicherung abfotografiert werden.

Im nächsten Arbeitsschritt werden die auf dem Arbeitstisch ausgebreiteten Karten mit den Handlungsschritten Vorbereitung, Durchführung und Nachbereitung einer Mundpflege zur Parotitis- und Soorprophylaxe in die richtige Reihenfolge gebracht. Der Strukturlegeplan verbleibt so auf dem Arbeitstisch und wird später zur Evaluation der Pflegehandlung genutzt.

Die Auszubildenden bekommen jetzt jeweils einen zu pflegenden Menschen zugeteilt, bei dem sie eine Mundpflege durchführen. Sie haben als erstes die Aufgabe, die entsprechende Pflegedokumentation ausfindig zu machen und entsprechende Informationen aus der Pflegeplanung zusammenzutragen.

Danach gehen die Auszubildenden und der Praxisanleiter in den Vorbereitungsraum und die Auszubildenden bereiten jeweils auf einem wischdesinfizierten Tablett das entsprechende Material vor.

Beispielsweise:

- hygienische Händedesinfektion
- Flächendesinfektion
- pathogenfreie Einmalhandschuhe
- Einmalzahnbürste mit weichen abgerundeten Borsten

> **Merke**
>
> Naturborsten nicht verwenden, da diese ein Bakterienreservoir sind.

- ggf. Zahnpasta mit Fluoriden, wenn beim zu pflegenden Menschen nicht vorhanden
- Zahnseide / Dentalbürstchen
- Zungenreiniger
- Mundspülung, zuckerfrei und möglichst säurearm, z. B. Mineralwasser, Pfefferminztee, NaCl-0,9 %-Lösung, medizinische Mundspülung muss ärztlich angeordnet sein
- Mundspatel
- Taschenlampe / Pupillenleuchte
- Handtuch
- Waschlappen
- Zellstoff
- Pflegecreme für die Lippen
- ggf. Nierenschale für eine Durchführung im Bett

Die Auszubildenden und der Praxisanleiter gehen nun zu den zu pflegenden Menschen und jeder der Auszubildenden führt eine Mundpflege bei dem ihm zugeteilten zu pflegenden Menschen durch. Der andere Auszubildende und der Praxisanleiter sind jeweils stille Beobachter.

Durchführung der praktischen Anleitung

Merke

Die „5 Indikationen der hygienischen Händedesinfektion" sind zu berücksichtigen und umzusetzen:

- vor Patientenkontakt
- vor aseptischen Tätigkeiten
- nach Kontakt mit potenziell infektiösem Material
- nach Patientenkontakt
- nach Kontakt mit der unmittelbaren Patientenumgebung

(Robert Koch-Institut 2016)

Altenpflege

Bei kognitiv beeinträchtigten Pflegebedürftigen wird die pflegerische Intervention angebahnt. Damit der zu pflegende Mensch spürt, dass die Pflegefachperson beispielsweise seinen Mund öffnen möchte, streicht sie zwei- bis dreimal mit zwei Fingern langsam um den Mund. Es wird gegen den Willen des zu Pflegenden keine Mundpflege durchgeführt.

Vorbereitung

- Tablett patientennah auf einer optisch sauberen Fläche abstellen
- zu pflegenden Menschen über die Pflegehandlung informieren
- Besucher aus dem Zimmer bitten, ggf. in einen Aufenthaltsraum
- Schild „Bitte nicht stören" an die Tür
- Licht und Raum schaffen
- Fenster schließen
- Abwurf für infektiösen Müll am Fußende des Bettes positionieren
- hygienische Händedesinfektion
- Bett auf rückengerechte Arbeitshöhe bringen
- zu Pflegenden bei der Positionierung unterstützen und Aspirationsprophylaxe beachten
- Handtuch zum Wäscheschutz vorlegen

Durchführung

- pathogenfreie Einmalhandschuhe anziehen

> **Merke**
>
> Bei allen folgenden Handlungsschritten darauf achten, dass kein Würgereiz verursacht wird.

- mit Spatel und Taschenlampe den Mundinnenraum auf krankhafte Veränderungen inspizieren
- soweit möglich den zu pflegenden Menschen bei der Durchführung des Zähneputzens anleiten, begleiten, unterstützen
- Zahnputzrichtung von rot (Zahnfleisch) nach weiß (Zähne), zuerst die Außenflächen in kleinen kreisenden Bewegungen von hinten (Backenzähne) nach vorne (Schneidezähne) putzen, dann die Innenflächen und zum Abschluss die Kauflächen
- Mund ausspülen lassen, mit dem Zellstoff oder Waschlappen trocknen
- mit der Dentalbürste die Zahnzwischenräume reinigen
- Mund ausspülen lassen, mit dem Zellstoff oder Waschlappen trocknen
- mit dem Zungenreiniger die Zunge, wenn nötig reinigen, bei Borken und hartnäckigen Krusten einige Tropfen Oliven- oder Mandelöl verwenden
- Mund ausspülen lassen
- Mund und ggf. Gesicht säubern und abtrocknen
- erneute Inspektion des Mundinnenraums
- Lippen eincremen oder Pflegelippenstift aufbringen
- Flächendesinfektion der Arbeitsfläche durchführen
- pathogenfreie Einmalhandschuhe ausziehen
- hygienische Händedesinfektion
- Bett auf gewünschte Höhe einstellen
- zu pflegenden Menschen nach Wunsch positionieren
- Klingel in Reichweite ablegen
- zur Speichelproduktion zuckerfreie Bonbons / Kaugummis, trockene Brotrinde, Fruchtstücke anbieten
- mit dem zu pflegenden Menschen verabreden, die Mundpflege nach jeder Mahlzeit oder aber mindestens dreimal täglich durchzuführen und bei Mundtrockenheit alle zwei Stunden eine Mundspülung vorzunehmen
- Material zusammenpacken
- hygienische Händedesinfektion
- Blick zurück

- Verabschiedung vom zu Pflegenden und das Zimmer verlassen, Schild „Bitte nicht stören" abnehmen

Merke

Bei bakteriellen, viralen und mykotischen Infektionen der Mundhöhle wird alle zwei Stunden eine Mundspülung durchgeführt. Eine zusätzliche medikamentöse Therapie erfolgt nach ärztlicher Anordnung.

Kinderkrankenpflege

Speziell in der Versorgung eines neonatologischen Patienten nehmen die Mundpflege und somit auch die Soorprophylaxe, einen ganz besonderen Stellenwert ein. Je nach Reife des neonatologischen Patienten kann durch die Mundpflege mithilfe eines in Aqua destillata getränkten Stiltupfers neben der Soorprophylaxe gleichzeitig auch der Saugreflex trainiert werden. Diese pflegerische Tätigkeit können nach Anleitung auch die Angehörigen eigenständig übernehmen. Dies fördert gleichzeitig die Bindung zu dem Kind.

Nachbereitung

- im Vorbereitungsraum die Materialien entsorgen oder wischdesinfizieren
- Besucher zurück ins Zimmer bitten
- Dokumentation der Pflegehandlung und Verlaufsprotokoll „Mundpflege" ausfüllen, ggf. Anpassung der Pflegeplanung in Absprache mit dem Praxisanleiter
- Nachdem beide Auszubildenden eine Mundpflege durchgeführt haben, findet gemeinsam mit dem Praxisanleiter ein Feedbackgespräch im Arbeitsraum statt.

Evaluation / Reflexion

Zur Evaluation der Anleitungssituation können die Aufzeichnungen auf den Flipchart-Papieren und auch der angefertigte Strukturlegeplan genutzt werden.

Ideen und Anregungen zur Gestaltung von Feedbackrunden sind in Kapitel 4 „Evaluation und Reflexion von Anleitungssituationen" aufgeführt.

Quellenverzeichnis

Altmeyers Enzyklopädie Dermatologie (2018): Parotitis. Unter: www.enzyklopaedie-dermatologie.de/dermatologie/parotitis-epidemica-2922 [18.08.2020].

Altmeyers Enzyklopädie Dermatologie (2018): Intertrigo. Unter: www.enzyklopaedie-dermatologie.de/dermatologie/intertrigo-1971 [18.08.2020].

Arbeitsgemeinschaft der Wissenschaftlichen Medizinischen Fachgesellschaften e.V. (2015): S3-Leitlinie Prophylaxe der venösen Thromboembolie (VTE). Marburg. [18.08.2020].

Arbeitsgemeinschaft der Wissenschaftlichen Medizinischen Fachgesellschaften e.V. (2016): S3-Leitlinie Behandlung von erwachsenen Patienten mit ambulant erworbener Pneumonie und Prävention. Marburg. [18.08.2020].

Deutsche Experteninformation Medizin (2018): Intertrigo. Unter: https://deximed.de/home/b/haut/patienteninformationen/roter-ausschlag/intertrigo/ [18.08.2020].

Deutscher Berufsverband für Pflegeberufe (DBfK) (2017): Handlungsempfehlungen zur Pneumonieprophylaxe. Berlin. [18.08.2020].

Deutsches Netzwerk für Qualitätsentwicklung in der Pflege (2013): Expertenstandard Sturzprophylaxe in der Pflege. Osnabrück: Hochschule Osnabrück.

Deutsches Netzwerk für Qualitätsentwicklung in der Pflege (2017): Expertenstandard Dekubitusprophylaxe in der Pflege. Osnabrück: Hochschule Osnabrück.

INSELSPITAL BERN, Direktion Pflege, medizinisch-technische und medizinisch-therapeutische Bereiche (2005): Pflegestandard Mundpflege für Erwachsene. Bern. [18.08.2020].

Institut für Innovationen im Gesundheitswesen und angewandte Pflegeforschung e.V (2020): Dekubitusprophylaxe – Versorgungsqualität. Unter: www.dekubitus.de/ratgeber/prophylaxe/versorgungsqualitaet [17.08.2020].

Kress, U.: Pneumonieprophylaxe Übungen. Unter: https://atem-kunst.de/pneumonieprophylaxe-uebungen/ [18.08.2020].

Nieth, R.: Workshop Orale Mukositis. Berlin. [19.08.2020].

pqsg.de – das Altenpflegemagazin im Internet (2020): Standard Soor- und Parotitisprophylaxe. Unter: https://pqsg.de/seiten/openpqsg/hintergrund-standard-soor.htm [19.08.2020].

Robert Koch-Institut (2016): Händehygiene in Einrichtungen des Gesundheitswesens. Empfehlung der Kommission für Krankenhaushygiene und Infektionsprävention (KRINKO) beim Robert Koch-Institut (RKI) In: Bundesgesundheitsblatt – Gesundheitsforschung – Gesundheitsschutz 9: 1189–1220. [14.07.2020].

Robert Koch-Institut (2020): Infektions- und Krankenhaushygiene. Unter: https://www.rki.de/DE/Content/Infekt/Krankenhaushygiene/krankenhaushygiene_node.html [18.08.2020]

Teising, D., Jipp, H. (2016): Atemtherapie. In: Neonatologische und pädiatrische Intensiv- und Anästhesiepflege. Berlin, Heidelberg: Springer: S. 16 –18.

Sekundär heilende Wunde

Bei einer sekundär heilenden Wunde lassen sich die Wundränder nicht aneinanderlegen oder/und sind nekrotisch. Meistens liegt ein größerer Gewebedefekt vor, z. B. Wunddehiszenz, Hundebiss, Dekubitus, infizierte Wunden etc.

Chronische Wunden

Eine Wunde wird als chronisch bezeichnet, wenn sie innerhalb von 4–12 Wochen nach Wundentstehung und unter fachgerechter Therapie keine Heilungstendenz zeigt. Außerdem gibt es Wunden, die von Beginn an als chronische Wunden bezeichnet werden, z. B. diabetisches Fußsyndrom, Ulcus cruris venosum, Dekubitus etc. Die ursächliche Erkrankung für diese Wundentstehung sollte unbedingt mitbehandelt werden.

Kontaminierte Wunde

Eine kontaminierte Wunde ist mit Keimen besiedelt, zeigt aber noch keine Infektionszeichen.

Infizierte Wunde

Eine infizierte Wunde ist mit Keimen besiedelt und zeigt die typischen Entzündungszeichen wie deutliche Rötung der Wundränder, Überwärmung des Wundbereichs, Schwellung der Wundränder, Wundschmerz, verzögerte Heilung.

Aseptische Grundsätze

Jede Wunde wird nach aseptischen Grundsätzen versorgt, steriles Material benutzt, Peel-off-Technik und Non-Touch-Technik sind anzuwenden. Bei der Anordnung des Materials zur aseptischen Wundversorgung ist darauf zu achten, dass auf der Vorbereitungsfläche steriles Material patientenfern und unsteriles Material patientennah hergerichtet wird.

Merke

In der ambulanten wie in der stationären Langzeitpflege werden die notwendigen Materialien für Wundverbände von dem behandelnden Arzt für die jeweilige Wunde separat verordnet. Aufgrund der Budgetierungen der Gelder für Arztpraxen, werden häufig die günstigeren Materialien verordnet, sodass die Wundversorgung dann nicht immer adäquat (steril) durchgeführt werden kann. Es ist Aufgabe der Pflegefachpersonen sich diesbezüglich mit den behandelnden Ärzten auseinanderzusetzen und auf die Vorgaben hinzuweisen.

Wundspülungen

Optimale Voraussetzungen für Spüllösungen zur Wundreinigung bieten NaCl 0,9 % und Ringerlösung. Wundspülungen müssen immer steril sein und sollten vor Anwendung angewärmt werden.

> **Merke**
>
> Die Wundtherapie wird nach ärztlicher Anordnung durchgeführt.

Die „5 Indikationen der hygienischen Händedesinfektion" (Robert Koch-Institut 2016)

- vor Patientenkontakt
- vor einer aseptischen Tätigkeit
- nach Kontakt mit potentiell infektiösem Material
- nach Patientenkontakt
- nach Kontakt mit der unmittelbaren Patientenumgebung

Kompetenzraster

Das Kompetenzraster für dieses Kapitel ist zu finden unter: xxxx

Mögliche spiralförmige Kompetenzentwicklung der Auszubildenden

Kompetenzentwicklung im Kompetenzraster

Die erste Niveaustufe des Kompetenzrasters („Know That") schafft die fachlichen (Wissens-) Voraussetzungen und kann maximal als Reproduktionsstufe von notwendigem Fachwissen angesehen werden. Die Niveaustufe „Know That" ist in der Praxis immer mit der Niveaustufe „Know How" („Durchführungsstufe") zu kombinieren, da Pflege immer als situatives Handeln zu verstehen ist. Die Reflexion zu den pflegerischen Handlungen wird dabei durchgängig eingeübt, um die Kompetenzen der Stufe „Know Why" zuverlässig anzubahnen.

Im Vorfeld soll angemerkt sein, dass es in allen Pflegesettings Pflege- und Versorgungssituationen von zu pflegenden Menschen gibt, die nur selten während der gesamten Ausbildungszeit zu sehen sind. Auszubildende, unabhängig in welchem Ausbildungsdrittel und mit welcher Kompetenzentwicklung, sollten gerade auch an diese Pflegesituationen herangeführt werden, indem sie zuschauen oder dem Pflegefachpersonal bei Pflegeinterventionen assistieren.

Aus den Rahmenausbildungsplänen für die praktische Ausbildung gibt es dazu folgende Aussage:

> „Wenn bei den zu pflegenden Menschen ein höherer Grad der Beeinträchtigung der Selbstständigkeit bzw. Pflegebedürftigkeit vorliegt, soll die Versorgung grundsätzlich gemeinsam mit Pflegefachpersonen erfolgen." (Fachkommission nach § 53 Pflegeberufegesetz 2020, S. 202)

Im Folgenden wird nun die zu fördernde spiralförmige Kompetenzentwicklung der Auszubildenden beschrieben.

Geringer Grad an Pflegebedürftigkeit (Orientierungseinsätze)

Die Auszubildenden führen während der Orientierungseinsätze gemeinsam mit den Pflegefachpersonen den Verbandwechsel bei unkomplizierten Wunden nach einfachen Standardoperationen durch. Sie lernen dabei Aspekte des Wundmanagements und des hygienischen Arbeitens kennen. Die Ersteinschätzung zu Wunden, z. B. primär heilende Wunden, Einstichstelle einer peripheren Venenverweilkanüle, Eintrittsstelle einer PEG-Anlage etc. und der Therapie- und Heilungsverlauf werden beobachtet, gemeinsam mit der Pflegefachperson – eventuell auch mit dem behandelnden Arzt – reflektiert und dann entsprechend dokumentiert.

Im Verlauf dieses Ausbildungsdrittels können die Auszubildenden ggf. Teilaufgaben, entsprechend den bereits ausgebildeten Kompetenzen, übernehmen. Es findet der erste Kontakt mit Expertenstandards wie Dekubitusprophylaxe in der Pflege und Pflege von Menschen mit chronischen Wunden statt.

Die Auszubildenden nehmen in Form von formellen und informellen Gesprächen Kontakt mit den zu pflegenden Menschen auf und erfragen Wünsche und Bedürfnisse hinsichtlich der geplanten Wundversorgung. Kleine Beratungs- oder Informationssequenzen können für den zu pflegenden Menschen und dessen Bezugsperson vorbereitet und durchgeführt werden. Die leiblich-körperliche Interaktion, also nonverbale Kommunikation, während der Pflegemaßnahme wird wahrgenommen und berücksichtigt.

Die während der Pflegemaßnahme wahrgenommenen eigenen Emotionen und Reaktionsmuster, wie Scham, Ekel, Angst, Unsicherheit, Ungeduld etc., werden mit der Pflegefachperson thematisiert und reflektiert.

Mittler Grad an Pflegebedürftigkeit (Pflichteinsätze)

Aufbauend auf den im ersten Ausbildungsdrittel erworbenen Kompetenzen sollen die Auszubildenden den anfallenden Verbandwechsel nach einer häufig vorkommenden Operation planen. Die Planung wird in den Pflegeprozess des zu pflegenden Menschen integriert. Die Wunde kann eingeschätzt werden und die Grundprinzipien der Wundversorgung werden angewendet. Die Auszubildenden beachten die Vorgaben der entsprechenden Expertenstandards, der einrichtungsinternen Leitlinien und die Empfehlungen des RKI und setzen sie um.

Die Auszubildenden führen den Verbandwechsel bei chronischen Wunden durch und erfragen im Gespräch mit dem Pflegebedürftigen die gesundheitsbezogenen Verhaltensweisen der zu pflegenden Menschen. Aus diesen Informationen wird dann eine Beratungssituation für den zu pflegenden Menschen und dessen Bezugsperson entwickelt.

Auch Bezugspersonen sollen von den Auszubildenden gezielt zur pflegerischen Versorgung des zu pflegenden Menschen angesprochen und beraten werden, z. B. zum Thema Dekubitus:

Entstehung, Vermeidung, geeignete prophylaktische Maßnahmen, individuelle situativ angepasste Maßnahmen etc.

Bei auftretenden Komplikationen und Problemen in der Wundversorgung sollen Verbesserungsvorschläge überlegt und im intra- und Interprofessionellem Team diskutiert werden.

Die Auszubildenden bekommen einen Einblick in die Strukturen und Prozesse des Entlassungsmanagements und können den zu pflegenden Menschen und die Bezugsperson zur weiteren häuslichen Versorgung, z. B. einer chronischen Wunde bei der Grunderkrankung Diabetes mellitus oder pAVK etc., durch einen Pflegedienst oder / und einem Homecare-Anbieter beraten.

Dem Schmerz und dem Leid des zu pflegenden Menschen und der Bezugsperson wird verständnisvoll begegnet. Entsprechende Belastungssituationen werden mit der Pflegefachperson reflektiert.

Hoher Grad an Pflegebedürftigkeit (Vertiefungseinsätze)

Aufbauend auf den Kompetenzen aus den ersten zwei Ausbildungsdritteln sollen die Auszubildenden im letzten Ausbildungsdrittel die Kompetenzen erwerben, den Pflegeprozess für zu pflegende Menschen mit komplexen invasiven Eingriffen, ggf. mit hohem Komplikationsrisiko, zu planen, durchzuführen, zu evaluieren und zu dokumentieren. Wenn erforderlich nehmen die Auszubildenden eine Wissensrecherche zu dem geplanten Eingriff vor. Die damit verbundenen pflegerischen Aufgaben sollen mit dem zu pflegenden Menschen abgestimmt und dann durchgeführt werden, z. B. nach Tumorresektion am Darm mit Enterostoma-Anlage den Verbandwechsel der OP-Wunde, der Drainagen und die Versorgung des Enterostomas.

Die Bezugspersonen sollen zu der pflegerischen Versorgung des zu pflegenden Menschen gezielt angesprochen, beraten und ggf. angeleitet werden. Ebenso sollten Beratungskontakte vermittelt werden wie zum hausinternen Stomatherapeuten, Wundmanagement, Entlassungsmanagement, zu Selbsthilfegruppen etc.

Die Pflegeprozessplanung zum Wundmanagement wird in Absprache mit der Pflegefachperson vorgenommen. Der verantwortliche Arzt wird einbezogen.

Die Auszubildenden lernen zu pflegende Menschen von einer Intensivstation oder / und dem Aufwachraum nach größeren invasiven Eingriffen, mit z.B. großen Wundversorgungen, auf eine Normalpflegestation zu übernehmen.

Bei dem Pflegeprozess für Menschen mit komplizierten chronischen, schwer heilenden Wunden orientieren sich die Auszubildenden an den entsprechenden Leitlinien und Standards, individuell in Abstimmung mit dem behandelnden Arzt und den zu pflegenden Menschen selbst und /oder den Bezugspersonen.

Die Auszubildenden sind an regelmäßigen Fallbesprechungen /Situationsbesprechungen / Visiten und Bedside-Übergaben beteiligt. Dabei liegt ein Schwerpunkt auf der Einbeziehung des zu pflegenden Menschen und dessen Bezugsperson. Im Fokus steht bei dieser Ausbildungsthematik, das Wundmanagement zielführend zu gestalten.

Entsprechend den ausgebildeten Kompetenzen können die Auszubildenden Pflegeinterventionen selbstständig übernehmen.

9.2 Aseptischer Verbandwechsel bei einer peripheren Venenverweilkanüle

Sabine Nobles

Zu vernetzende praktische Anleitungssituationen

- Kap. 7 Hygienisch Arbeiten
- Kap. 12.5 Beraten und Anleiten

Kompetenzraster

Das Kompetenzraster für diese Anleitungssituation ist zu finden unter: handwerk-technik.de/links/9201

Mögliche spiralförmige Kompetenzentwicklung der Auszubildenden

- Kap. 9.1 Informationen

Rahmenbedingungen für die praktische Anleitung und Vorbereitungen

Die Anleitungssituation kann im ersten, zweiten und dritten Drittel der Ausbildung verortet werden. Entsprechend dem Ausbildungsstand der teilnehmenden Auszubildenden und dem zu fördernden Kompetenzaufbau, wählt der Praxisanleiter die zu pflegenden Menschen aus, bei denen die Anleitung durchgeführt werden soll. Das Einverständnis für die Teilnahme wird eingeholt.

Anleitungsthema, Zeit, Ort und Datum der Anleitungssituation werden entsprechend den Einrichtungsgegebenheiten kommuniziert. Der Praxisanleiter reserviert für die Dauer der Anleitungssituation einen Arbeitsraum. Diese Anleitungssituation findet mit zwei Auszubildenden im zweiten Ausbildungsdrittel statt.

Materialvorbereitung

Der Einstieg ins Anleitungsthema erfolgt mit der Methode „Glückstopf", Informationen zu dieser und weiteren Methoden finden Sie im Kapitel 3 „Methodensammlung".

Für die Methode „Glückstopf" werden Zettel mit unterschiedlichen Fragen beschriftet, gefaltet und in ein Gefäß gelegt.

Entsprechende Fragen und der Erwartungshorizont könnten sein:

1. Nennen Sie Gründe für das Legen einer peripheren Venenverweilkanüle. Welcher Berufsgruppe obliegt die Entscheidung dafür?

Erwartungshorizont: Über peripher-venöse Venenverweilkanülen können Infusionen, Nährlösungen, Transfusionen sowie Medikamente, z. B. Antibiotika, verabreicht werden. Das Einlegen einer peripheren Venenverweilkanüle ist eine ärztliche Entscheidung und Tätigkeit. Die Tätigkeit kann vom Arzt an geschulte Pflegefachpersonen delegiert werden.

2. Nennen Sie Punktionsorte für periphere Venenverweilkanülen.

Erwartungshorizont: Bei Erwachsenen und Kindern eignen sich die peripheren Venen an den Extremitäten, z. B. Handrücken, Unterarm, Ellenbeuge, Fußrücken, bei Neugeborenen und Säuglingen eignen sich Venen an der Kopfhaut, dem Hand- und Fußrücken und die Nabelschnurvene.

3. Nennen Sie die häufigsten Komplikationen bei liegenden peripheren Venenverweilkanülen.

Erwartungshorizont: Eine Thrombophlebitis durch Reizung der Venenwand, Infektion der Einstichstelle durch Keime.

4. Benennen Sie die Unterschiede zwischen einer Venenverweilkanüle und einer Butterflykanüle.

Erwartungshorizont: Eine Venenverweilkanüle verbleibt durchschnittlich für 3 bis 5 Tage im Gefäß. Eine Butterflykanüle hat eine begrenzte Liegezeit von einigen Minuten bis einige Stunden, da die Kanüle starr ist und die Gefahr der Dislokation und des Durchstechens der Venenwand besteht.

5. Wie häufig muss der Verband gewechselt werden?

Erwartungshorizont: Sterile Gazeverbände alle 48 Stunden, Transparente sterile Folienverbände nach 7 Tagen, unabhängig vom Verbandmaterial wird der Verband bei Verschmutzung, Durchblutung, Durchnässung etc. auch häufiger gewechselt.

6. Nennen Sie die „5 Indikationen der hygienischen Händedesinfektion" (RKI).

Erwartungshorizont:

- vor Patientenkontakt
- vor einer aseptischen Tätigkeit
- nach Kontakt mit potentiell infektiösem Material
- nach Patientenkontakt
- nach Kontakt mit der unmittelbaren Patientennähe

Eine weitere Methode für den Einstieg ins Anleitungsthema ist ein Brainstorming (→ Kap. 3 „Methodensammlung"). Dafür werden Flipchart-Papier und Textmarker bereit gelegt. Der Erwartungshorizont für das Brainstorming bildet sich in den Handlungsschritten der nachfolgenden „Durchführung der praktischen Anleitung" ab.

Die praktische Anleitung

Der Praxisanleiter und die Auszubildenden treffen sich im Arbeitsraum. Es gibt eine kurze Begrüßungsrunde und der Praxisanleiter stellt den Ablauf der Anleitungssituation vor.

Einstieg ins Anleitungsthema

Die Auszubildenden ziehen aus dem Glückstopf abwechselnd die vorbereiteten Zettel und beantworten die Fragen. Die Ergebnisse werden auf einem Flipchart-Papier notiert. Nachdem nun die grundsätzlichen Aspekte zu einer peripheren Venenverweilkanüle und deren Verbandwechsel benannt worden sind, findet ein Brainstorming zu dem Handlungsablauf der Durchführung des Verbandwechsels statt. Die Auszubildenden notieren gemeinsam auf dem Flipchart-Papier, welches Material sie für den Verbandwechsel benötigen, wie die einzelnen Handlungsschritte der Durchführung beim zu Pflegenden sind und was bei der Nachbereitung zu tun und zu beachten ist. Der Praxisanleiter bringt sich in das Gespräch ein, wenn Aspekte fehlen oder korrigiert werden müssen. Das Flipchart-Papier verbleibt für die Evaluation und das Feedbackgespräch der Anleitungssituation im Arbeitsraum.

Durchführung der praktischen Anleitung

Die Auszubildenden bekommen nun jeweils einen zu pflegenden Menschen zugeteilt, bei dem sie einen Verbandwechsel durchführen sollen. Der Praxisanleiter und der verbleibende andere Auszubildende sind Beobachter. Der Praxisanleiter schreitet nur bei Handlungen ein, die den Pflegenden gefährden könnten.

Bei der Durchführung der Anleitungssituation sind die einrichtungs- und stationsinternen Standards zu berücksichtigen.

> **Merke**
>
> Die „5 Indikationen der hygienischen Händedesinfektion" sind zu berücksichtigen und umzusetzen:
>
> - vor Patientenkontakt
> - vor aseptischen Tätigkeiten
> - nach Kontakt mit potenziell infektiösem Material
> - nach Patientenkontakt
> - nach Kontakt mit der unmittelbaren Patientenumgebung
>
> (Robert Koch-Institut 2016)

Während der Durchführung der Pflegemaßnahme wird mit dem zu pflegenden Menschen kommuniziert und jeder Handlungsschritt angekündigt und ggf. erklärt.

Vorbereitung

Bevor das Material zusammengestellt wird, informieren sich die Auszubildenden entsprechend anhand von Krankenakte, Wunddokumentation, ärztlicher Verordnung etc. über ihren zu pflegenden Menschen.

Auf einem wischdesinfizierten Tablett werden folgende Materialien gerichtet:

- Schutzkittel, Mund-Nase Schutz, ggf. Haarschutz
- Händedesinfektionsmittel, sofern nicht im Zimmer vorhanden
- Hautdesinfektionsmittel

Merke

Zur Hautdesinfektion bei peripheren Venenverweilkanülen und zentralvenösen Gefäßzugängen sollte gemäß RKI-Empfehlung ein Hautdesinfektionsmittel mit einer Remanenzwirkung, also einer verzögert nachhaltigen Wirkung nach dem Auftragen, benutzt werden.

- pathogenfreie Einmalhandschuhe
- sterile Kompressen 5 x 5 cm
- sterile Pinzette oder sterile Schutzhandschuhe
- sterile Kochsalzlösung 0,9 %/10 ml Plastikampulle, um ggf. Verkrustungen zu lösen
- steriler transparenter Folienverband
- ggf. eine Mullbinde oder Klebevlies

Das Tablett wird ins Zimmer gebracht und auf einer optisch sauberen Fläche abgestellt. Die beiden Beobachter – Praxisanleiter und Auszubildender – folgen dem Auszubildenden ins Zimmer des zu Pflegenden.

Durchführung des aseptischen Verbandwechsels bei einer peripheren Venenverweilkanüle

- zu Pflegenden begrüßen und darüber informieren, dass der geplante Verbandwechsel jetzt stattfindet
- ggf. Besucher aus dem Zimmer in den Besucheraufenthaltsraum bitten, Schild „Bitte nicht stören" anbringen
- Fenster schließen, Licht und Raum schaffen
- Abwurf für infektiösen Müll am Fußende des Bettes positionieren
- ggf. den zu Pflegenden beim Einnehmen einer bequemen Position unterstützen, vorher hygienische Händedesinfektion vornehmen
- Bett auf rückenschonende Arbeitshöhe bringen
- Schutzkittel und Mund-Nase-Schutz anlegen, ggf. Haarschutz
- hygienische Händedesinfektion
- mit Peel-off-Technik das sterile Material öffnen und bereitlegen
- pathogenfreie Einmalhandschuhen anziehen
- den alten Verband vorsichtig lösen und in den Abwurf entsorgen
- pathogenfreie Einmalhandschuhe ausziehen
- Bei unruhigen oder auch desorientierten zu pflegenden Menschen muss die Venenverweilkanüle durch eine zweite Person gesichert werden.

- hygienische Händedesinfektion
- die Punktionsstelle und Umgebung auf Rötungen, Verkrustungen, Paravasat, Pflasterallergie etc. inspizieren
- Einstichstelle sprühdesinfizieren
- sterile Pinzette oder die sterilen Schutzhandschuhe, sterile Tupfer und das steril verpackte NaCl 0,9 % benutzen, um eventuelle Inkrustierungen zu entfernen; Wischrichtung von innen nach außen
- Einstichstelle erneut sprühdesinfizieren
- Flügel der Venenverweilkanüle durch die mitgelieferten sterilen Tupfer unterlegen und mit den Pflasterstreifen, ggf. dem Folienverband beigepackt, fixieren
- Folienverband anlegen; Auflegen des neuen Verbands mit Non-Touch-Technik, ggf. die Fixierstreifen wie auch den Folienverband an den äußeren Rändern / Ecken ohne Schutzhandschuhe anfassen
- Anschlüsse oder Dreiwegehähne nicht überkleben
- Vorgabe zur Beschriftung, z. B. Datum, des Verbands nutzen
- ggf. die Venenverweilkanüle mit einer Mullbinde umwickeln oder einen Schlauchverband anbringen
- zu pflegenden Menschen und Bett in gewünschte Position bringen
- Schutzkittel, Mund-Nase-Schutz, ggf. Haarschutz ablegen
- Klingel in Reichweite positionieren
- Abwurf zurück zum eigentlichen Standort
- „Blick zurück"
- Zimmer mit Tablett verlassen, Schild „Bitte nicht stören" abnehmen

Nachbereitung

- Besucher zurück ins Zimmer bitten
- im Vorbereitungsraum auf der unreinen Seite das verbliebene Material entsorgen / wegräumen / wischdesinfizieren
- hygienische Händedesinfektion
- Dokumentation der Pflegehandlung

Evaluation / Reflexion

Nachdem beide Auszubildende jeweils einen aseptischen Verbandwechsel an einer Venenverweilkanüle vorgenommen haben, findet gemeinsam mit dem Praxisanleiter ein Feedbackgespräch im Arbeitsraum statt.

Anregungen zur Gestaltung sind im Kapitel 4 „Evaluation und Reflexion von Anleitungssituationen" zu finden.

9.3 Aseptischer Verbandwechsel bei zentralvenösen Gefäßzugängen

Sabine Nobles

Zu vernetzende praktische Anleitungssituationen

- Kap. 7 Hygienisch Arbeiten
- Kap. 12.5 Beraten und Anleiten

Kompetenzraster

Das Kompetenzraster für diese Anleitungssituation ist zu finden unter: handwerk-technik.de/links/9201

Mögliche spiralförmige Kompetenzentwicklung der Auszubildenden

- Kap. 9.1 Informationen

Rahmenbedingungen für die praktische Anleitung und Vorbereitungen

Die Anleitungssituation kann im ersten, zweiten und dritten Ausbildungsdrittel verortet werden. Entsprechend dem Ausbildungsstand der teilnehmenden Auszubildenden wählt der Praxisanleiter die zu Pflegenden aus und holt deren Einverständnis zur Durchführung der Anleitungssituation ein.

Ist der Schwierigkeitsgrad der Anleitungssituation höher als die Schwerpunktsetzung der Kompetenzentwicklung des Ausbildungsdrittels der teilnehmenden Auszubildenden, sollte der Praxisanleiter den Verbandwechsel gemeinsam mit den Auszubildenden durchführen. In dem Fall schauen die Auszubildenden zu und assistieren dem Praxisanleiter.

Anleitungsthema, Zeit, Ort und Datum der Anleitungssituation werden entsprechend den Einrichtungsgegebenheiten kommuniziert.

Für die Anleitungssituation reserviert der Praxisanleiter einen Arbeitsraum.

Die wie folgt beschriebene Anleitungssituation findet als Gruppenanleitung mit zwei Auszubildenden und einem Praxisanleiter statt.

Materialvorbereitung

Zum Einstieg in das Anleitungsthema kann z. B. ein Brainstorming genutzt werden. Entsprechende Informationen sind im Kapitel 3 „Methodensammlung" zu finden. Der Praxisanleiter reserviert einen Arbeitsraum für die Dauer der Anleitungssituation und legt Flipchart-Papier, Textmarker, Moderationskarten und Klebestreifen bereit. Er notiert auf dem Flipchart-Papier das Thema des Brainstormings „Aseptischer Verbandwechsel bei zentralvenösen Gefäßkathetern". Der Erwartungshorizont für das Brainstorming generiert sich aus den Handlungsaspekten der Durchführung der praktischen Anleitungssituation.

Die praktische Anleitung

Die Auszubildenden und der Praxisanleiter treffen sich im Arbeitsraum und beginnen die Anleitungssituation mit einer Vorstellungsrunde, wobei der Praxisanleiter auch den Ablauf der Anleitungssituation erklärt.

Einstieg ins Anleitungsthema

Der Einstieg ins Anleitungsthema erfolgt durch ein Brainstorming. Die Auszubildenden notieren auf den Moderationskarten (1 Aspekt = 1 Moderationskarte) alle Aspekte die sie zu dem Thema „Aseptischer Verbandwechsel bei zentralvenösen Gefäßkathetern" wissen.

Der nächste Arbeitsschritt ist das Ordnen und Gliedern der Aspekte aus dem Brainstorming. Entsprechende Cluster könnten sein:

- allgemeine Informationen zum Anleitungsthema
- notwendiges Material für den Verbandwechsel
- Arbeitsschritte der Durchführung des Verbands
- Nachbereitung des Materials

Der Praxisanleiter unterstützt und ergänzt das Wissen der Auszubildenden.

Jetzt hat jeder der beiden Auszubildenden die Möglichkeit einen Verbandwechsel an einem zentralvenösen Gefäßzugang vorzunehmen.

Der Praxisanleiter und der jeweils andere Auszubildende sind stille Beobachter. Der Praxisanleiter schreitet nur korrigierend ein, wenn die Handlung den zu Pflegenden gefährden könnte.

Durchführung der praktischen Anleitung

Bei der Durchführung der Anleitungssituation sind die einrichtungs- und stationsinternen Standards zu berücksichtigen.

Merke

Die „5 Indikationen der hygienischen Händedesinfektion" sind zu berücksichtigen und umzusetzen:

- vor Patientenkontakt
- vor aseptischen Tätigkeiten
- nach Kontakt mit potenziell infektiösem Material
- nach Patientenkontakt
- nach Kontakt mit der unmittelbaren Patientenumgebung

(Robert Koch-Institut 2016)

Bevor das Material zusammengestellt wird, informieren sich die Auszubildenden über ihren zu pflegenden Menschen (Krankenakte, Wunddokumentation ärztliche Verordnung etc.).

Vorbereitung

Auf einem wischdesinfizierten Tablett werden folgende Materialien zusammengestellt:

- Schutzkittel, Mund-Nase-Schutz, Haarschutz ggf.
- Händedesinfektionsmittel (sofern nicht im Pat.-Zimmer vorhanden)
- Hautdesinfektionsmittel

> **Merke**
>
> Zur Hautdesinfektion bei peripheren Venenverweilkanülen und zentralvenösen Gefäßzugängen sollte gemäß RKI-Empfehlung ein Hautdesinfektionsmittel mit einer Remanenzwirkung, also einer verzögert nachhaltigen Wirkung nach Auftragen, benutzt werden.

- pathogenfreie Einmalhandschuhe
- sterile Schutzhandschuhe
- sterile Kompressen (5x5 cm)
- sterile Stieltupfer
- sterile Pinzette
- sterile Kochsalzlösung 0,9 %/10 ml Plastikampulle (um ggf. Verkrustungen zu lösen)
- steriler transparenter Folienverband (ggf. VW-Set nach Einrichtungsstandard)
- Pflasterstreifen

Das Tablett wird ins Zimmer gebracht und auf einer optisch sauberen Fläche abgestellt. Die beiden Beobachter (Praxisanleiter und Auszubildender) folgen dem Auszubildenden ins Zimmer.

Durchführung

- zu Pflegenden begrüßen und darüber informieren, dass der geplante Verbandwechsel jetzt stattfindet
- Besucher aus dem Zimmer bitten (eventuell in den Patienten- und Besucheraufenthaltsraum), Schild „Bitte nicht stören" anbringen
- Fenster schließen, Licht und Raum schaffen
- Abwurf für infektiösen Müll am Fußende des Bettes positionieren
- ggf. den zu Pflegenden beim Einnehmen einer bequemen Position unterstützen – dann muss vorher eine hygienische Händedesinfektion stattfinden
- Bett auf rückenschonende Arbeitshöhe bringen
- Schutzkittel, Mund-Nase Schutz, ggf. Haarschutz anlegen

- hygienische Händedesinfektion
- mit Peel-off Technik das sterile Material öffnen und bereitlegen
- pathogenfreie Einmalhandschuhe anziehen
- Feststellen bei welcher Markierung (cm) der ZVK aus der Einstichstelle austritt
- alten Verband vorsichtig lösen und in den Abwurf entsorgen
- pathogenfreie Einmalhandschuhe ausziehen
- hygienische Händedesinfektion
- Punktionsstelle und Umgebung inspizieren (auf Rötungen, Verkrustungen, Paravasat, Pflasterallergie etc.)
- Einstichstelle mit Hautdesinfektionsmittel besprühen
- sterile Handschuhe anziehen
- Punktionsstelle mit sterilen Tupfern und sterilem NaCl 0,9 % reinigen
- Non-Touch-Technik umsetzen, Wischrichtung ist von innen nach außen
- überprüfen, ob der zentralvenöse Katheter noch bei der richtigen Markierung austritt
- erneut Sprühdesinfektion der Punktionsstelle
- sterile Schutzhandschuhe ausziehen
- hygienische Händedesinfektion
- sterilen Verband anbringen
- Das Auflegen des neuen Verbands erfolgt unter Beachtung der Non-Touch-Technik, wobei die Möglichkeit gegeben ist den Folienverband, an den äußeren Rändern / Ecken, ohne Schutzhandschuhe anzufassen.
- Zuleitungen zum zentralvenösen Katheter spannungsfrei fixieren
- Vorgabe zur Beschriftung (Datum) des Verbands nutzen
- Bett und zu pflegenden Menschen in gewünschte Position bringen
- Schutzkittel, Mund-Nase-Schutz, ggf. Haarschutz ablegen
- Klingel in Reichweite positionieren
- Abwurf zurück zum eigentlichen Standort
- hygienische Händedesinfektion
- „Blick zurück"
- Zimmer mit Tablett verlassen, Schild „Bitte nicht stören" abnehmen

Nachbereitung

- Besucher zurück ins Zimmer bitten
- im Vorbereitungsraum (unreine Seite) das verbliebene Material entsorgen / wegräumen / wischdesinfizieren
- hygienische Händedesinfektion
- Dokumentation der Pflegehandlung

Evaluation / Reflexion

Zum Abschluss dieser Gruppenarbeit treffen sich die Auszubildenden mit dem Praxisanleiter im Arbeitszimmer. Dort findet ein Feedbackgespräch zu der Anleitungssituation statt. Dazu können auch die Aufzeichnungen, die während des Einstiegs ins Anleitungsthema entstanden sind, genutzt werden.

Ideen und Anregungen zu der Gestaltung des Feedbackgesprächs finden sich in Kapitel 4 „Evaluation und Reflexion von Anleitungssituationen".

9.4 Aseptischer Verbandwechsel bei einer PEG-Anlage

Sabine Nobles

Zu vernetzende praktische Anleitungssituationen

- Kap. 7 Hygienisch Arbeiten
- Kap. 12.5 Beraten und Anleiten

Kompetenzraster

Das Kompetenzraster für diese Anleitungssituation ist zu finden unter: handwerk-technik.de/links/9201

Mögliche spiralförmige Kompetenzentwicklung der Auszubildenden

- Kap. 9.1 Informationen

Rahmenbedingungen für die praktische Anleitung und Vorbereitungen

Diese Anleitungssituation kann im ersten, zweiten und dritten Ausbildungsdrittel verortet werden und als Einzelanleitung oder Gruppenanleitung mit max. 4 Teilnehmern gestaltet werden.

Der Praxisanleiter wählt entsprechend dem Ausbildungsstand und der Anzahl der teilnehmenden Auszubildenden die zu Pflegenden aus. Ferner holt er das Einverständnis zur Durchführung der Anleitungssituation bei den ausgewählten zu pflegenden Menschen ein. Ist der Schwierigkeitsgrad der Anleitungssituation höher als die Schwerpunktsetzung der Kompetenzentwicklung des Ausbildungsdrittels der teilnehmenden Auszubildenden, sollte der Praxisanleiter den Verbandwechsel gemeinsam mit den Auszubildenden durchführen. In dem Fall schauen die Auszubildenden zu und assistieren dem Praxisanleiter. Die folgende Anleitungssituation findet im zweiten Ausbildungsdrittel mit zwei Auszubildenden statt.

Anleitungsthema, Zeit, Ort und Datum der Anleitungssituation werden entsprechend der Einrichtungsgegebenheiten kommuniziert.

Der Praxisanleiter reserviert einen Arbeitsraum für die Dauer der Anleitungssituation.

Materialvorbereitung

Zum Einstieg in das Anleitungsthema wird für diese Anleitungssituation die Methode Meta-Plan (→ Kap. 3 „Methodensammlung") vorbereitet. Der Praxisanleiter beschriftet ein Flipchart-Papier mit dem Anleitungsthema und formuliert dazu passende Unterpunkte. Für die Auszubildenden legt der Praxisanleiter Moderationskarten und Textmarker bereit.

Beispiel:

1. Aseptischer Verbandwechsel bei einer PEG-Anlage
   - Definition PEG

Erwartungshorizont:

Perkutane endoskopische Gastrostomie ist ein von außen durch die Bauchdecke mithilfe eines Endoskops gelegter künstlicher Zugang zum Magen.

- Indikation für eine PEG

Erwartungshorizont:

- wenn abzusehen ist, dass die orale Nahrungsaufnahme für den zu pflegenden Menschen für länger als drei Wochen nicht möglich ist
- wenn für den Betroffenen nur eine eingeschränkte oder keine Nahrungsaufnahme möglich ist, z. B. bei neurologischen Erkrankungen, bei ausgeprägter Dysphagie unterschiedlicher Genese, bei Wachkoma-Patienten, bei Menschen mit Tumoren im Hals- und Rachenbereich
- wenn eine Erkrankung mit einem erhöhten Nährstoff- und Energiebedarf besteht, z. B. massive Verbrennungen, Polytraumen, Tumorerkrankungen etc.

2. Warum und wie muss eine PEG-Sonde regelmäßig mobilisiert werden?

Erwartungshorizont:

Die Mobilisation (ab zweiten Tag nach Anlage der Sonde) verhindert das Einwachsen der inneren Halteplatte in die Mageninnenwand = Buried Bumper-Syndrom.

Zur Mobilisation wird die Sonde zwischen Daumen und Zeigefinger ein wenig hin und her gedreht. Danach sollte die Sonde leicht, in die Einstichstelle, hinein- und herausgeschoben werden.

3. Nennen Sie die 5 Indikationen der hygienischen Händedesinfektion.

Erwartungshorizont:

- vor Patientenkontakt
- vor einer aseptischen Tätigkeit
- nach Kontakt mit potentiell infektiösem Material
- nach Patientenkontakt
- nach Kontakt mit der unmittelbaren Patientenumgebung

4. Wie oft und für welchen Zeitraum erfolgt nach PEG-Anlage ein aseptischer Verbandwechsel?

Erwartungshorizont:

Einmal täglich für zehn Tage, danach alle zwei bis drei Tage, bei reizlosen Wundverhältnissen reichen Kompressen und Fixierungspflaster. Nach ca. zwei Wochen braucht die Einstichstelle keinen Verband mehr.

5. Wie wird die abgeheilte PEG-Einstichstelle in der Häuslichkeit versorgt und was ist dabei zu beachten?

Erwartungshorizont:

Ist die Wunde komplett abgeheilt darf die PEG-Einstichstelle mit klarem Wasser und einem Waschlappen gesäubert werden. Der zu pflegende Mensch darf auch duschen, Vollbäder vermeiden. Nach wie vor muss die Sonde regelmäßig mobilisiert werden. Ein Verband ist nicht mehr notwendig. Bei abgeheilten Wundverhältnissen sollte keine ständige Hautdesinfektion und /oder Salbenapplikation erfolgen. Dies kann zur Reizung und Aufquellen der intakten Haut führen und somit zu einem erhöhten Infektionsrisiko beitragen.

Die praktische Anleitung

Der Praxisanleiter und die Auszubildenden treffen sich im Arbeitsraum. Die praktische Anleitungssituation beginnt mit einer Begrüßungsrunde. Der strukturelle Ablauf der Anleitungssituation wird vorgestellt.

Einstieg ins Anleitungsthema

Das vorbereitete Flipchart-Papier kommt nun zum Einsatz und die Auszubildenden überlegen gemeinsam, welche Informationen sie zu den einzelnen Unterpunkten wissen. Die Aspekte und Informationen werden auf Moderationskarten notiert und den entsprechenden Unterpunkten zugeordnet. Der Praxisanleiter ist unterstützend und ergänzend tätig.

Nachdem die Auszubildenden ihr Vorwissen aktiviert haben, kann das beschriftete Flipchart-Papier zur Ergebnissicherung fotografiert werden.

Durchführung der praktischen Anleitung

Der Praxisanleiter beginnt die Durchführung der praktischen Anleitung, indem er den aseptischen Verbandwechsel bei einer PEG-Anlage in Form eines Modeling mit Metalog (→ Kap. 3 „Methodensammlung") vorstellt. Das heißt, die Auszubildenden sind Zuschauer bei einer beruflichen Situation. Der Praxisanleiter führt den aseptischen Verbandwechsel durch, erzählt, wie er die Situation einschätzt, was er genau tut, wozu und warum er es tut, welche Regeln angewendet werden und ob Alternativen zur Verfügung stehen. Er reflektiert professionell seine pflegerische Handlung und baut dies in den Dialog mit dem zu pflegenden Menschen ein.

Die Auszubildenden sollen genau zusehen, zuhören und wahrnehmen, was während des Modeling mit Metalog geschieht.

Im nächsten Anleitungsschritt treffen sich die Auszubildenden und der Praxisanleiter wieder im Arbeitsraum. Dort haben die Auszubildenden die Möglichkeit, die Handlungsschritte des Modeling mit eigenen Worten zu artikulieren und darzustellen sowie Probleme der Handlung zu diskutieren. Dazu kann eine Mindmap angefertigt werden. Flipchart-Papier und Textmarker sind vorhanden. Zur Ergebnissicherung kann auch die erstellte Mindmap fotografiert werden.

Nachdem die Auszubildenden die Möglichkeit hatten, den Prozess des Verbandwechsels gemeinsam mit dem Praxisanleiter zu reflektieren, bekommt jeder Auszubildende einen zu pflegenden Menschen zugeteilt, um einen entsprechenden Verbandwechsel praktisch durchzuführen. Der Praxisanleiter und die anderen Auszubildenden sind jeweils Beobachter. Der Praxisanleiter schreitet nur bei Handlungen ein, die den zu Pflegenden gefährden könnten. Bei der Durchführung der Anleitungssituation sind die einrichtungs- und stationsinternen Standards zu berücksichtigen.

Merke

Die „5 Indikationen der hygienischen Händedesinfektion“ sind zu berücksichtigen und umzusetzen:

- vor Patientenkontakt
- vor aseptischen Tätigkeiten
- nach Kontakt mit potenziell infektiösem Material
- nach Patientenkontakt
- nach Kontakt mit der unmittelbaren Patientenumgebung

(Robert Koch-Institut 2016)

Während der Durchführung der Pflegemaßnahme wird mit dem zu pflegenden Menschen kommuniziert und jeder Handlungsschritt angekündigt und ggf. erklärt.

Vorbereitung

Bevor das Material zusammengestellt wird, informieren sich die Auszubildenden anhand von Krankenakte, Wunddokumentation ärztliche Verordnung etc. über ihren zu pflegenden Menschen.

Auf einem wischdesinfizierten Tablett sind vorzubereiten:

- Schutzkittel, Mund-Nase-Schutz, ggf. Haarschutz
- Händedesinfektionsmittel, wenn nicht im Zimmer vorhanden
- Hautdesinfektionsmittel mit Remanenzwirkung laut RKI-Empfehlung
- 10 ml Ampullen NaCl 0,9 %, sterile Einmalverpackung
- pathogenfreie Einmalhandschuh
- sterile Schutzhandschuhe
- vier sterile Kompressen 5 x 5 cm
- eine sterile Schlitzkompresse 5 x 5 cm
- ein steriles Stretchpflaster
- ein steriles Fixierpflaster, entsprechend der Einrichtungsgegebenheit ggf. ein vorgefertigtes VW-Set benutzen

Das Tablett wird ins Zimmer gebracht und auf einer optisch sauberen Fläche abgestellt.

Durchführung

- den zu pflegenden Menschen begrüßen und über den Verbandwechsel informieren
- Besucher aus dem Zimmer bitten, eventuell in den Besucheraufenthaltsraum
- Schild „Bitte nicht stören“ an die Tür
- Fenster schließen, Licht und Raum schaffen

9.5 Aseptischer Verbandwechsel bei einer primär heilenden Wunde

Sabine Nobles

Zu vernetzende praktische Anleitungssituationen

- Kap. 7 Hygienisch Arbeiten
- Kap. 8.3 Mobilisation und Positionierung, Pneumonieprophylaxe
- Kap. 12.5 Beraten und Anleiten

Kompetenzraster

Das Kompetenzraster für diese Anleitungssituation ist zu finden unter: handwerk-technik.de/links/9201

Mögliche spiralförmige Kompetenzentwicklung der Auszubildenden

- Kap. 9.1 Informationen

Rahmenbedingungen für die praktische Anleitung und Vorbereitungen

Die Anleitungssituation kann im ersten, zweiten und dritten Ausbildungsdrittel verortet werden. Entsprechend dem Ausbildungsstand und der Anzahl der teilnehmenden Auszubildenden wählt der Praxisanleiter zu pflegende Menschen aus, die eine primär heilende Wunde haben, und holt deren Einverständnis zur Durchführung der Anleitungssituation ein.

Anleitungsthema, Zeit, Ort und Datum werden entsprechend der Einrichtungsgegebenheiten kommuniziert.

Die hier beschriebene Anleitungssituation findet als Gruppenanleitung mit vier Auszubildenden statt.

Materialvorbereitung

Der Praxisanleiter reserviert einen Arbeitsraum und legt Flipchart-Papier und Textmarker bereit.

Der Einstieg ins Anleitungsthema ist an die Methode „Partnerinterview" (→ Kap. 3 „Methodensammlung") angelehnt und wird in einer etwas abgeänderten Version durchgeführt. Dazu beschriftet der Praxisanleiter im Vorfeld zwei Flipchart-Papiere jeweils mit den gleichen Überschriften: „Materialvorbereitung für einen aseptischen Verbandwechsel bei einer primär heilenden Wunde" und „Die Handlungsschritte bei der Durchführung des VW". Der Erwartungshorizont für die Handlungsschritte ergibt sich aus der Durchführung der praktischen Anleitungssituation.

Die praktische Anleitung

Die vier Auszubildenden und der Praxisanleiter treffen sich im Arbeitsraum. Es findet eine kurze Begrüßungsrunde statt und der Praxisanleiter informiert die Auszubildenden über den Ablauf der Anleitungssituation.

Einstieg ins Anleitungsthema

Die Auszubildenden finden sich in zwei Partnergruppen zusammen. Der Praxisanleiter erläutert wie der Einstieg ins Anleitungsthema stattfinden soll.

Beide Paare bekommen jeweils eines der vorbereiteten Flipchart-Papiere und haben die Aufgabe, stichpunktartig die Materialvorbereitung für einen aseptischen Verbandwechsel und die Handlungsschritte bei der Durchführung des Verbands zu notieren.

Im nächsten Arbeitsschritt tauschen die beiden Paare ihre Flipchart-Papiere aus und stellen jeweils dem anderen Tandem die Handlungsaspekte und Handlungsschritte vor. Gemeinsam werden Fragen und Unklarheiten mit dem Praxisanleiter geklärt.

Die Flipchart-Papiere verbleiben für das Feedbackgespräch im Arbeitsraum.

Durchführung der praktischen Anleitung

Jedes Paar bekommt nun einen zu pflegenden Menschen zugeteilt und führt einen aseptischen Verbandwechsel durch. Der Praxisanleiter und die anderen Auszubildenden sind stille Beobachter. Der Praxisanleiter schreitet nur bei Handlungen ein, die den Pflegenden gefährden könnten.

Bei der Durchführung der Anleitungssituation sind die einrichtungs- und stationsinternen Standards zu berücksichtigen.

Merke

Die „5 Indikationen der hygienischen Händedesinfektion" sind zu berücksichtigen und umzusetzen:

- vor Patientenkontakt
- vor aseptischen Tätigkeiten
- nach Kontakt mit potenziell infektiösem Material
- nach Patientenkontakt
- nach Kontakt mit der unmittelbaren Patientenumgebung

(Robert Koch-Institut 2016)

Während der Durchführung der Pflegemaßnahme wird mit dem zu pflegenden Menschen kommuniziert und jeder Handlungsschritt angekündigt und ggf. erklärt.

Bevor das Material zusammengestellt wird, informieren sich die Auszubildenden anhand von Krankenakte, ärztlicher Anordnung, Wundprotokoll, Pflegebericht etc. über den zu pflegenden

9.6 Aseptischer Verbandwechsel bei einer Drainage

Sabine Nobles

Zu vernetzende praktische Anleitungssituationen

- Kap. 7 Hygienisch Arbeiten
- Kap. 8.3 Mobilisation / Positionierung, Pneumonieprophylaxe
- Kap. 9.5 Aseptischer Verbandwechsel bei einer primär heilenden Wunde
- Kap. 12.5 Beraten und Anleiten

Kompetenzraster

Das Kompetenzraster für diese Anleitungssituation ist zu finden unter: handwerk-technik.de/links/9201

Mögliche spiralförmige Kompetenzentwicklung der Auszubildenden

- Kap. 9.1 Informationen

Rahmenbedingungen für die praktische Anleitung und Vorbereitungen

Bei dieser Anleitungssituation wird exemplarisch für den Verbandwechsel bei Drainagen der Verbandwechsel bei einer liegenden Redon-Drainage durchgeführt und eine Redonflasche mit Sog gewechselt.

Diese praktische Anleitungssituation kann im ersten, zweiten und dritten Drittel der Ausbildung angeleitet werden. Entsprechend dem Ausbildungsstand der teilnehmenden Auszubildenden wählt der Praxisanleiter zwei zu pflegenden Menschen aus, die eine Redon-Drainage haben, und holt deren Einverständnis zur Durchführung der Anleitungssituation ein.

Anleitungsthema, Zeit, Ort und Datum werden entsprechend den Einrichtungsgegebenheiten kommuniziert.

Für die Dauer der Anleitung reserviert der Praxisanleiter einen Arbeitsraum.

Die hier beschriebene Anleitungssituation findet als Gruppenanleitung mit vier Auszubildenden statt.

Materialvorbereitung

Der Praxisanleiter reserviert einen Arbeitsraum und stellt eine Metaplanwand, Metaplankarten und Textmarker bereit. Steht gerade keine Metaplanwand zur Verfügung, kann auch Flipchart-Papier als Ersatz zum Anbringen und Clustern der Metaplankarten genutzt werden. Die Methode „Metaplan" ist im Kapitel 3 „Methodensammlung" erläutert. Auf einem anderen Arbeitstisch legt der Praxisanleiter das notwendige Material für den Verbandwechsel und den Wechsel der Redonflasche – noch ungeordnet – bereit und deckt es ab. Der Erwartungshorizont generiert sich durch die Aspekte der aufgeführten Durchführung der praktischen Anleitungssituation.

Die praktische Anleitung

Die vier Auszubildenden und der Praxisanleiter treffen sich im Arbeitsraum. Es findet eine kurze Begrüßungsrunde statt und der Praxisanleiter informiert die Auszubildenden über den Ablauf der Anleitungssituation.

Einstieg ins Anleitungsthema

Die Auszubildenden finden sich in zwei Partnergruppen zusammen. Der Praxisanleiter erläutert wie der Einstieg ins Anleitungsthema stattfinden soll.

Beide Paare bekommen jeweils eines der vorbereiteten Flipchart-Papiere und haben die Aufgabe, stichpunktartig die Materialvorbereitung für einen aseptischen Verbandwechsel und die Handlungsschritte bei der Durchführung des Verbands zu notieren.

Im nächsten Arbeitsschritt tauschen die beiden Paare ihre Flipchart-Papiere aus und stellen jeweils dem anderen Tandem die Handlungsaspekte und Handlungsschritte vor. Gemeinsam werden Fragen und Unklarheiten mit dem Praxisanleiter geklärt.

Die Flipchart-Papiere verbleiben für das Feedbackgespräch im Arbeitsraum.

Durchführung der praktischen Anleitung

Jedes Paar bekommt nun einen zu pflegenden Menschen zugeteilt und führt einen aseptischen Verbandwechsel durch. Der Praxisanleiter und die anderen Auszubildenden sind stille Beobachter. Der Praxisanleiter schreitet nur bei Handlungen ein, die den Pflegenden gefährden könnten.

Bei der Durchführung der Anleitungssituation sind die einrichtungs- und stationsinternen Standards zu berücksichtigen.

Merke

Die „5 Indikationen der hygienischen Händedesinfektion" sind zu berücksichtigen und umzusetzen:

- vor Patientenkontakt
- vor aseptischen Tätigkeiten
- nach Kontakt mit potenziell infektiösem Material
- nach Patientenkontakt
- nach Kontakt mit der unmittelbaren Patientenumgebung

(Robert Koch-Institut 2016)

Während der Durchführung der Pflegemaßnahme wird mit dem zu pflegenden Menschen kommuniziert und jeder Handlungsschritt angekündigt und ggf. erklärt.

Bevor das Material zusammengestellt wird, informieren sich die Auszubildenden anhand von Krankenakte, ärztlicher Anordnung, Wundprotokoll, Pflegebericht etc. über den zu pflegenden

Menschen, den sie versorgen sollen, und treffen sich danach mit dem Praxisanleiter im Vorbereitungsraum der Station.

Informationen werden ausgetauscht und Anordnungen umgesetzt, z. B. Schmerzmedikation vor Beginn des Verbandwechsels.

Vorbereitung

Die Vorbereitung ist abhängig von der Größe des Verbands und der ärztlichen Anordnung zum Verbandwechsel. Das notwendige Material kann entweder auf einem wischdesinfizierten Tablett zusammengestellt werden oder es wird der Verbandwagen genutzt. Dieser sollte auf Vollständigkeit des erforderlichen Materials überprüft werden.

- Schutzkittel / Einmalschürze, Haar- und Mundschutz
- Bettschutz
- Händedesinfektionsmittel, wenn nicht im Zimmer vorhanden
- Hautdesinfektionsmittel mit Remanenz-Wirkung nach RKI-Empfehlung
- pathogenfreie Einmalhandschuhe
- sterile Schutzhandschuhe
- sterile Kompressen, sterile Pflaumentupfer
- steriler Pflasterverband
- sterile Instrumente, z. B. Pinzette, Schere etc.
- steriles Material, z. B. Spüllösungen, Einmalspritzen, Einmalkanülen, Abstrichröhrchen etc.

Durchführung

- zu pflegenden Menschen begrüßen und über die Pflegemaßnahme informieren
- Besucher aus dem Zimmer bitten, ggf. in den Besucheraufenthaltsraum
- Schild „Bitte nicht stören" an die Zimmertür
- Fenster schließen, Licht und Raum schaffen
- Abwurf für infektiöses Material am Bettende abstellen
- hygienische Händedesinfektion
- ggf. Bett des zu Pflegenden auf rückenschonende Arbeitshöhe bringen
- Positionierung des zu pflegenden Menschen nach Lokalisation der Wunde
- Bettschutz einlegen
- Schutzkittel, Mund-Nase-Schutz, Haarschutz anlegen
- hygienische Händedesinfektion
- mit Peel-off-Technik das benötigte sterile Material öffnen und bereitlegen
- pathogenfreie Einmalhandschuhe anziehen
- den oberflächlichen Verband vorsichtig entfernen, tieferliegende Kompressen / Tamponaden mit einer sterilen Pinzette entfernen

- Wundauflage auf Exsudat, Menge, Farbe, Geruch etc. inspizieren, in den Abwurf entsorgen gebrauchte Pinzette entsprechend ablegen
- pathogenfreie Einmalhandschuhe ausziehen
- hygienische Händedesinfektion
- Wunde / Wundumgebung auf Rötung, Schwellung, übermäßiges Exsudat etc. inspizieren
- weiteres Vorgehen mit der Non-Touch-Technik und mit sterilen Schutzhandschuhen bzw. sterilen Instrumenten
- Desinfektion, Spülung, Wundauflage nach ärztlicher Anordnung vornehmen
- Wundauflagen fixieren
- Bettschutz entfernen, in den Abwurf entsorgen
- sterile Schutzhandschuhe ausziehen
- hygienische Händedesinfektion
- zu pflegenden Menschen und Bett in gewünschte Lage / Position bringen
- Klingel in Reichweite ablegen
- hygienische Händedesinfektion
- Schutzkittel, Mund-Nase-Schutz, Haarschutz ablegen
- „Blick zurück"
- Zimmer mit Tablett oder Verbandwagen verlassen, Schild „Bitte nicht stören" abnehmen

Nachbereitung

- Besucher wieder ins Zimmer bitten
- benutztes Material entsorgen / wegräumen / wischdesinfizieren
- ggf. den Verbandwagen wischdesinfizieren
- hygienische Händedesinfektion
- ggf. Verbandwagen mit Material auffüllen
- Dokumentation

Merke

Jede Wunde – sekundär heilend, chronisch, infiziert – wird nach aseptischen Grundsätzen versorgt.

Evaluation / Reflexion

Der Praxisanleiter und die vier Auszubildenden treffen sich nach der Durchführung beider Verbandwechsel im Arbeitsraum zu einer Feedbackrunde. Ideen und Anregungen zur Gestaltung von Feedbackrunden sind in Kapitel 4 „Evaluation und Reflexion von Anleitungssituationen" aufgeführt.

9.6 Aseptischer Verbandwechsel bei einer Drainage

Sabine Nobles

Zu vernetzende praktische Anleitungssituationen

- Kap. 7 Hygienisch Arbeiten
- Kap. 8.3 Mobilisation / Positionierung, Pneumonieprophylaxe
- Kap. 9.5 Aseptischer Verbandwechsel bei einer primär heilenden Wunde
- Kap. 12.5 Beraten und Anleiten

Kompetenzraster

Das Kompetenzraster für diese Anleitungssituation ist zu finden unter: handwerk-technik.de/links/9201

Mögliche spiralförmige Kompetenzentwicklung der Auszubildenden

- Kap. 9.1 Informationen

Rahmenbedingungen für die praktische Anleitung und Vorbereitungen

Bei dieser Anleitungssituation wird exemplarisch für den Verbandwechsel bei Drainagen der Verbandwechsel bei einer liegenden Redon-Drainage durchgeführt und eine Redonflasche mit Sog gewechselt.

Diese praktische Anleitungssituation kann im ersten, zweiten und dritten Drittel der Ausbildung angeleitet werden. Entsprechend dem Ausbildungsstand der teilnehmenden Auszubildenden wählt der Praxisanleiter zwei zu pflegenden Menschen aus, die eine Redon-Drainage haben, und holt deren Einverständnis zur Durchführung der Anleitungssituation ein.

Anleitungsthema, Zeit, Ort und Datum werden entsprechend den Einrichtungsgegebenheiten kommuniziert.

Für die Dauer der Anleitung reserviert der Praxisanleiter einen Arbeitsraum.

Die hier beschriebene Anleitungssituation findet als Gruppenanleitung mit vier Auszubildenden statt.

Materialvorbereitung

Der Praxisanleiter reserviert einen Arbeitsraum und stellt eine Metaplanwand, Metaplankarten und Textmarker bereit. Steht gerade keine Metaplanwand zur Verfügung, kann auch Flipchart-Papier als Ersatz zum Anbringen und Clustern der Metaplankarten genutzt werden. Die Methode „Metaplan" ist im Kapitel 3 „Methodensammlung" erläutert. Auf einem anderen Arbeitstisch legt der Praxisanleiter das notwendige Material für den Verbandwechsel und den Wechsel der Redonflasche – noch ungeordnet – bereit und deckt es ab. Der Erwartungshorizont generiert sich durch die Aspekte der aufgeführten Durchführung der praktischen Anleitungssituation.

Die praktische Anleitung

Der Praxisanleiter trifft sich mit den Auszubildenden im Arbeitsraum. Die praktische Anleitungssituation beginnt mit einer Begrüßungsrunde.

Einstieg ins Anleitungsthema

Der Einstieg ins Anleitungsthema erfolgt hier an der Methode „Metaplan". Der Praxisanleiter erklärt den Auszubildenden diese Methode und auch, dass bei dieser Gruppenanleitung zwei praktische Anleitungssituationen durchgeführt werden:

1. Aseptischer Verbandwechsel bei einer Redon Drainage
2. Wechseln einer Redonflasche unter aseptischen Bedingungen

Die Auszubildenden bekommen den Auftrag, alle Handlungsaspekte zu notieren, die zu einem „aseptischen Verbandwechsel bei einer Redon-Drainage" und zum „Wechsel einer Redonflasche" gehören. Bitte beachten: Eine Metaplan-Karte wird mit einem Handlungsaspekt beschrieben.

Die beschrifteten Metaplan-Karten werden jetzt an die Metaplan-Wand gepinnt oder auf dem Flipchart-Papier, das auf dem Arbeitstisch liegt, ausgebreitet. Im nächsten Arbeitsschritt werden die Karten in eine Reihenfolge gebracht, sodass sie nachvollziehbar die Handlungsketten zu den beiden Anleitungssituationen darstellen.

Die vier Auszubildenden teilen sich nun in zwei Tandems auf und entscheiden sich jeweils für eine der Anleitungssituationen.

Jetzt deckt der Praxisanleiter die Verbandmaterialien auf. Die beiden Paare suchen das Material für ihr Anleitungsthema zusammen und ordnen es den entsprechenden Handlungsschritten zu. Erst dann ergänzt und korrigiert der Praxisanleiter ggf. die Handlungsschritte und die Reihenfolge der Handlungsketten.

Durchführung der praktischen Anleitung

Jedes Zweierteam bekommt einen zu pflegenden Menschen zugeteilt. Ein Team führt den aseptischen Verbandwechsel durch und das andere den Wechsel einer Redonflasche unter aseptischen Bedingungen. Das jeweils passive Team und der Praxisanleiter sind Beobachter.

Der Praxisanleiter schreitet nur bei Handlungen ein, die den zu Pflegenden gefährden könnten.

Bei der Durchführung der Anleitungssituation sind die einrichtungs- und stationsinternen Standards zu berücksichtigen.

Merke

Die „5 Indikationen der hygienischen Händedesinfektion" sind zu berücksichtigen und umzusetzen:

- vor Patientenkontakt
- vor aseptischen Tätigkeiten
- nach Kontakt mit potenziell infektiösem Material
- nach Patientenkontakt
- nach Kontakt mit der unmittelbaren Patientenumgebung

(Robert Koch-Institut 2016)

Während der Durchführung der Pflegemaßnahme wird mit dem zu pflegenden Menschen kommuniziert und jeder Handlungsschritt angekündigt und ggf. erklärt.

Die Auszubildenden informieren sich über ihre zu pflegenden Menschen, die jeweiligen Wund- und Drainageverhältnisse und die entsprechenden ärztlichen Anordnungen.

Vorbereitung

Die Materialvorbereitung erfolgt auf einem wischdesinfizierten Tablett oder es wird der Verbandwagen genutzt.

<table>
<tr><th>aseptischer Verbandwechsel bei einer Redon-Drainage</th><th>Wechsel der Redonflasche unter aseptischen Bedingungen</th></tr>
<tr><td colspan="2">• Händedesinfektionsmittel
• Hautdesinfektionsmittel
• Bettschutz
• pathogenfreie Einmalhandschuhe
• Schutzkittel
• Mund-Nase Schutz
• ggf. Haarschutz
• sterile Schutzhandschuhe
• sterile Kompressen 10 x 10 cm</td></tr>
<tr><td>• sterile Schlitzkompressen 10 x 10 cm
• sterile Pinzette, sterile Schere
• steriles Pflaster</td><td>• steril verpackte Redon-Drainage
• Textmarker wasserfest</td></tr>
</table>

Durchführung des aseptischen Verbandwechsels bei einer Drainage

aseptischer Verbandwechsel bei einer Redon-Drainage	Wechsel der Redonflasche unter aseptischen Bedingungen
• zu pflegenden Menschen begrüßen und über die Pflegemaßnahme informieren • Besucher aus dem Zimmer bitten, Schild „Bitte nicht stören" an die Tür • Fenster schließen, Licht und Raum schaffen • Abwurf für infektiöses Material am Fußende des Bettes platzieren • Bett auf rückenschonende Arbeitshöhe bringen • hygienische Händedesinfektion • Positionierung des zu pflegenden Menschen entsprechend der Lokalisation der Redon-Drainage • Bettschutz einlegen • Schutzkittel, Mund-Nase-Schutz, ggf. Haarschutz anlegen	
	• zu wechselnde Redonflasche platzieren
• hygienische Händedesinfektion • steriles Material öffnen in Peel-off-Technik, bereitlegen • pathogenfreie Einmalhandschuhe anziehen	
• alten Drainageverband ablösen und verwerfen • pathogenfreie Einmalhandschuhe ausziehen • hygienische Händedesinfektion • sterile Schutzhandschuhe anziehen • bei den folgenden Arbeitsschritten auf die Non-Touch-Technik achten • Drainageaustrittsstelle auf Infektionszeichen inspizieren • Desinfektion der Drainageaustrittsstelle, sprühen – wischen mit sterilen Tupfern – sprühen • jeden Tupfer nur einmal verwenden	• die dem zu Pflegenden nahe Klemme schließen, Vermeidung von Rückfluss • Sprühdesinfektion der Konnektionsstelle • zu wechselnde Redonflasche vom Drainageschlauch trennen • Sekretmenge, Farbe, Beimengung erfassen und merken • Redonflasche entsorgen • ggf. Blutkoagel aus dem Drainageende entfernen, sterile Kompressen benutzen
• Drainageschlauch desinfizieren • sterile Schlitzkompresse anbringen und sterile Kompresse darüberlegen	• Sprühdesinfektion des Drainageendes • neue Redonflasche anschließen, Non-Touch-Technik beachten

<table>
<tr><th>aseptischer Verbandwechsel bei einer Redon-Drainage</th><th>Wechsel der Redonflasche unter aseptischen Bedingungen</th></tr>
<tr><td>• Kompressen mit sterilem Pflaster fixieren
• sterile Schutzhandschuhe ausziehen</td><td>• Schlauchklemme nahe der Redonflasche öffnen
• zu pflegenden Menschen über eventuell unangenehmes Ziehen / kurzen Schmerz informieren
• langsames Öffnen der dem zu Pflegenden nahen Schlauchklemme
• Drainage auf Durchgängigkeit und Sog kontrollieren
• Redonflasche unterhalb des Wundniveaus am Bett anhängen, ohne Zug auszuüben
• pathogenfreie Einmalhandschuhe ausziehen</td></tr>
<tr><td colspan="2">• hygienische Händedesinfektion, Schutzkittel, Mund-Nase-Schutz, ggf. Haarschutz ablegen
• Bett und zu pflegenden Menschen in gewünschte Position bringen
• Klingel in Reichweite ablegen
• Kontrolle auf Sog und Sekretfluss
• Abwurf zurückstellen
• hygienische Händedesinfektion
• Zimmer mit dem Tablett verlassen, „Blick zurück“ nicht vergessen, Schild „bitte nicht stören“ abnehmen</td></tr>
</table>

Nachbereitung

<table>
<tr><th>aseptischer Verbandwechsel bei einer Redon-Drainage</th><th>Wechsel der Redonflasche unter aseptischen Bedingungen</th></tr>
<tr><td colspan="2">• Besucher zurück ins Zimmer bitten
• im Vorbereitungsraum auf der unreinen Seite verbliebenes Material und Tablett wischdesinfizieren und wegräumen
• hygienische Händedesinfektion
• Wunddokumentation, ggf. Informationen zu Schmerzen etc. in den Pflegebericht</td></tr>
</table>

Evaluation / Reflexion

Für ein Feedbackgespräch treffen sich die Auszubildenden und der Praxisanleiter in dem Arbeitsraum. Die dort befindlichen Handlungsketten zu den beiden Anleitungssituationen können zur Evaluation der Handlungen genutzt werden und als Ergebnissicherung von den Auszubildenden fotografiert werden.

Ideen und Anregungen zur Gestaltung eines Feedbackgesprächs sind in Kapitel 4 „Evaluation und Reflexion von Anleitungssituationen" aufgeführt.

9.7 Nabelpflege

Lena Bierschenk

Zu vernetzende praktische Anleitungssituationen

- Kap. 6.2 Säuglingsbad

Kompetenzraster

Das Kompetenzraster für diese Anleitungssituation ist zu finden unter: handwerk-technik.de/links/9201

Mögliche spiralförmige Kompetenzentwicklung der Auszubildenden

- Kap. 9.1 Informationen

Rahmenbedingungen für die praktische Anleitung und Vorbereitungen

Die Anleitungssituation kann am Ende des ersten bzw. im zweiten Ausbildungsdrittel im Pflichteinsatz „Pädiatrie" als Einzel- oder Gruppenanleitung stattfinden. Die folgende Anleitungssituation ist im ersten Ausbildungsdrittel mit zwei Auszubildenden zu verorten.

Der Praxisanleiter reserviert einen Arbeitsraum.

Das Anleitungsthema, Zeit, Ort und Datum der Anleitungssituation werden entsprechend der Einrichtungsgegebenheiten kommuniziert.

Bei der Anleitung sind die einrichtungsinternen Standards zu berücksichtigen.

Materialvorbereitung

Für den Einstieg ins Anleitungsthema wird die Methode „Metaplanwand" gewählt (→ Kap. 3 „Methodensammlung"). Die erarbeiteten Ergebnisse werden im Anschluss an die Anleitung im Rahmen der Evaluation wiederverwendet. Der Praxisanleiter stellt die Metaplanwand, Karten, Stifte und Reißzwecken bereit.

In die Mitte der Metaplanwand wird das Hauptthema „Nabelpflege" geschrieben, darunter Karten geheftet mit folgenden Fragen:

1. Welche Funktion hat die Nabelschnur?

Erwartungshorizont:

Der Embryo ist durch die Nabelschnur im Mutterleib über die Plazenta mit dem Blutkreislauf der Mutter verbunden. Die Nabelschnur hat die Funktion, die Versorgung mit Nährstoffen und Sauerstoff sowie die Entsorgung von Stoffwechselabbauprodukten wie Kohlendioxid sicherzustellen.

2. Wie ist der Aufbau der Nabelschnur?

Erwartungshorizont:

- bei einem Reifgeborenen: ca. 50–60 Zentimeter lang
- 1,5–2 Zentimeter im Durchmesser
- häufig spiralig gewunden
- verfügt in der Regel über drei Gefäße:
  - zwei Nabelarterien (Arteriae umbilicales) – leiten kohlendioxidreiches und nährstoffarmes Blut vom Kind zur Plazenta
  - eine Nabelvene (Vena umbilicalis) leitet Blut von der Plazenta zum Kind
- gallertiges Bindegewebe, verantwortlich für die notwendige Flexibilität, schützt vor einem Abknicken bei Biegebelastungen

3. Was ist die Funktion einer Nabelklemme?

Erwartungshorizont:

Mithilfe einer Nabelklemme wird die Nabelschnur nach der Geburt abgeklemmt, sodass diese durchtrennt werden kann. Die Anpassungsphase des Neugeborenen beginnt, es wird nun nicht mehr von der Plazenta versorgt. Durch das Abklemmen wird verhindert, dass es zu Blutungen kommt. Ist der vorhandene Nabelschnurrest vom Nabelgrund an trocken und reizlos, so kann die Nabelklemme entfernt werden. Gelegentlich fällt der restliche Nabel auch mit der angebrachten Nabelklemme ab. Kinder mit einem unauffälligen Nabelgrund und Nabelschnurrest dürfen gebadet werden. Ist die Nabelklemme sehr nah am Nabelgrund angebracht, so muss sie gut abgepolstert werden, um das Entstehen eines Dekubitus – besonders in Bauchlage des Neugeborenen – zu verhindern.

4. Was ist bei der Pflege eines unauffälligen Nabelschnurrests zu berücksichtigen?

Erwartungshorizont:

Ein unauffälliger Nabelschnurrest sollte nach Möglichkeit nicht verbunden werden und bis zum Abfallen an der Luft trocknen. Muss der Nabel(-grund) wegen Verunreinigungen – z. B. Fruchtwasserrest, Urin- oder Stuhlrückständen – gesäubert werden, so genügen in Aqua destillata getränkte sterile Tupfer zur Reinigung. Dabei ist einzeln kreisförmig zu wischen.

5. Was ist bei der Pflege bei nässendem Nabel zu beachten?

Erwartungshorizont:

Nässt der Nabel auch nach mehreren Tagen nach der Geburt noch, so muss eine Information an den behandelnden Arzt erfolgen, um eine Urachusfistel auszuschließen. Solch ein Nabel kann einfach mit sterilen Tupfern abgedeckt werden, um eine Infektion zu vermeiden.

10.Was ist bei schmierendem Nabel bei der Pflege zu beachten?

Erwartungshorizont:

Sind Nabelgrund oder Nabelschnurrest auffällig, z. B. gerötet, schmierig oder übel riechend, so muss nach Abnahme eines Abstrichs die Reinigung nach ärztlicher Anordnung mit einem Hautdesinfektionsmittel erfolgen.

Die praktische Anleitung

Die Auszubildenden und der Praxisanleiter treffen sich im Arbeitsraum. Der Praxisanleiter begrüßt die Auszubildenden freundlich. Es folgt eine kurze Vorstellungsrunde und der Praxisanleiter nennt noch einmal das Thema der bevorstehenden Anleitung.

Einstieg ins Anleitungsthema

Zum Einstieg ins Anleitungsthema heftet der Praxisanleiter die vorbereiteten Karten mit den Unterpunkten an die Metaplanwand. Die Auszubildenden haben nun die Aufgabe, Stichpunkte für die Unterpunkte zu finden, diese auf Karten zu notieren und unter die jeweiligen Unterpunkte zu heften. Der Praxisanleiter gibt danach zusätzliche Informationen und korrigiert gegebenenfalls die Antworten.

Durchführung der praktischen Anleitung

Merke

Die „5 Indikationen der hygienischen Händedesinfektion" sind zu berücksichtigen und umzusetzen:

- vor Patientenkontakt
- vor aseptischen Tätigkeiten
- nach Kontakt mit potenziell infektiösem Material
- nach Patientenkontakt
- nach Kontakt mit der unmittelbaren Patientenumgebung

(Robert Koch-Institut 2016)

Vorbereitung

Bevor das benötigte Material zusammengestellt wird, informieren sich die Auszubildenden kurz über das zu pflegende Neugeborene in der Krankenakte, z. B. über den Schwangerschaftsverlauf, die Geburt, eventuelle Komplikationen, Grund der aktuellen Aufnahme bei kranken Neugeborenen.

Beide Auszubildenden gehen nun in den reinen Arbeitsraum und beginnen mit dem Zusammenstellen der benötigten Materialien.

Auf einem wischdesinfizierten Tablett werden folgende Materialien gerichtet:

- Händedesinfektionsmittel, sofern nicht im Zimmer vorhanden
- Hautdesinfektionsmittel bei Bedarf und / oder nach ärztlicher Anordnung pathogenfreie Einmalhandschuhe
- drei sterile Kompressen, 5 x 5 cm, oder sterile Stiltupfer
- Aqua destillata

- steriles Abstrichröhrchen

Das Tablett wird ins Zimmer gebracht und auf einer zuvor wischdesinfizierten Fläche abgestellt.

Durchführung

- den zu pflegenden Säugling und gegebenenfalls seine Bezugsperson begrüßen und darüber informieren, dass die geplante Nabelpflege jetzt stattfindet
- ggf. Besucher aus dem Zimmer in den Besucheraufenthaltsraum bitten, Schild „bitte nicht stören" anbringen
- Fenster und Tür schließen, Licht und Platz schaffen
- Abwurf für infektiösen Müll am Fußende des Bettes positionieren
- Bett auf rückenschonende Arbeitshöhe bringen
- korrektes Durchführen einer hygienischen Händedesinfektion
- gegebenenfalls Schutzkittel und Mund-Nase-Schutz anlegen
- erneute hygienische Händedesinfektion vor Anlage der pathogenfreien Einmalhandschuhe
- das Neugeborene wickeln und gegebenenfalls den Nabelgrund und den Nabelschnurrest grob von Ausscheidungen befreien
- Pflegeanamnese für den Nabelbereich erheben:
  - Handelt es sich um einen trockenen Nabelbereich, so muss keine weitere Pflege erfolgen. Der Nabel kann unverbunden an der Luft trocknen. Die Windel, wenn möglich, unterhalb des Nabels schließen.
  - Ist der Nabel noch verdreckt oder sogar gereizt, erfolgt jetzt ein Abstrich des Nabels zum Einsenden in das Labor (Mikrobiologie) und eine Pflege mit Aqua destillata oder dem Hautdesinfektionsmittel: mit feuchten Kompressen bzw. Stiltupfern einmalig kreisförmig um den Nabelgrund und den Nabelschnurrest herum wischen, die benutzte Kompresse in den Müllbehälter abwerfen. Diesen Vorgang mit jeweils einer neuen Kompresse so oft wiederholen, bis das Gebiet gereinigt ist, trocknen lassen und bei Bedarf mit trockenen sterilen Kompressen verbinden.

Nachbereitung

- Ablegen der pathogenfreien Einmalhandschuhe
- hygienische Händedesinfektion durchführen
- alle benötigten Materialien auf das Tablett legen
- das Neugeborene bequem im Bett positionieren oder der Bezugsperson übergeben
- Raumordnung wieder herstellen
- das Zimmer nach der Verabschiedung mit dem Pflegetablett verlassen und dieses im Arbeitsraum nachbereiten, Schild „Bitte nicht stören" abnehmen
- Dokumentation vornehmen: Aussehen des Nabels und dessen Behandlung
- Übergabe an die betreuende Pflegefachperson, gegebenenfalls bei Auffälligkeiten an den behandelnden Arzt

Evaluation / Reflexion

Zur Evaluation finden sich der Praxisanleiter und die Auszubildenden wieder in dem Raum ein, wo sie sich zu Beginn der Anleitung getroffen haben.

Die Auszubildenden sollen nun gemeinsam erarbeiten, was ihnen bei der Nabelpflege aufgefallen ist: Worauf wurde geachtet? Wie hat sich das Kind verhalten? Was war positiv bzw. negativ? Wurde vom ursprünglichen Plan abgewichen? Wenn ja, warum? Alle Ergebnisse werden wieder auf Karten auf der Metaplanwand gesammelt. Nun erhält der Auszubildende, der die Nabelpflege durchgeführt hat, auf Grundlage der gesammelten Ergebnisse ein Feedbackgespräch durch den Praxisanleiter.

Zum Abschluss werden noch bestehende Fragen der Auszubildenden geklärt. Der Praxisanleiter verabschiedet sich und entlässt die Auszubildenden in ihren Alltag.

Gestaltungsmöglichkeiten zur Evaluation und Reflexion von Anleitungssituationen sind in Kapitel 4 „Evaluation und Reflexion von Anleitungssituationen" aufgeführt.

Quellenverzeichnis

Deutsche Gesellschaft für Wundheilung und Wundbehandlung e.V. (Hrsg.) (2012): S3-Leitlinie 091–001 Lokaltherapie chronischer Wunden bei den Risiken periphere arterielle Verschlusskrankheit, Diabetes mellitus, chronische venöse Insuffizienz. Berlin: AWMF. [14.07.2020].

Deutsches Netzwerk für Qualitätsentwicklung in der Pflege (Hrsg.) (2015): Expertenstandard Pflege von Menschen mit chronischen Wunden. Osnabrück: Hochschule Osnabrück.

Fachkommission nach § 53 Pflegeberufegesetz, Bundesinstitut für Berufsbildung (Hrsg.) (2020): Rahmenpläne der Fachkommission nach § 53 PflBG. Bonn. [13.08.2020]

Grund, K.E. et al. (2004): Pflegeleitfaden Perkutane Sonden. Bad Homburg: Fresenius Kabi Deutschland.

Pockstaller, J. (2016): Hygiene in der Wundbehandlung. Achenkirch. [17.08.2020].

Protz, K. (2019): Moderne Wundversorgung. München: Urban & Fischer / Elsevier.

Robert Koch-Institut (2016): Händehygiene in Einrichtungen des Gesundheitswesens. Empfehlung der Kommission für Krankenhaushygiene und Infektionsprävention (KRINKO) beim Robert Koch-Institut (RKI) In: Bundesgesundheitsblatt – Gesundheitsforschung – Gesundheitsschutz (9): 1189–1220. [14.07.2020].

Robert Koch-Institut (2010): Anforderungen an die Hygiene bei der medizinischen Versorgung von immunsupprimierten Patienten. Empfehlung der Kommission für Krankenhaushygiene und Infektionsprävention beim Robert Koch-Institut (RKI). In: Bundesgesundheitsblatt (53): 357–388.

Robert Koch-Institut, Zusammenfassung des Fachgebiets 14, Stoliaroff-Pépin, Dr. A. (2017): Prävention von Infektionen, die von Gefäßkathetern ausgehen. Aktualisierte Empfehlung der KRINKO. [17.08.2020].

Robert Koch-Institut (2018): Prävention postoperativer Wundinfektionen. Empfehlung der Kommission für Krankenhaushygiene und Infektionsprävention (KRINKO) beim Robert Koch-Institut. In: Bundesgesundheitsblatt (61): 448–473. [18.08.2020].

Storck, M. et al. (2019): Kompetenzlevel in der Wundbehandlung. Empfehlungen für Verbesserungen der Versorgungsstruktur für Menschen mit chronischen Wunden in Deutschland. In: Gefässchirurgie (5): 388–398. [14.07.2020].

Teising, D., Jipp, H. (2016): Neonatologische und pädiatrische Intensiv- und Anästhesiepflege. Berlin, Heidelberg: Springer-Verlag.

Universitätsklinikum Freiburg (2016): Leitfaden Enterale Ernährung über Sonde bei Erwachsenen. Freiburg. [17.08.2020].

Willig, H.-P.: Nabelschnur. Unter: www.biologie-seite.de/Biologie/Nabelschnur [07.08.2020].

10 Ernährungsmanagement

10.1 Nahrung anreichen

Lena Bierschenk, Urte Speckenbach, Sabine Nobles, Corinna Wächter

Zu vernetzende praktische Anleitungssituationen

- Kap. 7 Hygienisch Arbeiten
- Kap. 8.6 Mundpflege, Soor- und Parotitisprophylaxe
- Kap. 8.3 Mobilisation / Positionierung, Pneumonieprophylaxe

Kompetenzraster

Das Kompetenzraster für diese Anleitungssituation ist zu finden unter: handwerk-technik.de/links/9201

Mögliche spiralförmige Kompetenzentwicklung der Auszubildenden

Kompetenzentwicklung im Kompetenzraster

Die erste Niveaustufe des Kompetenzrasters („Know That") schafft die fachlichen (Wissens-) Voraussetzungen und kann maximal als Reproduktionsstufe von notwendigem Fachwissen angesehen werden. Die Niveaustufe „Know That" ist in der Praxis immer mit der Niveaustufe „Know How" („Durchführungsstufe") zu kombinieren, da Pflege immer als situatives Handeln zu verstehen ist. Die Reflexion zu den pflegerischen Handlungen wird dabei durchgängig eingeübt, um die Kompetenzen der Stufe „Know Why" zuverlässig anzubahnen.

Nachfolgend sind exemplarisch Pflegehandlungen bei zu Pflegenden mit unterschiedlichen Pflegegraden aufgeführt. Die Kompetenzentwicklung der Auszubildenden verläuft aufeinander aufbauend. Das heißt, die Kompetenzen, die im ersten Ausbildungsdrittel erworben werden, werden in den beiden folgenden Ausbildungsdritteln jeweils ergänzt und ausgebaut.
Neue Kompetenzen lassen sich mit den bereits erworbenen verknüpfen und so den Kompetenzerwerb weiterwachsen.

Kinderkrankenpflege

Die Auszubildenden sollen die verschiedenen Kostformen der Frühgeborenen- bzw. Neugeborenenernährung und Nahrungszusätze, z. B. Muttermilch, Formulanahrung und deren Anreicherungen, gewichtsadaptierte enterale Ernährung und Anzahl der Mahlzeiten kennenlernen und bei der Zubereitung von Säuglingsnahrung, z. B. selbst gemachte Breikost, unterstützend je nach Einrichtungsstandard agieren. Die Stillberatung durch eine Laktationsberaterin wird von den Auszubildenden vorwiegend durch Wahrnehmen, Beobachten und im fachlichen Gespräch mit dieser erlernt. Des Weiteren erhalten die Auszubildenden einen Überblick über Änderungen der Kostform beim heranwachsenden Säugling bzw. Kleinkind, z. B. mit Beginn der Beikostfütterung, und unterstützen ein Kleinkind bei der ggf. eigenständigen Nahrungsaufnahme. Eine Kompetenzsteigerung erfahren die Auszubildenden im Umgang mit Säuglingen in den ersten Lebensmonaten, die auf pflegerische Unterstützung angewiesen sind. Die Anleitung und Beratung der zu Pflegenden und der Angehörigen bezüglich einer gesunden und ausgewogenen Ernährung wird durch den Praxisanleiter schrittweise begleitet.

Zur Aufrechterhaltung des Stoffwechsels benötigt ein Reifgeborenes im Durchschnitt 150–180 ml / kg KG am Tag, Frühgeborene durchschnittlich 130–200 ml / kg KG am Tag.

Ambulante Pflege

Das Anreichen von Speisen für die ambulante Pflege unterscheidet sich nicht von dem in anderen Bereichen. Bei vielen zu Pflegenden wird jedoch eher angeleitet oder Gesellschaft geleistet, als Nahrung angereicht. Die Anleitung bezieht sich oftmals auf Menschen mit einer demenziellen Veränderung, die vergessen, ihre Mahlzeit zuzubereiten und / oder zu essen. Hier muss nach dem personzentrierten Ansatz zum Essen angeleitet werden. Anderen Menschen schmeckt eine Mahlzeit nicht, wenn sie allein eingenommen werden soll. Diese Menschen verabreden mit dem Pflegedienst, dass eine Begleitung der Mahlzeit stattfindet.

Weitere Unterschiede betreffen die Beschaffung oder Zubereitung der Mahlzeiten. Es kann sein, dass der ambulante Pflegedienst die Einkäufe des zu pflegenden Menschen übernehmen muss, damit überhaupt Nahrungsmittel zum Zubereiten der Mahlzeiten vorhanden sind. Hierzu gehört auch die Kontrolle der vorhandenen Lebensmittel auf das einzuhaltende Mindesthaltbarkeitsdatum und ggf. das Entsorgen verdorbener Lebensmittel in der Vorratshaltung, also in Kühlschrank, Vorratsschrank, Speisekammer, Keller etc. Ebenfalls ist zu beachten, dass neu gekaufte Lebensmittel nach hinten in den Kühlschrank oder den Vorratsschrank gelegt werden, damit die älteren Lebensmittel zuerst verbraucht werden. Außerdem müssen die Aufbewahrungsschränke sauber gehalten werden. Je nachdem, in welchem Bundesland die ambulante Pflege erbracht wird, gibt es dafür unterschiedliche zu buchende Leistungen. Dieses sollte mit den Auszubildenden gemeinsam besprochen und die Unterschiede der Leistungen erläutert werden.

Auch für die Zubereitung von Mahlzeiten gibt es verschiedene Leistungen wie kalte, aufzuwärmende oder zu kochende Mahlzeiten. Diese umfassen in der Regel auch die Reinigung des Arbeitsbereichs, in dem die Mahlzeit zubereitet wurde, und den Abwasch der gebrauchten Küchenutensilien. Viele zu Pflegende in der ambulanten Pflege erhalten „Essen auf Rädern". Hier werden warme Mahlzeiten, die unter den hygienischen Vorgaben einer Großküche gekocht werden, bei mindestens 65 °C Temperatur geliefert. Häufig haben die Mitarbeiter ambulanter Pflegedienste dann die Aufgabe, diese Mahlzeit auf einem Teller appetitlich anzurichten.

Zum Anreichen einer Mahlzeit gehört auch das Anreichen ausreichender Flüssigkeit. Zu jeder Mahlzeit werden dementsprechend auch Getränke bereitgestellt und ggf. daran erinnert, diese zu sich zu nehmen.

Unabhängig davon, ob einem Menschen eine Mahlzeit angereicht oder ob er dabei begleitet wird, ist immer die Individualität des Einzelnen zu beachten. Es gibt Menschen, die schnell oder langsam essen, die sich besonders gern während einer Mahlzeit unterhalten, gern Musik hören oder fernsehen. Als unterstützende Person haben Pflegefachpersonen nicht das Recht, diese individuellen Vorlieben zu beurteilen oder zu verändern, es sei denn, sie können sich nachteilig auf den zu Pflegenden auswirken, z. B. während des Essens Gespräche führen, wenn die Person unter Schluckstörungen leidet.

Die Beratung der zu pflegenden Menschen und der Bezugspersonen in der ambulanten Pflege spielt eine große Rolle für die Pflegefachpersonen. Beratungsinhalte müssen vollständig zu allen problematischen Situationen eines Menschen erfolgen und gemäß den Vorgaben des Expertenstandards für Ernährungsmanagement in der Pflege dokumentiert werden.

Geringer Grad an Pflegebedürftigkeit (Orientierungseinsatz)

Im ersten Drittel der Pflegeausbildung werden die Auszubildenden schrittweise an das Berufsbild der Pflegenden herangeführt. Sie lernen das Dokumentationssystem des Trägers der praktischen Ausbildung kennen und können Informationen aus einer Pflegeplanung entnehmen. Gemeinsam mit der Pflegefachperson ermitteln sie den Unterstützungsbedarf von zu pflegenden Menschen bei grundlegenden Lebensaktivitäten wie Essen und Trinken. Die Auszubildenden werden schrittweise an die entsprechende Pflegehandlung herangeführt, indem sie bei der Durchführung von Pflegemaßnahmen – wie dem Anreichen von Nahrung – assistieren. Die Auszubildenden bauen in diesen Pflegehandlungen ihre Selbstständigkeit aus und übernehmen zunehmend eigenständig die Durchführung und Dokumentation.

Die Auszubildenden lernen, Kontakt mit den zu pflegenden Menschen und deren Bezugspersonen aufzunehmen, Wünsche und Bedürfnisse werden ermittelt. Dazu gehört z. B. auch die Risikoerfassung der Ernährung. Sie haben die ersten Kontakte mit den Expertenstandards in der Pflege, z. B. Ernährungsmanagement zur Sicherung und Förderung der oralen Ernährung in der Pflege.

Gemeinsam mit der anleitenden Pflegefachperson werden ärztliche Anordnungen umgesetzt und im Rahmen des erworbenen Kenntnisstands reflektiert, z. B. zusätzliches Anreichen von hochkalorischer Trinknahrung zur Ernährung für den Zeitraum einer Chemo- und Strahlentherapie.

Im Rahmen des Ernährungsmanagements lernen die Auszubildenden interdisziplinäre Schnittstellen – z. B. zu den Ernährungsberatern, Logopäden, Ergotherapeuten und zu den Mitarbeitern der Krankenhausküche – kennen.

Schwierige berufliche Situationen werden von den Auszubildenden bei der anleitenden Pflegefachperson angesprochen und gemeinsam reflektiert, z. B. wenn der zu pflegende Mensch die Nahrungsaufnahme verweigert.

Mittlerer Grad an Pflegebedürftigkeit (Pflichteinsatz)

Die Auszubildenden lernen in unterschiedlichen Pflegesettings das Ernährungsmanagement im Rahmen des Pflegeprozesses für den zu pflegenden Menschen umzusetzen. Akut auftretende Probleme werden in die Pflegeplanung miteinbezogen, z. B. Fütterstörungen bei Säuglingen, das Anreichen von Nahrung bei einem zu pflegenden Menschen mit einer ausgeprägten Demenzerkrankung etc. Die Wirksamkeit der Pflegeintention wird kontinuierlich überprüft und die erfolgte Pflege sowie beobachtete Veränderungen werden in dem Dokumentationssystem der Einrichtung erfasst.

Die Auszubildenden können formelle und informelle Gespräche mit dem Schwerpunkt „Ernährungsmanagement" führen, z. B. Aufnahmegespräche mit Risikoerfassung der Ernährung, Überleitungs- und Entlassungsplanungen kommunizieren, geplante Pflegehandlungen erklären und gemeinsam mit den zu pflegenden Menschen evaluieren, bei der Pflegevisite Ernährungsprobleme thematisieren etc. Die Auszubildenden üben Interaktions- und Beziehungsgestaltung mit bewusster und gezielter Kontaktaufnahme. Zum Beispiel werden zu pflegende Menschen mit sensomotorischen und / oder kognitiven Einschränkungen durch gezielte Berührungsinterventionen gefördert. Die Auszubildenden integrieren Beratungssequenzen zu individuellen Ernährungsproblemen im Pflegeprozess des zu pflegenden Menschen.

Die Rahmenbedingungen und Strukturen der verschiedenen Einsatzorte werden miteinander verglichen, z. B. zu „hochkalorischer Trinknahrung". Im Setting Krankenhaus ist hochkalorische Trinknahrung in dem Versorgungsschrank vorrätig, in der ambulanten Pflege und in der stationären Langzeitpflege muss das Produkt und die Anzahl der Trinkpäckchen vom Hausarzt verordnet werden und dann in der Apotheke oder dem Sanitätshaus besorgt werden, bevor sie dem zu pflegenden Menschen zur Verfügung steht.

Die Auszubildenden nehmen teil an der Abstimmung von intra- und interdisziplinären Arbeitsprozessen. Beispielsweise wenn der Ernährungsberater involviert wird oder für die Entlassung des zu pflegenden Menschen mit einer parenteralen Ernährung ein Homecare-Anbieter und ein ambulanter Pflegedienst für die Häuslichkeit organisiert und die entsprechende Finanzierung dafür geklärt wird. Hat die Einrichtung eine Abteilung Entlassungsmanagement, erhalten die Auszubildenden Einblick in den Arbeitsbereich dieser Kollegen.

Die aktuellen Hygienerichtlinien, z. B. für das Zubereiten von Speisen oder für das Anlegen und Abnehmen von Sondenkost, werden umgesetzt.

Der Expertenstandard „Ernährungsmanagement zur Sicherstellung und Förderung der oralen Ernährung in der Pflege" und die einrichtungsinternen Standards werden angewendet und reflektiert.

Die Auszubildenden haben die Möglichkeit, eigene Fragen im Kontext von Arbeitsprozessen, Problemen und Dilemmasituationen des beruflichen Alltags wahrzunehmen und im Pflegeteam zu kommunizieren, z. B. die nicht vorhandene Zeitressource, einen dementen zu pflegenden Menschen bei der Nahrungseinnahme dem individuellen Bedarf entsprechend zu unterstützen.

Die Auszubildenden können die eigenen Lernprozesse reflektieren und mit der anleitenden Pflegefachperson kommunizieren.

Hoher Grad an Pflegebedürftigkeit (Vertiefungseinsätze)

Zurück beim Träger der praktischen Ausbildung können die Auszubildenden individuelle Pflegeprozesse bei mehreren zu pflegenden Menschen gestalten, die ganz unterschiedliche Versorgungsbedürfnisse haben. Bei gesundheitlichen komplexen oder auch instabilen Problemlagen können die Auszubildenden die entsprechende Ernährungserfassung erheben, die Informationen mit dem zuständigen Arzt kommunizieren und die entsprechenden Anordnungen unter Beachtung einer umfassenden Hygiene umsetzen, z. B. die Zubereitung der parenteralen Ernährung, das Anlegen und Überwachen der Ernährungsinfusion etc. Sie wissen, dass die mikrobielle Infektion des Gefäßzugangs die häufigste Komplikation bei einer parenteralen Ernährung ist.

Die Auszubildenden können den zu pflegenden Menschen und dessen Bezugspersonen zu allen Aspekten eines individuellen Ernährungsmanagements beraten. Sie können die Zusammenhänge von z. B. schlecht heilenden Wunden und einer unzureichenden Ernährung erkennen und diese mit dem zu pflegenden Menschen kommunizieren und entsprechende Maßnahmen im Pflegeprozess integrieren. Ebenso werden Pflegesituationen reflektiert, in denen der zu pflegende Mensch schwer nachvollziehbare gesundheitsbezogene Verhaltensweisen zeigt, z. B. wenn er bei Diabetes mellitus übermäßig zuckerhaltige Getränke und Süßigkeiten zu sich nimmt. Die Auszubildenden suchen den Austausch im interdisziplinären Team mit Ernährungsberatern, Psychologen etc., suchen Lösungsvorschläge und kommunizieren diese mit dem zu pflegenden Menschen und dessen Bezugspersonen.

Die Auszubildenden nutzen bei Fallbesprechungen, Pflegevisiten und ärztlichen Visiten ihr Pflegewissen und ihre Erfahrung aus den anderen Pflegesettings und mit anderen Berufsgruppen. Sie setzen ihre Erfahrungen bei der Planung der Versorgungsprozesse der zu pflegenden Menschen ein, z. B. bei der Entlassungsplanung eines zu pflegenden Menschen mit einer parenteralen Ernährung. Hier sollte drei bis vier Tage vor Entlassungstermin ein Homecare-Anbieter für parenterale Ernährung und ein ambulanter Pflegedienst eingeschaltet werden, sodass am Entlassungstag alle notwendigen Materialien zur Verfügung stehen und die

Versorgung nahtlos von einem Pflegesetting zum nächsten übergehen kann. Hierbei kann die Erfahrung aus dem Setting der ambulanten Pflege genutzt werden.

In der Umsetzung des Pflegeprozesses werden von den Auszubildenden ethische Fragestellungen berücksichtigt, z. B. wenn der zu pflegende Mensch in seiner präfinalen Situation jede Form von Ernährung und Flüssigkeitszufuhr ablehnt.

Im Rahmen der Verantwortung für den Pflegeprozess setzen die Auszubildende medizinische Verordnungen zunehmend selbstständig um.

Hygienische Anforderungen werden umfassend berücksichtigt.

Rahmenbedingungen für die praktische Anleitung und Vorbereitungen

Die Anleitungssituation kann im ersten, zweiten und dritten Drittel der Ausbildung verortet werden. Diese Anleitungssituation findet mit zwei Auszubildenden im ersten Ausbildungsdrittel statt.

Entsprechend dem Ausbildungsstand der teilnehmenden Auszubildenden und dem zu förderndem Kompetenzaufbau wählt der Praxisanleiter die zu pflegenden Menschen aus, bei denen die Anleitung durchgeführt werden soll. Das Einverständnis für die Teilnahme wird eingeholt.

Anleitungsthema, Zeit, Ort und Datum der Anleitungssituation werden den Einrichtungsgegebenheiten entsprechend kommuniziert. Die einrichtungsinternen Standards werden in die Anleitungssituation einbezogen.

Materialvorbereitung

Der Praxisanleiter reserviert einen Arbeitsraum mit Internetzugang und einen Laptop. Flipchart-Papier, Moderationsstifte und Metaplan-Karten werden bereitgelegt.

Für den Einstieg ins Anleitungsthema werden ein „Blitzlicht", ein „Brainstorming" und eine „Kartenabfrage" (→ Kap. 3 „Methodensammlung") mit Initialfragen für das Brainstorming vorbereitet.

Ein Flipchart-Papier wird mit der Überschrift „Sicherung und Förderung der oralen Ernährung in der Pflege" beschriftet. Für das Blitzlicht wird darunter folgende Frage notiert: „Welche Bedeutung haben Essen und Trinken für Sie?"

Erwartungshorizont: Lebensqualität, Gesunderhaltung durch die Nährstoffaufnahme, soziale, kulturelle und religiöse Aspekte, Gemeinschaft erfahren, Wohlbefinden, Stressabbau etc.

Für das Brainstorming wird auf einem zweiten Flipchart-Papier die Frage „Welche Einschränkungen führen zur Notwendigkeit einer Unterstützung bei der Nahrungsaufnahme?" aufgeschrieben.

Erwartungshorizont:

- Funktionseinschränkungen der Arme und Hände, z. B. nach Frakturen, bei neurologischen Erkrankungen wie Apoplex, Parkinson-Erkrankung, ALS etc., bei Erkrankungen aus dem rheumatischen Formenkreis o. Ä.
- Erkrankungen, die mit großer Müdigkeit, Erschöpfung und Kraftlosigkeit einhergehen, z. B. Krebserkrankungen, fieberhafte Infektionen mit schwerem Krankheitsverlauf, Herz-Kreislauf-Erkrankungen
- Beeinträchtigung der Sehfähigkeit, z. B. Blindheit, Herpes Zoster mit Befall beider Augen
- Funktionseinschränkungen des Schluckapparats aufgrund von MKG- und HNO-Erkrankungen bzw. -Operationen, Dysphagien unterschiedlicher Genese
- kognitive Überforderungen, z. B. bei Menschen mit Demenz
- psychische Erkrankungen, z. B. Depression mit Antriebslosigkeit

Die praktische Anleitung

Der Praxisanleiter und die Auszubildenden treffen sich im Arbeitsraum. Nach einer Vorstellungsrunde erklärt der Praxisanleiter den Ablauf der Anleitungssituation.

Einstieg ins Anleitungsthema

Zum Einstieg ins Anleitungsthema wird das Blitzlicht durchgeführt und der Praxisanleiter notiert die von den Auszubildenden aufgeführten Aspekte auf dem vorbereiteten Flipchart-Papier. Danach bezieht sich der Praxisanleiter auf die Überschrift des Flipchart-Papiers und stellt den Bezug zu dem Expertenstandard „Ernährungsmanagement zur Sicherung und Förderung der oralen Ernährung in der Pflege" her. Im Internet unter www.dnqp.de kann die Matrix des Expertenstandards mit Ziel, Begründung, Struktur-, Prozess- und Ergebnisqualität aufgerufen werden. Es wird gemeinsam auf das Ziel, die Begründung des Standards und die Unterpunkte P1 bis P4 eingegangen.

Im folgenden Arbeitsschritt findet das geplante Brainstorming statt. Hierbei schreiben die Auszubildenden ihre Ideen und Antworten auf Metaplan-Karten und heften diese an das entsprechende Flipchart-Papier. Der Praxisanleiter ist erklärend und korrigierend tätig.

Die Auszubildenden bekommen nun jeweils die Pflegedokumentation von einem zu pflegenden Menschen, der Unterstützung bei der Nahrungsaufnahme benötigt.

Die Pflegeplanungen in der Pflegedokumentation werden gesichtet und die Auszubildenden informieren sich über die Materialien und Arbeitsschritte, die sie bei der individuellen Durchführung der Pflegemaßnahme berücksichtigen müssen.

Kinderkrankenpflege

Insbesondere bei der Pflege und Betreuung von Kleinkindern sollten die Bezugspersonen bei der Aufnahme bzw. der Pflegeanamnese zu Vorlieben und Abneigungen bezüglich der Ernährung ausreichend befragt werden, um das Kind auch während einer Abwesenheit der Bezugspersonen adäquat ernähren zu können. Vorlieben, z. B. Nudeln, Kartoffelbrei o. ä., können dann nach Rücksprache mit der hausinternen Küche ggf. bestellt werden oder den Bezugspersonen kann angeboten werden, diese mitzubringen und zu lagern, z. B. eigener Joghurt, Obst, Tee etc.

Danach erarbeiten die Auszubildenden mit dem Praxisanleiter Handlungsschritte für einen Strukturlegeplan. Der Erwartungshorizont ist exemplarisch in der nachfolgenden Durchführung der praktischen Anleitungssituation dargestellt.

Durchführung der praktischen Anleitung

Merke

Die „5 Indikationen der hygienischen Händedesinfektion" sind zu berücksichtigen und umzusetzen:

- vor Patientenkontakt
- vor aseptischen Tätigkeiten
- nach Kontakt mit potenziell infektiösem Material
- nach Patientenkontakt
- nach Kontakt mit der unmittelbaren Patientenumgebung

(Robert Koch-Institut 2016)

Vorbereitung

Einer der Auszubildenden stellt anhand der vorgegebenen Pflegeplanung das für seinen zu pflegenden Menschen benötigte Material zum Anreichen der Nahrung zusammen.

Auf einem wischdesinfizierten Tablett wird z. B. zusammengestellt:

- Hände- und Flächendesinfektionsmittel
- pathogenfreie Einmalhandschuhe
- Serviette, ggf. Handtuch, Waschlappen, Nierenschale
- eventuell krankheitsentsprechende Hilfsmittel wie Tellerranderhöhung, fixierbares Brett mit Rand, aufsteckbare dicke Griffe, gebogene Löffel, Wärmeplatte etc.
- Besteck, Glas, Becher
- Speisen und Getränk, appetitlich angerichtet

Durchführung

Die beiden Auszubildenden und der Praxisanleiter gehen in das Zimmer des zu pflegenden Menschen. Der Praxisanleiter und der andere Auszubildenden sind stille Beobachter. Der Auszubildende, der sich mit der Pflegedokumentation / Pflegeplanung des zu pflegenden Menschen beschäftigt hat, übernimmt die Pflegetätigkeit. Der Praxisanleiter greift in die Pflegesituation ein, wenn eine Gefährdung des zu pflegenden Menschen entstehen könnte.

- Tablett auf einer optisch sauberen Abstellfläche abstellen
- Den zu pflegenden Menschen über die geplante Pflegetätigkeit informieren
- Besucher aus dem Zimmer bitten, eventuell in einen Besucheraufenthaltsraum
- Schild „Bitte nicht stören" an die Tür
- hygienische Händedesinfektion
- mit dem zu pflegenden Menschen Toilettengang vor dem Anreichen der Nahrung abklären
- dem zu pflegenden Menschen Händewaschen, Mundausspülen ggf. Einsetzen der Zahnprothese anbieten, entsprechend den Ressourcen des zu pflegenden Menschen mit Unterstützung
- für eine aufrechte und bequeme Sitzposition des zu Pflegenden zum Anreichen der Nahrung sorgen, zumindest eine 30-Grad-Oberkörperhochpositionierung durchführen
- Serviette zum Schutz der Kleidung vorgelegen
- Sitzposition des Auszubildenden auf einem Stuhl, um die Nahrung „auf Augenhöhe" und von vorne mit dem Besteck in den Mund des zu Pflegenden zu führen
- Speisen für den zu Pflegenden sichtbar präsentieren, das Speisenangebot beschreiben und die Speisenabfolge des Anreichens mit dem zu pflegenden Menschen absprechen
- zum Anreichen der Speisen das übliche Besteck nutzen, ggf. nur auf Wunsch des zu pflegenden Menschen die gesamten Speisen mit einem Löffel mittlerer Größe anreichen
- vor der ersten Gabe dem zu pflegende Menschen mittels einer kleinen Speisemenge das Prüfen der Temperatur ermöglichen
- die Ressourcen des zu pflegenden Menschen in die Pflegehandlung einbeziehen und ihn ermutigen, den Löffel oder die Gabel etc. selbst zu führen
- bei Bedarf im Verlauf der Pflegehandlung – nach vorheriger Ankündigung – mit einer Serviette den Mund säubern
- Zeitdruck vermeiden, Ablauf und Schnelligkeit der Nahrungseingabe wird vom zu Pflegenden bestimmt
- Gespräche während der Nahrungsaufnahme an die Bedarfe des zu pflegenden Menschen anpassen. Möglicherweise muss sich der zu pflegende Mensch auf das Kauen und Schlucken konzentrieren und kann keine zusätzliche Unterhaltung oder Reize verarbeiten.
- nach Beendigung der Nahrungsaufnahme erneut Mund- und Zahn- oder Prothesenpflege sowie das Händewaschen ermöglichen und dabei entsprechend unterstützen

- Für die folgenden 20 Minuten eine 30-Grad-Oberkörperhochpositionierung zur Aspirationsprophylaxe durchführen, den Grund für diese Positionierung mit dem zu pflegenden Menschen kommunizieren
- Klingel in Reichweite des zu pflegenden Menschen ablegen
- Material auf dem Tablett zusammenpacken
- Arbeitsfläche / Abstellfläche wischdesinfizieren
- hygienische Händedesinfektion
- Blick zurück
- Zimmer verlassen, Schild „Bitte nicht stören" abnehmen

Nachbereitung
- Material entsprechend entsorgen, wischdesinfizieren etc.
- hygienische Händedesinfektion
- Besucher ggf. zurück ins Zimmer bitten
- Dokumentation der Pflegetätigkeit und Evaluation der entsprechenden Pflegeplanung mit eventueller Anpassung der Pflegemaßnahme gemeinsam mit dem Praxisanleiter vornehmen
- Übergabe an die verantwortliche Pflegefachperson

Die Pflegehandlung wird entsprechend dem Erwartungshorizont auch von dem anderen teilnehmenden Auszubildenden durchgeführt.

Kinderkrankenpflege

- Immer auf die Temperatur von warmen Speisen achten, da Säuglinge und Kleinkinder diese nicht einschätzen und sich schnell verbrühen können. Tipp: Temperaturtest der Speise an der Innenseite des eigenen Handgelenks vornehmen.

- Heiße Speisen außer Reichweite des zu Pflegenden abstellen, um das Umwerfen und eine Verletzungsgefahr zu vermeiden.

- Bei Säuglingen, die voll gestillt werden und nicht adäquat zunehmen, empfiehlt es sich, eine Stillprobe durchzuführen, um herauszufinden, wie viel das Kind pro Mahlzeit tatsächlich trinkt. Diese Probe kann auch als Tagesprofil bei Gedeihstörungen gemacht werden.

- Frühgeborene und kranke Neugeborene erhalten zu ihren Mahlzeiten häufig nach ärztlicher Anordnung Probiotika und / oder Präbiotika, die vor dem Füttern der Milch frisch zugesetzt und aufgelöst werden müssen (→ Patientendokumentation).

Evaluation / Reflexion

Zu einem Feedback treffen sich die Auszubildenden und der Praxisanleiter erneut im Arbeitsraum. Zur Evaluation der Anleitungssituation können die Aufzeichnungen auf den Flipchart-Papieren und auch der angefertigte Strukturlegeplan genutzt werden.

Ideen und Anregungen zur Gestaltung von Feedbackrunden sind in Kapitel 4 „Evaluation und Reflexion von Anleitungssituationen" aufgeführt.

10.2 Enterale Ernährung über Sonde

Lena Bierschenk, Sabine Nobles, Corinna Wächter

Zu vernetzende praktische Anleitungssituationen

- Kap. 7 Hygienisch Arbeiten
- Kap. 8.3 Mobilisation / Positionierung, Pneumonieprophylaxe
- Kap. 8.6 Mundpflege, Soor- und Parotitisprophylaxe

Kompetenzraster

Das Kompetenzraster für diese Anleitungssituation ist zu finden unter: handwerk-technik.de/links/9201

Möglichkeiten einer spiralförmigen Kompetenzentwicklung

- Kap. 10.1 Nahrung anreichen

Rahmenbedingungen für die praktische Anleitung und Vorbereitungen

Die Anleitungssituation kann im ersten, zweiten und dritten Ausbildungsdrittel verortet werden. Die Anleitungssituation kann als Einzelanleitung oder als Gruppenanleitung mit bis zu vier Auszubildenden geplant werden.

Die folgende Anleitungssituation findet als Gruppenanleitung mit vier Auszubildenden statt und ist im zweiten Ausbildungsdrittel verortet.

Der Praxisanleiter wählt entsprechend der zu fördernden Kompetenzen die Inhalte der Anleitungssituation aus. Daraufhin werden die zu pflegenden Menschen ausgewählt die an der Anleitungssituation teilnehmen sollen und deren Einverständnis eingeholt.

Das Anleitungsthema, Zeit, Ort und Datum der Anleitungssituation werden entsprechend der Einrichtungsgegebenheiten kommuniziert. Die einrichtungsinternen Standards sind zu berücksichtigen. Der Praxisanleiter reserviert einen Arbeitsraum.

Materialvorbereitung

Der Praxisanleiter legt Flipchart-Papier, Filzstifte, Karten und die Pflegedokumentationen der zwei zu pflegenden Menschen, die an der Anleitungssituation teilnehmen, bereit.

Zum Einstieg ins Anleitungsthema wird die Methode „Glückstopf" (→ Kap. 3 „Methodensammlung") und ein Arbeitsblatt „Probleme – Ursachen – Lösungen bei enteraler Ernährung über Sonde" vorbereitet. Das Arbeitsblatt ist als digitales Zusatzmaterial vorhanden.

Für den Glückstopf werden folgende Fragen jeweils auf einer Karte notiert, die Karten gefaltet und in ein Gefäß gelegt.

1. Wer stellt die Indikation für eine enterale Ernährung?

Erwartungshorizont:

Der behandelnde Arzt. Eine enterale Ernährung darf nur auf der Basis eines medizinisch begründeten Behandlungsziels erfolgen.

2. Hat der zu pflegende Mensch ein Mitspracherecht?

Erwartungshorizont:

- Ja, es gilt das Prinzip der Selbstbestimmung. Enterale Ernährung ist gegen den Willen des zu pflegenden Menschen ethisch und rechtlich nicht zu rechtfertigen.
- Ist der zu pflegende Mensch nicht in der Lage seine Selbstbestimmung wahrzunehmen, entscheidet sein Betreuer oder Bevollmächtigter.
- Liegt eine Patientenverfügung vor (§ 1901a BGB), in der der zu pflegende Mensch seinen Willen hinsichtlich einer PEG/PEJ und einer künstlichen Ernährung erklärt hat, ist dieser Wille verbindlich.

Diese Frage bezieht sich auf ein immer wiederkehrendes ethisches Dilemma in der Pflege und sollte ein Zeitfenster für eine Diskussion bekommen.

3. Wer wählt die Sondennahrung aus?

Erwartungshorizont:

Sondenkost muss individuell für jeden Pflegebedürftigen vom behandelnden Arzt oder/und Operateur angeordnet werden. Der Arzt ist verantwortlich für die Applikation der geeigneten Nahrungsmenge, die Überprüfung des Therapieerfolgs, die regelmäßige Kontrolle der Sonde und die Überprüfung der Indikation für eine Fortführung der Sondenernährung. Die Applikation der Sondenkost wie auch die regelmäßige Kontrolle der Sonde delegiert der Arzt in der Regel an das Pflegefachpersonal.

4. Welche Berufsgruppen könnten zur Diagnostik und Therapie hinzugezogen werden?

Erwartungshorizont:

Ernährungsberater, Diätassistenten, Logopäden und Ergotherapeuten

5. Welche Sonden werden zur enteralen Ernährung genutzt und wohin befördern die jeweiligen Sonden die Nahrung?

Erwartungshorizont:

- nasogastrale Sonde: Sonde, die über die Nase in den Magen geschoben wird
- nasojejunale Sonde: Sonde, die über die Nase in das Jejunum (= mittlerer Dünndarm) vorgeschoben wird
- PEG: Sonde, die durch die Bauchwand in den Magen gelegt wird
- PEG/J: Sonde, die durch die Bauchwand in den Magen gelegt und weiter in das Jejunum geführt wird.
- PEJ: Sonde, die durch die Bauchwand in das Jejunum gelegt wird

6. Benennen Sie Indikationen für eine enterale Ernährung über eine PEG.

Erwartungshorizont:

Wenn aus verschiedenen Gründen eine orale Nahrungsaufnahme über einen Zeitraum von vier Wochen und länger, nicht oder nicht in genügendem Maße möglich ist.

Beispiele:

- neurologische Erkrankungen (Apoplex, apallisches Syndrom, amyotrophe Lateralsklerose, Morbus Parkinson, Schädel-Hirn-Trauma etc.)
- muskuläre Erkrankungen (Myositis, Myasthenie, Achalasie etc.)
- mechanische Ursachen (Tumore im HNO/MKG Bereich, Tumore im Ösophagus, Kardia u.a.)
- entzündliche Erkrankungen (Intoxikationen, Schleimhautschädigung nach Bestrahlung u.a.)
- Stenosen im Magen-Darmbereich

7. Wann wird eine enterale Ernährung über eine nasogastrale oder nasojejunale Sonde verabreicht?

Erwartungshorizont:

Bei voraussichtlicher Dauer der enteralen Ernährung von weniger als 20 bis 28 Tagen. Die Lage der Sonde begründet sich durch die medizinische Diagnose.

8. Bitte definieren Sie „Refeeding-Syndrom".

Erwartungshorizont:

Das Refeeding-Syndrom wird definiert als schwerwiegende Verschiebung des Elektrolyt- und Flüssigkeitshaushalts bei schwer mangelernährten zu pflegenden Menschen nach Beginn einer oralen, enteralen oder parenteralen Ernährungstherapie.

Eine forcierte Ernährung dieser Pflegebedürftigen – zu viel, zu schnell – kann Herzrhythmusstörungen und einen Atemstillstand zur Folge haben.

Die praktische Anleitung

Die Auszubildenden und der Praxisanleiter treffen sich im Arbeitsraum und nach einer kurzen Vorstellungsrunde erklärt der Praxisanleiter den Ablauf der Anleitungssituation.

Einstieg ins Anleitungsthema

Die Auszubildenden ziehen abwechselnd eine Karte aus dem „Glückstopf" und beantworten die Fragen. Der Praxisanleiter ist erklärend und korrigierend tätig.

Danach gehen die Auszubildenden mit dem Praxisanleiter in den Vorbereitungsraum der Station und anhand der Methode „Modeling mit Metalog" wie im Kapitel 3 „Methodensammlung" beschrieben, zeigt und erklärt der Praxisanleiter den Auszubildenden die pflegerischen Aspekte zur enteralen Ernährung über eine Sonde. Der Erwartungshorizont zu „Modeling mit Metalog" generiert sich aus den Aspekten die unter „Durchführung der praktischen Anleitungssituation" aufgeführt sind.

Die vier Auszubildenden sind stille Beobachter. Fragen zu den Informationen, die der Praxisanleiter gibt, werden notiert.

Durchführung der praktischen Anleitung

Merke

Die „5 Indikationen der hygienischen Händedesinfektion" sind zu berücksichtigen und umzusetzen:

- vor Patientenkontakt
- vor aseptischen Tätigkeiten
- nach Kontakt mit potenziell infektiösem Material
- nach Patientenkontakt
- nach Kontakt mit der unmittelbaren Patientenumgebung

(Robert Koch-Institut 2016)

Vorbereitung

Im Vorbereitungsraum zeigt der Praxisanleiter, wo und unter welchen Voraussetzungen Sondenkost gelagert werden muss:

- immer gemäß den Angaben des Herstellers
- generell in optisch sauberen Schränken, bei Raumtemperatur, geschützt vor Licht und Sonneneinstrahlung
- geöffnete Sondenkost innerhalb von 8 Stunden verbrauchen, angebrochene Flaschen bis zu 24 Stunden im Kühlschrank lagern

Nun wählt der Praxisanleiter anhand der Dokumentation, nach ärztlicher Anordnung, die zu verabreichende Sondenkost aus und errechnet exemplarisch für diesen zu pflegenden Menschen den zu berücksichtigenden Energiebedarf.

Folgende Sondenkost steht zur Verfügung:

- normokalorische Kost
- höherkalorische Kost
- ballaststofffreie Kost
- ballaststoffreiche Kost
- spezielle Kostformen für eingeschränkte Verdauungsleistung oder besondere Stoffwechsellagen

Um die für den zu pflegenden Menschen passende Sondennahrung auszuwählen, muss der tatsächliche Energiebedarf des zu Pflegenden ermittelt werden. Zum Beispiel kann der Energiebedarf über folgende Formeln ausgerechnet werden:

- bei hohem Lebensalter über 70 Jahre oder akuter Erkrankung: 20 kcal x kg Körpergewicht
- immobiler zu pflegender Mensch: 25–30 kcal x kg Körpergewicht
- mobiler zu pflegender Mensch: 30–35 kcal x kg Körpergewicht
- nicht normgewichtige zu pflegende Mensch: besondere Berechnung (Kontakt zur Ernährungsberaterin / Oecotrophologin herstellen)

Die Applikationsart obliegt der ärztlichen Anordnung.

Merke

Die Applikationsart entscheidet maßgeblich über die Verträglichkeit und die eventuellen Nebenwirkungen der enteralen Ernährung. Bei Applikation in den Magen kann, bei Applikation in den Dünndarm **muss** die Sondenkost langsam und kontinuierlich pumpengesteuert verabreicht werden.

- kontinuierliche Applikation über eine Ernährungspumpe oder schwerkraftgesteuert
- intermittierende Applikation oder Bolusapplikation

Ein etabliertes Standardverfahren ist die gesteuerte Applikation über eine Ernährungspumpe über 12–18 Stunden. Pausen, bezogen auf 24 Stunden, sollten bei der kontinuierlichen Applikation mit eingeplant werden.

Mögliche Vorteile bei einer kontinuierlichen gesteuerten Applikation:
- bessere Verträglichkeit
- bessere steuerbare Verabreichung
- geringere Aspirationsgefahr
- verbesserte Absorption der Nährstoffe
- verbesserte metabolische Steuerbarkeit

Anhand der Dokumentation kann der Praxisanleiter feststellen, dass der zu pflegende Mensch eine PEG-Anlage hat und die Sondennahrung aufgrund von mehreren Aspirationspneumonien gesteuert und kontinuierlich appliziert wird.

Auf einem wischdesinfizierten Tablett stellt der Praxisanleiter das notwendige Material zusammen:
- Händedesinfektionsmittel
- Flächendesinfektionsmittel
- pathogenfreie Einmalhandschuhe
- Spülflüssigkeit für die Sonde
  - bei gastraler Lage: 20–40 ml stilles Mineralwasser, nicht geeignet sind Kräutertees, schwarzer oder grüner Tee, Obstsäfte
  - bei Lage im Zwölffingerdarm oder Dünndarm ausschließlich sterile Lösungen anwenden: NaCl 0,9 %, Aqua ad. inj. etc.; Toleranzgrenze des Dünndarms von maximal 50 ml Flüssigkeit auf einmal beachten

- sterile 20-ml-Spritze; keine Spritzen mit einem Volumen unter 20 ml benutzen, um eine zu hohe Druckwirkung zu vermeiden
- Sondennahrung mit Raumtemperatur, auf keinen Fall kälter
- stilles Wasser mit Raumtemperatur
- steriles Überleitungssystem
- Stethoskop
- sterile Blasenspritze, 50 ml
- Bettschutz

Kinderkrankenpflege

In der Pädiatrie immer eine für das Kind passende neue Sonde (→ Patientenkurve) bereitlegen, da diese häufiger, z. B. durch Schreien, eine Fehllage aufweist.

Durchführung

- Tablett auf einer optisch sauberen Fläche abstellen
- den zu pflegenden Menschen oder bei Kindern die Bezugsperson über die Pflegehandlung informieren
- Besucher aus dem Zimmer bitten, ggf. in einen Besucheraufenthaltsraum
- Schild „Bitte nicht stören" an die Tür
- Fenster und Türen schließen
- Abwurf am Fußende des Bettes platzieren
- Bett auf rückengerechte Arbeitshöhe bringen
- hygienische Händedesinfektion
- zu pflegenden Menschen in 30-Grad-Oberkörperhoch- bzw. Schrägpositionierung positionieren oder dabei behilflich sein, bei jejunaler Sondenlage nicht notwendig
- Bettschutz unter die Konnektionsstelle der PEG bzw. des Überleitungssystems legen

Kinderkrankenpflege

Vor jedem Sondierungsvorgang ist eine Lagekontrolle durchzuführen: 2 ml Luft applizieren und gleichzeitige Auskultation des Magens via Stethoskop; im Zweifel: Sekret aspirieren und pH-Wert mit Lackmuspapier ermitteln.

Ist die Magensonde disloziert, muss zwangsläufig eine neue Magensonde gelegt werden. Länge: Ohrläppchen – Naseneingang – Epigastrum

Früh- und Neugeborene erhalten oft mehrmals am Tag eine meist peripher entnommene Blutgasanalyse. Diese sollte vom Ablauf her jetzt erfolgen, damit die Nahrung als Belohnung erfahren wird. Außerdem kann es zu Erbrechen durch Weinen und Schreien kommen, wenn das Kind nach dem Sondieren gestochen wird.

Während des Sondierens unbedingt auf Zeichen von Unwohlsein, z. B. fahrige Bewegungen des Kinds und Auffälligkeiten wie Würgereiz, Kauen oder Schmatzen achten und den Vorgang bei diesen Anzeichen sofort stoppen oder verlangsamen, um ein Erbrechen des Kinds zu vermeiden.

Lage- und Funktionskontrolle durchführen:

- Stethoskop bereithalten
- hygienische Händedesinfektion
- pathogenfreie Einmalhandschuhe anziehen
- Blasenspritze mit PEG-Ansatz konnektieren und Klemme an Sonde öffnen
- mit der Blasenspritze etwas Luft in die Sonde einbringen, dabei mit dem aufgelegten Stethoskop die typischen Blasengeräusche im Magensekret auskultieren
- dann versuchen, etwas Mageninhalt zu aspirieren: keine Nahrungsgabe bei mehr als 100 ml aspiriertem Mageninhalt
- Klemme an Sonde verschließen
- 20-ml-Spritze mit stillem Wasser anschließen
- Klemme öffnen
- Sonde spülen; generell vor und nach jeder Nahrungsgabe / Medikamentenapplikation und mindestens dreimal täglich spülen, bei Früh- und Neugeborenen mit Aqua dest.
- Klemme schließen
- pathogenfreie Einmalhandschuhe ausziehen
- hygienische Händedesinfektion
- die Sondennahrung durch Schütteln durchmischen und mit dem Überleitungssystem bei geschlossener Rollklemme verbinden.
- Beutel an den Infusionsständer hängen und Tropfenkammer zur Hälfte füllen

> **Merke**
>
> Verschiedene Sondennahrungen werden nicht miteinander gemischt und Medikamente werden weder mit Sondennahrung verabreicht noch mit Sondennahrung gemischt.

- den Schlauch des Überleitungssystems in die Ernährungspumpe einlegen, die Rollklemme öffnen und das System entlüften
- das Überleitungssystem mit der Sonde verbinden, Klemme an der Sonde öffnen und die Ernährungspumpe gemäß Ernährungsplan programmieren und starten
- zu pflegender Mensch verbleibt in der 30-Grad-Oberkörperhoch-bzw. Schrägpositionierung, ggf. über die Gründe der Positionierung informieren
- Klingel in Reichweite positionieren
- Material zusammenpacken
- Abwurf zurückstellen
- hygienische Händedesinfektion
- „Blick zurück" nicht vergessen
- Zimmer verlassen, Schild „Bitte nicht stören" abnehmen

Nachbereitung

- Material entsorgen bzw. wischdesinfizieren
- Besucher zurück ins Zimmer bitten
- Dokumentation der Pflegehandlung

Nachdem das „Modeling mit Metalog" beendet ist, treffen sich die Auszubildenden und der Praxisanleiter erneut im Arbeitsraum. Die Handlung wird besprochen und diskutiert, Fragen können gestellt werden und der Praxisanleiter ist erklärend und informierend tätig. Hier wird auch thematisiert, welche Komplikationen bei einer enteralen Ernährung entstehen können. Dazu bearbeiten Auszubildende und Praxisanleiter das Arbeitsblatt, welches der Praxisanleiter vorbereitet hat (→ Materialvorbereitung).

Im nächsten Arbeitsschritt bekommen jeweils zwei Auszubildende einen zu pflegenden Menschen zugeteilt und sie führen die Pflegehandlung entsprechend der Inhalte des „Modeling nach Metalog" durch. Die jeweils anderen beiden Auszubildenden und der Praxisanleiter sind stille Beobachter. Der Praxisanleiter greift in die Pflegehandlung ein, wenn der zu pflegende Mensch gefährdet werden könnte.

Evaluation / Reflexion

Nachdem die Durchführung beendet ist, treffen sich die Auszubildenden und der Praxisanleiter im Arbeitsraum und führen ein Feedbackgespräch.

Anregungen sind in Kapitel 4 „Evaluation und Reflexion von Anleitungssituationen" aufgeführt.

10.3 Parenterale Ernährung im Krankenhaus

Sabine Nobles, Corinna Wächter

Zu vernetzende praktische Anleitungssituationen

- Kap. 7 Hygienisch Arbeiten
- Kap. 8.6 Mundpflege, Soorprophylaxe, Parotitsprophylaxe

Kompetenzraster

Das Kompetenzraster für diese Anleitungssituation ist zu finden unter: handwerk-technik.de/links/9201

Möglichkeiten einer spiralförmigen Kompetenzentwicklung

- Kap. 10.1 Nahrung anreichen

Rahmenbedingungen für die praktische Anleitung und Vorbereitungen

Die Anleitungssituation ist im dritten Ausbildungsdrittel verortet. Sie kann als Einzelanleitung oder als Gruppenanleitung mit bis zu vier Auszubildenden geplant werden. Die folgende Anleitungssituation findet als Gruppenanleitung mit vier Auszubildenden statt. Sollten nicht ausreichend zu pflegende Menschen mit einem parenteralen Ernährungsbedarf zur Verfügung stehen, kann diese Anleitung auch als Partnerarbeit durchgeführt werden, zwei Auszubildende übernehmen die Pflegeintervention für einen zu pflegenden Menschen.

Der Praxisanleiter wählt entsprechend den zu fördernden Kompetenzen gemäß dem Rahmenausbildungsplan der praktischen Ausbildung die Inhalte der Anleitungssituation aus. Daraufhin werden die zu pflegenden Menschen ausgewählt, die an der Anleitungssituation teilnehmen sollen, und deren Einverständnis eingeholt.

Das Anleitungsthema, Zeit, Ort und Datum der Anleitungssituation werden entsprechend der Einrichtungsgegebenheiten kommuniziert. Die einrichtungsinternen Standards sind zu berücksichtigen. Der Praxisanleiter reserviert einen Arbeitsraum.

Materialvorbereitung

Der Praxisanleiter legt Flipchart-Papier, Filzstifte und Pin-Karten bereit. Für den Einstieg ins Anleitungsthema werden ein Brainstorming zu festgelegten Fragen und ein Strukturlegeplan vorbereitet. Ferner werden die Pflegedokumentationen von den ausgewählten zu pflegenden Menschen bereitgelegt.

Folgende Fragen werden auf Pin-Karten geschrieben und an das Flipchart-Papier angebracht:

1. Was bedeutet Ernährung?

Erwartungshorizont:

Ernährung ist definiert als die Aufnahme von Nahrung und Flüssigkeit und bezeichnet die von außen zugeführten Substanzen, die zur Aufrechterhaltung der Lebensvorgänge notwendig sind.

2. Was ist eine akut krankheitsspezifische Mangelernährung?

Erwartungshorizont:

Diese Form von Mangelernährung entsteht durch unkontrollierbaren Proteinmetabolismus vorwiegend bei intensivpflichtigen zu pflegenden Menschen und wird auch allgemein als Stresskatabolismus bezeichnet.

Beispiele: schwere systemische Infektionen, Verbrennungen, Schädel-Hirn-Trauma oder Polytrauma etc.

3. Was ist eine chronische krankheitsspezifische Mangelernährung?

Erwartungshorizont:

Diese Form von Mangelernährung entsteht durch einen chronischen Krankheitsverlauf mit einer milden Form des Stressmetabolismus und einem verändertem Nährstoffbedarf und Stoffwechsel. Beispiele: Organerkrankungen, z. B. Herzinsuffizienz, Leberzirrhose, maligne Erkrankungen, z. B. Pankreaskarzinom, chronisch entzündliche Erkrankungen wie Morbus Crohn, rheumatoide Arthritis

4. Was bedeutet „Refeeding Syndrom"?

Erwartungshorizont:

Das Refeeding-Syndrom wird definiert als schwerwiegende Verschiebung des Elektrolyt- und Flüssigkeitshaushalts bei schwer mangelernährten zu pflegenden Menschen nach Beginn einer oralen, enteralen oder parenteralen Ernährungstherapie.

Eine forcierte Ernährung dieser Pflegebedürftigen – zu viel, zu schnell – kann Herzrhythmusstörungen und einen Atemstillstand zur Folge haben.

5. Was ist eine totale parenterale Ernährung?

Erwartungshorizont:

Verabreichung aller Nährstoffe über den parenteralen Weg, z. B. beim Kurzdarmsyndrom

6. Was ist eine supplementierende parenterale Ernährung?

Erwartungshorizont:

Diese Ernährungsform ist die ergänzende parenterale Ernährung bei zu pflegenden Menschen, die auf oralen oder enteralen Weg unzureichend Nahrung aufnehmen können, z. B. bei onkologischen Erkrankungen.

7. Welche Bestandteile enthält eine Gesamtnährlösung?

Erwartungshorizont

Wasser, Glukose, Aminosäuren, Lipide, Elektrolyte, Vitamine, Spurenelemente. Die Bestandteile sind fertig zubereitet in einem Infusionsbeutel.

8. Was sind Mehrkammerbeutel?

Erwartungshorizont:

Mehrkammerbeutel sind Behältnisse zur Steigerung der Stabilität von parenteralen Nährlösungen durch Trennung einiger Komponenten, z. B. der Lipide vom Rest der Lösung. Kurz vor der Anwendung werden die verschiedenen Komponenten der Kammern durchmischt.

9. Welche Zugangswege können für eine parenterale Ernährung gewählt werden?

Erwartungshorizont:

- zentralvenöser Katheter, wenn die parenterale Ernährung länger als fünf Tage infundiert werden soll.
- getunnelte Katheter, z. B. Hickmann-Katheter, Broviac-Katheter, wenn die parenterale Ernährung länger als vier Wochen verabreicht werden soll.
- Portkatheter, wenn die parenterale Ernährung länger als vier Wochen verabreicht werden soll.
- periphere Venenverweilkanüle, wenn die parenterale Ernährung nur bis zu fünf Tagen verabreicht werden soll. Hierfür stehen spezielle Infusionslösungen zur Verfügung, die mit einer geringeren Osmolarität als die Ernährungslösungen über einen zentralvenösen Zugang verabreicht werden.

10. Welches ist die Hauptkomplikation bei der parenteralen Ernährungstherapie?

Erwartungshorizont:

Infektionen durch Mikroorganismen, wenn diese durch die Öffnung des Katheters in die Blutbahn gelangen.

11. Zu welchen pflegerelevanten Themen sollten zu pflegende Menschen mit einer parenteralen Ernährung und ggf. die Bezugspersonen beraten werden?

Erwartungshorizont:

- regelmäßige Mundpflege, Soorprophylaxe
- Parotitisprophylaxe
- hygienischer Umgang mit dem liegenden Gefäßzugang
- Körperpflege bei liegendem Gefäßzugang
- Entlassungsmanagement und was für die Versorgung in der Häuslichkeit zu beachten ist

Der Erwartungshorizont des Strukturlegeplans zum Richten eines Mehrkammerbeutels generiert sich aus den Handlungsschritten der Vorbereitung, Durchführung und Nachbereitung, die unter dem Punkt „Durchführung der praktischen Anleitungen" aufgeführt sind.

Die praktische Anleitung

Die Auszubildenden und der Praxisanleiter treffen sich in dem Arbeitsraum. Nach einer kurzen Vorstellungsrunde erklärt der Praxisanleiter den Ablauf der Anleitungssituation.

Einstieg ins Anleitungsthema

Zum Aktivieren von vorhandenem Vorwissen wird das vorbereitete Brainstorming durchgeführt. Der Praxisanleiter präsentiert das Flipchart-Papier mit den vorformulierten Fragen. Die Auszubildenden bekommen Pin-Karten und können ihre Antworten zu den jeweiligen Fragen darauf notieren. Danach werden die Karten den Fragen zu geordnet und der Praxisanleiter erklärt oder korrigiert.

Im nächsten Arbeitsschritt sollen die Auszubildenden die vorbereiteten Karten des Strukturlegeplans, die ungeordnet auf dem Arbeitstisch liegen, in die richtige Reihenfolge zu den Handlungsschritten zum „Richten eines Mehrkammerbeutels" bringen. Zur Orientierung gibt es die Struktur: Vorbereitung – Durchführung – Nachbereitung. Der Strukturlegeplan verbleibt auf dem Arbeitstisch und wird später zur Evaluation der Anleitungssituation genutzt.

Die Auszubildenden bekommen nun jeweils einen zu pflegenden Menschen mit einer parenteralen Ernährung zugeteilt und sind aufgefordert, die Pflegedokumentation zu sichten. Gemeinsam geht die Gruppe dann in den Vorbereitungsraum und jeder Auszubildende richtet einen Mehrkammerbeutel nach ärztlicher Anordnung für den zu pflegenden Menschen her. Die anderen Auszubildenden und der Praxisanleiter sind stille Beobachter.

Durchführung der praktischen Anleitung

> **Merke**
>
> Die „5 Indikationen der hygienischen Händedesinfektion" sind zu berücksichtigen und umzusetzen:
>
> - vor Patientenkontakt
> - vor aseptischen Tätigkeiten
> - nach Kontakt mit potenziell infektiösem Material
> - nach Patientenkontakt
> - nach Kontakt mit der unmittelbaren Patientenumgebung
>
> (Robert Koch-Institut 2016)

Vorbereitung

- pathogenfreie Einmalhandschuhe anziehen
- Arbeitsfläche wischdesinfizieren
- pathogenfreie Einmalhandschuhe ausziehen
- hygienische Händedesinfektion
- Mehrkammerbeutel und Infusionssystem entsprechend der verwendeten Infusionspumpe bereitlegen
- jeweils die Verpackungen mit Peel-off-Technik öffnen

- Dichtleisten oder Klemmen zur Durchmischung der Komponenten öffnen, die Kammerinhalte mischen
- Verschluss des Durchstechmembran abnehmen und sprühdesinfizieren, dabei Herstellerangabe beachten, auf der Innenseite der sterilen Verpackung ablegen
- bei dem Infusionssystem die Rollklemme schließen und in den Durchstechmembran einbringen
- Tropfenkammer bis zur Hälfte füllen
- Rollklemme öffnen und den Infusionsschlauch füllen, Rollklemme wieder schließen

Auf einem wischdesinfizierten Tablett wird zusammengestellt:
- der vorbereitete Mehrkammerbeutel
- pathogenfreie Einmalhandschuhe
- Händedesinfektionsmittel
- Desinfektionsmittel
- sterile Kompressen 5 x 5 cm
- sterile 10-ml-Spritze
- 10 ml NaCl 0,9 % in Einmalampulle

Durchführung

Die Auszubildenden und der Praxisanleiter gehen zu dem zu pflegenden Menschen und der Auszubildende, der den Mehrkammerbeutel gerichtet hat, führt auch die weitere Pflegeintervention durch.
- zu pflegenden Menschen begrüßen und über die Pflegehandlung informieren
- Tablett auf einer optisch sauberen Fläche abstellen
- Besucher aus dem Zimmer bitten (ggf. in einen Aufenthaltsraum)
- Schild „Bitte nicht stören" an die Tür
- Fenster und Tür schließen
- Bett in rückengerechte Arbeitshöhe bringen
- hygienische Händedesinfektion
- Gefäßzugang inspizieren, entsprechendes Ansatzstück des Gefäßzugangs auf einer sterilen Kompresse ablegen und sprühdesinfizieren
- Mehrkammerbeutel an den Infusionsständer hängen, Infusionsschlauch in die Infusionspumpe einlegen
- pathogenfreie Einmalhandschuhe anziehen
- 10 ml NaCl 0,9 % aufziehen
- Infusionsschenkel mit der entsprechenden Klemme schließen
- Spritze mit dem Ansatzstück/Gefäßzugang konnektieren, Klemme öffnen und spülen, Klemme verschließen

- erneute Sprühdesinfektion
- Infusionssystem des Mehrkammerbeutels mit dem Ansatzstück/Gefäßkatheter verbinden
- pathogenfreie Einmalhandschuhe ausziehen
- hygienische Händedesinfektion
- Infusionspumpe programmieren und anstellen
- Klemme am Ansatzstück/Gefäßzugang öffnen
- Rollklemme am Infusionsschlauch öffnen
- verbliebenes Material zusammenpacken
- Klingel in Reichweite des zu pflegenden Menschen positionieren
- Bett auf gewünschte Höhe positionieren
- Kontrolle, ob Infusion läuft
- nach Befinden des zu pflegenden Menschen fragen
- Zimmer verlassen und „Blick zurück" nicht vergessen, Schild „Bitte nicht stören" abnehmen

Nachbereitung

- Material entsorgen bzw. wischdesinfizieren
- Besucher zurück ins Zimmer bitten
- Dokumentation der Pflegehandlung

Auch die anderen Auszubildenden führen die Pflegehandlung bei den ihnen zugeteilten zu pflegenden Menschen durch.

Danach treffen sich die Auszubildenden und der Praxisanleiter erneut im Arbeitsraum zu einem Feedbackgespräch.

Evaluation / Reflexion

Gestaltungsmöglichkeiten für ein Evaluations- oder Reflexionsgespräch sind in Kapitel 4 „Evaluation und Reflexion von Anleitungssituationen" aufgezeigt.

10.4 Parenterale Ernährung in der ambulanten Pflege

Urte Speckenbach

Besonderheiten im ambulanten Bereich

Die Vorbereitung und das Verabreichen von parenteraler Ernährung finden ausschließlich durch zusätzlich geschultes pflegerisches Fachpersonal statt, da es sich um eine ärztliche Tätigkeit handelt. Deshalb muss eine entsprechende Unterweisung und Delegation für diese ärztliche Tätigkeit vorliegen. Der Auszubildende muss dennoch an die hygienischen, technischen und psychologischen Aspekte herangeführt werden. Bis zum Ende der Ausbildung, und darüber hinaus, wird er selbst das Anschließen der parenteralen Ernährung nicht vornehmen dürfen, erst wenn die Delegation vorliegt.

Im häuslichen Bereich findet das Infundieren der parenteralen Ernährung in der Regel über Nacht statt. Dieses wird für eine möglichst hohe Selbstständigkeit und Unabhängigkeit des zu Pflegenden so gehandhabt. Je nach ärztlicher Vorgabe wird die Infusion über einen Zeitraum von 10 bis 14 Stunden verabreicht. Entsprechend müssen die Einsatzzeiten zum Anhängen und wieder Entfernen der Infusion geplant sein.

Im ambulanten Bereich kann es eine Herausforderung sein, einen adäquaten Arbeitsplatz sowie eine gute Lagerungsmöglichkeit für die Materialien zu gestalten. Beides ist möglichst im Vorfeld mit der Familie abzusprechen.

Voraussetzungen für Arbeitsplatz und Lagerung:

- heller Platz
- ein möglichst kunststoffbeschichteter Tisch, ausschließlich für Tätigkeiten im Zusammenhang mit der Infusion
- Raum ohne Blumentöpfe und Pflanzen, keine Raumnutzung von Kindern oder Haustieren
- Raum abschließbar, um mögliche Kontamination der Gegenstände während der Vorbereitungen durch Luftzug zu vermeiden
- Lagerung der Materialien nicht auf dem Fußboden
- Infusionsbeutel lichtgeschützt und nicht an der Heizung lagern
- ggf. Platz für Kühlschrank – in der Regel von der Versorgerfirma gestellt –, um individuell zubereitete Infusionen im Kühlschrank aufzubewahren

Zu vernetzende praktische Anleitungssituationen

- Kap. 8.6 Mundpflege, Soor- und Parotitisprophylaxe
- Kap. 8.2 Dekubitusprophylaxe
- Kap. 8.3 Mobilisierung / Positionierung, Pneumonieprophylaxe

Kompetenzraster

Das Kompetenzraster für diese Anleitungssituation ist zu finden unter: handwerk-technik.de/links/9201

Mögliche spiralförmige Kompetenzentwicklung der Auszubildenden

Kompetenzentwicklung im Kompetenzraster

Die erste Niveaustufe des Kompetenzrasters („Know That") schafft die fachlichen (Wissens-) Voraussetzungen und kann maximal als Reproduktionsstufe von notwendigem Fachwissen angesehen werden. Die Niveaustufe „Know That" ist in der Praxis immer mit der Niveaustufe „Know How" („Durchführungsstufe") zu kombinieren, da Pflege immer als situatives Handeln zu verstehen ist. Die Reflexion zu den pflegerischen Handlungen wird dabei durchgängig eingeübt, um die Kompetenzen der Stufe „Know Why" zuverlässig anzubahnen.

Nachfolgend sind exemplarisch Pflegehandlungen im Bereich der parenteralen Ernährung bei zu Pflegenden aufgeführt. Die Kompetenzentwicklung der Auszubildenden verläuft aufeinander aufbauend. Das heißt, die Kompetenzen, die im ersten Ausbildungsdrittel erworben werden, werden in den beiden folgenden Ausbildungsdritteln jeweils ergänzt und ausgebaut. Neue Kompetenzen lassen sich mit den bereits erworbenen verknüpfen und so den Kompetenzerwerb weiterwachsen. Im Zusammenhang mit der jeweiligen Pflegebedürftigkeit, den verschiedenen Bedürfnissen der zu Pflegenden, den unterschiedlichen häuslichen Situationen und dem beständigen Kompetenzzuwachs, stellt sich so ein spiralförmiger Ausbau der Kompetenzen dar.

Geringer Grad an Pflegebedürftigkeit (Orientierungseinsatz)

Die Auszubildenden kennen die Leitlinien, z. B. das Leitbild und Pflegekonzept des ambulanten Pflegedienstes, und können dieses auf den Umgang mit dem zu Pflegenden übertragen. Die Auszubildenden wissen, wie die Applikation der parenteralen Ernährung sach- und fachgerecht dokumentiert wird. Sie kennen die Gründe, warum ein zu Pflegender parenteral ernährt werden muss, z. B. Kurzdarmsyndrom, Tumorerkrankung, akuter Schub der Colitis ulcerosa. Die Auszubildenden können den Unterstützungsbedarf des zu Pflegenden über die Ernährung hinaus erkennen und z. B. Prophylaxen richtig anwenden. Sie können mit dem zu Pflegenden ein Gespräch führen und sich in die Situation des zu Pflegenden hineinversetzen.

Die Auszubildenden kennen Selbstpflegemaßnahmen, die sie anwenden können, um sich mit der schwierigen Thematik der parenteralen Ernährung auseinanderzusetzen. Sie wissen, dass viele Pflegebedürftige, die parenteral ernährt werden, eine todbringende Erkrankung haben und können darüber mit ihrem Praxisanleiter und anderen Kollegen sprechen. In der ambulanten Pflege ist die Pflegefachperson Gast bei dem zu pflegenden Menschen und verhält sich dementsprechend. Dies ist für die Auszubildenden selbstverständlich und sie können diesen besonderen Aspekt in Worte fassen.

Mittlerer Grad an Pflegebedürftigkeit (Pflichteinsatz)

Im zweiten Ausbildungsdrittel wird auf den bereits erworbenen Kompetenzen aufgebaut. Die Auszubildenden können die notwendigen hygienischen Vorgänge benennen und selbst umsetzen. Sie kennen die absolute Unerlässlichkeit von häufiger Händedesinfektion bei der Vorbereitung der parenteralen Ernährung und wissen, bei welchem Arbeitsschritt welche hygienischen Vorgänge durchgeführt werden müssen, z.B. Händedesinfektion, Sprühdesinfektion von Ampullen, Bereitung eines sterilen Arbeitsfelds etc. Sie können mit dem zu Pflegenden ein Gespräch über die Notwendigkeit der Hygiene führen und Erklärungen dazu geben. Die Auszubildenden können die sozialen, kulturellen und individuellen Bedürfnisse des Einzelnen erkennen und darauf eingehen. All diese Aspekte können die Auszubildenden korrekt in der Pflegedokumentation erfassen, in die Planungsarbeiten integrieren und an das interdisziplinäre Team weitergeben. Es ist den Auszubildenden bewusst, dass der zeitliche Faktor der Versorgung mit parenteraler Nahrung nicht über die Sorgfältigkeit bei der notwendigen Hygiene dominieren darf. Die Auszubildenden können ihr Verhältnis zu Klienten und Angehörigen gut ausbalancieren und kennen die Grenzen zwischen Nähe und Distanz.

Hoher Grad an Pflegebedürftigkeit (Vertiefungseinsätze)

Die Auszubildenden vertiefen und erweitern die bereits erworbenen Kompetenzen. Sie kennen die notwendigen Vorgänge, die vor dem Beginn einer parenteralen Ernährung eines neuen Pflegeklienten erfolgen müssen, z.B. Vorliegen einer Verordnung häuslicher Krankenpflege mit allen relevanten Daten, Kontaktaufnahme zum Versorger der heimparenteralen Ernährung, Schaffung der räumlichen Voraussetzungen etc. Sie können die Informationen selbst aus den Unterlagen ermitteln und wissen, welche Informationen beispielsweise an den Hausarzt weitergegeben werden müssen. Sie haben eine Vorstellung davon, wie ein zu Pflegender in der Tourenplanung passend zur Laufzeit der parenteralen Ernährung eingeplant werden kann. Die Auszubildenden werden unter Aufsicht einer Pflegefachperson mit Delegationsnachweis an die Zubereitung der parenteralen Nahrung herangeführt und führen die hygienisch richtigen Handlungen korrekt aus. Die Auszubildenden können mit dem zu Pflegenden und ggf. den Angehörigen Beratungsgespräche zur Erkrankung des zu pflegenden Menschen und den damit zusammenhängenden Notwendigkeiten führen. Sie können auf Risiken hinweisen, die mit der Erkrankung einhergehen können, und auf psychologische Unterstützung, z.B. Selbsthilfegruppen, hinweisen. Im Rahmen von Fallgesprächen können die Auszubildenden adäquat über die Veränderungen des Gesundheitszustands des Pflegebedürftigen berichten, können Probleme in der Versorgung aufzeigen und Vorschläge zur Lösung der Probleme unterbreiten. Im Zusammenhang mit dieser Versorgung überprüfen die Auszubildenden ihr pflegerisches Selbstverständnis. Sie suchen sich aktiv Unterstützung, um z.B. Gespräche über Sterben und Tod besser führen zu können.

Rahmenbedingungen für die praktische Anleitung und Vorbereitungen

Die Praxisanleitung kann im zweiten und dritten Ausbildungsdrittel verortet werden. Diese Anleitungssituation erfolgt im zweiten Ausbildungsdrittel. Es handelt sich stets um eine

Einzelanleitung. Der Praxisanleiter wählt entsprechend der zu fördernden Kompetenzentwicklung des Auszubildenden die Inhalte der Anleitungssituation aus. Die Inhalte generieren sich aus der zu fördernden spiralförmigen Kompetenzentwicklung nach dem Rahmenausbildungsplan für die praktische Ausbildung. Daraufhin wird der zu pflegende Mensch ausgewählt, der an der Anleitung teilnehmen soll und sein Einverständnis eingeholt.

Das Anleitungsthema, Zeit, Ort und Datum der Anleitungssituation werden entsprechend der Einrichtungsgegebenheiten kommuniziert. Bei der Anleitung sind die einrichtungsinternen Standards zu berücksichtigen.

Materialvorbereitung

Als Einstieg in das Thema eignet sich z. B. ein Strukturlegeplan oder ein stummes Schreibgespräch (→ Kap. 3 „Methodensammlung"), damit der Auszubildende die einzelnen Schritte der Zubereitung der parenteralen Nahrung in der richtigen Reihenfolge, mit den korrekten hygienischen Handlungen verknüpfen und flüssig wiedergeben kann. Für den Einstieg ins Anleitungsthema wird ein Strukturlegeplan vorbereitet. Der Erwartungshorizont des Strukturlegeplans generiert sich aus den Handlungsschritten der Vorbereitung, Durchführung und Nachbereitung die unter dem Punkt „Durchführung der praktischen Anleitungen" aufgeführt sind. Der Praxisanleiter sorgt im Vorfeld dafür, dass die Pflegedokumentation am Tag der Praxisanleitung im Pflegedienst vorliegt, damit der Auszubildende alle Dokumente einsehen und die Besonderheiten der Bilanzierungsformulare, der Kommunikation mit dem Versorger usw. nachvollziehen kann.

Die praktische Anleitung

Der Praxisanleiter und der Auszubildende treffen sich im zuvor festgelegten Raum. Die Vorbereitung der parenteralen Ernährung wird unter den Augen des Praxisanleiters, der auch über eine Delegation für die Portversorgung verfügen muss, durchgeführt. Der Auszubildende wird während seiner Ausbildungszeit nur in der Vorbereitung angeleitet und darf lediglich beim direkten Anhängen zuschauen. Erst wenn er seine Ausbildung beendet und selbst die Delegation für diese ärztliche Tätigkeit erhalten hat, darf er das Anschließen der parenteralen Ernährung selbst vornehmen.

Einstieg ins Anleitungsthema

Der Auszubildende bekommt den Auftrag, sich entsprechend der Aufgabenstellung mit dem Thema der parenteralen Ernährung zu befassen. Der Praxisanleiter ist die Zeit über anwesend und unterstützt den Auszubildenden bei der zusammenfassenden Wiederholung des Vorgehens für die Zubereitung der parenteralen Ernährung. Es ist ein Strukturlegeplan vorbereitet, anhand dessen der Auszubildende die korrekte Reihenfolge der Handlungsabläufe darstellt. Der Strukturlegeplan wird für die Reflexion der Anleitungssituation verwahrt. Es ist vorteilhaft, wenn sich der zu Pflegende und der Auszubildende aus vorherigen Einsätzen schon kennen, der zu pflegende Mensch Vertrauen zu dem Auszubildenden hat und dieser schon Beratungsgespräche durchgeführt hat. Der Praxisanleiter beobachtet den Auszubildenden und gibt Hinweise. Da die Vorgänge unter sterilen Bedingungen erfolgen, ist es sinnvoll, wenn der Auszubildende und der Praxisanleiter Mund-Nasen-Schutz tragen, da sie sich über dem offenen Set unterhalten werden.

Durchführung der praktischen Anleitung

Merke

Bei allen Tätigkeiten ist die RKI-Richtlinie zur „Prävention von Infektionen, die von Gefäßkathetern ausgehen" anzuwenden. Die Durchführung der hygienischen Händedesinfektion ist einzuhalten:

- vor jeder Manipulation an einem Gefäßkatheter, z. B. Eintrittsstelle, Infusionssystem, Zuspritzstellen, Konnektionsventile etc.
- vor der Zubereitung von Medikamenten wie Vitamine, Elektrolyte, Medikamente gegen Übelkeit etc.

Durch das Legen eines Zentralen Venenkatheters entstehen zwei zusätzliche Öffnungen, über die Keime in den Körper gelangen können:

- die Einstichstelle, bzw. Katheteraustrittsstelle auf der Haut, bei Port-, Broviac-Hickman-Kathetern unterschiedlich
- die Öffnung des Katheters, über die die parenterale Ernährung infundiert wird.

Zur Vermeidung von Infektionen ist hygienisches Arbeiten Voraussetzung:

- Unterarme unbekleidet, saubere Dienstkleidung
- kein Tragen von Ringen, Uhren, Armbändern und sonstigem Schmuck
- kurze Fingernägel, keine lackierten oder gegelten Fingernägel
- zusammengebundene Haare
- vorbereitete Materialien nicht durch Sprechen oder Husten kontaminieren
- Mund-Nasen-Schutz bei Erkältung der ausführenden Person
- außerdem Arbeit in Ruhe verrichten

Die „5 Indikationen der hygienischen Händedesinfektion" sind zu berücksichtigen und umzusetzen:

- vor Patientenkontakt
- vor aseptischen Tätigkeiten
- nach Kontakt mit potenziell infektiösem Material
- nach Patientenkontakt
- nach Kontakt mit der unmittelbaren Patientenumgebung

(Robert Koch-Institut 2016)

Vorbereitung
- vor dem Zurechtstellen der benötigten Materialien Hände gründlich bis zu den Ellbogen waschen
- Abtrocknen der Hände mit Einmalhandtüchern, Küchenrolle oder einem frischen Händehandtuch
- vor dem Zurechtstellen der Materialien Arbeitsfläche reinigen, durch Wischdesinfektion
- Händedesinfektion durchführen
- notwendige Materialien zurechtstellen, in der Regel fertige „Kits" mit allen Materialien: Abdecktuch, Einmalkanülen Gr. 1 in ausreichender Anzahl, Luer-Lock-Einmalspritzen 10 ml, sterile Mullkompressen 10 x 10 cm
- Händedesinfektionsmittel mit Dosierpumpe, Haut-Sprühdesinfektionsmittel, Abwurfbehälter neben das Abdecktuch stellen
- steriles Abdecktuch mit der gummierten Seite nach unten auf der gereinigten Arbeitsfläche ausbreiten

Durchführung
- Umverpackungen entfernen, sofern kein steriles Material
- Peelnähte des Infusionsbeutels nach Anleitung des Herstellers durch Druck mit den Händen zum Platzen bringen, die unterschiedlichen Lösungen mit leichtem Druck auf den Beutel miteinander vermengen – nicht schütteln
- Schutzkappe des Zuspritzports entfernen, Zuspritzport sprühdesinfizieren, Einwirkzeit beachten
- weiteres Material auf der sterilen Unterlage ablegen, z. B. Ampullen vorher mit einer Sprühdesinfektion desinfizieren
- steril verpackte Materialien öffnen, dabei Verpackungspapier vollständig abziehen, Materialien nur in dem verbliebenen Verpackungskunststoff auf das Abdecktuch legen
- Reihenfolge, um nicht später über zu nutzende Materialien hinwegzugreifen: für Rechtshänder von rechts vorne nach hinten, für Linkshänder von vorne links nach hinten
- Händedesinfektion durchführen
- Die Medikamente, die zugespritzt werden, in der Reihenfolge aufziehen, in der sie zugespritzt werden sollen – auf Angaben des Herstellers achten; jeweils immer erst ein Medikament aufziehen, dann dieses Medikament in den Infusionsbeutel injizieren
- Medikamente jeweils mit einer Kanüle aufziehen und mit einer weiteren Kanüle in den Infusionsbeutel injizieren
- Kanülen sicher in einem dafür vorgesehenen Abwurfbehältnis entsorgen
- erstes Medikament unter sterilen Bedingungen mittig durch den Zuspritzport in den Infusionsbeutel injizieren
- Beutelinhalt wieder durch leichten Druck von außen vermischen
- anschließend Zuspritzport erneut sprühdesinfizieren

- Händedesinfektion durchführen
- jedes weitere Medikament unter denselben Bedingungen hinzufügen
- Schutzkappe des Infusionsports entfernen, diesen sprühdesinfizieren
- Händedesinfektion durchführen
- Tropfenregler am Infusionssystem schließen
- Schutzkappe des Einstechdorns des Infusionssystems entfernen, in den Infusionsport einstechen
- Infusionsbeutel hochnehmen und so aufhängen, dass sich die gesamte Infusionsflüssigkeit in der Seite des Beutels sammelt, an der sich der Infusionsport befindet.
- Tropfkammer bis zur Hälfte durch Druck von Daumen und Zeigefinger füllen, Belüftungskappe geschlossen halten
- Klemme oder Tropfenregler öffnen, Infusionssystem vollständig entlüften
- anschließend Klemme oder Tropfenregler wieder schließen
- Dokumentation der Vorbereitung der parenteralen Ernährung in der Pflegedokumentation
- Der Praxisanleiter beendet die Versorgung durch das Anschließen des Infusionsschlauchs an den Port.

Nachbereitung

Der Auszubildende entsorgt das Verpackungsmaterial in die dafür vorgesehenen Behälter. Kanülen, Glasampullen und spitze Gegenstände werden in den dafür vorgesehenen Abwurf entsorgt. Nach den Vorgaben der Kommunen sind die Umverpackungen in der Regel im gelben Sack zu entsorgen, alles Weitere im Restmüll. Der Arbeitsplatz wird sauber und ordentlich hinterlassen, die Vorräte werden ordentlich weggeräumt, ggfs. wird kontrolliert, ob noch alle Materialien ausreichend vorhanden sind, falls nicht, wird nachbestellt. Der zu Pflegende wird befragt, ob er sich gut versorgt fühlt und ob er alle notwendigen Gegenstände in Reichweite hat.

Evaluation / Reflexion

Die Evaluation findet wieder in dem Raum statt, in dem das Vorgespräch war. Der Auszubildende reflektiert sich zuerst selbst anhand des dort ausliegenden Strukturlegeplans. Der Praxisanleiter gibt seine Einschätzung der Anleitungssituation. Praxisanleiter und Auszubildende füllen die betriebsinternen Reflexionsbögen aus. Gestaltungsmöglichkeiten für ein Evaluations- oder Reflexionsgespräch sind in Kapitel 4 „Evaluation und Reflexion von Anleitungssituationen" aufgezeigt.

Quellenverzeichnis

B. Braun Melsungen AG (2014): TravaCare, Handlungsanleitung heimparenterale Ernährung. Melsungen.

Deutsches Netzwerk für Qualitätsentwicklung in der Pflege (Hrsg.) (2017): Expertenstandard Ernährungsmanagement zur Sicherstellung und Förderung der oralen Ernährung in der Pflege. Osnabrück: Hochschule Osnabrück.

Druml, W. et al. (2004): Empfehlung für die enterale und parenterale Ernährungstherapie des Erwachsenen. Wien: Arbeitsgemeinschaft für klinische Ernährung.

Maier, R. F., Obladen, M. (Hrsg.) (2017): Neugeborenenintensivmedizin. Heidelberg: Springer.

Makus, C.: Parenterale Ernährung. Unter: www.pflege.de/leben-im-alter/ernaehrung/parenterale-ernaehrung [17.08.2020].

Robert Koch-Institut (2016): Händehygiene in Einrichtungen des Gesundheitswesens. Empfehlung der Kommission für Krankenhaushygiene und Infektionsprävention (KRINKO) beim Robert Koch-Institut (RKI) In: Bundesgesundheitsblatt – Gesundheitsforschung – Gesundheitsschutz (9): 1189–1220. [14.07.2020].

Robert Koch-Institut, Zusammenfassung des Fachgebiets 14, Stoliaroff-Pépin, Dr. A. (2017): Prävention von Infektionen, die von Gefäßkathetern ausgehen. Aktualisierte Empfehlung der KRINKO. [17.08.2020].

Schütz, T., Valentini, L. (2006): ESPEN-Leitlinien Enterale Ernährung: Zusammenfassung. In: Aktuelle Ernährungsmedizin 2006: 196–197.

Universitätsklinikum Freiburg (2016): Leitfaden Enterale Ernährung über Sonde bei Erwachsenen. Freiburg. [17.08.2020].

Valentini, L. et al. (2013): Leitlinie der Deutschen Gesellschaft für Ernährungsmedizin. In: Aktuelle Ernährungsmedizin 2013: 97–111.

Zech, U. (2019): Parenterale Ernährung. Berlin: Arzneimittelkommission der deutschen Ärzteschaft. [18.08.2020]

Zentrum für Qualität in der Pflege (Hrsg.) (2020): Essen und Trinken Praxistipps für den Pflegealltag. Berlin.

11 Medikamentenmanagement

11.1 Medikamente herrichten und verabreichen – Basics

Lena Bierschenk, Tanja Hildebrandt, Corinna Wächter

Zu vernetzende praktische Anleitungssituationen

- Kap. 10.1 Nahrung anreichen

Kompetenzraster

Das Kompetenzraster für diese Anleitungssituation ist zu finden unter: handwerk-technik.de/links/9201

Mögliche spiralförmige Kompetenzentwicklung der Auszubildenden

Kompetenzentwicklung im Kompetenzraster

Die erste Niveaustufe des Kompetenzrasters („Know That") schafft die fachlichen (Wissens-) Voraussetzungen und kann maximal als Reproduktionsstufe von notwendigem Fachwissen angesehen werden. Die Niveaustufe „Know That" ist in der Praxis immer mit der Niveaustufe „Know How" („Durchführungsstufe") zu kombinieren, da Pflege immer als situatives Handeln zu verstehen ist. Die Reflexion zu den pflegerischen Handlungen wird dabei durchgängig eingeübt, um die Kompetenzen der Stufe „Know Why" zuverlässig anzubahnen.

Die Auszubildenden werden die Kompetenzen des selbstständigen Stellens von Medikamenten innerhalb der ganzen Ausbildungszeit kontinuierlich erlernen. Je mehr Praxiserfahrungen gemacht werden, desto höher wird die situative Handlungskompetenz, da komplexe Inhalte schneller abgerufen werden können. Der spiralförmige Handlungsablauf ist somit durch die Steigerung der Niveaustufen in den unterschiedlichen Settings und Handlungsanlässen sichtbar.

Geringer Grad an Pflegebedürftigkeit (Orientierungseinsatz)

Im ersten Drittel der Ausbildung werden die Auszubildenden schrittweise an ihre beruflichen Aufgaben im Rahmen des Pflegeprozesses herangeführt (§ 53 Pflegeberufegesetz, Rahmenausbildungsplan). Sie lernen in der eingesetzten Pflegedokumentation gezielt Informationen zu geplanten Maßnahmen, z. B. welche Medikamente bekommt der zu pflegende Mensch, in welcher Dosierung und Applikation. Sie erheben den Unterstützungsbedarf des zu pflegenden Menschen in unterschiedlichen Lebensaktivitäten, z. B. bei dem Anreichen und Applizieren von Medikamenten oral, rektal oder sub- und epikutan. Sie beobachten Beweglichkeit und Bewegungseinschränkungen der zu pflegenden Menschen mit Fokus auf die Gesundheitsförderung und lernen im interprofessionellem Team zu kommunizieren und zu arbeiten, z. B. bei einem an Morbus Parkinson erkrankten Menschen, und stimmen mit der Pflegefachperson und dem verantwortlichen Arzt den Einnahmezeitpunkt der

Parkinsonmittel ab. Die Auszubildenden setzen bei der Positionierung des zu pflegenden Menschen für die Einnahme der Medikamente Strategien zur persönlichen Gesunderhaltung an, z. B. beim rückenschonenden Arbeiten. Sie nehmen eigene Gefühle in der Begegnung mit dem zu pflegenden Menschen wahr, können diese benennen und reflektieren, z. B. Scham oder Ungeduld. Sie lernen Verantwortung zu übernehmen, indem sie die Prinzipien des hygienischen Arbeitens im Einsatzbereich des Trägers erfassen und anwenden, z. B. beim Herrichten und Anreichen von Medikamenten.

Mittlerer Grad an Pflegebedürftigkeit (Pflichteinsatz)

Aufbauend auf den Lernergebnissen des ersten Ausbildungsdrittels sollen die Auszubildenden Sicherheit in den geforderten Kompetenzbereichen entwickeln (§ 53 Pflegeberufegesetz, Rahmenausbildungsplan). Sie übernehmen schrittweise selbstständig Aufgaben in der Versorgung von zu pflegenden Menschen im Rahmen des Pflegeprozesses. Die Auszubildenden können Veränderungen des Gesundheitszustands, z. B. vor und nach der Medikamenteneinnahme, systematisch erheben und Auffälligkeiten sowie akut auftretende Pflegephänomene erkennen, einordnen und formulieren. Sie gestalten aktiv die interprofessionelle Zusammenarbeit, z. B. durch die Teilnahme an Visiten und eigenständige Durchführung von ärztlichen Anordnungen, die in einem Pflegekontext stehen. Sie beherrschen den sicheren Umgang mit der auf den Einsatzstationen vorhandenen Pflegedokumentation. Die Auszubildenden lernen anhand dieser, für einen zu pflegenden Menschen z. B. die Medikamente des Tages selbstständig herzurichten und nach Kontrolle durch eine Pflegefachperson zu verabreichen. Sie beachten dabei umfassend die hygienischen Anforderungen. Die Auszubildenden üben Beratungssequenzen mit zu pflegenden Menschen oder deren Bezugspersonen zu konkreten, mehrere Aspekte umfassenden Pflegesituationen. Das wäre z. B. eine Beratung zum Umgang mit dem Insulin-Pen. Die Auszubildenden gehen mit Unsicherheiten und Verweigerungsverhalten des Pflegebedürftigen beispielsweise bei der Einnahme von Medikamenten sicher und kompetent um. Sie sprechen ihn gezielt auf sein Verhalten an und suchen gemeinsam mit ihm nach Lösungen, die für ihn akzeptiert und umgesetzt werden können. Zeitmanagement und Umgang mit Stress im Pflegealltag werden von den Auszubildenden evaluiert und mit dem betreuenden Praxisanleiter besprochen. Konfliktsituationen im beruflichen Alltag werden wahrgenommen und im kollegialen Austausch angesprochen, z. B. eine verspätete Medikamentengabe von Parkinsonmitteln oder Schmerzmedikamenten.

Hoher Grad an Pflegebedürftigkeit (Vertiefungseinsätze)

Aufbauend auf den erworbenen Kompetenzen aus dem ersten und zweiten Ausbildungsdrittel üben sich die Auszubildenden in komplexen Handlungssituationen. Sie sollen zum Ende der Ausbildung fähig sein, fachlich fundiert Aufgaben bei zu pflegenden Menschen mit einem hohen Grad an Pflegebedürftigkeit zu übernehmen. Sie sollen in der Lage sein, in komplexen Pflegesituationen selbstständig zu handeln, den Pflegeprozess in einem Team zu verantworten, interprofessionell zusammen zu arbeiten und Prozesse sektorenübergreifend mitzusteuern (§ 53 Pflegeberufegesetz, Rahmenausbildungsplan). Sie übernehmen für eine Gruppe von zu pflegenden Menschen im Rahmen des Pflegeprozesses selbstständig die Versorgung. Dazu gehören beispielsweise die Ausarbeitung der ärztlichen Anordnungen, das Bestellen der Medikamente und das vollumfängliche Herrichten aller angeordneten Medikamente. Sie lernen Verantwortung für die eigene Entwicklung und ihr berufliches Selbstverständnis zu übernehmen, indem sie beispielsweise fehlendes Wissen zu unbekannten Medikamentengruppen, deren Einsatzgebieten, Wirkungsweisen und deren korrekter Anwendung durch eigene Recherche ergänzen. Die Auszubildenden können Pflegesituationen von zu pflegenden Menschen mit schwer nachvollziehbaren Verhaltensweisen reflektieren, z. B. Alkoholkonsum bei verordneten Antidiabetika. Sie leiten in qualifikationsheterogenen Teams z. B. andere Auszubildende aus den beiden ersten Ausbildungsdritteln im Medikamentenmanagement an. Sie initiieren, planen und organisieren im Rahmen des Entlassungsmanagements die weitere Versorgung, z. B. in ein Hospiz, in eine Reha-Einrichtung oder in die ambulante Pflege. Sie evaluieren ihr berufliches Selbstverständnis und überlegen, ob alle Handlungsketten optimal verlaufen sind.

Kinderkrankenpflege

Pädiatrische Patienten benötigen meist angepasste Medikamentendosen, da ein Großteil der Medikamente nach ärztlicher Anordnung gewichtsadaptiert appliziert werden muss. Hierbei ist ein sicherer Umgang mit dem Dreisatz zwingend erforderlich, was ggf. zunächst durch den Praxisanleiter überprüft werden muss. Alle durch die Auszubildenden errechneten Dosen, müssen durch eine examinierte Pflegefachperson kontrolliert und gegengerechnet werden, bevor diese dem pädiatrischen Patienten appliziert werden.

Ist ein Medikament nach einer ärztlich angeordneten Dosis für das Kind (besonders bei oralen Medikamenten) schwierig herzustellen, so kann in der Apotheke, die die Einrichtung beliefert, erfragt werden, ob das Medikament in der besonderen Dosis eventuell speziell für das betreffende Kind hergestellt werden kann. Dies empfiehlt sich besonders bei Kindern mit einer absehbar längeren Aufenthaltsdauer und regelmäßiger Einnahme des Medikaments.

Rahmenbedingungen für die praktische Anleitung und Vorbereitungen

Die Anleitungssituation kann im ersten, zweiten und dritten Ausbildungsdrittel verortet werden.

Der Praxisanleiter wählt entsprechend der zu fördernden spiralförmigen Kompetenzentwicklung der Auszubildenden nach dem Rahmenausbildungsplan für die praktische Ausbildung die Inhalte der Anleitungssituation aus. Daraufhin werden die zu pflegenden Menschen ausgewählt, die an der Anleitung teilnehmen sollen, und deren Einverständnis dazu eingeholt.

Die beschriebene Anleitungssituation richtet sich an Auszubildende des ersten Ausbildungsdrittels, die ihren Orientierungseinsatz in einem Krankenhaus leisten. Sie ist als Gruppenanleitung konzipiert, an der bis zu vier Auszubildende teilnehmen können. Datum, Ort und Zeit der Anleitung sowie das Anleitungsthema werden über die gegebenen Kommunikationswege der jeweiligen Einrichtung rechtzeitig bekannt gegeben. Der Praxisanleiter organisiert für die Dauer der Anleitungssituation einen Arbeitsraum. Er sichtet und wählt im Vorfeld fünf Pflegedokumentationen von zu pflegenden Menschen mit einem geringen Grad an Pflegebedürftigkeit aus, deren Gesamtanzahl an verordneten Medikamente – ca. drei bis fünf – überschaubar bleibt. Bei der Anleitung sind die einrichtungsinternen Standards zu berücksichtigen.

Materialvorbereitung

Für die Anleitungssituation werden im Arbeitsraum Pin-Karten und Moderationsstifte in verschiedenen Farben sowie Pin-Nadeln und zwei Stellwände benötigt. Literatur zum Thema liegt aus oder Zugang zur Literatur ist vorhanden, z. B. über einen internetfähigen Laptop / PC.

Zum Einstieg in das Anleitungsthema wird die Metaplanmethode in Form einer Kartenabfrage verwendet. Entsprechende Informationen sind im Kapitel 3 „Methodensammlung" zu finden.

Der Praxisanleiter formuliert auf Karten Fragen oder Überschriften zum Thema, z. B.:

1. Wie ist die Definition von Arzneimittel und deren rechtliche Grundlage?

Erwartungshorizont:

Arzneimittel sind Stoffe (...), die zur Anwendung im oder am menschlichen (...) Körper bestimmt sind. Sie dienen der Heilung, Linderung oder Verhütung von Krankheiten. Sie werden im oder am menschlichen (...) Körper angewendet bzw. verabreicht, um physiologische Funktionen wiederherzustellen, zu korrigieren, zu beeinflussen oder eine medizinische Diagnose zu erstellen (§ 2 Absatz 1 AMG). Grundlage ist das Arzneimittelgesetz, das die Arzneimittelversorgung sicherstellt, den Umgang mit Arzneimittel regelt sowie für die Qualität, Wirksamkeit und Unbedenklichkeit der Arzneimittel sorgt (§ 1, Arzneimittelgesetz).

2. Zugänglichkeit von Arzneimittel

Erwartungshorizont:

Unterscheidung:

- frei verkäufliche Arzneimittel
- apothekenpflichtige Arzneimittel
- Verschreibung ausschließlich durch Arzt, Tierarzt und Zahnarzt
- besondere Bedeutung: Betäubungsmittel (BtM) nach dem Betäubungsmittelgesetz (BtMG) – Unterteilung in verkehrsfähige und nicht verkehrsfähige BtM

3. Benennen Sie Applikationsformen und -orte.

Erwartungshorizont:

- Applikationsformen: (sub-)lingual, konjunktival, nasal, pulmonal, peroral, rektal, (sub-, intra-) kutan, intramuskulär, intravenös, intraarteriell, inhalativ

- Applikationsorte: Mund- und Zungenschleimhaut, Auge (Konjunktiva), Ohre, Nase, Bronchialschleimhaut, Magen- und Darmschleimhaut, Rektumschleimhaut, unter die Haut, in die Haut, auf die Haut, in einen Muskel, in eine Vene, in eine Arterie

4. Welche Medikamentenformen kennen Sie?

Erwartungshorizont:

Tabletten, Lösungen, Pulver, Tropfen, Sprays, Dosieraerosole, (Inhalations-)Kapseln, Suppositorien, Pflaster, Salben, Gele, Injektionslösungen, Infusionslösungen

5. Wo und wie werden Medikamente aufbewahrt?

Erwartungshorizont:

- außer Reichweite für unbefugte Personen
- trocken, dunkel in Schränken – Schutz vor direkter Sonneneinstrahlung
- gekühlt in Kühlschränken – richtige Lagerungstemperatur
- in alphabetischer Reihenfolge – Übersicht und Ordnung
- mit Kennzeichnung von angebrochenen Verpackungen

6. Wie lautet die 6-R-Regel?

Erwartungshorizont:

- **r**ichtiger Patient
- **r**ichtiges Medikament
- **r**ichtige Dosierung
- **r**ichtige Applikationsform
- **r**ichtige Uhrzeit
- **r**ichtige Dokumentation

7. Welche Informationsquellen zum Umgang mit Medikamenten kennen Sie?

Erwartungshorizont:

- Rote Liste
- Apotheke
- hausinterne Arzneimittelliste

Die praktische Anleitung

Der Praxisanleiter und die Auszubildenden treffen sich im Arbeitsraum. Die praktische Anleitungssituation beginnt mit einer Begrüßungsrunde sowie dem Vorstellen des Ablaufplans für den Anleitungszeitraum.

Einstieg ins Anleitungsthema

Der Einstieg in das Anleitungsthema erfolgt mittels Metaplanmethode. Der Praxisanleiter liest die formulierten Fragen vor und heftet diese an die Stellwand. Die Auszubildenden erhalten Pin-Karten und schreiben Vorschläge bzw. Antworten auf die Karten. Auf jeder Pin-Karte wird eine Antwort notiert. Dafür haben die Auszubildenden ca. 15 Minuten Zeit. Der Praxisanleiter beobachtet und beantwortet ggf. Verständnisfragen.

Im Anschluss trägt jeder Auszubildende seine Antworten vor und ordnet sie den Oberbegriffen zu. In der Gruppe werden die Antworten ggf. korrigiert und wichtige fehlende Aspekte ergänzt. An dieser Stelle kann auf Literatur zugegriffen werden.

Durchführung der praktischen Anleitung

Die Auszubildenden und der Praxisanleiter nehmen eine Begehung der Räume auf Station vor, in denen Medikamente aufbewahrt werden. Hierbei kommt die Methode „Modeling mit Metalog" (→ Kap. 3 „Methodensammlung") zur Anwendung. Der Praxisanleiter zeigt sein Handeln und Können im Modell und begründet dabei sein Handeln kurz und prägnant in Worten. Die Auszubildenden erhalten die Möglichkeit, neben dem Beobachten und Erfassen der Situation, die Überlegungen, Wahrnehmungen und das berufliche Handeln des Praxisanleiters zu erfassen.

Der Praxisanleiter führt die Auszubildenden zu den Medikamenten, die in verschließbaren Schränken / Kühlschränken entsprechend den Herstellerangaben gelagert werden. Hier werden vom Praxisanleiter wichtige Informationen weitergegeben:

- Der Zugriff für unbefugte Personen darf nicht möglich sein.
- Die richtige Lagerungstemperatur und der Schutz vor direkter Sonnenbestrahlung müssen gewährleistet sein.
- Angebrochene Packungen werden gekennzeichnet und stehen vor der neuen Packung. Neu gelieferte Medikamente werden hinter den bereits vorhandenen eingeordnet. Die Auszubildenden überprüfen dies bespielhaft.
- Die Medikamentenentnahme findet nach dem FIFO-Prinzip – First In – First Out – statt.
- Arzneimittel dürfen nur in ihrer Originalverpackung aufbewahrt werden. Ein Umpacken in eine andere Verpackung ist nicht zulässig.
- Jedes Medikament hat eine Chargennummer, darüber kann das Medikament einem bestimmten Herstellungsvorgang zugeordnet werden. Die Auszubildenden nehmen Verpackungen eines Arzneimittels aus dem Schrank, suchen die Chargennummer und vergleichen diese. Alle Medikamente einer Charge sind mit den gleichen Inhaltsstoffen hergestellt.
- Alle Medikamente haben ein Verfallsdatum. Nach Überschreitung des Verfalldatums dürfen sie nicht mehr verabreicht werden.
- Ordnung und Übersicht im Medikamentenschrank vermindern die Verwechslungsgefahr. In der Praxis hat es sich bewährt, die Medikamente alphabetisch und nach Applikationsform

und / oder Wirkstoffgruppen zu ordnen. Die Auszubildenden überprüfen beispielhaft, ob sich die Medikamente entsprechend des gewählten Leitbuchstabens in den Fächern befinden, und sortieren sie bei Bedarf korrekt ein.

- Der Praxisanleiter zeigt, wie Medikamente über die Hausapotheke bestellt und welche Formulare dafür verwendet werden. Die Bestellung muss durch eine Arztunterschrift genehmigt werden.

Im nächsten Arbeitsschritt richtet der Praxisanleiter für jeweils einen zu pflegenden Menschen die Medikamente im Arbeitsraum der Station. Die Auszubildenden positionieren sich so, dass sie eine gute Einsicht in das Arbeitsfeld und den Praxisanleiter im Blick haben. Der Arbeitsplatz sollte ein konzentriertes Arbeiten ermöglichen.

Vorbereitung

Auf einem wischdesinfizierten Tablett werden im Stationsarbeitsraum, in dem sich die zu stellenden Medikamente befinden, folgende Materialien gerichtet:

- Pinzetten
- pathogenfreie Einmalhandschuhe
- (Einmal-)Dispenser, Tablettenteiler
- Hände-/Flächendesinfektionsmittel
- vorliegende Patientendokumentationen mit den verordneten Medikamenten

Durchführung

Merke

Bei allen Tätigkeiten sind die „5 Indikationen der hygienischen Händedesinfektion" zu berücksichtigen und umzusetzen:

- vor Patientenkontakt
- vor aseptischen Tätigkeiten
- nach Kontakt mit potenziell infektiösem Material
- nach Patientenkontakt
- nach Kontakt mit der unmittelbaren Patientenumgebung

(Robert Koch-Institut 2016)

Der Praxisanleiter erläutert sein Vorgehen. Er zeigt den Auszubildenden in dem stationsüblichen Dokumentationssystem, wo die Verordnungen und die Ausarbeitung der Verordnungen festgehalten sind. Er erläutert, dass die Medikamentenverordnung dem Arzt obliegt, dieser den jeweiligen Bedarf feststellt und die Medikation verordnet. Er zeichnet diese mit seinem Handzeichen ab. Die Medikation kann als Dauermedikation, einmalige Gabe oder Bedarfsmedikation erfolgen. Die Medikamentenverordnung muss folgende

Informationen enthalten: Name und Geburtsdatum des Pflegebedürftigen, Medikamentenbezeichnung, Verabreichungsform, Konzentration / Dosis, Zeitpunkt und Häufigkeit der Gabe. Die Auszubildenden haben die Möglichkeit, Fragen zu stellen. Unklarheiten werden besprochen und geklärt.

- Arbeitsplatz wischdesinfizieren
- hygienische Händedesinfektion
- gereinigte Dispenser oder Einmaldispenser verwenden
- Beschriftung der Dispenser mit Vor- und Nachnamen des Pflegebedürftigen, Geburtsdatum, Zimmernummer oder mit Barcode ohne Adresse des Pflegebedürftigen aufkleben
- Dokumentation der zu richtenden Medikamente einsehen, auf Leserlichkeit überprüfen, ggf. Rücksprache mit dem Arzt halten
- Medikament aus Medikamentenschrank entnehmen, auf Medikamentenanbruch und Haltbarkeitsdatum achten
- die Medikamente dem Pflegebedürftigen nach ärztlicher Anordnung entsprechend der 6-R-Regel zuordnen
- Tabletten im Blister (Sichtverpackung) belassen und im Dispenser deponieren
- bei Bedarf Tablette teilen – mit Pinzette und pathogenfreien Einmalhandschuhen, die geteilte Tablette in den Blister zurückgeben und in den Dispenser deponieren; die nicht benötigte Resttablette verwerfen
- bei Teilen der Tablette mit einem Tablettenteiler diesen nach jeder Anwendung reinigen und desinfizieren
- Retard-Tabletten nicht teilen / mörsern
- Dokumentation des Herrichtens der Medikamente durch den Praxisanleiter im stationsüblichen Dokumentationssystem

Der Praxisanleiter erklärt die grundsätzliche Wirkungsweise der zu stellenden Medikamente, z. B.: ASS – Gerinnungshemmer, Statine – Fettsenker, Bisoprolol – Blutdruck regulierendes Medikament.

Im Anschluss erhält jeder Auszubildende eine Patientendokumentation und richtet die Medikamente für einen Pflegebedürftigen für den ganzen Tag. Der Praxisanleiter beobachtet das Vorgehen und korrigiert ggf. die Tätigkeit. Die von den Auszubildenden gerichteten Medikamente werden nach dem „Vier-Augen-Prinzip" vor Ausgabe an die Pflegebedürftigen von dem Praxisanleiter auf Richtigkeit kontrolliert.

Je nach Zeitpunkt der gerichteten Medikamente werden diese an die Pflegebedürftigen ausgegeben. Der Praxisanleiter weist bei den gestellten Medikamenten auf mögliche Unverträglichkeiten zwischen diesen und Getränken / Lebensmittel hin oder erläutert, sofern notwendig, die Wichtigkeit des korrekten Zeitpunkts für die Einnahme der Medikamente. Die Auszubildenden bieten Unterstützung bei der Einnahme der oralen Medikamente an, sofern Bedarf besteht. Die fünf Indikationen der hygienischen Händedesinfektion (RKI) werden berücksichtigt und umgesetzt.

- beim Verabreichen der gerichteten Medikamente 6-R-Regel beachten
- bei Verabreichung der Medikamente an Pflegebedürftige mit nicht ausreichender Compliance die Tablette aus der Sichtverpackung (Blister) nehmen
- auf den Einfluss von Mahlzeiten oder bestimmten Lebensmitteln auf Medikamente achten, z. B. Beeinträchtigung der Wirkungsweise von bestimmten Antibiotika durch Milchprodukte beeinträchtigen oder erhebliche Minderung der Wirkung von bestimmten Medikamenten mit dem Wirkstoff L-Dopa – einer medikamentösen Therapie bei Morbus Parkinson – durch die gleichzeitige Einnahme von eiweißhaltigen Lebensmitteln
- auf den Einfluss des Zeitpunkts der Einnahme der Medikamente achten, beispielsweise Medikamente zur Behandlung von Morbus Parkinson vor der einzunehmenden Mahlzeit zur Sicherstellung der Beweglichkeit verabreichen
- generell Medikamentenmanagement in Pflegeplanung integrieren
- die orale Medikation mit ausreichend Wasser oder Tee – ca. 100 ml – einnehmen lassen; Vorrang der Flüssigkeitsrestriktion bei Pflegebedürftigen mit einer Einfuhrbeschränkung, z. B. Dialysepatienten, Pflegebedürftige mit Herzerkrankungen etc.
- aufrechte Sitzhaltung des Pflegebedürftigen bei der Medikamenteneinnahme: Oberkörperhochpositionierung durch die Veränderung am Bett oder Mobilisation an die Bettkante
- Kontrolle der Wangentaschen auf Medikamentenreste nach Medikamenteneinnahme bei verwirrten / desorientierten Pflegebedürftigen
- Brausetabletten entsprechend der Packungsbeilage in stillem Wasser vollständig lösen und dann dem zu pflegenden Menschen anreichen

Nachbereitung
- Materialien wegräumen
- ggf. Neubestellung der Medikamente, dabei Apothekenlieferung sowie anstehende Feiertage beachten
- Dokumentation überprüfen

Evaluation / Reflexion

Die Evaluation der Ausbildungssituation findet im Arbeitsraum stattfinden. Die Auszubildenden reflektieren die beobachteten und durchgeführten Handlungen. Anregungen zur Gestaltung sind im Kapitel 4 „Evaluation und Reflexion von Anleitungssituationen" zu finden. Die Ergebnisse werden in einem Anleitungsprotokoll dokumentiert.

11.2 Medikamente herrichten und verabreichen in der ambulanten Pflege

Urte Speckenbach

Zu vernetzende praktische Anleitungssituationen

- Kap. 10 Ernährungsmanagement

Kompetenzraster

Das Kompetenzraster für diese Anleitungssituation ist zu finden unter: handwerk-technik.de/links/9201

Mögliche spiralförmige Kompetenzentwicklung der Auszubildenden

Kompetenzentwicklung im Kompetenzraster

Die erste Niveaustufe des Kompetenzrasters („Know That") schafft die fachlichen (Wissens-) Voraussetzungen und kann maximal als Reproduktionsstufe von notwendigem Fachwissen angesehen werden. Die Niveaustufe „Know That" ist in der Praxis immer mit der Niveaustufe „Know How" („Durchführungsstufe") zu kombinieren, da Pflege immer als situatives Handeln zu verstehen ist. Die Reflexion zu den pflegerischen Handlungen wird dabei durchgängig eingeübt, um die Kompetenzen der Stufe „Know Why" zuverlässig anzubahnen.

Im nachfolgenden Text werden exemplarisch Pflegehandlungen in Bezug auf das Herrichten und Verabreichen von Medikamenten aufgezeigt, die die Kompetenzerweiterung von Auszubildenden darstellen. Es wird deutlich, dass die Kompetenzen in den verschiedenen Ausbildungsdritteln aufeinander aufbauen. Der Kompetenzerwerb beginnt mit den theoretischen Inhalten, die in der Schule vermittelt werden und wird sukzessive über die zunehmenden Aufgaben in den praktischen Einsätzen erweitert und vertieft. Da jeweils die Inhalte durch verschiedene Anforderungen bei dem zu Pflegenden und den damit verknüpften Pflegehandlungen unterschiedlich miteinander in Verbindung stehen, wird eine spiralförmige Kompetenzerweiterung erreicht.

Geringer Grad an Pflegebedürftigkeit (Orientierungseinsatz)

Die Auszubildenden kennen die Leitlinien, z. B. das Leitbild, Pflegekonzept des ambulanten Pflegedienstes, und können dieses auf den Umgang mit dem zu Pflegenden übertragen.
Die Auszubildenden wissen, wie die Aspekte im Zusammenhang mit dem Richten von Medikamenten korrekt dokumentiert werden. Sie sind informiert, warum ein zu Pflegender ein bestimmtes Medikament einnehmen muss, können gängige Medikamente wiedererkennen und deren Nebenwirkungen benennen. Sie wissen, wo sie Informationen zu den Medikamenten bekommen und wie sie diese Informationen sinnvoll anwenden. Die Auszubildenden setzen sich mit der Thematik der regelmäßigen Medikamenteneinnahme auseinander und

können sich in den zu Pflegenden hineinversetzen. Sie berücksichtigen und akzeptieren die unterschiedlichen Umgangsweisen der Menschen mit einzunehmenden Arzneien.

Mittlerer Grad an Pflegebedürftigkeit (Pflichteinsatz)

Im zweiten Ausbildungsdrittel wird auf den bereits erworbenen Kompetenzen aufgebaut. Die Auszubildenden können dem zu Pflegenden Informationen zur Wirkung und Nebenwirkung der angeordneten Arzneimittel geben und mögliche prophylaktische Maßnahmen erläutern. Sie wissen, welche Tabletten stellbar sind und welche direkt vor der Einnahme aus dem Blister entnommen werden müssen und ob Tabletten geteilt oder gemörsert werden dürfen. Die unterschiedlichen Aspekte einer Akutmedikation, z. B. Antibiotikum, und von Langzeitmedikamenten, z. B. Psychopharmaka, sind den Auszubildenden bekannt und sie können dem zu Pflegenden darüber Auskunft erteilen. Die Auszubildenden sind sich über die außerordentliche Verantwortung für das Richten der Medikamente für eine Woche über eine Wochenbox bewusst. Sie können den zeitlichen Aspekt für die Tourenplanung im Verhältnis zur Dauer des sorgfältigen Richtens in Worte fassen und an die planende Person weitergeben. Die hygienischen Aspekte zum Richten von Medikamenten sind den Auszubildenden vertraut. Sie wissen, dass nicht nur die persönliche Händehygiene, sondern auch die Umgebungshygiene beachtet werden muss.

Hoher Grad an Pflegebedürftigkeit (Vertiefungseinsätze)

Die Vertiefung und Erweiterung der bereits erworbenen Kompetenzen setzen sich im letzten Ausbildungsdrittel fort. Die Auszubildenden stellen die verordneten Medikamente korrekt laut ärztlicher Anordnung. Sie nehmen zur Kenntnis, wenn der zu pflegende Mensch seine vorbereiteten Tabletten nicht eingenommen hat, und kontaktieren dazu den behandelnden Arzt. Die notwendigen An- und Verordnungen für die ambulante Pflege sind den Auszubildenden bekannt und sie wissen, wie und wo sie anzufordern sind. Die Auszubildenden führen Beratungsgespräche, die die Erkrankungen des Betroffenen sowie die Medikamenteneinnahme der angeordneten Medikamente betreffen. Sie entwickeln Strategien, die ihnen beim Stellen der Medikamente helfen, z. B. Sortierung der Tablettenschachteln, Nachzählen der gestellten Tabletten usw. Sie sind sich bewusst, wenn es Störfaktoren gibt, z. B. Lärm oder ablenkende Gespräche, und wissen, wie sie damit umgehen müssen. Die Auszubildenden reflektieren sich selbst im Zusammenhang mit dieser Versorgung und überprüfen ihr pflegerisches Selbstverständnis. Sie suchen selbst das Gespräch mit z. B. dem Praxisanleiter oder einer Pflegefachperson, wenn sie Schwierigkeiten wahrnehmen.

Rahmenbedingungen für die praktische Anleitung und Vorbereitungen

Die Anleitungssituation kann im ersten, zweiten und dritten Ausbildungsdrittel verortet werden. Der Praxisanleiter wählt entsprechend der zu fördernden Kompetenzentwicklung der Auszubildenden die Inhalte der Anleitungssituation aus. Diese Anleitungssituation findet im zweiten Ausbildungsdrittel statt. Es handelt sich um eine Einzelanleitung. Der Praxisanleiter reserviert einen Arbeitsraum. Das Anleitungsthema, Zeit, Ort und Datum der Anleitungssituation werden entsprechend der Einrichtungsgegebenheiten kommuniziert. Bei der Anleitung sind die einrichtungsinternen Standards zu berücksichtigen. Der Praxisanleiter nimmt Kontakt zu dem Pflegebedürftigen auf, ggf. mit seiner Bezugsperson, holt das Einverständnis ein, dass die Praxisanleitung bei diesem Klienten durchgeführt werden darf, und teilt den Zeitpunkt der Praxisanleitung mit.

Merke

In ambulanten Pflegediensten, in denen das Stellen der Medikamente in den Räumen des Pflegediensts stattfindet, muss nach den gleichen Vorgaben wie im stationären Bereich gearbeitet werden (→ Kap. 11.1).

Materialvorbereitung

Als Einstieg in das Thema eignet sich eine Mindmap (→ Kap. 3 „Methodensammlung"). Der Praxisanleiter beschriftet ein Flipchart-Papier in der Mitte mit „Wirkungen und Nebenwirkungen von Medikamenten".

Erwartungshorizont:

- Gängige Medikamente wie Torasemid, L-Thyroxin, ACC oder Oxycodon sind bekannt. Der Auszubildende weiß, wozu sie angeordnet werden.
- Neben der Wirkung kennt der Auszubildende auch die häufigsten Nebenwirkungen.
- Der Auszubildende weiß, wie Nebenwirkungen frühzeitig erkannt werden können, z. B. durch Blutkontrolle kann frühzeitig bei Nebenwirkungen wie einer Elektrolytverschiebung gegengesteuert werden (mit einer ärztlichen Anordnung).
- Er kennt nicht nur medikamentöse Hilfe gegen Nebenwirkungen, sondern auch pflegerische Interventionen, z. B. spezielle Ernährungsformen, um bei Nebenwirkungen gegenzusteuern.
- Der Auszubildende kennt die Rote Liste und kann sie einsetzen.
- Er nutzt auch elektronische Medien, um an Informationen zu kommen.

Der Praxisanleiter sorgt im Vorfeld dafür, dass die Pflegedokumentation am Tag der Praxisanleitung im Pflegedienst vorliegt, damit der Auszubildende alle Dokumente einsehen kann. Es ist möglich, den zu Pflegenden nach erfolgtem Stellen der Medikamente zur Umsetzung des Auszubildenden zu befragen. Dazu sollten im Vorfeld Fragen ausformuliert werden, die dann im Anschluss an die Anleitungssituation gestellt werden können, z. B.:

- Sind Sie verständlich und ausreichend über die anstehende Pflegetätigkeit informiert worden?
- Fühlten Sie sich gut beraten?
- Ist die Ordnung die gleiche wie vor dem Richten der Medikamente? Das heißt z. B., die Medikamente stehen am gleichen Ort in gleicher Anordnung wie vorher, der Tisch, auf dem die Medikamente gestellt wurden, ist sauber und wieder so dekoriert wie vorher etc.

Die praktische Anleitung

Der Praxisanleiter und der Auszubildende treffen sich im Arbeitsraum. Nach einer Begrüßung erklärt der Praxisanleiter den Ablauf der Anleitungssituation.

Einstieg ins Anleitungsthema

Der Auszubildende erhält die Aufgabe, sich anhand einer Mindmap mit dem Thema „Wirkungen und Nebenwirkungen von Medikamenten" auseinanderzusetzen. An einer Tafel oder einer Metaplanwand visualisiert er sein Wissen zu den Zusammenhängen des Themas. Der Praxisanleiter nimmt zunächst die Funktion des stillen Zuhörers ein und leitet den Auszubildenden, wenn dieser ins Stocken gerät, über gezielte Fragen zum Thema weiter. Falls notwendig, vervollständigen Auszubildender und Praxisanleiter die Mindmap gemeinsam. Das Stellen der Medikamente findet in der Häuslichkeit des vorher ausgesuchten zu Pflegenden statt. Der Praxisanleiter hält sich dabei als stiller Beobachter im Hintergrund und schreitet nur ein, wenn beim Stellen der Medikamente Fehler erkennbar sind, die den zu Pflegenden in Gefahr bringen.

Durchführung der praktischen Anleitung

Merke

Bei allen Tätigkeiten sind die „5 Indikationen der hygienischen Händedesinfektion" zu berücksichtigen und umzusetzen:

- vor Patientenkontakt
- vor aseptischen Tätigkeiten
- nach Kontakt mit potenziell infektiösem Material
- nach Patientenkontakt
- nach Kontakt mit der unmittelbaren Patientenumgebung

(Robert Koch-Institut 2016)

Vorbereitung

Der Auszubildende vergewissert sich, dass der Medikamentenplan aktuell ist und dass sich die gesundheitliche Situation des zu Pflegenden nicht akut verändert hat. Beim Stellen der Wochenbox für zu Pflegende ist über die Händedesinfektion hinaus die Umgebungshygiene zu beachten. Der Auszubildende muss sich also erst eine Arbeitsfläche schaffen, die eine hygienisch einwandfreie Arbeit ermöglicht. Die Arbeitsfläche sollte frei von anderen Gegenständen sein, damit genug Platz vorhanden ist. Die Arbeitsfläche muss sauber sein. Bei zu Pflegenden, bei denen eine Verkeimung nachgewiesen ist, z. B. MRSA, wird die Arbeitsfläche durch eine Wischdesinfektion keimarm.

- für ausreichend Licht sorgen
- Haustiere für die Dauer des Stellens von Medikamenten aus dem Raum entfernen
- Gespräche, insbesondere bei zu Pflegenden mit hohem Redebedarf, vor oder nach dem Stellen der Medikamente führen, um Fehler beim Stellen zu vermeiden
- Arbeitsfläche einrichten und bereitlegen: aktuellen Medikamentenplan, Medikamentenvorräte des zu Pflegenden, saubere und mit allen Wochentagen vollständige Wochenbox, Handwerkszeug wie Schere und / oder Tablettenteiler
- nach Vorbereitung der Arbeitsfläche hygienische Händedesinfektion vornehmen, pathogenfreie Einmalhandschuhe anziehen und mit dem Stellen der Medikamente beginnen
- bei Erkältung Mund-Nasen-Schutz tragen, um Verkeimung der offenen Schachteln und Tabletten zu vermeiden
- Stellbarkeit von Tabletten ohne Blister muss gewährleistet sein, im Beipackzettel unter Punkt 5 zu finden

Durchführung des Stellens von Medikamenten

- Medikamente chronologisch nach der Auflistung des Medikamentenplans in die sieben Tagesdosetten der Wochenbox stellen
- dabei auf die richtige Zuordnung zu den vorgesehenen Abschnitten achten und darauf, dass die Tabletten nicht versehentlich in einen Abschnitt für eine andere Uhrzeit fallen
- Alufolie von den Blistern entfernen, wenn die Tabletten in die Tagesdosetten fallen.
- Teilbarkeit von Tabletten beachten und auf Stellbarkeit prüfen.
- individuelle Absprachen mit dem zu Pflegenden erfragen und prüfen, ggf. entsprechende Dokumentation auf dem Medikamentenplan:
  - Nimmt der zu Pflegende bestimmte Medikamente in Eigenregie ein, z. B. Bedarfsmedikation, Schlaftabletten? Wenn es eine entsprechende Absprache gibt, dafür sorgen, dass der zu Pflegende diese Tabletten ohne Aufwand einnehmen kann.
  - Wie wird dafür gesorgt, dass z. B. Brausetabletten oder anzurührende Pulver eingenommen werden, die nicht in der Wochenbox gestellt werden können?
- auf die Medikamente betreffende Fragen des zu Pflegenden eingehen und beraten
- Betäubungsmittel auf dem BtM-Blatt separat dokumentieren
- Bei Anbruch einer neuen Packung Anbruchdatum auf die Schachtel schreiben.
- beim Stellen der Medikamente:
  - notieren, welche Medikamente im Anschluss beim behandelnden Arzt nachgefordert werden müssen, dabei beachten, welcher Facharzt welches Medikament angeordnet hat
  - Bestellung der Medikamente per Fax oder Telefon möglich; ggf. Bestellung durch zu Pflegende selbst oder durch Angehörige

- dokumentieren, welche Medikamente nachbestellt wurden, um die Lieferung der Apotheke auf Vollständigkeit überprüfen zu können

Nachbereitung

- Medikamentenschachteln nach Beendigung des Vorgangs wieder ordentlich in das zur Verfügung stehende Gefäß räumen; wenn notwendig, dieses mit einem Schlüssel abschließen oder in einen abschließbaren Schrank räumen
- leere Schachteln und Blister in den richtigen Müll entsorgen
- die genutzte Arbeitsfläche von Krümeln und anderen Rückständen befreien und reinigen
- alles wieder an seinen ursprünglichen Platz räumen, Hausnotruf, Telefon usw. in Reichweite des zu Pflegenden
- Verabschiedung

Evaluation / Reflexion

Die Evaluation der Anleitungssituation erfolgt wieder in demselben Raum, in dem die Vorbereitung stattgefunden hat. Der Auszubildende reflektiert sich selbst zuerst anhand der dort befindlichen Mindmap. Der Praxisanleiter gibt seine Einschätzung zu der Anleitungssituation. Praxisanleiter und Auszubildender füllen die betriebsinternen Reflexionsbögen aus. Wenn im Vorfeld ein Fragebogen für den zu Pflegenden erstellt wurde, wird dieser am Ende der Anleitung von dem zu Pflegenden ausgefüllt und mit in die Reflexion einbezogen. Anregungen zur Gestaltung sind im Kapitel 4 „Evaluation und Reflexion von Anleitungssituationen" zu finden. Die Ergebnisse werden in einem Anleitungsprotokoll dokumentiert.

11.3 Verabreichen von Medikamenten über eine PEG-Sonde/ transnasale Magensonde

Lena Bierschenk, Tanja Hildebrandt

Zu vernetzende praktische Anleitungssituationen

- Kap. 8.6 Soor- und Parotitisprophylaxe
- Kap. 10.2 Enterale Ernährung über eine PEG/transnasale Sonde

Kompetenzraster

Das Kompetenzraster für diese Anleitungssituation ist zu finden unter: handwerk-technik.de/links/9201

Mögliche spiralförmige Kompetenzentwicklung der Auszubildenden

Kompetenzentwicklung im Kompetenzraster

Die erste Niveaustufe des Kompetenzrasters („Know That") schafft die fachlichen (Wissens-) Voraussetzungen und kann maximal als Reproduktionsstufe von notwendigem Fachwissen angesehen werden. Die Niveaustufe „Know That" ist in der Praxis immer mit der Niveaustufe „Know How" („Durchführungsstufe") zu kombinieren, da Pflege immer als situatives Handeln zu verstehen ist. Die Reflexion zu den pflegerischen Handlungen wird dabei durchgängig eingeübt, um die Kompetenzen der Stufe „Know Why" zuverlässig anzubahnen.

Im nachfolgenden Text werden exemplarisch Pflegehandlungen in Bezug auf das Herrichten und Verabreichen von Medikamenten über eine PEG-Sonde bzw. transnasale Sonde aufgezeigt. Pflege- und Versorgungssituationen von Pflegebedürftigen mit einer Magensonde können in allen drei Ausbildungsdritteln vorkommen. Die Auszubildenden sollen Gelegenheit erhalten, an diesen nicht alltäglichen Pflegesituationen mitzuwirken. Abhängig vom Ausbildungsstand der Auszubildenden wird der zu pflegende Mensch gemeinsam mit einer Pflegefachperson versorgt. Die zu fördernde spiralförmige Kompetenzentwicklung wird nachfolgend dargestellt.

Geringer Grad an Pflegebedürftigkeit (Orientierungseinsatz)

Im ersten Drittel der Ausbildung werden die Auszubildenden schrittweise an ihre beruflichen Aufgaben im Rahmen des Pflegeprozesses herangeführt (§ 53 Pflegeberufegesetz, Rahmenausbildungsplan). Sie lernen, in der eingesetzten Pflegedokumentation gezielt Informationen zu geplanten Maßnahmen zu ermitteln, z. B. welche Medikamente bekommt der zu pflegende Mensch in welcher Dosierung und Applikation. Sie erheben den Unterstützungsbedarf des zu pflegenden Menschen in unterschiedlichen Lebensaktivitäten, z. B. bei dem Anreichen und Applizieren von Medikamenten oral, rektal oder sub- und epikutan. Sie beobachten Beweglichkeit und Bewegungseinschränkungen der zu pflegenden Menschen mit Fokus auf die Gesundheitsförderung und lernen im interprofessionellem Team zu kommunizieren und zu arbeiten, z. B. bei einem an Morbus Parkinson erkrankten Menschen, und stimmen mit der Pflegefachperson und dem verantwortlichen Arzt den Einnahmezeitpunkt der Parkinsonmittel ab. Die Auszubildenden setzen bei der Positionierung des zu pflegenden Menschen für die Einnahme der Medikamente Strategien zur persönlichen Gesunderhaltung ein, z. B. beim rückenschonenden Arbeiten. Sie nehmen eigene Gefühle in der Begegnung mit dem zu pflegenden Menschen wahr, können diese benennen und reflektieren, z. B. Scham oder Ungeduld. Sie lernen Verantwortung zu übernehmen, indem sie die Prinzipien des hygienischen Arbeitens im Einsatzbereich des Trägers erfassen und anwenden, z. B. beim Herrichten und Applizieren von Medikamenten.

Mittlerer Grad an Pflegebedürftigkeit (Pflichteinsatz)

Die aus dem ersten Ausbildungsdrittel erworbenen Fähig- und Fertigkeiten werden vertieft. Die Auszubildenden sollen Sicherheit in den geforderten Kompetenzbereichen entwickeln (§ 53 Pflegeberufegesetz, Rahmenausbildungsplan). Sie übernehmen hierfür schrittweise selbstständig Aufgaben in der Versorgung von zu pflegenden Menschen im Rahmen des Pflegeprozesses. Sie bereiten z. B. unter Beobachtung eines Praxisanleiters selbstständig die zu applizierenden Medikamente vor. Das Wissen um verschiedene Medikamentengruppen, deren Wirkung bzw. Nebenwirkungen und Sondendurchgängigkeit wird erweitert. Die Auszubildenden führen selbstständig die vor- und nachbereitenden Maßnahmen durch: hinsichtlich Zimmerumgebung, Materialzusammenstellung, Patienteninformation und Positionierung des zu pflegenden Menschen. Sie können Veränderungen des Gesundheitszustands z. B. vor, während und nach der Medikamentengabe systematisch erheben und Auffälligkeiten sowie akut auftretende Pflegephänomene erkennen, einordnen und formulieren, z. B. Übelkeit, Erbrechen, Blässe oder Schweißausbrüche. Sie gestalten aktiv die interprofessionelle Zusammenarbeit, z. B. durch die Teilnahme an Visiten und eigenständige Durchführung von ärztlichen Anordnungen, die in einem Pflegekontext stehen. Sie beherrschen den sicheren Umgang mit der auf den Einsatzstationen vorhandenen Pflegedokumentation und dokumentieren die Medikamentengabe und bei Bedarf die Flüssigkeitszufuhr. Die Auszubildenden gehen mit Unsicherheiten und Verweigerungsverhalten des zu pflegenden Menschen zur Verabreichung von Medikamenten sicher und kompetent um, z. B. bei Menschen in lebenslimitierenden Situationen. Sie sprechen ihn gezielt auf sein Verhalten an und suchen gemeinsam mit ihm, ggf. mit der Bezugsperson und im interprofessionellen Team Lösungsmöglichkeiten. Sie reflektieren im kollegialen Austausch schwierige Versorgungssituationen und sprechen offen belastende Gefühle an. Sie üben Beratungssequenzen mit zu pflegenden Menschen oder deren Bezugspersonen zu konkreten, mehrere Aspekte umfassenden Pflegesituationen: Das wäre z. B. eine Beratung zur Lagekontrolle einer Magensonde. Zeitmanagement und Umgang mit Stress im Pflegealltag werden von den Auszubildenden evaluiert und mit dem betreuenden Praxisanleiter besprochen. Konfliktsituationen im beruflichen Alltag werden wahrgenommen und im kollegialen Austausch angesprochen.

Hoher Grad an Pflegebedürftigkeit (Vertiefungseinsätze)

Aufbauend auf den erworbenen Kompetenzen aus dem ersten und zweiten Ausbildungsdrittel üben sich die Auszubildenden in komplexen Handlungssituationen. Sie sollen zum Ende der Ausbildung fähig sein, fachlich fundiert Aufgaben bei zu pflegenden Menschen mit einem hohen Grad an Pflegebedürftigkeit zu übernehmen. Sie sollen in der Lage sein, den Unterstützungsbedarf zu ermitteln, in komplexen Pflegesituationen selbstständig zu handeln, den Pflegeprozess in einem Team zu verantworten, interprofessionell zusammenzuarbeiten und Prozesse sektorenübergreifend mitzusteuern (§ 53 Pflegeberufegesetz, Rahmenausbildungsplan). Sie übernehmen für eine Gruppe von zu pflegenden Menschen im Rahmen des Pflegeprozesses selbstständig die Versorgung. Dazu gehört beispielsweise die selbstständige Ausarbeitung der ärztlichen Anordnungen, das Bestellen der Medikamente und das vollumfängliche Herrichten aller angeordneten Medikamente sowie die Versorgung von zu pflegenden Menschen mit einer PEG-Anlage oder einer transnasalen Magensonde. Die Auszubildenden führen beispielsweise selbstständig die vor- und nachbereitenden Maßnahmen durch in Bezug auf Zimmerumgebung, Materialzusammenstellung, Patienteninformation und Positionierung des zu pflegenden Menschen. Sie bereiten selbstständig die Medikamente für die Applikation vor und optimieren ggf. den Medikamentenplan nach Rücksprache mit dem Arzt durch gleichwertige alternative Darreichungsformen. Sie beherrschen den sicheren Umgang mit einer Ernährungspumpe, um diese im Fall einer enteralen Ernährung für die Medikamentengabe pausieren zu können. Sie lernen Verantwortung für die eigene Entwicklung und ihr berufliches Selbstverständnis zu übernehmen, indem sie beispielsweise fehlendes Wissen durch eigene Recherche ergänzen, dadurch ihre Kompetenzen vertiefen und ihr Handlungsrepertoire erweitern. Die Auszubildenden können Pflegesituationen von zu pflegenden Menschen mit schwer nachvollziehbaren Verhaltensweisen reflektieren, z. B. Verweigerung der Medikamenteneinnahme. Sie lernen in qualifikationsheterogenen Teams z. B. andere Auszubildende aus den beiden ersten Ausbildungsdritteln im Medikamentenmanagement an. Sie initiieren, planen und organisieren im Rahmen des Entlassungsmanagements die weitere Versorgung, z. B. in ein Hospiz, in eine Reha-Einrichtung oder in die ambulante Pflege. Sie evaluieren ihr berufliches Selbstverständnis und überlegen, ob alle Handlungsketten optimal verlaufen sind.

Rahmenbedingungen für die praktische Anleitung und Vorbereitungen

Die Anleitungssituation kann im ersten, zweiten und dritten Ausbildungsdrittel verortet werden.

Der Praxisanleiter wählt entsprechend der zu fördernden spiralförmigen Kompetenzentwicklung der Auszubildenden die Inhalte der Anleitungssituation nach dem Rahmenausbildungsplan für die praktische Ausbildung aus. Daraufhin werden die zu pflegenden Menschen ausgewählt, die an der Anleitung teilnehmen sollen, und deren Einverständnis dazu eingeholt.

Die beschriebene Anleitungssituation richtet sich an Auszubildende des zweiten Ausbildungsdrittels, die ihren Einsatz in einem Krankenhaus leisten. Sie ist als Gruppenanleitung (GA) konzipiert, an der bis zu vier Auszubildende teilnehmen können. Der zu planende Zeitrahmen umfasst ca. vier Stunden. Datum, Ort und Zeit der Anleitung sowie das Anleitungsthema werden über die gegebenen Kommunikationswege der jeweiligen Einrichtung rechtzeitig bekannt gegeben. Der Praxisanleiter organisiert für die Dauer der Gruppenanleitung einen Arbeitsraum. Er sichtet und wählt im Vorfeld eine digitale oder analoge Pflegedokumentation von einem zu pflegenden Menschen mit einem mittlerem Grad an Pflegebedürftigkeit aus, dessen Medikamentengabe über eine PEG oder transnasale Magensonde durchgeführt werden muss. Bei der Anleitung sind die einrichtungsinternen Standards zu berücksichtigen.

Materialvorbereitung

Für die Anleitungssituation werden im Arbeitsraum Pin-Karten und Moderationsstifte in verschiedenen Farben sowie Pin-Nadeln und zwei Stellwände bereitgestellt. Literatur zum Thema liegt aus oder Zugang zur Literatur ist vorhanden, z. B. über einen internetfähigen Laptop/PC.

Zum Einstieg in das Anleitungsthema wird die Metaplanmethode in Form einer Kartenabfrage verwendet. Entsprechende Informationen sind im Kapitel 3 „Methodensammlung" zu finden.

Der Praxisanleiter formuliert auf je eine Karte eine Frage/Aufgabe zum Thema, z. B.:

1. Benennen Sie Arten von Magensonden.

Erwartungshorizont:
- transnasale Magensonde – Zugang via Nase
- PEG-Magensonde: perkutane endoskopische Gastrostomie – Anlage über die Bauchdecke in Verbindung mit der Magenwand

2. Welche Unterschiede zwischen einer PEG und einer transnasalen Magensonde kennen Sie?

Erwartungshorizont:
- transnasale Magensonde
  - temporäre Anlage

> **Kinderkrankenpflege**
>
> Insbesondere Säuglinge können zur Ernährung und/oder sicheren Medikamentenapplikation nach einer Schulung der Betreuungspersonen mit einer liegenden Magensonde nach Hause entlassen werden. Die Säuglinge werden dann an einen ambulanten (Kinderkranken-)Pflegedienst angebunden.

  - geringeres Lumen
  - Material überwiegend aus Kunststoff, wird schneller porös
- PEG-Magensonde
  - dauerhafte Anlage
  - größeres Lumen
  - Material häufig aus Silikon, weniger anfällig, porös zu werden

3. Bennen Sie Indikationen für die Anlage einer Magensonde.

Erwartungshorizont:
- Mangelernährung
- Schluckstörungen
- Erkrankungen des Magen-Darm-Trakts, z. B. gastrointestinale Blutungen
- Erkrankungen des Mund-Kiefer-Bereichs
- Krebserkrankungen
- wenn Pflegebedürftige nicht in der Lage sind, selbstständig Nahrung aufzunehmen
- bei Pflegebedürftigen im Koma
- sichere Medikamentenapplikation
- zur Schienung nach Eingriffen am Gastrointestinaltrakt

4. Welche Kontraindikationen kennen Sie für transnasal Magensonden?

Erwartungshorizont:
- Ösophagusvarizen
- Verätzungen der Speiseröhre
- Verletzungen
- Tumore
- große OP-Wunden im Mund-Rachen-Raum
- angeborene Fehlbildungen des Gastrointestinaltrakts, z. B. Ösophagusatresien

5. Wie wird eine Lagekontrolle der transnasalen Magensonde durchgeführt?

Erwartungshorizont:
- nichtradiologisch mit dem Stethoskop über dem Magen am Ende des Brustbeins
- Auskultation, während mit einer Spritze 20 ml Luft bei Erwachsenen bzw. 5 ml Luft bei Kindern insuffliert wird
- bei korrekter intragastraler Lage deutlich hörbare „Blubbergeräusche"
- zusätzlich pH-Messung mit einem Indikatorpapier möglich

6. Wie lautet die 6-R-Regel?

Erwartungshorizont:
- richtiger Patient
- richtiges Medikament
- richtige Dosierung
- richtige Applikationsform
- richtige Uhrzeit
- richtige Dokumentation

7. Welche vorbereitenden Maßnahmen müssen vor der Medikamentengabe durchgeführt werden?

Erwartungshorizont:

- im Zimmer Fenster schließen
- Durchzug vermeiden
- Pflegebedürftigen in Körperpositionierung bringen
- enterale Ernährung stoppen
- für rückenschonendes Arbeiten sorgen
- Platz für Material, Medikamente, Dokumentation und Abwurf schaffen und in Arbeitsreichweite zum Pflegebedürftigen lagern

Die praktische Anleitung

Der Praxisanleiter und die Auszubildenden treffen sich im Arbeitsraum. Die praktische Anleitungssituation beginnt mit einer Begrüßungsrunde sowie dem Vorstellen des Ablaufplans für den Anleitungszeitraum.

Einstieg ins Anleitungsthema

Der Einstieg in das Anleitungsthema erfolgt mittels Metaplanmethode. Der Praxisanleiter liest die formulierten Überschriften vor und heftet diese an die Stellwand. Die Auszubildenden erhalten Pin-Karten und schreiben Vorschläge bzw. Antworten auf die Karten. Auf jeder Pin-Karte wird eine Antwort notiert. Dafür haben die Auszubildenden ca. 20 Minuten Zeit. Der Praxisanleiter beobachtet und beantwortet ggf. Verständnisfragen.

Im Anschluss trägt jeder Auszubildende seine Antworten vor. Die Begriffe werden geclustert und unter die Überschriften angeheftet. Die Teilschritte der Applizierung – der entsprechende Erwartungshorizont ist unter der Vorbereitung, Durchführung, Nachbereitung aufgezeigt – werden in der Gruppe in eine sach- und fachgerechte Reihenfolge im Sinn einer Handlungskette gebracht. An dieser Stelle kann auf die Literatur zugegriffen werden. Der Praxisanleiter unterstützt und ergänzt abschließend wichtige fehlende Aspekte.

Durchführung der praktischen Anleitung

Merke

Bei allen Tätigkeiten sind die „5 Indikationen der hygienischen Händedesinfektion" zu berücksichtigen und umzusetzen:

- vor Patientenkontakt
- vor aseptischen Tätigkeiten
- nach Kontakt mit potenziell infektiösem Material
- nach Patientenkontakt
- nach Kontakt mit der unmittelbaren Patientenumgebung

(Robert Koch-Institut 2016)

Der Praxisanleiter überprüft gemeinsam mit den Auszubildenden die im Einmaldispenser gestellten Medikamente mit den Anordnungen in der Dokumentation. Jedes Medikament wird auf Sondengängigkeit überprüft. Hierbei werden grundlegende Aspekte zur Verabreichung von Medikamenten über eine PEG- oder transnasale Magensonde vermittelt.

- jedes Medikament gemäß Arzneimittelgesetz einzeln verabreichen

Merke

Das Vermischen mehrerer Arzneimittel miteinander im Mörser oder in stillem Wasser entspricht der Herstellung eines neuen Medikaments und ist nach dem Arzneimittelgesetz verboten.

- Medikamente nicht mit Sondennahrung verabreichen, da ggf. Verstopfung der Sonde, insbesondere bei transnasalen Magensonden aufgrund des kleineren Lumens
- hausinterne Informationsquellen nutzen, z. B. Teilbarkeits- und Sondengängigkeitslisten der Hausapotheke
- Wirkstoff muss sicher und vollständig zum Wirkort gelangen
- flüssige Arzneimittel favorisieren und – sofern angeordnet – vor den oralen Medikamenten verabreichen
- orale Medikamente in Wasser auflösen oder mit dem Mörser zerkleinern
- **Hinweis:** Viele Tabletten und Filmtabletten zerfallen in Wasser nach angemessener Zeit zu einer feinen Lösung. Das Auflösen in Wasser vermindert den Wirkstoffverlust, der durch Rückstände im Mörser entsteht. Die Tabletten sind kurz vor der Gabe zu verarbeiten. Durch das Mörsern vergrößert sich die Oberfläche des Medikaments, daher kann es schneller die Wirkung verlieren.
- in speziellen Fällen Sonderformen von Tabletten und Kapseln mit kleinen Kügelchen – retardierte oder magensaftresistente Pellets – ohne Mörsern verabreichen; hierfür Kapsel öffnen und die Retardpellets ohne weiteres Mörsern mit stillem Mineralwasser verabreichen, Hinweise des Beipackzettels beachten
- **Hinweis:** Viele Filmtabletten und Dragees mit einem Überzug dürfen nicht gemörsert werden. Sie verlieren durch das Mörsern ihre Wirkung, da sie nur bei einem bestimmten pH-Wert gelöst werden und in einem späteren Abschnitt des Magen-Darm-Traktes ihre Wirkung zeigen.
- Brausetabletten mit der im Beipackzettel angegebenen Menge stillen Wassers lösen, bis Brausetablette vollständig aufgelöst ist und Wasser nicht mehr sprudelt
- Störungen und Nebenwirkungen minimieren; Kommunikation mit dem behandelnden Arzt bezüglich gleichwertiger alternativer Verabreichungsformen, z. B. transdermale Pflaster, Suppositorien

- besonderes Augenmerk auf Zytostatika, Immunsuppressiva, Hormone und Virostatika legen, im Umgang mit solchen Stoffen besondere Vorsichtsmaßnahmen einhalten, z.B. pathogenfreie Einmalhandschuhe und Feinstaubmaske tragen
- **Hinweis:** Diese Medikamente werden nur unter bestimmten Bedingungen zerkleinert. Hier ist in jedem Fall Rücksprache mit der Hausapotheke und dem zuständigen Arzt zu halten. Denn es besteht die Gefahr, dass beim Mörsern Medikamentenstaub des Tabletten- oder Kapselpulvers in die Umgebung gelangen und eingeatmet werden kann.
- genaue, lückenlose Dokumentation / Informationsweitergabe, um Informationsverlust im Umgang von Medikamenten über die PEG-Sonde / transnasale Magensonde zu vermeiden

Im nächsten Schritt wird die Medikamentengabe durchgeführt. Die Auszubildenden besprechen miteinander, wer welche Teilschritte durchführt. Der Praxisanleiter ist stiller Beobachter und greift im Bedarfsfall ein. Die Auszubildenden erläutern ihr Handeln bei jedem Teilschritt.

Vorbereitung

Auf einem wischdesinfizierten Tablett werden folgende Materialien gerichtet:
- vier 20-ml-Spritzen
- Medikamentenbecher
- Mörser mit Plastik- oder Metallstempel
- stilles Mineralwasser oder abgekochtes Wasser
- Adapter, falls an der Sonde nicht vorhanden
- Hände-/Flächendesinfektionsmittel, sofern nicht im Patientenzimmer vorhanden
- ggf. pathogenfreie Einmalhandschuhe
- Stethoskop bei Gabe von Medikamenten über die transnasale Magensonde
- Patientendokumentationen mit den verordneten Medikamenten
- Anwendung der 6-R- Regel

Durchführung
- Arbeitsplatz für ein konzentriertes Arbeiten wählen
- Tablett in Patientennähe auf einer optisch sauberen Fläche abstellen
- Pflegebedürftigen informieren
- Besucher aus dem Zimmer bitten
- Schild „Bitte nicht stören" an die Tür
- Fenster schließen, Durchzug vermeiden
- hygienische Händedesinfektion
- Pflegebedürftigen positionieren, Oberkörper in 30-Grad-Hochpositionierung, um einen Reflux zu vermeiden
- bei Zufuhr von Sondenkost diese unterbrechen

- eine Lagekontrolle bei der transnasalen Magensonde durchführen, Sondenlage überprüfen via Luftinsufflation von ca. 20 ml bei einem Erwachsenen und Abhorchen mit dem Stethoskop über dem Epigastrium
- die zu verabreichenden Medikamente entsprechend der Patientendokumentation bereitstellen
- jeder Auszubildende: mit je einer 20-ml-Spritze eine Anzahl der zum Zeitpunkt zu verabreichenden Medikamente nach Arztanordnung vorbereitet
- die Anweisung der Apotheke auf Teilbarkeit und Sondengängigkeit prüfen
- die Medikamente einzeln in je einem Medikamentenbecher mit 10–15 ml, bei Kindern mit 5–10 ml, stillem Wasser mörsern oder auflösen
- dickflüssige Arzneimittel und hochkonzentrierte Flüssigkeiten mit Wasser verdünnen
- ein Auszubildender: die PEG-Sonde mit 15–30 ml Wasser, bei Kindern mit 5–10 ml, spülen
- jedes Arzneimittel einzeln mit der Spritze aufziehen und verabreichen, dazwischen mit mindestens 5–10 ml Wasser spülen
- nach der letzten Medikamentengabe erneut mit 15–30 ml Wasser die Sonde durchspülen

Nachbereitung
- zu pflegenden Menschen auf Reaktionen hin beobachten, Auffälligkeiten dokumentieren und ggf. ärztliches Personal hinzuziehen
- ggf. Zufuhr der Sondenkost fortsetzen
- Einmalmaterial verwerfen und anderes Material wischdesinfizieren
- zu pflegenden Menschen nach seinen Wünschen bzw. nach Pflegeplanung positionieren
- Fenster nach Bedarf wieder öffnen
- Klingel in Reichweite ablegen
- ggf. Besucher zurück ins Zimmer bitten, Schild „Bitte nicht stören" abnehmen
- Medikamentengabe zusammen mit der Pflegefachperson dokumentieren

Evaluation / Reflexion

Die Auszubildenden und der Praxisanleiter gehen zum Arbeitsraum zurück und evaluieren z. B. über ein Feedbackgespräch gemeinsam die Anleitungssituation. Anregungen zur Gestaltung sind im Kapitel 4 „Evaluation und Reflexion von Anleitungssituationen" zu finden. Die Ergebnisse werden in einem Anleitungsprotokoll dokumentiert.

Quellenverzeichnis

Bundesvereinigung Deutscher Apothekerverbände e.V. (2010): Stabilität von Arzneimitteln in Wochendosiersystemen. Unter: www.abda.de/fuer-apotheker/arzneimittelkommission/amk-nachrichten/detail/stabilitaet-von-arzneimitteln-in-wochendosiersystemen [18.08.2020].

Bundesministerium der Justiz und für Verbraucherschutz (2020): Arzneimittelgesetz, Unter: www.gesetze-im-internet.de/amg_1976/ [18.08.2020].

Fachkommission nach § 53 Pflegeberufegesetz, Bundesinstitut für Berufsbildung (Hrsg.) (2020): Rahmenpläne der Fachkommission nach § 53 PflBG. [13.08.2020]

Robert Koch-Institut (2016): Händehygiene in Einrichtungen des Gesundheitswesens. Empfehlung der Kommission für Krankenhaushygiene und Infektionsprävention (KRINKO) beim Robert Koch-Institut (RKI) In: Bundesgesundheitsblatt – Gesundheitsforschung – Gesundheitsschutz (9): 1189–1220. [14.07.2020].

12 Kommunikation in der Ausbildung

Niels Hollmann

12.1 Mögliche spiralförmige Kompetenzentwicklung im Bereich Kommunikation und Beratung

Kompetenzentwicklung im Kompetenzraster

Die erste Niveaustufe des Kompetenzrasters („Know That") schafft die fachlichen (Wissens-) Voraussetzungen und kann maximal als Reproduktionsstufe von notwendigem Fachwissen angesehen werden. Die Niveaustufe „Know That" ist in der Praxis immer mit der Niveaustufe „Know How" („Durchführungsstufe") zu kombinieren, da Pflege immer als situatives Handeln zu verstehen ist. Die Reflexion zu den pflegerischen Handlungen wird dabei durchgängig eingeübt, um die Kompetenzen der Stufe „Know Why" zuverlässig anzubahnen.

Die Kompetenzentwicklung der Auszubildenden verläuft aufeinander aufbauend. Das heißt, die Kompetenzen, die im ersten Ausbildungsdrittel erworben werden, werden in den beiden folgenden Ausbildungsdritteln jeweils ergänzt und ausgebaut. Neue Kompetenzen lassen sich mit den bereits erworbenen verknüpfen und so den Kompetenzerwerb weiterwachsen. Im Zusammenhang mit der jeweiligen Pflegebedürftigkeit, den unterschiedlichen Bedürfnissen der zu Pflegenden und dem beständigen Kompetenzzuwachs, stellt sich so ein spiralförmiger Ausbau der Kompetenzen dar.

Geringer Grad an Pflegebedürftigkeit (Orientierungseinsatz)

Im ersten Ausbildungsdrittel lernen die Auszubildenden, mit zu pflegenden Menschen Kontakt aufzunehmen und ihre Wünsche und Bedürfnisse zu erfragen. Dabei sollen sie formelle von informellen Gesprächssequenzen unterscheiden und anwenden. Sie haben die Möglichkeit, Kommunikationssituationen gemeinsam mit der anleitenden Pflegefachperson zu reflektieren.

Die Auszubildenden sollen non-verbale Interaktion – insbesondere bei pflegerischer Berührung – bewusst wahrnehmen, gezielt einsetzen und reflektieren.

Weiterhin erwerben die Auszubildenden die Fähigkeit, eigene Gefühle und Reaktionsmuster in Bezug auf zu pflegende Menschen wahrzunehmen, sie im kollegialen Austausch zu benennen sowie zu reflektieren. Gefühle und Gedanken zu erlebten Situationen, die Betroffenheit ausgelöst haben, werden im Praxisumfeld angesprochen. Dabei entwickeln sie gemeinsam mit dem Praxisanleiter Lösungsstrategien. Dieses betrifft auch Erfahrungen und Emotionen innerhalb des Praxisumfelds, des inter- und intraprofessionellen Teams etc. Eigene Belastungen hinsichtlich der Begegnung mit schweren Erkrankungen, Leid oder der Endlichkeit des Lebens und die damit verbundenen Erfahrungen und Emotionen werden reflektiert und angesprochen.

Mittlerer Grad an Pflegebedürftigkeit (Pflichteinsätze)

Die Auszubildenden können ihre Gefühle und Erfahrungen hinsichtlich zu pflegender Menschen und erlebter Situationen - auch im Bereich des Praxisumfelds - benennen und reflektieren.

Die Auszubildenden sind in der Lage, zu pflegende Menschen hinsichtlich gesundheitsbezogener Verhaltensweisen, Gesundheitsüberzeugungen, Selbstwirklichkeitserwartungen, sozialer Ressourcen etc. anzusprechen. In diesem Zusammenhang erlernen die Auszubildenden, gemeinsam mit den zu pflegenden Menschen gesundheitsförderliche und präventive Maßnahmen abzusprechen sowie für den zu pflegenden Menschen akzeptable Interventionen auszuwählen. Die Auszubildenden führen Informationsgespräche zu schwierigen Pflege- oder Gesundheitssituationen. Diese Informationen sind nachvollziehbar und verständlich zu vermitteln. Sinnvolle Angebote für Mikroschulungen sind auszuwählen und in den Pflegeprozess zu integrieren.

Die Auszubildenden werden befähigt, Schmerz und Leid verständnisvoll begegnen zu können. In diesem Zusammenhang benennen sie herausfordernde Gesprächssituationen und reflektieren diese im kollegialen Austausch. Sie sollen lernen, strukturierte Übergaben durchzuführen und zu dokumentieren, ebenso wie an Fallbesprechungen teilzunehmen und ihre Sichtweise mit in den Pflegeprozess einzubringen.

Sie führen Biografiegespräche und lebensweltorientierte Interviews sowie informelle und nötige formelle Gespräche, z.B. Aufnahmegespräche. Dabei integrieren sie zunehmend Prinzipien einer beteiligungsorientierten Gesprächsführung.

Die Auszubildenden sollen weiterhin bewusst und gezielt Kontakt mit zu pflegenden Menschen aufnehmen, deren Verständnis von Realität und „Normalität" nicht ihrem eigenen Verständnis entspricht, z.B. an Demenz erkrankte Menschen. Erfahrungen in diesem Zusammenhang werden im kollegialen Austausch hinsichtlich der jeweiligen Pflegeanamnese und Pflegediagnose gedeutet und reflektiert.

Die Auszubildenden wirken an der Einarbeitung von Auszubildenden im ersten Ausbildungsdrittel mit. Sie leiten dabei pflegerisches Handeln unter didaktischen Prinzipien an und evaluieren den Anleitungserfolg durch Feedback.

Hoher Grad an Pflegebedürftigkeit (Vertiefungseinsatz)

Die Auszubildenden sollen in diesem Einsatz befähigt werden, Bezugspersonen zu Fragen der pflegerischen Versorgung gezielt anzusprechen, anzuleiten und zu Herausforderungen und Belastungen fachlich korrekt und verständlich zu informieren. Sie bieten Mikroschulungen an. Diese beziehen sich auf die Selbstversorgung oder Fremdpflege und beziehen eine oder mehrere zu pflegende Menschen und/oder ihre pflegenden Bezugspersonen ein. Sie führen einen partizipativen Beratungsprozess, der sich auf die Fragen von Gesundheitsförderung und/oder zur Selbstpflege bezieht, durch. Dieser wird mit dem Gesprächspartner in Rückkopplung bewertet. Die Beratung bezieht sich auch auf den Umgang mit krankheits-, therapie- und pflegebedingten Anforderungen. Die Auszubildenden wirken dabei unterstützend auf die Erreichung der Gesundheitsziele der zu pflegenden Menschen ein.

Sie führen Biografiegespräche und Biografiearbeit mit zu pflegenden Menschen unter Berücksichtigung des familiären und sozialen Umfelds durch. Die erhaltenen Informationen integrieren sie in den Pflegeprozess. Die Auszubildenden gestalten Situations- und Fallbesprechungen partizipativ, z. B. auch im Rahmen von Pflegevisiten oder Bed-Side-Übergaben. Sie bringen ihre Sicht der Pflege in Bezug auf die (mit)verantworteten Versorgungsprozesse ein.

Die bewusste und gezielte Kontaktaufnahme und Interaktion mit Menschen, deren Wahrnehmung und Erleben nicht dem eigenen Verständnis von Realität entspricht, wird gefordert. Mögliche Herausforderungen und Konflikte in der Beziehungsgestaltung sollen reflektiert werden, um ihnen professionell begegnen zu können.

Die Auszubildenden machen sich in Verbindung mit auftretenden Konfliktsituationen oder in Momenten empathischer Traumatisierung eigene Deutungs- und Handlungsmuster in der pflegerischen Interaktion bewusst. Sie reflektieren diese in Form von z. B. kollegialer Beratung und finden so Wege zu mehr Selbstachtsamkeit und Selbstfürsorge. Außerdem übernehmen sie die Einarbeitung anderer Auszubildenden und Praktikanten.

12.2 Erfahrungen und Emotionen reflektieren

Niels Hollmann

Kompetenzraster

Das Kompetenzraster für diese Anleitungssituation ist zu finden unter: handwerk-technik.de/links/9201

Mögliche spiralförmige Kompetenzentwicklung im Bereich Kommunikation und Beratung

- Kap 12.1

Rahmenbedingungen für die praktische Anleitung und Vorbereitungen

Diese Anleitungssituation dient dazu, positive und negative Erfahrungen und Emotionen während der praktischen Einsätze zu reflektieren. Sie wird im ersten Ausbildungsdrittel zum Ende des ersten Orientierungseinsatzes verortet, sowie je zur Hälfte des zweiten und dritten Ausbildungsdrittels. Der Praxisanleiter reserviert einen Arbeitsraum.

Anleitungsthema, Zeit, Ort und Datum der Anleitungssituation werden entsprechend der Einrichtungsgegebenheiten kommuniziert.

Die Anleitungssituation wird als Gruppenanleitung mit vier bis maximal sechs Auszubildenden geplant.

Materialvorbereitung

Der Einstieg ins Anleitungsthema findet mit der Methode „lebendige Statistik" (→ Kap. 3 „Methodensammlung") statt. Hierfür werden Moderationskarten mit Fragen vorbereitet, z. B.:

- Wie haben Sie Ihren bisherigen Praxiseinsatz erlebt? Eher positiv oder negativ?
- Hatten Sie während Ihres Praxiseinsatzes mit Ekelgefühlen zu tun? Wenn ja, wie stark waren diese?
- Bestanden Probleme hinsichtlich Nähe und Distanz der zu pflegenden Menschen zu Ihnen? Wenn ja, wie groß waren diese?

Der Praxisanleiter visualisiert ein Kreuz oder eine Linie auf den Boden des Arbeitsraums.

Für die Durchführung der Anleitungssituation werden zwei Flipchart-Papiere mit gezielten Fragen zu positiven und negativen Aspekten vorbereitet:

- Was hat mir während des vergangenen bzw. bisherigen Ausbildungsdrittels gut gefallen bzw. ist mir gut gelungen?
- Welche Situationen sind während des vergangenen Ausbildungsdrittels nicht gut gelaufen und / oder für mich belastend gewesen? Das kann sich z. B. auf Scham, Ekel, Nähe / Distanz, Erfahrung mit sterbenden Menschen, Kommunikation im intra- und interprofessionellen Team etc. beziehen.

Die Lösungsansätze mit Reflexionsfrage werden auf einem gesonderten Flipchart-Papier notiert. Der Erwartungshorizont ist unter „Durchführung der praktischen Anleitung" zu finden. Der Praxisanleiter legt Filzstifte und Pin-Karten bereit.

Die praktische Anleitung

Praxisanleiter und Auszubildende treffen sich im Arbeitsraum. Nach einer kurzen Vorstellungsrunde erklärt der Praxisanleiter den strukturellen Ablauf der Anleitung.

Einstieg in das Anleitungsthema

Die vorbereitete Einstiegsmethode „lebendige Statistik" ist eine gute Möglichkeit miteinander bekannt zu werden und die Stimmung etwas aufzulockern. Die Auszubildenden ordnen sich entlang der Linie oder zu dem Kreuz anhand der vom Praxisanleiter genannten Fragen ihren Erfahrungen aus dem bisherigen praktischen Einsatz entsprechend zu.

Durchführung der praktischen Anleitung

Nachdem der Einstieg ins Anleitungsthema stattgefunden hat, berichten die Auszubildenden der Reihe nach über Aspekte, die für sie so eindrucksvoll waren, dass sie darüber sprechen möchten. Der Praxisanleiter schreibt die Antworten wortgetreu auf dem vorbereiteten Flipchart-Papier auf. Im Anschluss werden die Ergebnisse gemeinsam reflektiert. Zudem werden für die negativen Ereignisse Lösungsansätze entwickelt.

Um die positiven Ereignisse zu reflektieren, dienen z. B. folgende Fragen:

- Warum war die Situation so gut?
- Wer hat hauptsächlich dazu beigetragen?
- Wie habe ich mich in dieser Situation gefühlt?
- Nehme ich aus dieser Situation etwas für mich und die Zukunft mit?

Um die negativen Ereignisse zu reflektieren, dienen folgende Schritte:

- ausführliche Darstellung der Situation, die reflektiert werden soll
  - Situation mit allen Aspekten vorstellen
  - die anderen Auszubildenden und der Praxisanleiter fragen nach und lassen sich Unklarheiten erklären
- Analyse
  - grundsätzliche und situationsspezifische Faktoren herausarbeiten
  - Lösungsvorschläge
  - eigene Problemlösungen aufzeigen
  - Lösungen der anderen Auszubildenden aus ähnlichen Situationen
- Auswählen
  - Auswahl der Lösungsform, die den jeweiligen Persönlichkeiten der Auszubildenden am nächsten stehen, um das Problem zu bearbeite und / oder zu lösen

- Erproben der Lösungsmöglichkeit
  - schwierige Schritte des Lösungsvorgehens besprechen und eventuell in einem Rollenspiel üben

Evaluation / Reflexion

Anschließend wird die Anleitungssituation reflektiert. Anregungen zur Evaluation / Reflexion von Anleitungssituationen sind in Kapitel 4 aufgeführt.

12.3 Strukturiertes Aufnahmegespräch

Niels Hollmann

Zu vernetzende praktische Anleitungssituationen

- Kap. 5 Pflegeprozess und Pflegeplanungen

Kompetenzraster

Das Kompetenzraster für diese Anleitungssituation ist zu finden unter: handwerk-technik.de/links/9201

Mögliche spiralförmige Kompetenzentwicklung im Bereich Kommunikation und Beratung

- Kap. 12.1

Rahmenbedingungen für die praktische Anleitung und Vorbereitungen

Die Anleitungssituation kann im ersten, zweiten und dritten Ausbildungsdrittel verortet werden.

Der Praxisanleiter wählt entsprechend der zu fördernden Kompetenzentwicklung der Auszubildenden die Inhalte der Anleitungssituation aus. Die Inhalte generieren sich aus der zu fördernden spiralförmigen Kompetenzentwicklung nach dem Rahmenausbildungsplan für die praktische Ausbildung. Daraufhin werden die zu pflegenden Menschen ausgewählt, die an der Anleitung teilnehmen sollen, und deren Einverständnis dazu eingeholt. Sie sollten kooperativ und orientiert sein.

Der Praxisanleiter reserviert einen Arbeitsraum. Anleitungsthema, Zeit, Ort und Datum der Anleitungssituation werden den Einrichtungsgegebenheiten entsprechend kommuniziert. Bei der Anleitung sind die einrichtungsinternen Standards zu berücksichtigen.

Die Anleitungssituation kann als Einzelanleitung oder als Gruppenanleitung mit bis zu vier Auszubildenden geplant werden. Die wie folgt beschriebene Anleitungssituation findet als Gruppenanleitung mit vier Auszubildenden statt und wird für das erste Ausbildungsdrittel beschrieben.

Materialvorbereitung

Zum Einstieg in das Anleitungsthema wird die Methode „Glückstopf" angewendet (→ Kap. 3, „Methodensammlung"). Dafür werden Zettel mit z. B. folgenden Fragen beschriftet:

1. Was versteht man unter aktivem Zuhören?

Erwartungshorizont: Konzentration auf den Gesprächspartner, Anteilnahme am Gesagten, Nachfragen, wie etwas gemeint sein könnte etc.

2. Was sind Grundregeln der Gesprächsführung?

Erwartungshorizont: hohe Konzentration, angenehme, ruhige Atmosphäre, aktives Zuhören, keine Bewertung des Gesagten etc.

3. Was versteht man unter „offenen Fragen"?

Erwartungshorizont: Fragen, bei denen der Befragte frei reden kann und nicht nur mit „Ja" oder „Nein" antwortet, z. B „W-Fragen", der Befragte bekommt keine Einschränkung und kann eine formlose Antwort geben.

4. Welche Fragen sollten vermieden werden?

Erwartungshorizont: Suggestivfragen, „Warum-Fragen"

5. Wie sollte die Umgebungsatmosphäre bei einer Befragung sein?

Erwartungshorizont: Die Atmosphäre sollte ruhig, freundlich, entspannt und störungsfrei sein.

Für ein Brainstorming zum einrichtungsinternen Pflegekonzept legt der Praxisanleiter ein Flipchart-Papier und Filzstifte bereit sowie die einrichtungsinternen Formulare für die pflegerelevanten Daten wie Pflegeanamnese, Risikoerfassung etc. in fünffacher Ausfertigung.

Am Abschluss der Anleitungssituation steht ein Reflexionsgespräch mit gezielten Fragen. Diese sollen im Vorfeld vorbereitet sein. Beispiele für solche Fragen finden sich im Abschnitt „Evaluation / Reflexion".

Die praktische Anleitung

Die Auszubildenden und der Praxisanleiter treffen sich im Arbeitsraum. Nach einer kurzen Vorstellungsrunde erklärt der Praxisanleiter den strukturellen Ablauf der Anleitung.

Einstieg ins Anleitungsthema

Die Auszubildenden steigen in das Anleitungsthema ein, indem sie jeweils einen Zettel aus dem „Glückstopf" ziehen und die entsprechende Frage beantworten. Der Praxisanleiter ergänzt und korrigiert hierbei die Auszubildenden.

Mit der Methode „Brainstorming" werden die entsprechenden Variablen / Begriffe zum praktizierten Pflegekonzept gesammelt und auf einem Flipchart-Papier notiert. Nicht genannte Begriffe werden vom Praxisanleiter ergänzt. Anschließend werden die einrichtungsinternen Formulare der pflegerelevanten Daten wie Pflegeanamnesebogen, Risikoerfassungen etc. verteilt. Zu den einzelnen Aspekten des Pflegeanamnesebogens werden entsprechende Fragen formuliert, die der Auszubildende bei dem folgenden Aufnahmegespräch dem zu pflegenden Menschen stellen kann, um Kontakt aufzunehmen und eine formelle Gesprächssequenz durchzuführen.

Beispiel zu Lebensaktivitäten von Roper et al. 2009:

Den eigenen Körper pflegen und kleiden

- Putzen Sie Ihre Zähne vor oder nach der Körperwäsche?
- Welche Wassertemperatur bevorzugen Sie?

Essen und Trinken
- Welche Lieblingsgerichte haben Sie?
- Was mögen Sie überhaupt nicht essen bzw. trinken?
- Um welche Uhrzeit sind Sie es gewohnt zu essen?

Die formulierten Fragen zum Gesprächsaufbau dienen als Handreichung für die Auszubildenden.

Durchführung der praktischen Anleitung

Merke

Bei allen Tätigkeiten sind die „5 Indikationen der hygienischen Händedesinfektion" zu berücksichtigen und umzusetzen:
- vor Patientenkontakt
- vor aseptischen Tätigkeiten
- nach Kontakt mit potenziell infektiösem Material
- nach Patientenkontakt
- nach Kontakt mit der unmittelbaren Patientenumgebung

(Robert Koch-Institut 2016)

Vorbereitung

Der Praxisanleiter weist jeweils einem zu pflegenden Menschen zwei Auszubildende zu. Ggf. liegen bereits Unterlagen des zu pflegenden Menschen wie Pflegeüberleitungsbogen und Pflegedokumentation aus früheren stationären Aufenthalten vor. Durch diese informieren sich die Auszubildenden vorab. Der Praxisanleiter führt die Auszubildenden zu dem zu pflegenden Menschen. Dieser wird durch den Praxisanleiter und die Auszubildenden begrüßt, alle Beteiligten stellen sich kurz vor. Der Praxisanleiter informiert den zu pflegenden Menschen über die Anleitungssituation.

Durchführung

- Besucher aus dem Zimmer bitten
- Schild mit der Aufschrift „Bitte nicht stören" an die Tür hängen
- Aufnahmegespräch anhand der einrichtungsinternen Formulare für die pflegerelevanten Daten durchführen und diese entsprechend der erhaltenen Informationen ausfüllen
- Nachtschrank und Klingel patientennah positionieren
- Verabschiedung beim zu pflegenden Menschen
- Blick zurück
- Besucher wieder in das Zimmer bitten, Schild „Bitte nicht stören" abnehmen

Nun wird der zweite ausgewählte zu pflegende Mensch besucht und die anderen beiden Auszubildenden sind die Wortführer und erheben die entsprechende Pflegeanamnese.

Nachbereitung

Die Auszubildenden und der Praxisanleiter versammeln sich im Arbeitsraum, nachdem beide Pflegeanamnesen erhoben worden sind. Die Ergebnisse der Gespräche werden zusammengetragen und ggf. fachlich diskutiert. Danach wird die zuständige Pflegefachperson in Form einer kurzen Übergabe informiert. Der Praxisanleiter kann ggf. im Rahmen des Pflegeprozesses zusammen mit den Auszubildenden anhand der ermittelten Informationen eine Pflegeplanung erstellen (→ Kap. 5 „Pflegeprozess und Pflegeplanung").

Evaluation / Reflexion

Der Praxisanleiter und die Auszubildende treffen sich erneut im Arbeitsraum und führen ein Feedback-Gespräch. Dieses kann mit folgenden Fragestellungen geschehen:

- Wie war das strukturierte Befragen für Sie?
- Wie hat Ihrer Ansicht nach der zu Pflegende darauf reagiert? War er zugewandt oder ablehnend?
- Wo fühlten Sie sich sicher?
- Wo fühlten Sie sich unsicher?
- Wie war das aktive Zuhören für Sie?
- Konnten Sie den zu pflegenden Menschen gut ausreden lassen?
- Hat der Pflegebedürftige die Fragen beantworten können / wollen?

Der Pflegebedürftige kann in die Reflexion mit einbezogen werden. Hier einige exemplarische Fragen:

- Wie haben Sie die Gesprächssituation erlebt?
- Waren die Lernenden zugewandt und freundlich?
- Haben die Auszubildenden zugehört oder selber viel geredet?
- Haben die Lernenden Sie ausreden lassen?
- Haben die Lernenden die Fragen klar und verständlich gestellt?
- Wirkten die Auszubildenden sicher oder unsicher?

Weitere Anregungen zur Evaluation / Reflexion von Anleitungssituationen sind in Kapitel 4 aufgeführt.

12.4 Strukturierte Dienstübergabe

Niels Hollmann

Zu vernetzende praktische Anleitungssituationen

- Kap. 5 Pflegeprozesse und Pflegeplanungen
- Kap. 12.3 Strukturiertes Aufnahmegespräch
- vernetzbar mit jeder Pflegeintervention

Kompetenzraster

Das Kompetenzraster für diese Anleitungssituation ist zu finden unter: handwerk-technik.de/links/9201

Mögliche spiralförmige Kompetenzentwicklung im Bereich Kommunikation und Beratung

- Kap. 12.1

Rahmenbedingungen für die praktische Anleitung und Vorbereitungen

In dieser Anleitungssituation sollen die Auszubildenden eine strukturierte mittägliche Dienstübergabe vorbereiten und durchführen. Sie kann im zweiten und dritten Ausbildungsdrittel verortet werden. Die hier beschriebene Anleitungssituation ist für das zweite Ausbildungsdrittel mit zwei Auszubildende und zwei zu pflegende Menschen konzipiert. Dabei sollten die beiden zu pflegenden Menschen möglichst im gleichen Zimmer liegen.

Der Praxisanleiter wählt der zu fördernden Kompetenzentwicklung der Auszubildenden entsprechend die Inhalte der Anleitungssituation aus. Die Inhalte generieren sich aus der zu fördernden spiralförmigen Kompetenzentwicklung nach dem Rahmenausbildungsplan für die praktische Ausbildung. Daraufhin werden die zu pflegenden Menschen ausgewählt, die an der Anleitung teilnehmen sollen, und deren Einverständnis dazu eingeholt. Sie sollten kooperativ und orientiert sein. Der Praxisanleiter reserviert einen Arbeitsraum.

Zeit, Ort und Datum der Anleitungssituation werden flexibel nach den Möglichkeiten des Einsatzbereichs gestaltet und mit den Auszubildenden kommuniziert.

Der Zeitrahmen beträgt die Dauer einer Schicht. Bei der Anleitung sind die einrichtungsinternen Standards zu berücksichtigen.

Materialvorbereitung

Die Anleitung beginnt mit einem Brainstorming (→ Kap. 3 „Methodensammlung") zur strukturierten Dienstübergabe. Der Praxisanleiter bereitet dafür ein Flipchart-Papier mit folgenden Fragen vor:

- Was wissen Sie über strukturierte Dienstübergaben? Wie könnte Ihrer Ansicht nach eine Übergabestruktur aussehen?
- Haben Sie bereits eine Übergabe durchgeführt?
- Wie erleben Sie im Stationsalltag die Dienstübergaben?
- Waren diese Übergaben Ihrer Einschätzung nach strukturiert oder unstrukturiert?
- Wie kann Ihrer Meinung nach eine gute Übergabestruktur erreicht werden?
- Welche Vorteile könnte eine Übergabestruktur bieten?

In Verbindung mit den geplanten Pflegetätigkeiten sollen die Auszubildenden informelle Gespräche mit den zu pflegenden Menschen führen. Dabei steht das Befinden und Erleben des zu pflegenden Menschen im Mittelpunkt. Hierfür bereitet der Praxisanleiter ein zweites Brainstorming vor und notiert dafür auf ein Flipchart-Papier die Frage „Was möchten Sie durch die informellen Gespräche von dem zu pflegenden Menschen erfahren?" Hierzu sollen die Auszubildenden zum Einstieg Fragen formulieren, die z. B. folgende Inhalte erfragen. Unter Umständen leitet der Praxisanleiter die Auszubildenden in diese Richtung:.

- Wie ist das aktuelle Befinden des zu pflegenden Menschen?
- Wie erlebt der zu pflegende Mensch die anstehenden Änderungen? Wie erlebt er die bevorstehende Operation / invasive Diagnostik etc.?
- Wie erlebt der zu pflegende Mensch seinen Aufenthalt?
- Braucht er ggf. zusätzliche Betreuung, z. B. durch Psychologen, Seelsorger etc.?
- Hat der zu pflegende Mensch noch andere Sorgen? Falls ja: Möchte er darüber sprechen?
- Welche Wünsche hat er?

Zudem wird ein Strukturblatt vom Praxisanleiter vorbereitet, mit dem sich die Auszubildenden Informationen bezüglich Diagnostik und Therapie einholen sollen. Dieses beinhaltet z. B. folgende Aspekte:

- Welche ärztlichen Anordnungen sind zum Anleitungszeitpunkt getroffen worden?
- Welche Untersuchungen bzw. Maßnahmen, z. B Physiotherapie, sind für diesen Tag geplant?
- Welche diagnostischen / therapeutischen Maßnahmen sind bereits erledigt, welche müssen noch durchgeführt werden?
- Gab es eine kritische Diagnose?
- Waren außer den Pflegefachpersonen noch andere Berufsgruppen an der Erreichung der Pflegeziele beteiligt?

Außerdem bereitet der Praxisanleiter Fragen vor, die für ein Gespräch zwischen ihm und den Auszubildenden im Anschluss an die geplante Pflege bei den zwei zu pflegenden Menschen benötigt werden, → S. 319. Hierfür werden ebenfalls Flipchart-Papier und ein Boardmarker benötigt.

Die praktische Anleitung

Der Praxisanleiter und die Auszubildenden gehen nach der morgendlichen Dienstübergabe in den Arbeitsraum. Der Praxisanleiter erklärt kurz den strukturellen Ablauf der Anleitungssituation.

Einstieg ins Anleitungsthema

Als Einstieg in die Anleitungssituation werden die vorbereiteten Brainstormings durchgeführt. Die Ergebnisse werden auf den vorbereiteten Flipchart-Papieren notiert und anschließend diskutiert. Der Praxisanleiter korrigiert und ergänzt die Ergebnisse.

Durchführung der praktischen Anleitung

Merke

Die „5 Indikationen der hygienischen Händedesinfektion" sind zu berücksichtigen und umzusetzen:

- vor Patientenkontakt
- vor aseptischen Tätigkeiten
- nach Kontakt mit potenziell infektiösem Material
- nach Patientenkontakt
- nach Kontakt mit der unmittelbaren Patientenumgebung

(Robert Koch-Institut 2016)

Vorbereitung

Den Auszubildenden wird das Dokumentationssystem der beiden zu pflegenden Menschen zur Verfügung gestellt. Sie informieren sich zu den zu pflegenden Menschen anhand des Dokumentationssystems und des vorbereiteten Strukturblatts. Hier wird vor allem auf aktuelle Pflegeprobleme, Pflegeziele, anstehende Pflegemaßnahmen, Zustandsverlauf, geplante Diagnostik- und Therapieverfahren geachtet. Die Auszubildenden besprechen mit dem Praxisanleiter eventuelle Unklarheiten.

Dann gehen die Auszubildenden und der Praxisanleiter mit der Pflegeplanung – digital oder analog – in das Zimmer der zu pflegenden Menschen. Der Praxisanleiter erklärt den zu pflegenden Menschen die Anleitungssituation und nimmt dann überwiegend die Rolle des Beobachters ein, bei Schwierigkeiten und Fragen steht er zur Verfügung. Ein Auszubildender übernimmt nun die führende Rolle, während der andere still beobachtet.

Durchführung

- zu pflegenden Menschen begrüßen
- Besucher aus dem Zimmer bitten

- Schild mit der Aufschrift „Bitte nicht stören" an die Tür hängen
- die geplante Pflege im Rahmen des Pflegeprozesses der zu pflegenden Menschen durchführen
- durchgeführte Pflegehandlungen dokumentieren, evaluieren und ggf. situativ anpassen, diese Informationen später für die strukturierte Übergabe verwenden
- während der Pflegetätigkeiten informelle Gespräche mit den zu pflegenden Menschen führen, dabei die vorher vorbereiteten Fragen stellen, diese Informationen für die spätere Übergabe verwenden
- zu pflegenden Menschen in seine gewünschte Position zurückbringen
- Nachtschrank und Klingel patientennah positionieren
- Verabschiedung
- hygienische Händedesinfektion
- Blick zurück
- Besucher wieder ins Zimmer bitten, Schild „Bitte nicht stören" abnehmen

Danach übernimmt der andere Auszubildende die führende Rolle bei seinem zu Pflegenden. Anschließend versammeln sich Praxisanleiter und Auszubildende im Arbeitsraum. Anhand der Pflegedokumentation, des Strukturblatts und der Inhalte des informellen Gesprächs wird erörtert, welche Informationen in der Dienstübergabe Berücksichtigung finden sollen. Beispielsweise:

- Waren die bisherigen Pflegemaßnahmen aus dem Pflegeplan erfolgreich?
- Sind die gesetzten Pflegeziele erreicht worden?
- Gäbe es Alternativmaßnahmen zur Erreichung der Pflegeziele?
- Welche Maßnahmenänderung könnte vorgeschlagen und durchgeführt werden?
- Sind bereits Maßnahmenänderungen durchgeführt worden?
- Müssen Pflegeziele neu definiert werden?
- Welche Sorgen und Ängste hat der zu pflegende Mensch?
- Welche der geplanten diagnostischen Maßnahmen sind bereits erfolgt? Zu welcher muss der zu Pflegende noch?
- Sind noch diagnostische Maßnahmen hinzugekommen?

Der Praxisanleiter und die Auszubildenden bereiten gemeinsam die Übergabestruktur vor. Hierzu wird Folgendes vorgeschlagen:

- Informationen zum Pflegeplan z. B.:
  - Evaluation der durchgeführten Pflegeinterventionen und ggf. situative Anpassungen und Überprüfung der Pflegeziele
  - Planung neuer Pflegemaßnahmen
  - beobachtete Zustandsveränderungen
- Informationen aus der informellen Befragung

- Informationen aus dem Strukturblatt zur Diagnostik und Therapie

Die Auszubildenden nehmen aktiv an der mittäglichen Dienstübergabe teil und geben strukturiert die relevanten Informationen zu ihrem zu pflegenden Menschen weiter. Der Praxisanleiter ist dabei stiller Beobachter.

Nachbereitung

Nachdem die mittägliche Dienstübergabe beendet ist, treffen sich die Auszubildenden und der Praxisanleiter erneut im Arbeitsraum.

Evaluation / Reflexion

Die anschließende Evaluation / Reflexion erfolgt durch ein Gespräch mit gezielten Fragen des Praxisanleiters.

Folgende Aspekte könnten dabei beleuchtet werden:

- Wie haben Sie die Informationssammlung erlebt? Gab es für Sie Schwierigkeiten, was fiel Ihnen leicht?
- Wie haben Sie das im Rahmen der Informationssammlung durchgeführte informelle Gespräch erlebt? Gab es Hemmschwellen bei bestimmten Fragen?
- Wie war es für Sie, eine Übergabestruktur zu entwickeln?
- Wie war es für Sie, eine Übergabe selbstständig durchzuführen? Wo gab es Schwierigkeiten? Wo war es problemlos?
- Hatten Sie Hemmungen über bestimmte Aspekte zu reden? Falls ja, welche?
- Wie war das Erleben einer strukturierten Übergabe im Vergleich mit unstrukturierten Übergaben für Sie?
- Konnten Sie alle geplanten Aspekte in der Übergabe berücksichtigen?
- Haben Sie sich an die Struktur halten können?
- Gab es Zwischenfragen und Bemerkungen der anderen Pflegefachpersonen? Falls ja, wie sind Sie damit umgegangen? Hat Ihnen dieses Schwierigkeiten bereitet?

Weitere Anregungen zur Evaluation / Reflexion von Anleitungssituationen sind in Kapitel 4 aufgeführt.

12.5 Beraten und Anleiten

Niels Hollmann

Zu vernetzende praktische Anleitungssituationen

- Kap. 5 Pflegeprozess, Pflegeplanung
- Kap. 12.3 Strukturiertes Aufnahmegespräch
- vernetzbar mit jeder Pflegeintervention

Kompetenzraster

Das Kompetenzraster für diese Anleitungssituation ist zu finden unter: handwerk-technik.de/links/9201

Mögliche spiralförmige Kompetenzentwicklung im Bereich Kommunikation und Beratung

- Kap. 12.1

Rahmenbedingungen für die praktische Anleitung und Vorbereitungen

Die Anleitungssituation kann entsprechend der zu fördernden Kompetenzen im ersten, zweiten und dritten Ausbildungsdrittel verortet werden und als Einzelanleitung oder als Gruppenanleitung mit bis zu vier Auszubildenden geplant werden.

Der Praxisanleiter wählt entsprechend der zu fördernden Kompetenzentwicklung der Auszubildenden die Inhalte der Anleitungssituation aus. Die Inhalte generieren sich aus der zu fördernden spiralförmigen Kompetenzentwicklung nach dem Rahmenausbildungsplan für die praktische Ausbildung. Daraufhin werden die zu pflegenden Menschen ausgewählt, die an der Anleitung teilnehmen sollen und deren Einverständnis dazu eingeholt. Der Praxisanleiter reserviert einen Arbeitsraum.

Anleitungsthema, Zeit, Ort und Datum der Anleitungssituation werden entsprechend der Einrichtungsgegebenheiten kommuniziert. Bei der Anleitung sind die einrichtungsinternen Standards zu berücksichtigen.

Die wie folgt beschriebene Anleitungssituation findet im zweiten Ausbildungsdrittel als Gruppenanleitung mit vier Auszubildenden statt, dabei beraten bzw. leiten zwei Auszubildende jeweils einen zu pflegenden Menschen an.

Der Zeitrahmen beträgt ca. vier bis sechs Stunden, hierbei sollen ggf. ca. 10 Minuten für ein Reflexionsgespräch einberechnet werden, bei denen der zu pflegende Mensch befragt wird, wie er das Beratungsgespräch erlebt hat.

Materialvorbereitung

Zum Einstieg in die Anleitungssituation bereitet der Praxisanleiter ein Flipchart-Papier mit folgenden Fragen vor:

- Was wissen Sie zum Thema Beraten und Anleiten?
- Haben Sie bereits eine Beratungssituation erlebt oder bereits selbst durchgeführt? Falls ja: In welcher Weise haben die Beratenden die Beratung durchgeführt?

Zum weiteren Einstieg in die Beratungs-/Anleitungssituation sollen die Aspekte des 5-Stufen-Modells der Anleitung in Anlehnung an Quernheim 2004 vorgestellt werden. Folgendes Musterformular (Tab. 12.1), welches auch als digitales Zusatzmaterial vorliegt, bereitet der Praxisanleiter für die Auszubildende vor.

Der Praxisanleiter legt Pflegeanamnesebögen, Risikoerfassungen etc. bereit. Die Auszubildenden können Einsicht in die Pflegedokumentation der entsprechenden zu pflegenden Menschen nehmen, um Informationen zu sammeln. Zusätzlich stellt der Praxisanleiter weitere Flipchart-Papiere, Informationsbroschüren, Moderationskarten etc. und andere didaktische Hilfsmittel zur Verfügung.

Die praktische Anleitung

Der Praxisanleiter und die Auszubildenden treffen sich im Arbeitsraum. Nach einer kurzen Vorstellungsrunde wird der strukturelle Ablauf der Anleitung vorgestellt.

Einstieg ins Anleitungsthema

Der Einstieg in die Anleitung beginnt mit einer kurzen Wissensaktivierung zum Thema „Beraten und Anleiten". Die Wissensaktivierung erfolgt durch ein Gespräch, bei dem der Praxisanleiter den Auszubildenden die vorbereiteten Fragen stellt. Die Ergebnisse notiert er auf dem vorbereiteten Flipchart-Papier, ggf. findet hierzu ein Gedankenaustausch statt.

Im Anschluss daran wird das Formular „Beratungsmodell nach Quernheim" thematisiert. Der Praxisanleiter klärt ggf. Fragen zur Anwendung.

Durchführung der praktischen Anleitung

Merke

Bei allen Tätigkeiten sind die „5 Indikationen der hygienischen Händedesinfektion" zu berücksichtigen und umzusetzen:

- vor Patientenkontakt
- vor aseptischen Tätigkeiten
- nach Kontakt mit potenziell infektiösem Material
- nach Patientenkontakt
- nach Kontakt mit der unmittelbaren Patientenumgebung

(Robert Koch-Institut 2016)

Tab. 12.1: 5-Stufen-Modell der Anleitung (Muster in Anlehnung an Quernheim 2004)

Phase	Bedeutung der Phase		Informationen zum Pflegebedürftigen
1. Vorbereitung	Einschätzen der • Lernvoraussetzungen • Motivation • Lernbedürfnisse und Lernbarrieren der anzuleitenden Person	• Was muss gelernt werden, um den Alltag zu bewältigen? • Welche Lernvoraussetzung bringt der Pflegebedürftige/ die Bezugsperson mit? • Welche Motive hat der Pflegebedürftige? • Welche Motivation ist vorhanden?	
2. Planung	• Planung der Lerninhalte, -ziele und -methoden	• Was soll erreicht werden? • Anleitungsziele setzen und formulieren • Zeitpunkt und Ort der Anleitung bestimmen • Welche Methoden und Medien wende ich an?	
3. Durchführung **4. Übungsphase**	• Vorführung, Demonstration der zu erlernenden Tätigkeit • evtl. Medien einsetzen • gemeinsames Ausführen und Beobachten	• Informationen geben und Handlungsablauf erklären • offene Fragen klären • Vormachen und erklären „was" geschieht und Überblick geben • genau begründen, „was, wie, warum" • Schritt für Schritt • Pflegebedürftigen Handlung nachmachen lassen, Handlung ausführen, beschreiben und begründen lassen • Pflegebedürftigen selbstständig unter Aufsicht üben lassen	
5. Evaluation	• Anerkennung und Sicherung des Gelernten, Feedback durch die anleitende Person, bei Bedarf Planung neuer Lernziele	• im Nachgespräch Lernerfolg reflektieren • Pflegebedürftiger kann Unklarheiten ansprechen und Übungsbedarf anmelden	

Vorbereitung

Die zu pflegenden Menschen werden den Auszubildenden zugewiesen. Diese sammeln nun Informationen zu ihren zu pflegenden Menschen anhand der Pflegedokumentation und gehen dann mit dem Praxisanleiter in deren Zimmer.

Durchführung

- zu pflegenden Menschen begrüßen und sich vorstellen
- zu pflegenden Menschen über den Beginn der Anleitungssituation informieren
- Besucher aus dem Zimmer bitten
- Schild „Bitte nicht stören" an die Tür hängen
- entsprechend der Phase 1 des 5-Stufen-Modells nach Quernheim bei dem zu Pflegenden den Informations- und Beratungsbedarf erfragen
  - Beratungs- und Anleitungsthemen können beispielsweise „Durchführung einer kapillaren Blutentnahme", „Umgang mit liegender PEG-Sonde bei der Körperpflege" oder „Ernährung bei einer dialysepflichtigen Niereninsuffizienz" sein.
- Lernvoraussetzungen und die Lernmotivation etc. des zu pflegenden Menschen überprüfen
- Gespräch beenden
- Nachtschrank und Klingel entsprechend positionieren
- zu pflegenden Menschen mit dem Hinweis verabschieden, dass die Ausführung der Beratung / Anleitung nach der Besprechung mit dem Praxisanleiter stattfindet
- hygienische Händedesinfektion
- Blick zurück
- Besucher in das Zimmer zurückbitten, mit dem Hinweis, dass zeitnah ein Beratungsgespräch stattfindet, Schild „Bitte nicht stören" abnehmen

Anschließend versammeln sich Praxisanleiter und Auszubildende im Arbeitsraum, und tragen die Ergebnisse zusammen. Im nächsten Schritt entwickeln die Auszubildenden mit Unterstützung des Praxisanleiters eine für den zu pflegenden Menschen individuell zugeschnittene Beratungssituation. Sie wählen dafür passende didaktische Hilfsmittel aus. Dann gehen die Auszubildenden mit dem Praxisanleiter erneut zu ihren zu pflegenden Menschen.

- Besucher wieder aus dem Zimmer bitten
- Schild „Bitte nicht stören" an die Tür hängen
- Durchführung des Beratungsgesprächs in Begleitung des Praxisanleiters und in Anwesenheit der Auszubildenden der anderen Gruppe als „stille Beobachter"
- ggf. Nachtschrank und Klingel in Patientennähe positionieren
- Verabschiedung beim zu pflegenden Menschen
- Blick zurück
- Besucher zurück in das Zimmer bitten, Schild „Bitte nicht stören" abnehmen.

Nachbereitung
- Inhalt des Beratungsgesprächs dokumentieren
- zuständige Pflegefachperson entsprechend informieren

Evaluation / Reflexion

Die nun folgende Evaluation/Reflexion kann als Gespräch unter folgenden Gesichtspunkten durchgeführt werden:
- Wie haben Sie für sich die Beratungssituation erlebt? Wie fühlten Sie sich dabei? Fühlten Sie sich souverän und sicher?
- Wie haben die Auszubildenden der einen Gruppe die Beratungssituation der anderen Gruppe erlebt? Was fanden Sie gut, was fanden Sie weniger gut?
- Wie haben Sie die Ermittlung des Beratungs-/Anleitungsbedarfs erlebt? Fiel es Ihnen leicht oder gab es Schwierigkeiten?
- Wie haben Sie die Gestaltung der Beratungssituation erlebt? Gab es für Sie Schwierigkeiten? War es leicht für Sie?

Auch der zu pflegende Mensch kann für Gespräch in die Reflexion einbezogen werden:
- Wie haben Sie die Auszubildenden während der Befragung erlebt? Hatten Sie den Eindruck, dass die Auszubildenden die Fragen konkret und gezielt formuliert haben?
- Wirkten die Auszubildenden bei der Befragung und der Beratung / Anleitung sicher oder nervös?
- Haben die Auszubildenden Sie während der Befragung frei reden lassen?
- Ziehen Sie aus der Beratung / Anleitung einen Lerneffekt?

Zur Evaluation der Anleitungssituation treffen sich die Auszubildenden und der Praxisanleiter im Arbeitsraum. Weitere Anregungen zur Evaluation / Reflexion von Anleitungssituationen sind in Kapitel 4 aufgeführt.

12.6 Auszubildende leiten Auszubildende an

Niels Hollmann, Sabine Nobles

Zu vernetzende praktische Anleitungssituationen

- Kap. 12.5 Beraten und Anleiten
- ergibt sich aus der Wahl des anzuleitenden Themas

Kompetenzraster

Das Kompetenzraster für diese Anleitungssituation ist zu finden unter: handwerk-technik.de/links/9201

Mögliche spiralförmige Kompetenzentwicklung im Bereich Kommunikation und Beratung

- Kap. 12.1

Rahmenbedingungen für die praktische Anleitung und Vorbereitungen

Die Anleitungssituation kann innerhalb eines Jahrgangs aber auch jahrgangsübergreifend durchgeführt werden. Die Anleitungssituation wird entsprechend dem Kompetenzniveau der Auszubildenden angepasst und im zweiten und dritten Ausbildungsdrittel verortet.

Die Anleitungssituation wird von zwei Auszubildende und einem Praxisanleiter gestaltet und findet an zwei aufeinanderfolgenden Tagen statt. Dabei übernimmt der eine Auszubildende die Rolle des Anleitenden, der andere die des Anzuleitenden. Der Praxisanleiter reserviert für beide Tage einen Arbeitsraum.

Der Praxisanleiter und der anleitende Auszubildende wählen entsprechend des anzuleitenden Themas zu pflegende Menschen aus und holen deren Einverständnis ein.

Anleitungsthema, Datum, Zeit und Ort der Anleitungssituation werden entsprechend der Einrichtungsgegebenheiten kommuniziert.

Die folgende Anleitungssituation wird beispielhaft am Anleitungsthema „Kontrakturenprophylaxe" aufgezeigt.

Erster Anleitungstag

Die Auszubildenden und der Praxisanleiter treffen sich im Arbeitsraum und der Praxisanleiter erklärt nach einer kurzen Vorstellungsrunde den Ablauf der Anleitungssituation.

Im gemeinsamen Gespräch wird ermittelt, zu welcher Pflegehandlung der anzuleitende Auszubildende Information, Beratung und Anleitung möchte. Das Thema orientiert sich an den Inhalten des Ausbildungsplans, der für diesen Zeitraum der Ausbildung vorgesehen ist.

In der folgenden Anleitungssituation haben sich die beiden Auszubildenden für eine Anleitungssituation zum Thema „Kontrakturenprophylaxe" entschieden.

Der anzuleitende Auszubildende geht zurück auf seine Einsatzstation und beendet dort seinen Arbeitstag. Der anleitende Auszubildende hat Zeit zu überlegen, wie er die Anleitungssituation gestalten möchte, und bespricht dies mit dem Praxisanleiter. Dieser ist beratend und ggf. korrigierend tätig.

Im Anschluss werden zwei zu pflegende Menschen ausgewählt, die eine Kontrakturenprophylaxe benötigen und deren Einverständnis zur Teilnahme an der Anleitungssituation eingeholt.

Materialvorbereitung

Der Einstieg in die Anleitungssituation wird mit einem Brainstorming (→ Kap. 3 „Methodensammlung") starten, beispielhafte Impulsfragen dazu sind:

1. Was ist eine Kontraktur?

Erwartungshorizont: Dauerhafte Verkürzung von Muskeln, Sehnen und Bändern mit der Folge einer bleibenden Gelenkversteifung.

2. Welche zu pflegende Menschen benötigen eine Kontrakturenprophylaxe?

Erwartungshorizont: Zu pflegende Menschen, die ihre Gelenke nur mangelhaft bewegen können, z. B. durch Immobilität, Inaktivität durch Grunderkrankung oder therapiebedingt, Gehirn- und Rückenmarkserkrankungen/-verletzungen, chronische Schmerzsyndrom etc.

3. Welche Maßnahmen zur Kontrakturenprophylaxe kennen Sie?

Erwartungshorizont:

- aktivierende Pflege in Verbindung mit Pflegehandlungen wie Körperpflege, Nahrung anreichen, Mobilisation, Thrombose- und Pneumonieprophylaxe etc.
- Bewegungsübungen
- regelmäßige Positionierung
- passives Durchbewegen der Gelenke, nie über die Schmerzgrenze hinaus
- angepasste Schmerztherapie auf ärztliche Anordnung

Die Fragen werden auf das bereitgelegte Flipchart-Papier notiert, die Antworten gemäß Erwartungshorizont schreibt der Auszubildende auf Pin-Karten. Der Auszubildende stellt einen Moderationskoffer und die Pflegeplanungen der zwei zu pflegenden Menschen bereit.

Die praktische Anleitung

Zweiter Anleitungstag

Die Auszubildenden und der Praxisanleiter treffen sich erneut im Arbeitsraum. Bei dem weiteren Vorgehen ist der Praxisanleiter stiller Beobachter und schreitet nur in die Anleitungssituation ein, wenn eine Gefährdung besteht.

Einstieg in das Anleitungsthema

Zum Einstieg ins Anleitungsthema führen die beiden Auszubildenden nun ein gemeinsames Brainstorming zu den vorbereiteten Impulsfragen durch. Der anleitende Auszubildende nimmt eine erklärende Position ein. Anschließend ordnet der anleitende Auszubildende sich und dem anderen Auszubildenden jeweils einen zu pflegenden Menschen zu und in den bereitgelegten Pflegeplanungen werden die Maßnahmen zur individuellen Kontrakturenprophylaxe ermittelt.

Gemeinsam gehen die beiden Auszubildenden und der Praxisanleiter zu dem zu pflegenden Menschen, über den sich der anleitende Auszubildende informiert hat. Der anleitende Auszubildende führt nun die entsprechende Kontrakturenprophylaxe für diesen zu pflegenden Menschen zur Spitzfußprophylaxe durch und erläutert diese für seinen Mitauszubildenden.

Durchführung der praktischen Anleitung

Merke

Bei allen Tätigkeiten sind die „5 Indikationen der hygienischen Händedesinfektion" zu berücksichtigen und umzusetzen:

- vor Patientenkontakt
- vor aseptischen Tätigkeiten
- nach Kontakt mit potenziell infektiösem Material
- nach Patientenkontakt
- nach Kontakt mit der unmittelbaren Patientenumgebung

(Robert Koch-Institut 2016)

Vorbereitung

- ggf. auf einem wischdesinfizierten Tablett Händedesinfektionsmittel und Massageroller bereitlegen und mit ins Zimmer nehmen

Durchführung

- zu pflegenden Menschen begrüßen und über die Anleitung informieren
- Besucher aus dem Zimmer bitten, ggf. in einen Aufenthaltsraum
- Schild „Bitte nicht stören" an die Tür hängen
- Fenster schließen, Licht und Raum schaffen
- hygienische Händedesinfektion
- Bett auf eine rückenschonende Arbeitshöhe bringen
- Bettdecke auf einem Stuhl ablegen
- auf die Intimsphäre des zu pflegenden Menschen achten, ggf. Schlafanzughose, Unterhose etc. anziehen

- zu pflegenden Menschen auf dem Rücken positionieren, angepasst an Grunderkrankung und Wohlbefinden
- ggf. Socken ausziehen
- zu pflegenden Menschen auffordern, die Zehen zu bewegen (einkrallen und strecken, mehrmals)
- Fußgelenke bewegen (nach links und rechts kreisen)
- Beine aufstellen, ggf. den zu pflegenden Menschen dabei unterstützen
- wenn möglich, die Beine nacheinander anheben und wieder abstellen
- Massagerolle unter einen Fuß legen und zu pflegenden Menschen bitten, mit einem Fuß die Massagerolle hin und her zu rollen, dann mit dem anderen Fuß
- zum Abschluss die Beine ausstrecken und lockern, ggf. Socken wieder anziehen
- Stuhl mit Armlehnen zum unterstützten Sitzen vorbereiten, ggf. Schutzauflage auf Sitzfläche
- Mobilisation in den Stuhl vornehmen und die Fußsohlen im 90 Grad Winkel auf dem Boden zum Stehen kommen lassen
- zur Sturzprophylaxe ein Tisch vor den zu pflegenden Menschen stellen, darauf Klingel und ggf. Getränk abstellen
- zu pflegenden Menschen nach seinem Befinden befragen und verabreden, wie lange er im Stuhl sitzen möchte
- gebrauchte Materialien zusammenpacken
- hygienische Händedesinfektion
- Blick zurück
- Zimmer verlassen, Schild „Bitte nicht stören" abnehmen

Nachbereitung
- Besucher zurück ins Zimmer bitten
- Material entsorgen / wischdesinfizieren
- Dokumentation in der Pflegeplanung und ggf. Anpassung der Pflegemaßnahme

Im nächsten Anleitungsschritt gehen die Auszubildenden und der Praxisanleiter zu dem zu pflegenden Menschen, bei dem der anzuleitende Auszubildende eine Spitzfußprophylaxe im Rahmen der Kontrakturenprophylaxe durchführen soll.

Die Durchführung wiederholt sich wie oben aufgeführt und der anleitende Auszubildende ist unterstützend und erklärend tätig.

Evaluation / Reflexion

Danach findet im Arbeitsraum eine gegenseitige Reflexion und Evaluation der Anleitungssituation statt. Entsprechende Anregungen sind im Kapitel 4 zu finden.

Quellenverzeichnis

Blank, A.; Zittlau, N. (2017): Dienstübergabe in der Pflege. Einführung und Umsetzung im Team. Berlin: Springer.

Fachkommission nach § 53 Pflegeberufegesetz, Bundesinstitut für Berufsbildung (Hrsg.) (2020): Rahmenpläne der Fachkommission nach § 53 PflBG. Bonn. [13.08.2020]

Hoidelewicz, B.M. (2012): Der Pflegeprozess. Wien: Facultas.

Landolt, H. (1989): Ausbildung und Reflexion. In Beiträge zur Lehrerinnen- und Lehrerbildung (7/1): 40–45.

Pflegewerk Managementgesellschaft mbH (2020): Kontrakturenprophylaxe. Unter: www.pflegewerk.com/pflegekurse/4-prophylaxe/kontrakturenprophylaxe.html [19.08.2020].

Quernheim, G. (2004): Spielend anleiten und beraten. Hilfen zur praktischen Pflegeausbildung. München: Elsevier.

Robert Koch-Institut (2016): Händehygiene in Einrichtungen des Gesundheitswesens. Empfehlung der Kommission für Krankenhaushygiene und Infektionsprävention (KRINKO) beim Robert Koch-Institut (RKI) In: Bundesgesundheitsblatt – Gesundheitsforschung – Gesundheitsschutz 9: 1189–1220. [14.07.2020].

Roper, N. et al. (2009): Das Roper-Logan-Tierney-Modell. Basierend auf Lebensaktivitäten (LA). Bern: Huber.

13. Pflege als Wissenschaft

13.1 Expertenstandards und ihre Umsetzung im Pflegealltag

Sabine Nobles, Lena Bierschenk, Andrea Mörschel

Zu vernetzende praktische Anleitungssituationen

- Kap. 5 Pflegeprozess und Pflegeplanung
- Kap. 9 Prophylaxen in der Pflege
- Kap. 12.1 Strukturiertes Aufnahmegespräch
- Kap. 12.5 Beraten und Anleiten

Kompetenzraster

Das Kompetenzraster für diese Anleitungssituation ist zu finden unter: handwerk-technik.de/links/9201

Mögliche spiralförmige Kompetenzentwicklung der Auszubildenden

Kompetenzentwicklung im Kompetenzraster

Die erste Niveaustufe des Kompetenzrasters („Know That") schafft die fachliche (Wissens-) Voraussetzungen und kann maximal als Reproduktionsstufe von notwendigem Fachwissen angesehen werden. Die Niveaustufe „Know That" ist in der Praxis immer mit der Niveaustufe „Know How" („Durchführungsstufe") zu kombinieren, da Pflege immer als situatives Handeln zu verstehen ist. Die Reflexion zu den pflegerischen Handlungen wird dabei durchgängig eingeübt, um die Kompetenzen der Stufe „Know Why" zuverlässig anzubahnen.

Die Kompetenzentwicklung der Auszubildenden verläuft aufeinander aufbauend. Das heißt, die Kompetenzen, die im ersten Ausbildungsdrittel erworben werden, werden in den beiden folgenden Ausbildungsdritteln jeweils ergänzt und ausgebaut. Neue Kompetenzen lassen sich mit den bereits erworbenen verknüpfen und so den Kompetenzerwerb weiter wachsen. Im Zusammenhang mit der jeweiligen Pflegebedürftigkeit, den unterschiedlichen Bedürfnissen der zu Pflegenden, den unterschiedlichen Pflegesituationen und dem beständigen Kompetenzzuwachs, stellt sich so ein spiralförmiger Ausbau der Kompetenzen dar.

Geringer Grad an Pflegebedürftigkeit (Orientierungseinsatz)

Die Auszubildenden sollen während der Orientierungseinsätze das Pflegekonzept und das Dokumentationssystem des Trägers der praktischen Ausbildung kennenlernen. Dies beinhaltet auch erste Kontakte mit den Expertenstandards und ihrer Umsetzung im Pflegealltag.

Gezielt sollen Auszubildende Informationen über den Pflegebedarf und den geplanten Pflegeprozess aus der Dokumentation entnehmen und gemeinsam mit der Pflegefachperson Risikoeinschätzungen durchführen, Pflegemaßnahmen planen und anpassen. Somit werden die Auszubildenden schrittweise mit dem Einbeziehen von Expertenwissen vertraut gemacht. Die Auszubildenden werden in der Durchführung und situativen Anpassung der Maßnahmen zunehmend selbstständiger, somit wird ein grundlegender Kompetenzaufbau in diesem Tätigkeitsbereich gefördert. Das pflegerische Handeln und das Pflegeergebnis sollen dokumentiert werden. Das pflegerische Handeln soll sich an pflegewissenschaftlichen Erkenntnissen orientieren.

Mittlerer Grad an Pflegebedürftigkeit (Pflichteinsätze)

Die Expertenstandards sind für Pflegeeinrichtungen, ambulante Pflegedienste und Krankenhäuser verbindlich. Die Auszubildenden können die Anwendung von Expertenwissen bei allen Altersstufen, in unterschiedlichen Lebenssituationen und an unterschiedlichen Einsatzorten kennenlernen. Sie sollen evidenzbasierte Leitlinien und Expertenstandards in ihr pflegerisches Handeln einbeziehen. Das eigene pflegerische Handeln soll im Rahmen der Pflegeprozessgestaltung mit Expertenwissen begründet werden. Zunehmend selbstständig führen die Lernenden das Pflegeassessment, d.h. Pflegeanamnese, Risikoassessment etc., durch, planen die entsprechenden Pflegemaßnahmen unter Einbeziehung des jeweiligen Expertenstandards und setzen diese um. Die durchgeführte Pflege wird dokumentiert, evaluiert und ggf. angepasst. Zu pflegende Menschen und deren Bezugspersonen werden in die Pflegehandlung einbezogen, entsprechend angeleitet und beraten. Auch in Fallbesprechungen im intra- und interdisziplinären Team werden der Pflegeprozess und das entsprechende Expertenwissen kommuniziert.

Kinderkrankenpflege

Im Pflichteinsatz Pädiatrie eignet sich hierfür u.a. ein Aufnahmegespräch eines Kinds mit einem geringen Grad an Pflegebedürftigkeit mit seiner Bezugsperson, das z.B. zur Testung einer bestehenden Nahrungsmittelunverträglichkeit oder zu einer Routineaufnahme zur Einstellung einer diätetischen Ernährung ins Krankenhaus kommt. Ein besonderes Augenmerk im Pflegeassessment könnte z.B. auch auf der Erhebung des individuellen Sturzrisikos eines pädiatrischen Patienten liegen.

Hoher Grad an Pflegebedürftigkeit (Vertiefungseinsätze)

Während der Vertiefungseinsätze können die Auszubildenden die bereits erworbenen Kompetenzen noch einmal intensiv und umfassend beim Träger der praktischen Ausbildung ausbauen. Die Lernenden gestalten (mit-)verantwortlich die Pflegeprozesse für mehrere zu pflegende Menschen und hinterlegen entsprechendes Expertenwissen. Die Prozessplanung wird mit dem zu pflegenden Menschen und/oder ihren Bezugspersonen gemeinsam abgestimmt und regelmäßig evaluiert. Der Pflegeprozess und damit die Anwendung von Expertenwissen beziehen sich auf unterschiedliche, komplexe gesundheitliche Problemlagen. Die Lernenden sollen ggf. ergänzendes wissenschaftlich fundiertes Wissen aus den Pflege- und Bezugswissenschaften recherchieren, im inter- und interdisziplinären Team diskutieren und umsetzen.

Auszubildende im Pflegeberuf und Praktikanten können entsprechend angeleitet werden.

Rahmenbedingungen für die praktische Anleitung und Vorbereitungen

Die Anleitungssituation kann im ersten, zweiten und dritten Ausbildungsdrittel verortet werden. Die Anleitungssituation kann als Einzelanleitung oder als Gruppenanleitung mit bis zu vier Auszubildenden geplant werden. Die wie folgt beschriebene Anleitungssituation findet als Gruppenanleitung im zweiten Ausbildungsdrittel mit vier Auszubildenden statt.

Der Praxisanleiter wählt entsprechend der zu fördernden Kompetenzentwicklung der Auszubildenden die Inhalte der Anleitungssituation aus. Die Inhalte generieren sich aus der zu fördernden spiralförmigen Kompetenzentwicklung nach dem Rahmenausbildungsplan für die praktische Ausbildung. Daraufhin werden die zu pflegenden Menschen ausgewählt, die an der Anleitung teilnehmen sollen und deren Einverständnis dazu eingeholt.

Das Anleitungsthema, Zeit, Ort und Datum der Anleitungssituation werden entsprechend der Einrichtungsgegebenheiten kommuniziert. Bei der Anleitung sind die einrichtungsinternen Standards zu berücksichtigen.

Der Praxisanleiter reserviert einen Arbeitsraum.

Materialvorbereitung

Es werden Karten, Filzstifte, Metaplan-Wand oder Flipchart-Papier/ bzw. Wandzeitung benötigt.

Zum Einstieg ins Anleitungsthema werden vom Praxisanleiter für die Metaplanmethode Karten mit Fragen vorbereitet (→ Kap. 3 „Methodensammlung").

Folgende Fragen dienen als Beispiele:

1. Womit befasst sich die Pflegewissenschaft?

Erwartungshorizont: Pflegewissenschaft befasst sich mit Pflegeforschung – Forschungsgegenstände, Forschungserkenntnisse, Forschungsmethoden wie Studien – und deren Umsetzung in die Pflegepraxis.

2. Womit befasst sich die Forschung in der Pflege?

Erwartungshorizont: Pflegeforschung befasst sich in erster Linie mit der Effektivität pflegerischen Handelns und mit den Faktoren, die dieses Handeln unmittelbar beeinflussen.

3. Was bedeutet DNQP und wo befindet sich der Sitz?

Erwartungshorizont: DNQP steht für Deutsches Netzwerk für Qualitätsentwicklung in der Pflege, Sitz: Hochschule in Osnabrück.

4. Woran ist das DNQP maßgeblich seit ca. 20 Jahren beteiligt?

Erwartungshorizont: An der Entwicklung der Expertenstandards in der Pflege und deren Aktualisierung.

5. Welche Expertenstandards in der Pflege gibt es?

Erwartungshorizont:
- Dekubitusprophylaxe in der Pflege, 2. Aktualisierung 2017
- Entlassungsmanagement in der Pflege, 2. Aktualisierung 2019

- Pflege von Menschen mit chronischen Wunden, 1. Aktualisierung 2015
- Ernährungsmanagement zur Sicherung und Förderung der oralen Ernährung in der Pflege, 1. Aktualisierung 2017
- Sturzprophylaxe in der Pflege, 1. Aktualisierung 2013
- Förderung der Harnkontinenz in der Pflege, 1. Aktualisierung 2014
- Förderung der physiologischen Geburt, 2014 (wird zur Zeit aktualisiert)
- Beziehungsgestaltung in der Pflege von Menschen mit Demenz, 2019
- Schmerzmanagement in der Pflege, 2020
- Erhaltung und Förderung der Mobilität, 2014 (im Auftrag des GKV-Spitzenverbandes erarbeitet und nicht verpflichtend zu implementieren)

Ein Flipchart-Papier wird mit der Frage „Welche Struktur enthält die Matrix (Raster) eines jeden Expertenstandards?" vorbereitet.

Erwartungshorizont:

- Zielsetzung und Begründung
- Struktur-, Prozess- und Ergebnisqualität
- Risikoeinschätzung
- Maßnahmenplanung
- Information / Schulung / Beratung / Koordination
- Durchführung der Maßnahmen
- Evaluation von Interventionen

Die praktische Anleitung

Die Auszubildenden und der Praxisanleiter treffen sich im Arbeitsraum. Nach einer Begrüßungsrunde erklärt der Praxisanleiter den Ablauf der Anleitungssituation.

Einstieg ins Anleitungsthema

Zum Einstieg ins Anleitungsthema heftet der Praxisanleiter die vorbereiteten Karten an die Metaplanwand. Die Auszubildenden haben nun die Aufgabe, Antworten auf die Fragen zu finden, diese auf Karten zu notieren und den Fragen zuzuordnen. Der Praxisanleiter gibt zusätzliche Informationen und korrigiert ggf. die Antworten.

Danach überlegen die Auszubildenden gemeinsam, wie die Matrix in den Expertenstandards strukturiert ist. Die Aspekte werden auf Karten geschrieben und in der richtigen Struktur an das Flipchart-Papier mit der vorbereiteten Frage geklebt.

Durchführung der praktischen Anleitung

Merke

Die „5 Indikationen der hygienischen Händedesinfektion“ sind zu berücksichtigen und umzusetzen:

- vor Patientenkontakt
- vor aseptischen Tätigkeiten
- nach Kontakt mit potenziell infektiösem Material
- nach Patientenkontakt
- nach Kontakt mit der unmittelbaren Patientenumgebung

(Robert Koch-Institut 2016)

Vorbereitung

Im Vorfeld informiert der Praxisanleiter die Auszubildenden, ob eine Pflegeanamnese und ein Risikoassessment bei stationärer Neuaufnahme oder eine Evaluation des bestehenden Risikoassessments mit Anpassung des entsprechenden Maßnahmenplans durchgeführt werden soll.

Jeweils zwei Auszubildende bekommen einen zu pflegenden Menschen zugeteilt. Bei der folgenden Anleitungssituation haben sie die Aufgabe, die bestehenden individuell erhobenen Risikoeinschätzungen und Maßnahmenpläne der zu pflegenden Menschen zu überprüfen und ggf. anzupassen.

Gemeinsam wird überlegt, wie der zu pflegende Mensch und ggf. die Bezugsperson beraten und angeleitet werden können, um die geplanten Maßnahmen aktiv mit umzusetzen. Dazu werden die aktuelle Dokumentation und die Pflegeplanung für den zu pflegenden Menschen gesichtet und der zu pflegende Mensch und deren Bezugsperson befragt. Das entsprechende Formularwesen, z. B. Pflegeanamnese, Risikoerfassungen etc., ist analog/digital mitzuführen.

Durchführung

- den zu pflegende Menschen, ggf. die Bezugsperson über die Pflegeintervention informieren
- Besucher vor die Tür bitten, ggf. in einen Aufenthaltsraum
- Schild „Bitte nicht stören“ an die Tür
- hygienische Händedesinfektion
- Erhebung oder Überprüfung von Pflegeanamnese, Risikoassessment und Maßnahmenplan im Gespräch mit dem zu pflegenden Menschen, ggf. mit dessen Bezugsperson, und eventuell durch Inspektion von gefährdeten Körperstellen, Ermittlung des Körpergewichts / BMI etc.
- dem zu pflegenden Menschen mitteilen, dass eine kurze Besprechung mit dem Praxisanleiter zu den erhobenen Informationen stattfindet und danach ein erneuter Besuch erfolgt

- hygienische Händedesinfektion
- das Zimmer verlassen und Treffen der Auszubildenden mit dem Praxisanleiter im Arbeitsraum
- das jeweilige evaluierte Risikoassessment, die angepasste Maßnahmenplanung, Vorschläge zur Beratung und Anleitung im Plenum vorstellen, diskutieren, ggf. Korrektur durch Praxisanleiter
- zurück zu dem zu pflegenden Menschen gehen
- hygienische Händedesinfektion
- Information und Absprache der geplanten Maßnahmen und des Beratungsangebots mit dem zu pflegenden Menschen, ggf. mit dessen Bezugsperson
- hygienische Händedesinfektion
- Besucher wieder ins Zimmer bitten, Schild „Bitte nicht stören" abnehmen

Nachbereitung

Erneut treffen sich die Auszubildenden im Arbeitsraum und besprechen mit dem Praxisanleiter, ob nach dem Gespräch mit dem zu pflegenden Menschen und/oder der Bezugsperson noch Anpassungsbedarf der Maßnahmen besteht.

Anschließend erfolgt das Dokumentieren im einrichtungsinternen Dokumentationssystem.

Die für den zu pflegenden Menschen zuständige Pflegefachperson bekommt nun eine entsprechende Übergabe. Dazu wird auch die zuletzt angepasste Pflegeprozessdokumentation genutzt.

Evaluation / Reflexion

Zum Abschluss der Anleitungssituation treffen sich die Auszubildenden und der Praxisanleiter erneut im Arbeitsraum zu einem Feedbackgespräch.

Gestaltungsmöglichkeiten zur Evaluation und Reflexion von Anleitungssituationen sind in Kapitel 4 „Evaluation und Reflexion von Anleitungssituationen" aufgeführt.

Quellenverzeichnis

Deutsches Netzwerk für Qualitätsentwicklung in der Pflege (2020): Übersicht über die Expertenstandards. Unter: www.dnqp.de [18.08.2020].

Deutsche Gesellschaft für Pflegewissenschaft (2020). Unter: https://dg-pflegewissenschaft.de [18.08.2020].

Robert Koch-Institut (2016): Händehygiene in Einrichtungen des Gesundheitswesens. Empfehlung der Kommission für Krankenhaushygiene und Infektionsprävention (KRINKO) beim Robert Koch-Institut (RKI) In: Bundesgesundheitsblatt – Gesundheitsforschung – Gesundheitsschutz (9): 1189–1220. [14.07.2020].

14 Schmerzmanagement

14.1 Informationen

Urte Speckenbach, Lena Bierschenk

Folgende Informationen zum Pflegeprozess können bei einer Anleitungssituation zum Einstieg ins Anleitungsthema genutzt werden.

Die Aktualisierung des Expertenstandards „Schmerzmanagement in der Pflege" 2020 ist die Grundlage für alle pflegerischen Bereiche zum Umgang mit Schmerzen. Je nachdem, um welche Schmerzen es sich handelt, ist der Umgang mit Schmerzen unterschiedlich. Akute und chronische Schmerzen müssen als solche identifiziert und entsprechend therapiert werden. Der Umgang mit den zu pflegenden Menschen ist davon abhängig, unter welchen Schmerzen sie leiden, wie stark diese sind, welche Diagnosen damit verbunden sind und wie lange sie schon bestehen.

Schmerzeinschätzung

Um bei Menschen mit Schmerzen adäquat handeln zu können, muss zu Beginn einer Versorgung oder im Anschluss an eine Operation oder eines Traumas eine Schmerzeinschätzung erfolgen. Nur mit einer detaillierten Auskunft über den empfundenen Schmerz kann dem Betroffenen mit einer Schmerztherapie geholfen werden. Dazu werden verschiedene Aspekte erfragt oder durch Beobachtung ermittelt, z. B. bei Menschen mit kognitiven Einschränkungen, Säuglingen und Kleinkindern. Beginn und Lokalisation des Schmerzes, Schmerzart, -qualität, -stärke und -dauer geben Aufschluss über den empfundenen Schmerz.

Definition von Schmerz

„Schmerz ist ein unangenehmes Sinnes- oder Gefühlserlebnis, das mit einer aktuellen oder potenziellen Gewebeschädigung einhergeht, oder mit Begriffen einer solchen Schädigung beschrieben wird." (International Association for the study of pain)

Die Definition der International Association for the Study of Pain (IASP) verdeutlicht, dass die Sinneswahrnehmung und das emotionale Erleben von Schmerz gleichermaßen von den Betroffenen zu verarbeiten sind. Weder Sinnes- noch Gefühlserlebnisse sind, im Gegensatz z. B. zu einer Reizweiterleitung von Nerven, messbar. Dies verdeutlicht die Problematik im Alltag für Menschen mit Schmerzen.

Schmerzarten

Es gibt verschiedene Arten von Schmerz. Sie werden in nozizeptive und neuropathische Schmerzen, Mischformen dieser beiden Schmerzarten und viszerale Schmerzen unterteilt. Nozizeptive Schmerzen entstehen durch Gewebeschädigungen und werden durch Rezeptoren übertragen. Das können Schmerzen nach Traumata aller Art oder auch entzündliche Prozesse sein. Neuropathische Schmerzen hingegen entstehen durch die Schädigung einer Nervenfaser. Hierfür bekannt ist z. B. der Phantomschmerz, der sich an anderer Stelle bemerkbar macht, als er ausgelöst wird. Mischschmerzen liegen häufig bei Tumor- oder Rückenerkrankungen vor. Von viszeralem Schmerz spricht man bei Erkrankungen der tief liegenden Organe. Hier ist eine Diagnostik besonders anspruchsvoll, weil das Schmerzempfinden sehr diffus und eine Lokalisation für den Betroffenen oftmals schwierig zu benennen ist.

Schmerzqualität

Unter Schmerzqualität versteht man den Charakter des Schmerzes, z. B. stechend, pochend oder dumpf. Über diese Qualitätsbeschreibung ist für den behandelnden Arzt der Ursprung eines Schmerzes nachvollziehbar. Subjektive Schmerzqualität wird z. B. durch heftig oder quälend angegeben.

Schmerzstärke

Die Schmerzstärke ist schwer ermittelbar, weil diese rein subjektiv ist. Jeder Mensch hat ein anderes Schmerzempfinden, weshalb Schmerzen unterschiedlich wahrgenommen werden. Um ermitteln zu können, wie stark ein Mensch Schmerzen empfindet, werden verschiedene Skalen genutzt. Besonders schwierig ist die Ermittlung von Schmerzen bei Menschen, die sich verbal nicht äußern können wie Menschen mit fortgeschrittener Demenz, Säuglinge und Kleinkinder, etc. Im Anschluss werden beispielhaft Skalen aufgeführt:

- **Numerische Ratingskala (NRS):** Eine Zahlen-Skala von 0 bis 10. 0 bedeutet kein Schmerz, 10 sehr starker Schmerz. Die Betroffenen schätzen ihre Schmerzstärke selbst ein.
- **Verbale Rating Skala (VRS):** Der betroffenen Person werden fünf Wortkombinationen von „kein Schmerz" bis „maximal vorstellbarer Schmerz" genannt. Der Betroffene sucht die Kombination aus, die für ihn passt. Geeignet für Menschen, die sich schlecht über längere Zeit konzentrieren können.
- **Visuelle Analogskala (VAS):** Auf einer Linie wird ein Startpunkt mit „kein Schmerz" und ein Endpunkt mit „stärkster vorstellbarer Schmerz" gekennzeichnet. Die Person mit Schmerzen gibt selbst ihre Schmerzstärke auf der Linie an. Gut geeignet für Menschen, die leichte kognitive Einschränkungen aufweisen.
- **Faces Pain Scale-Revised (FPS-R):** Der Person wird eine Skala mit Gesichtern, die einen von normal bis schmerzverzerrten Ausdruck zeigen, vorgelegt. Ihr wird erklärt, dass die Gesichter Schmerzen zeigen. Das Gesicht ganz links zeigt gar keinen Schmerz, das Gesicht rechts zeigt den stärksten Schmerz. Die Person wird aufgefordert, auf das Gesicht zu zeigen, das ihrem eigenen Schmerz entspricht. Geeignet für Kinder von 4 bis 16 Jahren und für kognitiv beeinträchtigte Menschen.
- **Kindliche Unbehagen- und Schmerzskala nach Büttner (KUSS):** Die Aspekte Weinen, Gesichtsausdruck, Rumpfhaltung, Beinhaltung und motorische Unruhe werden mit drei verschiedenen Parametern bewertet. Es können maximal zehn Punkte erreicht werden, ab

vier Punkten muss eine Schmerztherapie eingeleitet werden. Geeignet für Kinder von null bis vier Jahren und für Menschen mit Mehrfachbehinderung.

- **Beurteilung von Schmerzen bei Demenz (BESD):** Die Kategorien Atmung, negative Lautäußerungen, Gesichtsausdruck, Körpersprache und Reaktion auf Trost werden mit einer Punktanzahl bewertet. Es können maximal zehn Punkte vergeben werden. Ab einer Punktzahl von zwei muss eine Schmerzbehandlung eingeleitet werden.
- Für die Schmerzanamnese von Früh- und Neugeborenen eignet sich der **Berner Schmerzscore für Neugeborene (BSN).** Dieser beinhaltet neun Parameter, die einzeln beurteilt und mit Punkten bewertet werden. Unter den Parametern sind sowohl messbare wie etwa Vitalparameter, als auch solche, die von der Pflegefachperson beurteilt werden wie Weinen, Hautfarbe oder Körperausdruck.

Schmerzdauer

Die Schmerzdauer ist maßgeblicher Faktor für eine Chronifizierung des Schmerzes. Es werden Zeiträume zwischen sechs Wochen und drei Monaten angegeben.

Chronifizierung des akuten Schmerzes

Akuter Schmerz ist immer die Grundlage, auf der sich ein chronischer Schmerz entwickelt. Der ursprüngliche Zweck des Schmerzes als „lebenserhaltende Warn- und Schutzfunktion" (DNQP, 2020, S. 23) ist nicht mehr vorhanden, die Gewebeschädigung ist abgeheilt und trotzdem hat der betroffene Mensch Schmerzen. Man spricht deshalb auch von chronischen Schmerzen, „wenn dieser dauerhaft oder wiederkehrend für mindestens drei Monate vorhanden ist" (DNQP, 2020, S. 23). Des Weiteren werden bio-physiopathologische und psychosoziale Prozesse angegeben. Eine Chronifizierung von Schmerz steht in Verbindung mit der Situation, in der der Schmerz erlebt wird, mit der persönlichen Reaktion des Menschen auf den erlebten Schmerz und mit weiteren Aspekten, die die Persönlichkeit eines Menschen prägen. Daher stellt chronischer Schmerz immer einen multifaktoriellen Schmerz dar und bedarf deshalb einer multimodalen Therapie, z. B. durch Ärzte, Psychologen, Physiotherapeuten, Ernährungsberatung.

Eine adäquate Schmerztherapie des akuten Schmerzes von Beginn an, trägt zu einem zügigen Abheilen und einer Vermeidung von chronischen Schmerzen bei.

Kinderkrankenpflege

Schmerz bei Früh- und Neugeborenen

Bereits ab ca. der 18. SSW ist ein Kind fähig, Schmerzen zu empfinden. Da das noch sehr unreife Gehirn eines Frühgeborenen viele Eindrücke ungefiltert an den Körper weiterleitet, entsteht Stress. Stress verursacht bei Frühgeborenen wiederum Schmerzen, die noch mehr Stress auslösen, es entsteht ein Kreislauf, den es zu unterbrechen gilt. Dieser Schmerz lässt sich wie bei Erwachsenen auch oftmals gut an den gemessenen Vitalparametern ablesen und bemerken, z. B. Tachycardie, Tachypnoe. Mithilfe des Berner Schmerzscore für Neugeborene (BSN) lässt er sich jedoch auch in eine Skala übertragen, was einmal pro Schicht zur Versorgung erfolgen sollte.

Anders als bei der Schmerztherapie eines Erwachsenen wird in der Akutschmerzbehandlung zunächst auf eine nichtpharmakologische Schmerzreduktion gesetzt, eine medikamentöse Schmerztherapie kann begleitend oder als ultima ratio eingesetzt werden. Hierzu zählen u. a. Swaddling, non-nutrives Saugen und vor allem das Känguruhn (→ Kap. 14.3). Ziel dieser Maßnahmen ist immer, das Kind durch Spüren der eigenen Körpergrenzen oder Befriedigen eines Bedürfnisses, z. B. Saugen, Nähe, Begrenzung, zu einer Selbstregulierung zu bringen. Es können bereits kleine Positionsveränderungen oder das Beseitigen störender Umwelteinflüsse wie Licht oder Lärm zu einer Schmerzlinderung führen.

Ein weiterer wichtiger Ansatz in der Akutschmerztherapie bei Früh- und Neugeborenen ist die orale Gabe von Glukose 20 %. Diese bewirkt, dass Endorphine im endogenen Opioid-System freigesetzt werden. Sie ist daher einer i.v. Opioidgabe gleich zu setzen. Die Dosierung beträgt 0,2 ml / Kilogramm Körpergewicht zwei bis drei Minuten vor einem Schmerzreiz und lässt sich daher sehr gut mit pflegerischen Routinehandlungen, z. B. kappiläre Blutentnahme, Anlage eines i.v.- Zugangs, in ärztlicher Rücksprache kombinieren.

14.2 Schmerzmanagement bei demenziell erkrankten Menschen
Zu vernetzende praktische Anleitungssituationen

Urte Speckenbach

- Kap. 8 Prophylaxen
- Kap. 9 Wundmanagement

Kompetenzraster

Das Kompetenzraster für diese Anleitungssituation ist zu finden unter: handwerk-technik.de/links/9201

Mögliche spiralförmige Kompetenzentwicklung der Auszubildenden

Kompetenzentwicklung im Kompetenzraster

Die erste Niveaustufe des Kompetenzrasters („Know That“) schafft die fachlichen (Wissens-) Voraussetzungen und kann maximal als Reproduktionsstufe von notwendigem Fachwissen angesehen werden. Die Niveaustufe „Know That“ ist in der Praxis immer mit der Niveaustufe „Know How“ („Durchführungsstufe“) zu kombinieren, da Pflege immer als situatives Handeln zu verstehen ist. Die Reflexion zu den pflegerischen Handlungen wird dabei durchgängig eingeübt, um die Kompetenzen der Stufe „Know Why“ zuverlässig anzubahnen.

Nachfolgend sind exemplarisch Pflegehandlungen bei zu Pflegenden mit unterschiedlichen Pflegegraden aufgeführt. Die Kompetenzentwicklung der Auszubildenden verläuft aufeinander aufbauend. Das heißt, die Kompetenzen, die im ersten Ausbildungsdrittel erworben werden, werden in den beiden folgenden Ausbildungsdritteln jeweils ergänzt und ausgebaut.
Neue Kompetenzen lassen sich mit den bereits erworbenen verknüpfen und so den Kompetenzerwerb weiterwachsen.

Geringer Grad an Pflegebedürftigkeit (Orientierungseinsatz)

Die Auszubildenden können während der Versorgung eines zu Pflegenden mit geringem Unterstützungsbedarf eine Patientenbeobachtung durchführen und nehmen wahr, wenn ein zu Pflegender Schmerzen erleidet. Sie können diese Beobachtung in Worte fassen und im Rahmen des Pflegeprozesses verarbeiten sowie an eine Pflegefachperson adäquat weitergeben. Sie wissen, welche Dokumente in der Pflegedokumentation zum Thema Schmerz zur Verfügung stehen, wo und wie die Schmerzstärke dokumentiert wird und welche Schlussfolgerungen sich daraus ziehen lassen. Die Auszubildenden können empathisch erfassen, was der Schmerz für den Betroffenen bedeutet und wie stark dieser darunter leidet. Bei der Versorgung eines leicht kognitiv eingeschränkten Menschen achten die Auszubildenden auf die Mimik und die Körpersprache des zu Pflegenden und können ihre Beobachtung an die Pflegefachperson oder den Praxisanleiter weitergeben. Die Auszubildenden wissen, dass der behandelnde Arzt für eine Veränderung der Schmerzmedikation zuständig ist und dass dieser informiert werden muss, wenn ein zu pflegender Mensch Schmerzen äußert oder Schmerzen angenommen werden, insbesondere bei Kindern oder kognitiv eingeschränkten Menschen.

Mittlerer Grad an Pflegebedürftigkeit (Pflichteinsatz)

Die Auszubildenden werden an die Pflege von Menschen mit einer mittleren Pflegebedürftigkeit herangeführt. Dabei sind sie in der Lage, den zu pflegenden Menschen auf mögliche Schmerzen anzusprechen und gemeinsam mit ihm die Schmerzintensität zu verbalisieren. Die Auszubildenden können dem zu pflegenden Menschen die Aspekte der Schmerztherapie erklären, z. B. warum es notwendig ist, akute Schmerzen frühzeitig und ausreichend mit Schmerzmedikamenten zu behandeln. Die Gespräche mit dem zu Pflegenden werden auf einer adäquaten Beziehungsebene geführt. Die Auszubildenden können auf die sozialen und / oder kulturellen Lebenshintergründe des zu Pflegenden ebenso reagieren wie auf die psychische Verfassung oder die kognitive Einschränkung. Sie wahren eine professionelle Distanz, auch wenn sie Mitgefühl für den zu pflegenden Menschen zeigen. Um eine adäquate Unterstützung für den zu Pflegenden zu gewährleisten, bringen die Auszubildenden ihre Beobachtung mit in den Informationsaustausch innerhalb der unterschiedlichen Berufsgruppen ein. Sie teilen ihre Beobachtungen den zu Pflegenden betreffend mit und machen Vorschläge, wie die Versorgung zur Verbesserung des Gesundheitszustands durchgeführt werden könnte, z. B. bei einem zu Pflegenden mit einer Rippenprellung nach Sturz: Verabreichung der Schmerzmedikation vor der Mobilisierung, damit der Betroffene möglichst wenig Unterstützung braucht und eine, durch die Mobilisierung angeregte, tiefere Atmung schmerzfrei durchführen kann. Die Auszubildenden dokumentieren alle schmerzrelevanten Aspekte korrekt in der Pflegedokumentation. Sie sind vertraut mit den Inhalten des Expertenstandards und in der Lage, ihr Wissen an die zu pflegenden Menschen weiterzugeben. So können sie z. B. darauf hinwirken, dass Menschen, die keine Schmerzmedikamente einnehmen wollen, erfahren, dass sie ein Recht auf Schmerzbehandlung haben und ihnen dies niemand vorenthalten darf.

Hoher Grad an Pflegebedürftigkeit (Vertiefungseinsätze)

Die Auszubildenden setzen die Pflege von schwerstkranken Menschen um und reflektieren dabei ihr eigenes Handeln. Dadurch lernen sie Trauer, Mitleid und Mitgefühl professionell zu bewältigen und darüber mit Kollegen oder dem Praxisanleiter zu sprechen. Sie versetzen sich in die Lage der pflegebedürftige Person und können dadurch eine Beziehung herstellen, die eine vertrauensvolle Pflege ermöglicht. Gleichzeitig überschreiten die Auszubildenden die professionelle Distanz nicht und sorgen so für ihre eigene psychische Gesundheit. Sie beziehen die Angehörigen adäquat mit in die Gespräche und Beratungen zum Thema Schmerz ein und tragen zu einer aufgeklärten Pflegesituation bei. Sie beraten z. B. zu nicht-medikamentösen Maßnahmen, die angewendet werden können, um den zu Pflegenden über die Medikamenteneinnahmen hinaus zu unterstützen. Im interprofessionellen Team arbeiten sie aktiv mit an der Verbesserung der Schmerzsituation des zu pflegenden Menschen und machen Vorschläge zu therapeutischen Maßnahmen. Die Auszubildenden kennen die neuesten Behandlungsgrundlagen und können aus pflegewissenschaftlicher Sicht eine therapeutische Maßnahme planen und umsetzen.

Rahmenbedingungen für die praktische Anleitung und Vorbereitungen

Die Anleitung kann im ersten, zweiten und dritten Ausbildungsdrittel verortet werden. Der Praxisanleiter wählt entsprechend der zu fördernden Kompetenzentwicklung der Auszubildenden die Inhalte der Anleitungssituation aus. Die Inhalte generieren sich aus der zu fördernden Kompetenzentwicklung nach dem Rahmenausbildungsplan für die praktische Ausbildung. Daraufhin werden die zu pflegenden Menschen ausgewählt, die an der Anleitung teilnehmen sollen und deren Einverständnis oder das Einverständnis der Angehörigen eingeholt. Die Aufgabe für die Situation vor Ort bei dem zu Pflegenden entspricht dem Ausbildungsstand der Auszubildenden, dem Setting und dem ausgewählten zu Pflegenden. Die folgende Anleitungssituation ist im dritten Ausbildungsdrittel zu verorten.

Die Anleitung kann je nach Pflegesetting als Einzel- oder Gruppenanleitung mit maximal drei Auszubildenden stattfinden. Beispielsweise kann in der stationären Langzeitpflege die Beobachtung eines demenziell erkrankten Menschen gleichzeitig von mehreren Auszubildenden erfolgen. Die unterschiedlichen Ergebnisse können während der Auswertung zur gemeinsamen Reflexion des Ergebnisses genutzt werden

Ambulante Pflege

In der ambulanten Pflege hingegen ist eine Einzelanleitung zielführender.

Das Anleitungsthema, Zeit, Ort und Datum der Anleitungssituation werden entsprechend der Einrichtungsgegebenheiten kommuniziert. Bei der Anleitung sind die einrichtungsinternen Standards zu berücksichtigen.

Materialvorbereitung

Als Einstieg bietet sich in einer Gruppe ein Brainstorming oder eine Mindmap an. Für eine Einzelanleitung kann eine Mindmap genutzt werden. Weitere Einstiegsmöglichkeiten sind im Kapitel 3 „Methodensammlung" zu finden. Die entsprechenden Initialfragen und der Erwartungshorizont kann aus Kap. 14.1 generiert werden. Bei dieser Anleitungssituation wird als Einstieg die Methode „Brainstorming" genutzt. Der Praxisanleiter bereitet den Einstieg mit entsprechenden Fragestellungen vor und schreibt sie auf Flipchart-Papier.

Eine Metaplanwand oder Tafel und entsprechendes Schreibmaterial bereitet der Praxisanleiter vor. Die BESD-Skala wird mit Klemmbrett und Stift für die Anzahl der beobachtenden Auszubildenden vorbereitet.

Beispielfragen für das Brainstorming: „Wie wirkt sich chronischer Schmerz auf einen Betroffenen aus? Welche Besonderheiten kann eine zusätzliche Demenzerkrankung mit sich bringen? Mit welcher Skala können Schmerzen bei Menschen mit einer fortgeschrittenen Demenz erfasst werden?"

Erwartungshorizont:

- Der zu Pflegende leidet körperlich und emotional.

- Die Person macht ihre Aktivitäten von dem aktuellen Maß der Schmerzen abhängig.
- Es besteht Vereinsamungsgefahr.
- Die Sturzgefahr steigt.
- Die zu pflegende Person wird unleidlich.
- Der zu Pflegende hat ein erhöhtes Risiko eine Medikamentenabhängigkeit zu entwickeln.
- Die Mobilität wird durch den Betroffenen verringert.
- Die empfundenen Schmerzen wirken sich ebenfalls auf das direkte Umfeld des zu Pflegenden aus.
- Das Risiko Depressionen zu entwickeln steigt.
- Bei Menschen mit Demenz ist es möglich, dass der Schmerz nicht mitgeteilt werden kann.
- Menschen mit Demenz weinen, wenn sie Schmerzen empfinden.
- Manche Menschen mit Demenz schimpfen laut.
- Demenziell veränderte zu Pflegende lehnen Zuwendung ab oder suchen sie.
- Kognitiv eingeschränkte Personen werden unruhig und laufen hin und her.
- Die Körpersprache von an Demenz Erkrankten verändert sich durch chronische Schmerzen.
- Angebotene Aktivitäten werden abgelehnt.
- Die Vitalwerte können verändert sein.
- Die fünf Aspekte der BESD-Skala: Atmung, negative Lautäußerungen, Gesichtsausdruck, Körperhaltung, Trost annehmen.

Es wird dafür gesorgt, dass die Auszubildenden Einsicht in die Pflegedokumentation nehmen können. Im ambulanten Pflegedienst trägt der Praxisanleiter dafür Sorge, dass die Pflegedokumentation des ausgewählten zu Pflegenden vorab in die Dienststelle gebracht wird.

Die praktische Anleitung

Der Praxisanleiter und die Auszubildenden treffen sich in dem ausgewählten Raum. Der Praxisanleiter erläutert die Vorgehensweise und umreißt das geplante Zeitfenster.

Einstieg ins Anleitungsthema

Zum Einstieg in das Anleitungsthema hängt der Praxisanleiter die Flipchart-Papiere im Arbeitsraum auf. Die Auszubildenden haben die Aufgabe, sich mit den Fragen zu beschäftigen und zählen alles auf, was ihnen zur Fragestellung einfällt. Der Praxisanleiter agiert als Moderator und schreibt die Wortmeldungen mit. Nach zehn Minuten wird das Sammeln von Beiträgen beendet und die Auszubildenden clustern ihre Beiträge gemeinsam. Der Praxisanleiter hat auch hier die Funktion des Moderators. Erst wenn die Auszubildenden nicht mehr weiterwissen, korrigiert oder vervollständigt der Praxisanleiter einzelne Punkte. Er bespricht die Inhalte und die Sortierung der gesammelten Aspekte. Die Ergebnisse dieser Erarbeitung bleiben für die spätere Verwendung während der Reflexion im Arbeitsraum.

Durchführung der praktischen Anleitung

> **Merke**
>
> Die „5 Indikationen der hygienischen Händedesinfektion" sind zu berücksichtigen und umzusetzen:
>
> - vor Patientenkontakt
> - vor aseptischen Tätigkeiten
> - nach Kontakt mit potenziell infektiösem Material
> - nach Patientenkontakt
> - nach Kontakt mit der unmittelbaren Patientenumgebung
>
> (Robert Koch-Institut 2016)

Vorbereitung

Die Auszubildenden bekommen den zu Pflegenden zugewiesen, mit dem die Praxisanleitung durchgeführt wird. Sie erhalten folgende Aufgabe vom Praxisanleiter für die konkrete Durchführung der Anleitungssituation: „Dem zu Pflegenden geht es seit einigen Tagen nicht gut. Er weint viel und will nichts essen. Beobachten Sie ihn nach den Vorgaben der BESD-Skala. Welche Erkenntnisse gewinnen Sie? Welche Maßnahmen leiten Sie ein? Welche Informationen geben Sie an den behandelnden Arzt weiter?" Jeder Auszubildende erhält die BESD-Skala. Die Auszubildenden besprechen, in welcher Situation sie die Beobachtung durchführen wollen, bevor sie den zu Pflegenden aufsuchen. Sie können den Betroffenen in Ruhe oder während einer Mobilisation beobachten. Die Auszubildenden beschließen hier die Beobachtung zur Schmerzerfassung bei einem Transfer vom Pflegebett in den Pflegerollstuhl vorzunehmen.

Durchführung

Der Praxisanleiter hält sich im Hintergrund und beobachtet die Auszubildenden und den zu Pflegenden.

Einer der Auszubildenden führt den Transfer durch. Dies erfolgt so, wie es in den normalen Pflegesituationen auch erfolgt.

Die anderen beiden Auszubildenden führen die Beobachtung während des Transfers durch. Sie beobachten unabhängig voneinander die fünf Phänomene die Atmung betreffend, negative Lautäußerungen, den Gesichtsausdruck, die Körpersprache und das Annehmen von Trost. Sie haben die BESD-Skala bei sich und setzen ihre Bewertung mit einem Kreuz. Wenn das Verhalten nicht wahrgenommen wurde, wird in der Spalte „Nein" ein Kreuz gesetzt. Für die Auszubildenden wird das Ergebnis in der Nachbesprechung mit dem Praxisanleiter deutlich.

Nachbereitung

Die Auszubildenden und der Praxisanleiter kommen in den Arbeitsraum, in dem sie die Vorbesprechung durchgeführt haben, wieder zusammen und stellen ihre Ergebnisse vor. Die Addition der Punkte kann unterschiedliche Werte ergeben. Sie vergleichen die unterschiedlichen Ergebnisse aus der Beobachtungssituation und entscheiden im gemeinsamen Gespräch, wie weiter vorgegangen werden soll und welche Maßnahmen ergriffen werden:

- den behandelnden Arzt informieren, z. B. „Es wurde ein Punktwert von 4 ermittelt."
- weitere Aspekte in die Bewertung einfließen lassen, z. B. Hinweise von Mitarbeitern aus dem interdisziplinären Team wie Betreuungskräfte oder Beobachtungen von Angehörigen, z. B. „Der Punktwert bleibt unter 2, bestimmte Aspekte im Umgang mit diesem zu Pflegenden lassen dennoch Schmerz als wahrscheinlich vermuten."
- eine Fallbesprechung organisieren
- Änderungen am Maßnahmenplan vornehmen, z. B. „Ein Transfer soll in Zukunft nur noch zu zweit durchgeführt werden, da der Punktwert in der Mobilisation über zwei lag."
- nicht-medikamentöse Therapien

Das Ergebnis der Einschätzung wird dokumentiert.

Evaluation / Reflexion

Die Auszubildenden reflektieren die gesamte Situation. Sie geben Feedback, wie sie sich in der Beobachtungsposition gefühlt haben. Sie reflektieren den Umgang mit Schmerzen in der Versorgung von demenziell veränderten zu Pflegenden in ihren jeweiligen Settings und ihren eigenen Umgang mit dieser Problematik.

Der Praxisanleiter reflektiert die Ergebnisse des Brainstormings im Vergleich zu den erhobenen Daten und den daraus gezogenen Schlussfolgerungen.

Anregungen zur Gestaltung des Feedbackgesprächs sind im Kapitel 4 „Evaluation und Reflexion von Anleitungssituationen" zu finden.

14.3 Kangaroo-care/„Känguruhn“

Lena Bierschenk

Informationen

Folgende Informationen können bei der Anleitungssituation zum Einstieg ins Anleitungsthema genutzt werden.

„Känguruhn“ oder auch „Kangaroo-care“ ist das Legen des Früh- oder Neugeborenen auf den nackten Oberkörper eines Elternteils bzw. Sorgeberechtigten. In diversen Studien und Untersuchungen wurde festgestellt, dass diese Art von Kontakt sich nachweislich positiv auf das (neurologische) Outcome des Kinds auswirkt. Es minimiert sich nicht nur die Infektionsrate, sondern bei Frühgeborenen sogar die Sterblichkeitsrate. Insgesamt sind die Kinder deutlich ausgeglichener und haben weniger Körpertemperaturschwankungen etc. Das „Känguruhn“ stellt einen Gewinn für beide beteiligten Seiten dar: das Neugeborene empfindet Wärme, Geborgenheit und wohltuende Nähe zu einem Elternteil und auch das Elternteil kann eine bessere Beziehung zum eigenen Kind herstellen, welches sonst isoliert und getrennt, z. B durch einen Inkubator oder Überwachungsmonitoring, auf einer Kinder(-intensiv)station ist. Auf der Brust des Elternteils kann die alltägliche Routine stattfinden: Sondieren von Nahrung und / oder Medikamenten, routinemäßige kapilläre Blutentnahmen (Känguruhn wirkt sich schmerzreduzierend aus), kleinere Untersuchungen etc. Eine Einheit sollte mindestens eine Stunde dauern, um einen entspannenden Effekt für alle Beteiligten zu erzielen, ggf. müssen die Termine mit den Eltern im Vorfeld abgesprochen werden.

Kompetenzraster

Das Kompetenzraster für diese Anleitungssituation ist zu finden unter: handwerk-technik.de/links/9201

Mögliche spiralförmige Kompetenzentwicklung der Auszubildenden

- Kap. 14.2 Schmerzmanagement bei demenziell erkrankten Menschen

Rahmenbedingungen für die praktische Anleitung und Vorbereitungen

Die Anleitungssituation ist am Ende des ersten bzw. im zweiten Ausbildungsdrittel im Pflichteinsatz „Pädiatrie“ als Einzel- oder Gruppenanleitung zu verorten. Die folgende Anleitungssituation findet mit vier Auszubildenden statt.

Der Praxisanleiter reserviert einen Arbeitsraum.

Das Anleitungsthema, Zeit, Ort und Datum der Anleitungssituation werden entsprechend der Einrichtungsgegebenheiten kommuniziert.

Bei der Anleitung sind die einrichtungsinternen Standards zu berücksichtigen.

Materialvorbereitung

Der Praxisanleiter legt Flipchart-Papier und Moderationsstifte bereit.

Für den Einstieg ins Anleitungsthema wird die Methode „Mindmap" gewählt (→ Kap. 3 „Methodensammlung").

In die Mitte des Flipchart-Papiers wird das Hauptthema „Kangaroo-care" geschrieben mit folgenden Unterpunkten:
- Voraussetzungen des Neugeborenen
- (messbare) Auswirkungen auf das Neugeborene
- positive Ergebnisse für die Eltern
- Rolle der Pflegefachperson vor, während und nach der Intervention
- räumliche Voraussetzungen
- hygienische Bedingungen
- Kontraindikationen

Die praktische Anleitung

Die Auszubildenden treffen sich mit dem Praxisanleiter im Arbeitsraum. Es gibt eine kurze Begrüßungs- und Vorstellungsrunde und der Praxisanleiter stellt den Ablauf der Anleitungssituation vor.

Einstieg ins Anleitungsthema

Zum Einstieg ins Anleitungsthema wird das Erstellen einer Mindmap durchgeführt, um das bereits vorhandene Fachwissen der Auszubildenden abzufragen und alle Teilnehmer auf den gleichen Wissensstand zu bringen. Der Praxisanleiter notiert die aufgeführten Aspekte der Auszubildenden auf dem vorbereiteten Flipchart-Papier.

Nach dem Erstellen der Mindmap füllt der Praxisanleiter noch bestehende Fachwissenslücken und stellt den Auszubildenden das Kind vor, welches ein Kangaroo-care erhalten soll. Insbesondere die tagesaktuelle Verfassung des Kinds, die Grunderkrankungen und Besonderheiten sollten dabei fokussiert werden. Eventuell bleibt noch etwas Zeit, den Auszubildenden eine kurze Familienanamnese des Kinds vorzustellen. Dies alles sollte den Zeitrahmen von zwei Stunden nicht überschreiten.

Danach gehen die Auszubildenden und der Praxisanleiter in das betreffende Zimmer und begrüßen die Eltern und ihr Neugeborenes.

Vorbereitung
- Herstellen einer angenehmen Atmosphäre: Eltern und Kind sollen sich wohl/heimisch fühlen (Fenster und Türen schließen, Licht dimmen, die Eltern nach benötigtem Material fragen u. a.)

- Vorbereitung des Raums: Liegestuhl vorbereiten, Getränk und Klingel in erreichbare Nähe legen
- Information der Eltern über bevorstehendes Känguruhn, das betreffende Elternteil bitten, den Oberkörper frei zu machen (Achtung: Wahrung der Intimsphäre, ggf. einen Kittel anbieten) und es sich auf dem Liegestuhl gemütlich zu machen, Seite absprechen, auf die der Kopf des Kinds positioniert werden soll

Durchführung

Merke

Die „5 Indikationen der hygienischen Händedesinfektion" sind zu berücksichtigen und umzusetzen:

- vor Patientenkontakt
- vor aseptischen Tätigkeiten
- nach Kontakt mit potenziell infektiösem Material
- nach Patientenkontakt
- nach Kontakt mit der unmittelbaren Patientenumgebung

(Robert Koch-Institut 2016)

- Versorgung des Kinds (im Inkubator): Vitalparameterkontrolle, wickeln, bis auf die Windel entkleiden, ggf. Mütze aufsetzen, Sicherung aller Zu- und Ableitungen, für die Herausgabe in ein warmes Handtuch o. ä. legen
- Kind behutsam auf die Brust / in den Arm des Elternteils legen, sodass beide möglichst viel Hautkontakt zueinander haben, das Kind umgehend zudecken
- sofern die Mutter das Kind aufgelegt bekommt, kann im Beisein einer examinierten Pflegefachperson / Hebamme auch ein Stillversuch mit Laktationsberatung unternommen werden
- auf das Empfinden / die Vitalparameter des Kinds achten: zunächst kann auch Unbehagen (Schreien / Weinen) eintreten, was sich aber zügig wieder legen sollte, sonst ggf. Positionswechsel erwägen oder das Kind zurück ins Bett legen
- den Eltern Sicherheit vermitteln (insbesondere bei kleinen Frühgeborenen oder noch unerfahrene Eltern in Bezug auf das Känguruhn) und für Rückfragen zur Verfügung stehen, den Raum nicht sofort nach der Herausgabe des Kinds verlassen
- die Eltern animieren, mit ihrem Kind zu sprechen, ggf. kurze Geschichten vorlesen lassen
- einen letzten Blick auf die Vitalparameter des Kinds werfen und sicher stellen, dass die Klingel für die Eltern erreichbar ist (sollten beide Elternteile anwesend sein, das nicht direkt involvierte Elternteil ermutigen, bei einem Problem auch aus dem Zimmer zu kommen)

- die Familie / das Elternteil mit dem Kind so lang wie möglich alleine lassen (nur für dringende Pflegemaßnahmen stören: z. B. Sondieren) und die Tür von außen leise schließen
- Nach Ablauf des vereinbarten Zeitraums (mindestens 60 Minuten) oder Unbehagen des Kinds den Raum betreten, ggf. Eltern und Kind vorsichtig wecken und das Zurücklegen des Kinds ankündigen. Diese Zeit kann gut genutzt werden, um z. B. das Bettlaken zu wechseln oder frische Kleidung für das Kind heraus zu suchen.
- nach kurzer Zeit den Transfer des Kinds ins Bett unter Beachtung aller Zu- und Ableitungen vornehmen und das Kind erneut pflegerisch versorgen oder durch die bereits angelernten Eltern versorgen lassen, im Bett abschließend positionieren und sich verabschieden

Nachbereitung
- Liegestuhl wischdesinfizieren
- benötigtes Material weg räumen
- Raumordnung wieder herstellen
- eventuell bestehende Fragen der Eltern beantworten
- das beteiligte Elternteil wieder anziehen lassen
- Dokumentation des Kangaroo-care (Dauer, Verhalten des Kinds, Besonderheiten, Auffälligkeiten etc.)

Evaluation

Zur Evaluation finden sich Praxisanleiter und Auszubildende wieder in dem Raum ein, wo sie sich zu Beginn der Anleitung getroffen haben.

Die Auszubildenden sollen nun gemeinsam erarbeiten, was ihnen beim Herausgebenden des Kinds aus dem Inkubator aufgefallen ist: Worauf wurde geachtet? Wie hat sich das Kind verhalten? Was war positiv / negativ? Wurde vom ursprünglichen Plan abgewichen? Wenn ja-warum? Alle Ergebnisse werden wieder auf einem Flipchart-Papier gesammelt. Sofern einer der Auszubildenden das Kind aus dem Inkubator herausgegeben hat, erhält er nun auf Grundlage der gesammelten Ergebnisse ein Feedbackgespräch durch den Praxisanleiter. Zum Abschluss werden noch bestehende Fragen der Auszubildenden geklärt.

Ideen und Anregungen zur Gestaltung des Feedbackgesprächs sind im Kapitel 4 „Evaluation und Reflexion von Anleitungssituationen" zu finden.

Quellenverzeichnis

Büttner, W. et al.: Entwicklung eines Fremdbeobachtungsbogens zur Beurteilung des postoperativen Schmerzes bei Säuglingen. In: AINS (33/6): 353–361.

Deutsches Netzwerk für Qualitätsentwicklung in der Pflege (2020): Expertenstandard Schmerzmanagement in der Pflege. Osnabrück: Hochschule Osnabrück.

Deutsche Schmerzgesellschaft (2008): Beurteilung von Schmerzen bei Demenz (BESD). Unter: www.schmerzgesellschaft.de/fileadmin/pdf/BESD_Fassung_Dezember_2008.pdf [18.08.2020]

Deutsche Schmerzgesellschaft (2020): Beurteilung von Schmerzen bei Demenz (BESD). Unter: www.schmerzgesellschaft.de/hilfseiten/besd-videos [18.08.2020]

Robert Koch-Institut (2016): Händehygiene in Einrichtungen des Gesundheitswesens. Empfehlung der Kommission für Krankenhaushygiene und Infektionsprävention (KRINKO) beim Robert Koch-Institut (RKI) In: Bundesgesundheitsblatt – Gesundheitsforschung – Gesundheitsschutz (9): 1189–1220. [14.07.2020].

Watson, J.: Merck Sharp & Dohme: Schmerzen im Überblick. In: MSD Manual, August 2018. Unter: www.msdmanuals.com/de-de/profi/neurologische-krankheiten/schmerz/schmerz-im-%C3%BCberblick# [18.08.2020].

15 Kinästhetik

15.1 Informationen

Ina Welzenbach

Die folgende Anleitungssituation ist für Praxisanleiter gedacht, die einen Kinästhetik-Grundkurs absolviert haben und eine Anleitungssituation zum Konzept „Kinästhetik" gestalten möchten. Die folgenden Informationen können zum Einstieg in dieses Anleitungsthema genutzt werden.

> „Bei der Kinästhetik handelt es sich um eine körperdialogische Arbeit mit Menschen in jedem Lebensalter. Pflegende lernen durch gezielte Wahrnehmungsschulung ihren Körper und ihre Bewegungen so einzusetzen, damit sie weniger Kraftaufwand ausüben und gleichzeitig pflegebedürftige Personen gesundheitsfördernd in ihrer Bewegung unterstützen können. Das Konzept ist darauf angelegt den natürlichen Bewegungshaushalt zu fördern und dies zu Gunsten beider Beteiligten – der ausübenden und pflegebedürftigen Person." (Ströbert, 2003, S. 6)

Das Konzept der Kinästhetik untergliedert sich in die sechs aufeinander aufbauende Konzepte Interaktion, funktionale Anatomie, menschliche Bewegung, menschliche Funktion, Anstrengung und Umgebungsgestaltung.

Konzept 1: Interaktion

Die drei Elemente des ersten Konzepts der Interaktion sind Sinne, Bewegungselemente und Interaktionsformen.

Sinne

Die Pflegefachperson weiß, welche Sinne sie beim zu Pflegenden ansprechen muss, um die Interaktion zu gestalten, und kann durch gezielte Veränderung der Muskelspannung sein Gewicht in der Schwerkraft erfahren und kontrollieren.

Bewegungselemente

Die Pflegefachperson weiß, dass die drei Aspekte von Bewegung – Zeit, Raum und Kraft bzw. Anstrengung – unterschiedlich dosiert werden müssen, um die Interaktion zwischen dem zu Pflegenden und sich selbst optimal zu gestalten. Im Rahmen des Bewegungselements der Zeit ist die Pflegefachperson in der Lage, die Bewegung nach der inneren Zeit, d. h. der Zeitspanne, in der sie selbst die Bewegung ausführt, und der äußeren Zeit – die Zeitspanne, die vom Pflegebedürftigen für die Ausführung der Bewegung vorgegeben wird – zu gestalten. Das Zusammenwirken von innerer und äußerer Zeit sollte wechselseitig und harmonisch verlaufen. Im Rahmen des Bewegungselements des Raums kann die Pflegefachperson das Zusammenwirken des inneren Raums, d. h. des durch Beweglichkeit von Knochen und Gelenken vorgegebenen Spielraums, und des äußeren Raums – Spielraum für Bewegung in der Umwelt – koordinieren. Im Rahmen des Bewegungselements der Anstrengung weiß die Pflegefachperson, wie mit der Dosierung der inneren Anstrengung, also der eigenen für die Durchführung der Bewegung benötigte Kraft, und der äußeren Anstrengung – der Kraft, die von außen auf die Bewegung wirkt – umzugehen ist.

Interaktionsformen

Die Pflegefachperson kennt die drei Formen der Interaktion und kann diese anwenden. Die drei Formen der Interaktion des ersten Konzepts der Kinästhetik lauten:

- einseitige Interaktion: die Aktionen werden ohne Berücksichtigung der Reaktion des Gegenübers gesetzt, beide Personen sind nicht aufeinander abgestimmt;
- schrittweise Interaktion: Aktion und Reaktion geschehen nacheinander, beide Personen passen ihre Bewegung wechselseitig in einzelnen Schritten einander an;
- gemeinsame Interaktion: Aktion und Reaktion werden miteinander vollzogen, beide Personen gleichen ihre Bewegung unmittelbar an.

Die Wahl der Interaktionsform ist immer geleitet von der Frage: Wie viel Unterstützung braucht der zu Pflegende sowie auch der Pflegende in der momentanen Situation, um sich selbst zu spüren oder um sein eigenes Gewicht zu kontrollieren.

Konzept 2: Funktionale Anatomie

Die Pflegefachperson weiß um die tragende Funktion der Knochen und die bewegende Funktion der Muskeln im eigenen Körper und im Körper des zu Pflegenden. Sie ist in der Lage, diese Funktion zu nutzen und damit die Tätigkeit des Gewichttragens zu verändern, indem sie das Gewicht führt. Der Pflegefachperson ist bewusst, dass sie damit die Gesundheit beim zu Pflegenden und bei sich selbst fördert. Die Pflegefachperson kennt die drei Elemente des zweiten Konzepts der Kinästhetik: Knochen und Muskeln, Masse und Zwischenräume sowie Orientierung im Raum und im Körper.

Knochen und Muskeln

Die Pflegefachperson weiß, dass die Knochen das Gewicht tragen und die Muskeln die Knochen in eine gezielte Position bewegen, damit diese das Körpergewicht auf eine Unterstützungsfläche abgeben können. Sie ist in der Lage, die eigenen Knochen und Muskeln so einzusetzen, dass sie die tragende und bewegende Funktion im eigenen Köper und im Körper des zu Pflegenden nutzen.

Masse und Zwischenräume

Die Pflegefachperson weiß, dass die Knochen stabile Massen im Körper bilden. Dazu gehören Kopf, Brust, Becken, Arme und Beine. Die Pflegefachperson weiß, dass die Muskeln in den Zwischenräumen des Körpers angesiedelt sind und es ermöglichen, die Massen in verschiedene Richtungen zu bewegen. Als Zwischenräume gelten Hals, Taille, Leiste und Schultern. Die Pflegefachperson ist in der Lage, mit gezielten Handgriffen die Massen im

Körper des zu Pflegenden zu bewegen, indem sie den Spielraum der Zwischenräume nutzt und Massen mobilisiert, statt zu heben.

Orientierung im Raum und Körper

Die Pflegefachperson weiß, dass Orientierung für jeden Menschen wichtig ist und diese durch Verletzungen, Erkrankungen oder Medikamenteneinnahme gestört sein kann. Sie ist in der Lage, den zu Pflegenden darin zu unterstützen, die eigenen Empfindungen zu spüren und dies auch auf sich selbst zu übertragen.

Konzept 3: Menschliche Bewegung

Die Pflegefachperson weiß, dass menschliche Bewegungen zu den naturgegebenen Abläufen des menschlichen Körpers gehören und dass die eigene Gesundheit sowie die des zu Pflegenden davon abhängt, inwieweit kontinuierliche Bewegungsmöglichkeiten und deren Anpassung an die Umwelt gegeben sind. Sie besitzt die Fähigkeit, Bewegungsressourcen beim zu Pflegenden und bei sich selbst zu erkennen, und kann den Gewichtsverlauf sowie den Bewegungsraum an die eigenen Möglichkeiten sowie die des zu Pflegenden und an die Gegebenheiten der Umgebung anpassen. Dazu benötigt die Pflegefachperson das Wissen um die verschiedenen Bewegungsformen – Haltungs-, Transport-, Parallel- und Spiralbewegungen – und deren Funktionen.

Haltungsbewegungen

Die Pflegefachperson weiß, dass durch das Beugen und Strecken der Massen die Vor- und Zurückverlagerung von Gewicht zwischen den Körperteilen möglich ist, kann dies beim zu Pflegenden anwenden und so eigene Belastungen vermeiden.

Transportbewegungen

Die Pflegefachperson weiß, dass durch die Bewegungsart des Drehens eine Verlagerung des Gewichts auf den umgebenden Raum möglich ist, und kann dies beim zu Pflegenden ausführen und so eigene Belastungen durch Heben vermeiden.

Parallelbewegungen

Die Pflegefachperson kennt die Gewichtsverlagerung der Parallelbewegungen nach oben und unten sowie nach vorne und nach hinten, sie kann diese beim zu Pflegenden anwenden und eigene Belastungen vermeiden.

Spiralbewegungen

Die Pflegefachperson weiß, dass Spiralbewegungen eine ausgewogene Kombination von Haltungs- und Transportbewegungen darstellen, um das Gewicht beim zu Pflegenden von einer Seite auf die andere zu verlagern.

Die Pflegefachperson ist in der Lage, durch die Anwendung von auf- und absteigenden Drehbewegungen diese Seitenverlagerungen beim zu Pflegenden durchzuführen und dabei eigene Belastungen zu vermeiden.

Konzept 4: Menschliche Funktion

Die Pflegefachperson weiß, dass alle menschlichen Funktionen unterteilt werden können in einfache und komplexe Funktionen. Sie kennt die einfachen Funktionen und die dazugehörigen sieben Grundpositionen: Zweibeinstand, Einbeinstand, Einbein-Kniestand, Vierfüßlerstand, Sitzen, Bauchlage mit Ellenbogenstütze, Rückenlage. Die Pflegefachperson weiß, dass Positionierungen aus kinästhetischer Sicht problematisch sind, da auch das Liegen, Schlafen und Ruhen Bewegung braucht. Sie ist in der Lage, den zu Pflegenden so zu positionieren, dass er soweit wie möglich dazu fähig ist, seine Position selbst zu verändern. Die Pflegefachperson kennt darüber hinaus die beiden komplexen Funktionen der Bewegung am Ort sowie der Fortbewegung. Zur Bewegung am Ort gehören alle Aktivitäten ohne Ortswechsel wie Atmung, Verdauung, Kreislauf, Kommunikation, zur Fortbewegung zählen u. a. das Verlagern von Gewicht und der Positionswechsel. Die Pflegefachperson ist in der Lage, den zu Pflegenden im Rahmen seiner Möglichkeiten bei der eigenständigen Bewegung zu unterstützen.

Konzept 5: Anstrengung

Die Pflegefachperson kennt die beiden Arten von Anstrengung – Drücken und Ziehen –, die nötig sind, um Bewegung auszulösen. Sie ist in der Lage, zu Pflegende mit erhöhtem Pflegebedarf, die aufgrund der verstärkten Anstrengung die Motivation zur Bewegung verloren haben, mittels Druck und Zug zur Bewegung anzuleiten.

Konzept 6: Umgebungsgestaltung

Die Pflegefachperson weiß um die Möglichkeiten, sich mit ihrem Körper der Umgebung anzupassen oder diese an ihre Bedürfnisse anzupassen. Sie weiß, dass dem zu Pflegenden diese Möglichkeiten nur eingeschränkt bis gar nicht zur Verfügung stehen, und ist in der Lage, die Umgebung so zu gestalten, dass eine Bewegung schonend und einfach ist und für den zu Pflegenden Anregungen für Bewegung bietet.

15.2 Kinästhetik – rückenschonendes Arbeiten

Ina Welzenbach

Zu vernetzende praktische Anleitungssituationen

- Kap. 6 Körperpflege
- Kap. 8 Prophylaxen
- Kap. 14 Schmerzmanagement

Kompetenzraster

Das Kompetenzraster für diese Anleitungssituation ist zu finden unter: handwerk-technik.de/links/9201

Mögliche spiralförmige Kompetenzentwicklung der Auszubildenden

Kompetenzentwicklung im Kompetenzraster

Die erste Niveaustufe des Kompetenzrasters („Know That") schafft die fachliche (Wissens-) Voraussetzungen und kann maximal als Reproduktionsstufe von notwendigem Fachwissen angesehen werden. Die Niveaustufe „Know That" ist in der Praxis immer mit der Niveaustufe „Know How" („Durchführungsstufe") zu kombinieren, da Pflege immer als situatives Handeln zu verstehen ist. Die Reflexion zu den pflegerischen Handlungen wird dabei durchgängig eingeübt, um die Kompetenzen der Stufe „Know Why" zuverlässig anzubahnen.

Die Kompetenzentwicklung der Auszubildenden verläuft aufeinander aufbauend. Das heißt, die Kompetenzen, die im ersten Ausbildungsdrittel erworben werden, werden in den beiden folgenden Ausbildungsdritteln jeweils ergänzt und ausgebaut. Neue Kompetenzen lassen sich mit den bereits erworbenen verknüpfen und so den Kompetenzerwerb weiter wachsen. Im Zusammenhang mit der jeweiligen Pflegebedürftigkeit, den unterschiedlichen Bedürfnissen der zu Pflegenden, den unterschiedlichen Pflegesituationen und dem beständigen Kompetenzzuwachs, stellt sich so ein spiralförmiger Ausbau der Kompetenzen dar.

Geringer Grad an Pflegebedürftigkeit (Orientierungseinsatz)

Die Auszubildenden kennen das Pflegekonzept der Einrichtung, die Konzepte der Kinästhetik und das Pflegedokumentationssystem. Sie sind in der Lage, aus der Pflegedokumentation die relevanten Informationen über den zu Pflegenden herauszufinden, die für den fach- und sachgerechten Umgang mit dem zu Pflegenden notwendig sind, und kennen zudem ihre eigenen Bedürfnisse. So können die Auszubildenden beispielsweise für die anstehende Umsetzung der Konzepte der Kinästhetik die Bedürfnisse und den biografischen bzw. kulturellen Hintergrund zweckdienlich berücksichtigen oder durch Informationen zu Lebensgewohnheiten und individuellen Einschränkungen erkennen, welche Maßnahmen zu berücksichtigen sind, z. B. welche bevorzugten Sinne die Auszubildenden selbst nutzen und welche die Pflegebedürftigen.

Die Auszubildenden können bei einem Menschen mit geringer Pflegebedürftigkeit den eigenen sowie den individuellen Bedarf des zu Pflegenden an Unterstützung im Rahmen der Konzepte der Kinästhetik feststellen. Sie wissen mit zu Pflegenden mit geringfügigen kognitiven Einschränkungen umzugehen und im Sinne der Validation angemessen zu reagieren. Die Auszubildenden können sich selbst und den zu Pflegenden motivieren, bewegungseinschränkende Risikofaktoren zu erkennen und angemessene Maßnahmen zur Verminderung unter Berücksichtigung individueller Bedürfnisse und Gegebenheiten anzunehmen und ggf. selbst durchzuführen, z. B. kräfteschonendes Bewegen sowie Aufbau eines effektiven und anstrengungsarmen Systems von Druck und Zug im Körper.

Die Auszubildenden können ihre Beobachtungen korrekt in die Pflegedokumentation eintragen und ggf. an weitere zuständige Fachpersonen weiterleiten. Während der Umsetzung der Konzepte der Kinästhetik sind sie in der Lage, die Gespräche mit dem zu Pflegenden und ggf. den Angehörigen nach dem personzentrierten Ansatz zu führen und sich stets adäquat der Situation zu verhalten. Sie kennen die ersten beiden Konzepte der Kinästhetik – Interaktion und funktionale Anatomie – und wissen, dass Pflege unabhängig vom Krankheitsbild und vom Zustand des zu Pflegenden im Austausch miteinander stattfindet und dass dabei sowohl die eigenen Bedürfnisse als auch die des Pflegebedürftigen zu berücksichtigen sind. Sie kennen die eigene körperliche Orientierung im Schwerkraftfeld sowie die des zu Pflegenden und können die tragende Funktion der Knochen und die bewegende Funktion der Muskeln im eigenen Körper und im Körper des zu Pflegenden nutzen. Die Auszubildenden sind in der Lage, die Tätigkeit des Gewichttragens zu verändern, indem sie das Gewicht führen.

Mittlerer Grad an Pflegebedürftigkeit (Pflichteinsätze)

Aufbauend auf den bereits erworbenen Kompetenzen, wird die Durchführung der Konzepte der Kinästhetik im zweiten Ausbildungsdrittel mit zu Pflegenden mit einem größeren Pflegebedarf durchgeführt. Dies können zu Pflegende mit eingeschränkter Mobilität sein. Die Auszubildenden wenden in diesen Fällen ihr erworbenes Wissen zur personzentrierten Pflege an und aktivieren die noch vorhandenen Ressourcen des zu Pflegenden sowie die eigenen.

Sie können die individuellen Probleme und den Unterstützungsbedarf des zu Pflegenden sowie den eigenen Bedarf im Rahmen der Konzepte der Kinästhetik im stationären und im häuslichen Bereich korrekt erfassen, diese dokumentieren und geeignete Maßnahmen ableiten und diese mit dem zu Pflegenden und ggf. den Angehörigen personzentriert kommunizieren.

Die Auszubildenden können ferner die Evaluation der geplanten Konzepte der Kinästhetik durchführen und ggf. Veränderungen in der Vorgehensweise formulieren. Sie kennen gesundheitsfördernde Maßnahmen sich selbst betreffend und können diese anwenden. Dementsprechend können sie ihr Zeitmanagement überprüfen und so anpassen, dass dadurch die Stressbelastung reduziert wird. Sie lernen mit Konflikten umzugehen und darauf zu reagieren und sie wenden Techniken an, um Konflikte zu bewältigen, z. B. die Technik der kollegialen Beratung. Die Auszubildenden können ihr Verhältnis zum zu Pflegenden und deren Angehörigen gut ausbalancieren und kennen die Grenzen zwischen Nähe und Distanz.

Die Auszubildenden kennen das dritte und vierte Konzept der Kinästhetik – menschliche Bewegung und menschliche Funktion. Sie wissen, dass Menschen sich bewegungsorientiert verhalten und die eigene Gesundheit sowie die des zu Pflegenden davon abhängt, sich kontinuierlich zu bewegen und den Umweltgegebenheiten anzupassen. Sie sind in der Lage, den Gewichtsverlauf und den Bewegungsraum den eigenen Möglichkeiten und denen des zu Pflegenden anzupassen. Außerdem kennen sie die zwei unterschiedlichen Kategorien von menschlichen Funktionen: die einfachen Funktionen, also das Einnehmen von Positionen, sowie Fort- und Handlungsbewegungen als komplexe Funktionen.

Hoher Grad an Pflegebedürftigkeit (Vertiefungseinsätze)

Bei einem hohen Grad an Pflegebedürftigkeit ist aufgrund von Vorerkrankungen des zu Pflegenden eine erhöhte Schwierigkeit bei der Umsetzung der Konzepte der Kinästhetik gegeben, z. B. bei zu Pflegenden mit Spasmen, Paresen und Plegien. Hierzu zählt auch der spezielle Umgang mit Sterbenden.

Die Auszubildenden kennen das fünfte und sechste Konzept der Kinästhetik – Anstrengung und Umgebung. Sie kennen die beiden Anstrengungsarten des Ziehens und des Drückens und können diese im Umgang mit dem Pflegebedürftigen und sich selbst anwenden. Sie wissen, durch welche Anstrengungsart innerhalb einer bestimmten körperlichen Beziehungsform am leichtesten kommuniziert werden kann. Außerdem sind sie in der Lage, die Umgebung so zu gestalten, dass eine Tätigkeit schonend und einfach ist. Die Auszubildenden wissen auch, wie eine Umgebung gestaltet sein muss, damit diese Anregungen für Bewegung bieten.

Rahmenbedingungen für die praktische Anleitung und Vorbereitung

Die Anleitungssituation kann im ersten Ausbildungsdrittel verortet werden. Entsprechend dem Ausbildungsstand der teilnehmenden Auszubildenden wählt der Praxisanleiter das Setting und die zu Pflegenden aus und holt deren Einverständnis für die Teilnahme an der praktischen Anleitungssituation ein. Der Praxisanleiter reserviert einen Arbeitsraum für die Dauer der Vorbesprechung als Einstieg in das Anleitungsthema sowie für die Evaluation bzw. Reflexion.

Die Anleitungssituation kann je nach Setting als Einzelanleitung mit einem Auszubildenden oder als Gruppenanleitung mit mehreren Auszubildenden stattfinden. Die wie folgt beschriebene Anleitungssituation findet mit zwei Auszubildenden im ersten Ausbildungsdrittel statt.

Materialvorbereitung

Zum Einstieg in das Anleitungsthema wird ein Brainstorming genutzt. Entsprechende Informationen sind im Kapitel 3 „Methodensammlung" zu finden. Der Praxisanleiter legt Flipchart-Papier und Filzmarker bereit. Das Flipchart-Papier beschriftet er mit folgender Aufgabe:

„Notieren Sie Aspekte aus dem Konzept Kinästhetik, um einen zu pflegenden Menschen an die Bettkante zu mobilisieren."

Der Erwartungshorizont ergibt sich aus den Informationen des Kapitels 15.1.

Des Weiteren wird eine Checkliste der sechs Konzepte der Kinästhetik mitgeführt sowie die erforderlichen Hilfsmittel und die Pflegedokumentation.

Die praktische Anleitung

Der Praxisanleiter und die Auszubildenden treffen sich im Arbeitsraum. Die praktische Anleitungssituation beginnt mit einer Begrüßungsrunde. Der strukturelle Ablauf der Anleitungssituation wird vorgestellt.

Einstieg ins Anleitungsthema

Der Einstieg ins Anleitungsthema erfolgt mit der Methode des „Brainstorming".

Die gesammelten Notizen auf einem Flipchart-Papier verbleiben im Arbeitsraum, um sie zur späteren Evaluation / Reflexion der Anleitungssituation nutzen zu können. Der Praxisanleiter gewährt Einblick in die Pflegeanamnese und den Pflegebericht, damit die Auszubildenden Gelegenheit haben, die für die Durchführung der Konzepte der Kinästhetik notwendigen Informationen zu sammeln.

Die Auszubildenden bekommen den Auftrag, die Pflegedokumentation des zu pflegenden Menschen, der an die Bettkante mobilisiert werden soll, zu sichten und eventuelle Kontraindikationen zu identifizieren.

Danach begeben sich die Auszubildenden und der Praxisanleiter zu dem zu pflegenden Menschen. Dort übernimmt ein Auszubildender die Mobilisation, der andere Auszubildende beobachtet und der Praxisanleiter ist ggf. helfend und informierend tätig.

Durchführung der praktischen Anleitung

Merke

Bei allen Tätigkeiten sind die „5 Indikationen der hygienischen Händedesinfektion" zu berücksichtigen und umzusetzen:

- vor Patientenkontakt
- vor aseptischen Tätigkeiten
- nach Kontakt mit potenziell infektiösem Material
- nach Patientenkontakt
- nach Kontakt mit der unmittelbaren Patientenumgebung

(Robert Koch-Institut 2016)

Vorbereitung

> **Merke**
>
> Während der gesamten Durchführung der Konzepte der Kinästhetik ist darauf zu achten, den zu Pflegenden über jeden Handlungsschritt zu informieren. Die Durchführung der Kinästhetik-Konzepte orientiert sich immer an den Bedürfnissen und Ressourcen des zu Pflegenden.
>
> Bei zu Pflegenden mit folgenden Beeinträchtigungen ist eine Mobilisation an die Bettkante kontraindiziert:
>
> - Versteifung der Hüftgelenke
> - Hemiplegie
> - umfangreiche Kontrakturen

Durchführung

- Information des zu pflegenden Menschen bzw. der Bezugspersonen über die Pflegetätigkeit
- Besucher aus dem Zimmer bitten, ggf. in einen Besucheraufenthaltsraum
- Schild „Bitte nicht stören" an die Tür anbringen
- Hausschuhe vor dem Bett positionieren
- hygienische Händedesinfektion
- Bettdecke zur Seite legen
- Bett auf rückenschonende Arbeitshöhe stellen
- Kopfteil etwas hochstellen, um eine Oberkörperhochpositionierung zu erreichen
- Pflegebedürftigen aus der Rückenlage in die Seitenlage mobilisieren
- unten liegendes Bein zuerst mobilisieren, das Knie und den Fuß umfassen und diese zu sich hin bewegen; Position: Knie an der Bettkante, Unterschenkel hängt über der Bettkante herab in Richtung Boden

> **Merke**
>
> In keinem Fall dürfen die Beine aus dem Bett bewegt werden, solange sich der zu Pflegende noch in Rückenlage befindet. Dieses würde die Wirbelsäule massiv belasten.

- den rechten Arm des Pflegebedürftigen vor dem Oberkörper auf dem Bett ablegen, ggf. hält sich der zu Pflegende mit den Händen am Oberkörper des Auszubildenden fest, um sich bei Unsicherheit ein Gefühl der Sicherheit zu geben
- rechte Hand an die Schulter des zu Pflegenden legen, mit der linken Hand die Ferse des rechten Beins des zu Pflegenden umfassen, das rechte Bein nach links führen, bis auch dieses Knie an der Bettkante liegt und der Oberschenkel über der Bettkante hängt

- erneut umgreifen, die linke Hand unterhalb der rechten Schulter an der Flanke des zu Pflegenden, den Oberkörper des zu Pflegenden dann leicht nach hinten rollen
- mit der rechten Hand unter den Brustkorb des zu Pflegenden greifen und dessen linke Flanke unterhalb der Schultern umfassen
- Oberkörper des zu Pflegenden nun aufrichten und sobald sich die Schultern des zu Pflegenden vom Bett gelöst haben, Wechsel der linken Hand von der Schulter an das Becken des zu Pflegenden
- einige Momente abwarten, ob der Kreislauf des zu Pflegenden die Positionsveränderung annimmt, ggf. diesen wieder in die Rückenlage bringen
- Hausschuhe anziehen, ggf. Praxisanleiter bitten, den zu pflegenden Menschen am Oberkörper zu unterstützen, sodass er nicht aus dem Bett kippen kann
- entsprechend geplante weitere Pflegeintervention durchführen

Wenn die eigentlichen Handlungsschritte durchgeführt und die weiteren Pflegeinterventionen abgeschlossen sind sowie der zu pflegende Mensch in seine gewünschte Position zurückgebracht ist:

- Klingel in Reichweite positionieren
- hygienische Händedesinfektion
- Blick zurück und das Zimmer verlassen, Schild „Bitte nicht stören" abnehmen

Nachbereitung

- Besucher zurück ins Zimmer bitten
- ggf. Material entsorgen
- Dokumentation der Pflegehandlung in der Pflegedokumentation

Danach begeben sich die Auszubildenden und der Praxisanleiter zu dem zweiten zu Pflegenden und der andere Auszubildende führt nun die Mobilisation durch.

Evaluation / Reflexion

Die Evaluation und Reflexion der Anleitungssituation finden im Arbeitsraum statt. Der Praxisanleiter fragt die Auszubildenden, ob sie noch Fragen oder Schwierigkeiten bei der eigenen praktischen Umsetzung haben. Zum Abschluss evaluiert der Praxisanleiter die Anleitungssituation mit den Auszubildenden.

Ideen und Anregungen zur Gestaltung von Feedback Runden sind in Kapitel 4 „Evaluation und Reflexion von Anleitungssituationen" aufgeführt.

Quellenverzeichnis

Amussen-Clausen, M. (2003): Kinästhetik – Bewegungen analysieren und individuell unterstützen. In: Die Schwester-Der Pfleger, Jg. 42.(03/2003):194–199. [17.08.2020]

Deutsche Gesellschaft für Kinästhetik und Kommunikation: Kinaesthetic. Berlin. Unter: www.kinaesthetik.de/kinaesthetik-kinaesthetics.html [17.08.2020]

Kinaesthetics Deutschland: Was ist Kinaesthetics? Flensburg. Unter: www.kinaesthetics.de/was-ist-kinaesthetics.cfm [17.08.2020]

Robert Koch-Institut (2016): Händehygiene in Einrichtungen des Gesundheitswesens. Empfehlung der Kommission für Krankenhaushygiene und Infektionsprävention (KRINKO) beim Robert Koch-Institut (RKI) In: Bundesgesundheitsblatt – Gesundheitsforschung – Gesundheitsschutz (9): 1189–1220. [14.07.2020].

Ströbert, H. (2003): Kinästhetik – Kommunikatives Bewegungslernen für Pflegekräfte, ehrenamtliche Helfer, pflegende Angehörige. Hainsfarth. [18.08.2020]

16 Selbstpflege

Ina Welzenbach

Das nachfolgende Kapitel liefert einige grundlegende Informationen zum Thema Selbstpflege. Dafür wird zunächst der Ansatz der Salutogenese vorgestellt. Im Pflegealltag ist es sowohl für den Praxisanleiter als auch für die Auszubildenden wichtig, die eigenen Belastungen und Grenzen wahrzunehmen sowie einen Ausgleich zu schaffen. Der Ansatz der Salutogenese dient dazu, ein Bewusstsein für diesen Ausgleich zu erlangen.

Die anschließend vorgestellten Entspannungsübungen dienen dem Praxisanleiter als Möglichkeit, seine eigene Work-Life-Balance im Gleichgewicht zu halten. Zugleich kann er seine Auszubildenden an diese Techniken heranführen und / oder sie anleiten, die Methoden bei zu Pflegenden einzusetzen.

16.1 Salutogenese

Der Begriff „Salutogenese" setzt sich aus „Salus" (Gesundheit) und „Genese" (Entstehung) zusammen und bezeichnet somit die Entstehung von Gesundheit.

Der amerikanisch-israelische Medizinsoziologe und Stressforscher Aaron Antonovsky entwickelte in den 1970er-Jahren das salutogenetische Modell als Pendant zur Pathogenese, dem Modell der Entstehung von Krankheit. Antonovsky beschäftigte sich in seinen Forschungen mit der Kernfrage, was zur Gesundheit, insbesondere zur psychischen Gesundheit, und Stabilität eines Menschen beiträgt. Dazu interviewte er Frauen, die den Holocaust und KZ-Inhaftierungen überlebt hatten und sich trotz dieser traumatischen Erlebnisse in einem guten und stabilen psychischen Zustand befanden, um herauszufinden, was sie zu dieser Stressbewältigung befähigt hat.

Aaron Antonovsky sah das sog. Kohärenzgefühl (Sence of coherence) als das Kernelement menschlicher Gesundheit an.

> „Das SOC (Kohärenzgefühl) ist eine globale Orientierung, die ausdrückt, in welchem Ausmaß man ein durchdringendes, andauerndes und dennoch dynamisches Gefühl des Vertrauens hat." (Antonovsky 1997, S. 36)

Im Deutschen entspricht diese Definition in etwa einem überpersönlichen Urvertrauen. Dieses setzt sich nach Antonovsky aus drei Komponenten zusammen:

- Verstehbarkeit (comprehensibility)
- Gefühl von Bedeutsamkeit oder Sinnhaftigkeit (meaningfulness)
- Handhabbarkeit (manageability)

Sein „Konzept des Kohärenzgefühls" verstand er als Kern der Antwort auf die salutogenetische Fragestellung. In den weiteren Forschungen zur Salutogenese wurden insgesamt sieben Kriterien herausgearbeitet, die die Lebensbedingungen eines Menschen auf ihren salutogenetischen – sprich gesundheitsfördernden – Gehalt hin untersuchen. Diese Kriterien können auf alle Lebensbereiche übertragen werden: Arbeitsplatz, Familie, Privatleben etc.

Zu den sieben salutogenetischen Kriterien gehören:

Stimmigkeit / Kohärenz

Nach Antonovsky braucht ein Mensch zur Gesundheit das Gefühl von Stimmigkeit und Verbundenheit. Daher sollten alle Aktivitäten im Leben danach hinterfragt werden, ob sich diese für das Individuum „richtig" anfühlen.

Auf Gesundheit ausgerichtete Ziele

Der Mensch sollte in seinen Aktivitäten immer auch attraktive Gesundheitsziele anstreben, z. B. Freude, Sinnerfüllung, Sicherheit, Wohlbefinden und Fitness.

Ressourcenorientierung

Ressourcenorientierung bedeutet, wegzukommen von der defizitären Sichtweise. Im Gegensatz zum pathogenetischen Ansatz, der primär den Fokus auf die Defizite, d. h. auf Störungen und Beeinträchtigungen legt, schaut der salutogenetische Ansatz auf die vorhandenen Fähigkeiten und Möglichkeiten und regt zur Eigenaktivität an.

> **Merke**
>
> Die Ressourcenorientierung sollte zur grundlegenden Haltung des Praxisanleiters gegenüber dem Auszubildenden gehören, um diesen seinerseits zu Wertschätzung des Gegenübers bzw. des zu Pflegenden anzuregen.

Anders als der pathogenetische Ansatz geht der salutogenetische Ansatz nicht nach einem vorgegebenen Normenraster vor, nach dem ein Individuum beurteilt und bemessen wird, sondern nimmt das Subjekt so an, wie es ist, ohne bestimmte Wertmaßstäbe anzulegen.

Lösungsorientierte Selbstregulation

Die Salutogenese geht von der Grundannahme aus, dass jeder Mensch die Lösung seiner Probleme in sich trägt und selbst in der Lage ist, sich zu regulieren. Eventuell gibt es Lebenssituationen, in denen das Individuum eine Begleitung braucht, da ihm die Lösung zu dem Zeitpunkt nicht präsent ist oder ihm die Kräfte zur Selbstregulation fehlen. In jedem Fall heißt dies für einen Berater oder Therapeuten, keine vorgefertigten Lösungsvorschläge zu geben, sondern diese gemeinsam mit dem Klienten zu erarbeiten.

Mehrdimensionalität

Jedes Individuum verfügt im Leben über mehrdimensionale Beziehungen und Aspekte. So spielen z. B. persönliche, soziale, kulturelle und globale Aspekte eine große Rolle, sind in ihrer Ganzheit zu betrachten und nicht singulär aus dem Kontext herausgelöst zu interpretieren.

Aufhebung des dichotomen Denkens

In der dichotomen Denkweise wird der Mensch in die Kategorien „krank" oder „gesund" eingeordnet. In der Salutogenese wird nicht in Entweder-oder-Kategorien gedacht, sondern in einem Sowohl-als-auch. Das bedeutet, dass ein Mensch immer sowohl gesund als auch krank sein kann.

Tipp

Der Kneipp-Bund e.V. stellt unter folgendem Link einen Salutogenese-Test zum eigenen Gesundheitsempfinden zur Verfügung: www.salutogenese.org/Fragebogen.htm

16.2 Entspannungsverfahren

16.2.1 Definition von Entspannungsverfahren

Entspannungsverfahren sind übende Verfahren zur Verringerung von körperlichem und seelischem Stress. Körperliche Entspannung und das Erleben von Gelassenheit, Zufriedenheit und Wohlbefinden sind eng miteinander verbunden. Entspannungsverfahren werden allgemein zur Psychohygiene genutzt.

Zur Übung der Entspannungsverfahren gibt es ritualisierte Abläufe, für die eine bestimmte Zeitdauer der Übung mit festgelegten Übungsphasen, eine bestimmte körperliche Haltung, zumeist Sitzen oder Liegen, und die Konzentration auf bestimmte Vorstellungen oder Empfindungen vorgegeben werden.

Gemeinhin lassen sich zwei Kategorien von Entspannungsverfahren unterscheiden:

Körperorientierte Entspannungsverfahren

Diese Verfahren arbeiten so, dass ein Entspannungszustand beim Übenden durch körperliche Betätigung wie Muskelübungen oder bestimmte Körperhaltungen erzeugt wird. Hierzu zählen z. B. Yoga, Qi Gong, Thai Chi, Pilates und die progressive Muskelentspannung.

Mental orientierte Entspannungsverfahren

Diese Verfahren leiten einen Entspannungszustand mittels geistiger Übungen ein, z. B. über gedankliche Selbstinstruktion. Hier zählen das autogene Training und die Meditation.

16.2.2 Ziele und Wirkungen von Entspannungsverfahren

Ziel aller Entspannungsverfahren ist die Entspannungsreaktion, die sich auf neuronaler Ebene in einer Aktivierung des Parasympathikus und einer Schwächung des Sympathikus äußert. Auf der körperlichen Ebene wird:

- der Muskeltonus verringert
- die Reflextätigkeit vermindert
- die peripheren Gefäße erweitert
- die Herzfrequenz verlangsamt
- der arterielle Blutdruck gesenkt
- der Sauerstoffverbrauch reduziert
- die Hautleitfähigkeit verringert
- zentralnervös die hirnelektrische und neurovaskuläre Aktivität verändert

Alle Entspannungsverfahren zielen durch häufiges Wiederholen der Entspannungsreaktion auf eine Anbahnung und Stabilisierung derselben im Zentralnervensystem ab. Je länger ein Entspannungsverfahren geübt wird, also je öfter und stärker die Entspannungsreaktion wiederholt wurde, desto schneller und leichter kann sie aufgrund von Konditionierungsprozessen im Alltag aktiviert werden. Eine kurze Selbstinstruktion oder eine kleine bewusste körperliche Veränderung können dann, selbst in Stresssituationen, schnell beruhigend wirken.

Die Entspannungsreaktion steht im Gegensatz zur Stressreaktion. Beide Reaktionen unterliegen psychophysiologischen Prozessen in der Wechselwirkung zwischen psychischen Vorgängen und körperlichen Funktionen. Manche Entspannungsverfahren wie die progressive Muskelentspannung nutzen die Möglichkeit, durch Veränderung körperlicher Funktionen auf psychische Vorgänge Einfluss zu nehmen. Andere Entspannungsverfahren wie das autogene Training machen es möglich, durch Veränderungen psychischer Vorgänge die körperlichen Funktionen zu beeinflussen. In beiden Vorgehensweisen kann sich der Übende über die Zusammenhänge zwischen seinen körperlichen Empfindungen und seinen Bewusstseinszuständen klarer werden.

Entspannungsverfahren wirken sowohl auf der körperlichen als auch auf der seelischen Ebene. Folgende Wirkungen (Indikationen) von Entspannungsverfahren konnten in Studien (d'Amelio 2009) nachgewiesen werden:

Seelische Ebene:

- Verminderung emotionaler Reaktionen, z.B. Wutausbrüche
- Reduktion negativer Emotionen, z.B. Angst
- Steigerung der Aufmerksamkeit und Konzentration
- Verbesserung der Informationsverarbeitung im Gehirn und der Gedächtnisleistung
- Rückgang motorischer Unruhe
- Steigerung des ausgeglichenen Verhaltens

Körperliche Ebene:

- Steigerung der Wahrnehmungsfähigkeit
- Abbau von muskulären Verspannungen
- Reduktion der kardiovaskulären Aktivitäten, Blutdrucksenkung, Verminderung der Herzschlagfrequenz
- Abnahme und Stabilisierung der Atemfrequenz
- Verminderung der Hormonausschüttung
- Steigerung der zellulären Immunität

Doch die Anwendung von Entspannungsverfahren ist trotz aller positiven Wirkungsweisen nicht immer und zwangsläufig für jeden Menschen geeignet.

Merke

Menschen, die unter einer chronischen körperlichen oder seelischen Erkrankung leiden, sollten Entspannungsverfahren nur nach Rücksprache mit dem Arzt anwenden. Vorsicht ist insbesondere geboten bei psychotischen Erkrankungen, bei arteriosklerotischen Erkrankungen und bei Asthma sowie bei Krampf- und Anfallsleiden wie Epilepsie.

16.2.3 Das autogene Training

Entstehung

Das autogene Training wurde zu Beginn des 20. Jahrhunderts von dem Nervenarzt Prof. J. H. Schulz entwickelt. Schulz kombinierte Hypnose mit fernöstlichen Meditationstechniken. Er bezeichnete das autogene Training als eine zwanglose Hinwendung zum eigenen Selbst. Alle aufkommenden Gedanken und Gefühle werden akzeptiert, stehen aber nicht mehr im Zentrum der Wahrnehmung. Das autogene Training dient sowohl zur Gesundheitsprophylaxe als auch zur Therapie. Das autogene Training verfährt nach dem Prinzip der formelhaften Vorsatzbildung, der sogenannten Affirmation.

Wirkungsweise

Die positive Selbstbeeinflussung durch das autogene Training führt zu einer Umschaltung im vegetativen Nervensystem und wirkt sich somit auf die Funktion der Organe aus. Durch wiederholtes Training werden die Übungsformeln wie ein Code im Unterbewusstsein verankert und können jederzeit und überall abgerufen werden. Das autogene Training kann helfen, Verspannungen zu lösen und positiven Einfluss auf Herzschlag und Atmung zu nehmen.

Die formelhafte Vorsatzbildung

Das autogene Training verfährt nach dem Prinzip der formelhaften Vorsatzbildung oder auch Affirmation genannt. Die Sätze sind immer formelhaft und kurz, z. B. „Ich freue mich.", „Ich bin stark.", „Ich schaffe das." Diese Vorgehensweise hängt mit der Arbeitsweise des menschlichen Gehirns zusammen. Je kürzer und eindeutiger eine Information ist, umso schneller und leichter wird sie vom Gehirn verarbeitet. Auch sollte die Information bzw. Aussage immer positiv formuliert sein, z. B. „Ich bin frei.", nicht „Ich habe keine Angst." Eine Verneinung wird vom Gehirn erst im zweiten Anlauf wahrgenommen. Der Fokus des Gehirns ist zunächst auf Hauptwörter (Substantive) ausgerichtet, so z. B. auf „Angst", das Wort „keine" wird erst später registriert und daher ist die Primärinformation in diesem Beispiel „Angst". Hier greift auch das allgemein bekannte Beispiel „Denken Sie jetzt nicht an einen rosa Elefanten.". Der Effekt ist hier, dass jeder Mensch gemeinhin sofort das Bild eines rosa Elefanten vor Augen hat. Die Affirmation muss also so formuliert werden, dass immer das benannt wird, was sein soll bzw. was ich erreichen will und nicht das, was nicht passieren soll.

Ferner ist es sinnvoll die Aussagen in der Gegenwartsform zu formulieren, also „Ich bin stark.", nicht „Ich werde stark.". Das, was im Hier und Jetzt geschieht, ist für das Gehirn am prägnantesten. Bei einer Zukunftsformulierung wird der Effekt auf später verschoben.

Körperhaltungen während des autogenen Trainings

- Das Trainieren im Liegen erfolgt in Rückenlage. Die Beine sind leicht auseinandergelegt und die Fußspitzen zeigen etwas nach außen. Die Arme liegen neben dem Körper. Zur Nackenabstützung kann ein Kissen oder eine Nackenrolle und ebenso bei Bedarf eine Knierolle verwendet werden.

- Beim Trainieren im Sitzen müssen Rücken und Kopf gestützt sein. Die Fußsohlen müssen ganz auf dem Boden aufliegen und die Arme liegen locker auf den Armlehnen oder alternativ, falls keine Armlehnen vorhanden sind, auf den Oberschenkeln.
- Beim Trainieren am Pult oder Tisch befindet sich das Gesäß auf der Vorderkante des Stuhls. Die Arme werden auf der Tischplatte abgestützt. Die Beine dürfen nicht baumeln, sondern müssen festen Bodenkontakt haben.
- Bei der Droschkenkutscherhaltung sitzt die Person auf der Vorderkante des Stuhls. Der Oberkörper ist leicht nach vorne gebeugt. Die Arme liegen bequem auf den Oberschenkeln.

Übungen der Grundstufe im autogenen Training

Die Grundstufe des autogenen Trainings wird zur Entspannung eingesetzt. Die sechs Übungseinheiten dieser Stufe führen zu einem Schwere- und Wärmegefühl in Armen und Beinen, zur Beruhigung von Pulsschlag und Atmung, zu einem Wärmegefühl im Solarplexus, dem Sonnengeflecht, und einer angenehmen Kühle der Stirn.

In der Grundstufe werden besonders die körperlichen Funktionen beeinflusst. Der Trainierende liegt entspannt auf dem Rücken oder nimmt die sogenannte Kutscherhaltung ein und konzentriert sich bei den Übungen ausschließlich auf seinen Körper.

Die Grundstufe besteht aus sechs Übungsteilen:
- Schwere-Übung
- Wärme-Übung
- Atem-Übung
- Herz-Übung
- Sonnengeflecht-Übung
- Kopf-Übung

In angeleiteten Gruppen- oder Einzelsitzungen wird in jeder Sitzung jeweils ein Übungsteil mit Formel eingeübt. Um die beabsichtige entspannende Wirkung zu erzielen, ist die Einhaltung von knappen, präzisen und monotonen Formeln erforderlich, z. B. „Meine Arme und Beine sind angenehm schwer." Die jeweiligen Übungsformeln werden vier- bis sechsmal wiederholt. Jede Übungsformel wird um die Ruheformel ergänzt: „Ich bin vollkommen ruhig und entspannt." Dieser Satz wird ein- bis zweimal wiederholt.

1. Übung: Schwere-Übung

Die Schwere-Übung führt zu einer Entspannung der Muskulatur der Gliedmaßen. Hier breitet sich ein Gefühl von Schwere aus. Zunächst konzentriert man sich auf einen Körperteil, in der Regel auf einen Arm oder ein Bein. Im weiteren Verlauf der Übung kann man die Schwere auf andere Körperteile und den gesamten Körper ausdehnen. Die autosuggestiven Sätze lauten:
- „Meine Arme und Beine sind angenehm schwer.": fünf- bis sechsmalige Wiederholung
- „Ich bin vollkommen ruhig und gelassen.": einmal wiederholen

2. Übung: Wärme-Übung

Die Wärme-Übung verhilft zu einer besseren Durchblutung der Gliedmaßen. In den Gliedmaßen breitet sich ein Gefühl von Wärme aus. Analog zur Schwere-Übung beginnt man wieder mit der Konzentration auf einen Arm oder ein Bein und kann nachfolgend das Wärmegefühl sich auf den gesamten Körper ausdehnen lassen. Die autosuggestiven Sätze lauten:

- „Meine Arme und Beine sind wohltuend warm.“: fünf- bis sechsmalige Wiederholung
- „Ich bin vollkommen ruhig und gelassen.“: einmal wiederholen

3. Übung: Atem-Übung

Konzentriertes, ruhiges und gleichmäßiges Ein- und Ausatmen vertieft die Entspannung. Die autosuggestiven Sätze lauten:

- „Mein Atem fließt ruhig und gleichmäßig.“: fünf- bis sechsmalige Wiederholung
- „Ich bin vollkommen ruhig und gelassen.“: einmal wiederholen

4. Übung: Herz-Übung

Bei der Herz-Übung konzentriert man sich auf den Pulsschlag. Die autosuggestiven Sätze lauten:

- „Mein Puls ist angenehm ruhig und gleichmäßig.“: fünf- bis sechsmalige Wiederholung
- Alternativ: „Mein Herz schlägt ruhig und regelmäßig.“: fünf- bis sechsmalige Wiederholung
- „Ich bin vollkommen ruhig und gelassen.“: einmal wiederholen

5. Übung: Sonnengeflecht-Übung

Die Sonnengeflecht-Übung richtet die Konzentration auf den Oberbauch und verhilft zu einer besseren Durchblutung des Solarplexus. Hier breitet sich ein Gefühl von Wärme aus. Die autosuggestiven Sätze lauten:

- „Mein Sonnengeflecht ist strömend warm.“: fünf- bis sechsmalige Wiederholung
- „Ich bin vollkommen ruhig und gelassen.“: einmal wiederholen

6. Übung: Kopf-Übung

Bei der Kopf-Übung konzentriert man sich auf eine „kühle“ Stirn. Die autosuggestiven Sätze lauten:

- „Meine Stirn ist angenehm kühl.“: fünf- bis sechsmalige Wiederholung
- „Ich bin vollkommen ruhig und gelassen.“: einmal wiederholen

Die Übungen der Grundstufe werden stets mit der Rücknahme beendet:

- Arme beugen und strecken
- mit den Beinen strampeln
- tief ein- und wieder ausatmen
- Augen öffnen

In der Einschlafphase entfällt das Zurücknehmen.

> **Merke**
>
> Die Übungen sollten täglich mehrfach wiederholt werden. Dabei reichen jeweils fünf Minuten Übungszeit aus. Die Wirkung des autogenen Trainings auf Körper, Geist und Seele wird durch regelmäßiges Üben verstärkt.

16.2.4 Die progressive Muskelrelaxation (PMR)

Entstehung

Die progressive Muskelrelaxation (PMR) wurde Anfang des 20. Jahrhunderts von Edmund Jacobson entwickelt und ist ein körperorientiertes Verfahren. Der PMR liegt das Prinzip von Anspannung und Entspannung zu Grunde. Es werden verschiedene Muskelpartien in einer bestimmten Reihenfolge angespannt, die Muskelspannung wird kurz gehalten und anschließend wird die Spannung wieder gelöst. Dieses Verfahren führt zu einer Tiefenentspannung sowie zu einer verbesserten Körperwahrnehmung. Die PMR eignet sich besonders gut als Ergänzung zur Behandlung bei folgenden Problemen:

- mangelndes Körperbewusstsein, Körperschema
- Störungen in der Serialität
- hypotoner Muskeltonus
- hypertoner Muskeltonus
- Aufmerksamkeits- und Konzentrationsschwierigkeiten

Kontraindikationen

Bei folgenden Beschwerden sollte die PMR nicht oder nur nach Rücksprache mit dem Arzt angewandt werden:

- Herzrhythmusstörungen
- Herzschwäche
- Arteriosklerose, Gefäßverengung durch Fettablagerung
- Bluthochdruck
- Asthma
- Psychosen
- schwere psychische Erkrankungen wie Borderline-Syndrom, Depression
- anhaltende negative Symptome nach der ersten Übung

Positionierungen und Körperhaltungen

Folgende Hinweise sollten bei der PMR berücksichtigt werden:

- keine Bauchlage

- bevorzugt Rückenlage; aber auch im Sitzen möglich
- Beine ausgestreckt oder gebeugt
- leichtes Kopfkissen
- warme und bequeme Kleidung
- abgedunkelter, gut klimatisierter und ruhiger Raum

Kurz- und Langform

Die progressive Muskelentspannung gibt es in zwei Formen, in der Kurzform (ca. 20–25 Minuten) und in der Langform (ca. 40–45 Minuten).

Tipp

Anleitungen zur PMR werden im Internet beispielsweise von Krankenkassen bereitgestellt.

16.3 Achtsamkeitsübungen

Wird die eigene Arbeit bzw. der Beruf als positiv, bereichernd und sinngebend empfunden, schützt und stabilisiert dies die Psyche. Wichtig ist, das richtige Maß zu finden, damit die Anforderungen, das Tempo oder ermüdende Routinen nicht zur Belastung werden – sei es physischer oder psychischer Natur. Das Belastungsempfinden ist dabei von Mensch zu Mensch unterschiedlich, es hängt von den persönlichen Eigenschaften und dem individuellen Umfeld ab.

Einflussfaktoren am Arbeitsplatz können sein:

- Arbeitsbedingungen
- Arbeitsanforderungen
- Handlungsspielraum, Umfang von Ressourcen

Diese Faktoren am Arbeitsplatz haben einen starken Einfluss auf das individuelle Wohlbefinden. Werden negative Bedingungen wie Zeitdruck, Konflikte mit Kollegen oder Vorgesetzten zu groß, können gesundheitsgefährdende Probleme ausgelöst werden. Belastungsfaktoren treten gemeinhin an fast jedem Arbeitsplatz auf. Allerdings stellt sich stets die Frage nach der Intensität einer Belastung. Möglicherweise kann durch gezielte kleinere Übungen zur Achtsamkeit und Entspannung Abhilfe geschaffen werden.

Unter Achtsamkeit wird gemeinhin eine Fokussierung auf das Hier und Jetzt verstanden, d.h. das wertfreie Wahrnehmen dessen, was im Moment geschieht. Durch eine erhöhte Achtsamkeit im Alltag kann Stress reduziert werden. Ihren Ursprung haben Achtsamkeitsübungen in der buddhistischen Lehre sowie in der Philosophie des Taoismus. In Europa wurden sie um 1800 durch den Philosophen Schopenhauer bekannt. Inzwischen werden Achtsamkeitsübungen auch im Rahmen von Psychotherapie eingesetzt, z.B. mit dem Programm MBSR (Mindfulness-Based Stress Reduction), das in den 1970er-Jahren von Jon Kabat-Zinn entwickelt wurde.

Nachfolgend werden einige Übungen vorgestellt, die es sowohl dem Praxisanleiter als auch den Auszubildenden ermöglichen sollen, mit den kleineren alltäglichen Belastungen umzugehen. Ein achtsamer Umgang mit sich selbst hilft, die eigenen Ressourcen zu schonen.

16.3.1 Zwei-Minuten-Übung

Diese Übung zur Beruhigung kann überall durchgeführt werden. Es wird lediglich eine Uhr mit einem Sekundenzeiger benötigt.

Anleitung

Blicken Sie auf das Ziffernblatt einer Uhr. Wenn möglich, positionieren Sie die Uhr so, dass Sie mit den Augen etwas – ca. im 20° Grad-Winkel – nach oben schauen müssen, ohne den Kopf zu heben, um die Zeiger zu sehen. Bleiben Sie nun mit Ihrer konzentrierten Aufmerksamkeit bei der Bewegung des Sekundenzeigers, lassen Sie sich weder von äußeren Geräuschen noch von Ihren Gedanken ablenken. Wenn Sie merken, dass Ihre Gedanken abschweifen, kehren Sie wieder mit Ihrer Aufmerksamkeit zur Bewegung des Sekundenzeigers zurück. Üben Sie dies solange, bis Sie zwei Minuten lang ohne größere gedankliche Ablenkungen den Lauf des Sekundenzeigers verfolgt haben. Für den Fall, dass Sie sehr leicht abgelenkt werden, überlegen Sie sich eine bestimmte Zahlen- oder Buchstabenfolge, die Sie sich während der konzentrierten Beobachtung im Kopf vorsagen.

16.3.2 Bewegungspause

Eine Bewegungspause wirkt psychisch entspannend und unterbricht den Stressaufbau. Leistungsdruck, Ärger und Kontrollverlust wirken sich als Stress auch schon kurzfristig auf die psychische Gesundheit aus. Durch Stress entsteht zudem ein erhöhtes Energiepotenzial, das nicht durch bloßes „Aussitzen" abgebaut werden kann. Deshalb ist es wichtig, Stressaufbau immer wieder zu unterbrechen und für eine Beruhigung zu sorgen. Eine gute Möglichkeit dafür sind kurze Bewegungspausen zwischendurch. Sie helfen, Anspannung und überschüssiges Energiepotenzial abzubauen und aktivieren das Gehirn wieder. Oft reicht es schon, fünf bis zehn Minuten an die frische Luft zu gehen oder für leichte Dehn- bzw. Entspannungsübungen zu nutzen.

Der Biofeedback-Forscher Eggetsberger aus Wien hat festgestellt, dass mithilfe wippender und schaukelnder Bewegung Stressreaktionen vermindert und im Gehirn Zentren aktiviert werden, die für gute Laune zuständig sind. Dabei wurde auch festgestellt, dass der Botenstoff Dopamin im Gehirn vermehrt freigesetzt wird. Allgemein wird Dopamin auch als Glückshormon bezeichnet, d.h., dass das verstärkte Empfinden von Glück, Freude und Zuversicht auf eine verstärkte Ausschüttung von Dopamin zurückgeführt wird.

16.3.3 Übung „Gedankenstopp"

Gerade unter Stressbelastung werden Gedankeninhalte häufig negativer. Grübeln und quälende Gedanken nehmen zu und verstärken die negativen Auswirkungen von Stress auf Körper und Geist. Es gilt, diesen Kreislauf so früh wie möglich zu unterbrechen.

Anleitung

Trainieren Sie, negative Gedanken zu erkennen und sofort zu unterbinden. Zu Beginn werden Sie merken, wie häufig sie auftreten. Sobald Sie einen negativen Gedanken wahrnehmen, Sagen Sie innerlich zu sich selbst mit Nachdruck „Stopp". Dabei kann es helfen, sich gleichzeitig vor dem inneren Auge ein rotes Stoppschild oder etwas mit vergleichbarer Signalwirkung vorzustellen. Richten Sie Ihre ganze Konzentration auf dieses innere Bild.

16.3.4 Übung „Atemspüren"

Die Atmung läuft automatisch ab und bedarf in der Regel keiner Steuerung. Daher nehmen wir Atem meist nicht bewusst wahr. Die Atemspüren-Übung dient dazu, sich des Atems bewusst zu werden.

Anleitung

Schließen Sie die Augen und legen Sie eine Hand auf Ihren Bauch. Atmen Sie durch die Nase tief in den Bauch hinein und nehmen Sie diese Atmung bewusst wahr. Stellen Sie sich beim Einatmen einen wohltuenden Duft oder einen Farbstrom vor, der auch Ihren ganzen Körper durchflutet. Atmen Sie dann durch den Mund aus. Stellen Sie sich beim Ausatmen vor, wie Sie auf eine Pusteblume pusten. Zählen Sie beim Ein- und Ausatmen, das erleichtert die gleichmäßige rhythmische Atmung: beispielsweise fünf Sekunden ein- und fünf Sekunden lang ausatmen.

Quellenverzeichnis

Antonovsky, A. (1997): Salutogenese. Zur Entmystifizierung der Gesundheit. Tübingen: dgvt-Verlag.

D'Amelio, R. (2009): Entspannungsverfahren. Homburg: Universitätskliniken des Saarlandes. [18.08.2020].

17. Organisation einer Ausbildungsstation

Corinna Wächter

Die Ausbildungsstation bietet den Auszubildenden eine Möglichkeit der realitätsgetreuen Arbeit als zukünftige Pflegefachpersonen. Die Auszubildenden übernehmen für einen begrenzten Zeitraum alle Tätigkeiten, die auf der Station anfallen und können somit ihre bisher erworbenen Fähig- und Fertigkeiten in der Praxis anwenden. Pflegerische Handlungen und Maßnahmen in Bezug auf den Pflegeprozess werden in Eigenverantwortung durchgeführt. Der spiralförmige Kompetenzaufbau ist in seiner ganzen Komplexität zu erkennen und festigt außerdem das eigene berufliche Selbstverständnis. Das Stationsteam, die Praxisanleiter, die Lehrenden und das interprofessionelle Team begleiten die Auszubildenden jederzeit und schaffen einerseits Raum für exemplarisches Lernen unter realen Bedingungen, andererseits bieten sie Sicherheit im Umgang mit den zu pflegenden Menschen. Das Ausbildungsziel, welches eine „selbstständige, umfassende und prozessorientierte Pflege von Menschen aller Altersstufen in akut und dauerhaft stationären sowie ambulanten Pflegesituationen (...)" (PflBG, § 5, S. 10) zum Ziel hat, liegt hier zugrunde.

Die Vorbereitungen für eine Ausbildungsstation fangen sehr zeitig an. Etwa sechs bis zwölf Monate vor dem Beginn sollten die Rahmenbedingungen abgesteckt werden, damit es einen reibungslosen Verlauf gibt. Es gilt das Motto: Desto besser die Vorbereitung, desto kalkulierbarer der Verlauf. Die Pflegeschule bzw. der Träger, der die Ausbildung sicherstellt, plant als erstes die Einbindung der Ausbildungsstation im letzten Ausbildungsdrittel. Das theoretische und praktische Curriculum sollte daher gut miteinander abgestimmt werden. Wenn es um die konkrete Planung geht, werden die Auszubildenden gezielt mit einbezogen.

Mindestens drei bis vier Monate vor dem Beginn der Ausbildungsstation werden einzelne Planungsgruppen gegründet, damit die Gesamtlast verteilt und der Prozess der Planung beschleunigt wird. Die zuständige Kursleitung behält die Planungsübersicht und verschriftlicht oder visualisiert die Ergebnisse. Sie ist das Bindemitglied zwischen der Pflegeschule und der Praxis. Sie muss intervenieren, wenn die Prozesse anders als geplant verlaufen. Die Kursleitung ist der Ansprechpartner für alle beteiligten Akteure und stellt das Projekt transparent dar. Damit es keine Kommunikationsstörungen gibt, müssen evtl. auftretende Probleme zeitnah angesprochen werden.

Es sollte eine tägliche Reflexionsrunde in der Praxis stattfinden (ideal ist vor der Übergabe vom Früh- zum Spätdienst), bei der alle beteiligten Akteure die Möglichkeit haben, über den Tagesablauf, Umgang miteinander, Teamfähigkeit, persönlichen Empfindungen und Versorgungsprobleme etc. zu sprechen. Weiterhin muss geklärt werden, ob vielleicht noch praktische Zwischenprüfungen oder ausbildungsrelevante Tätigkeiten, z. B. Leistungsscheine oder Anleitungen, in diesem Zeitraum abgenommen werden müssen.

Ein Übersichtsplan für die beteiligten Lehrkräfte, wann und in welcher Form, z. B. telefonisch oder durch persönliche Anwesenheit, jeder zuständig ist, sollte hinterlegt und für die Station / das Setting transparent gemacht werden. Dadurch ist die kontinuierliche Zuständigkeit der direkten Ansprechpartner gewährleistet. Die Anwesenheit der Lehrkräfte vor Ort gibt der Ausbildungs- oder Schulstation pädagogischen und fachlichen Rückhalt. Des Weiteren können eventuell auftretende Schwierigkeiten im Ablauf, z. B. hoher Krankenstand der Auszubildenden oder deren Unzufriedenheit, schneller geklärt werden.

Das Stammpersonal der Ausbildungsstation, die Praxisanleiter und Lehrkräfte sind vornehmlich „stille Beobachter" und greifen nur bei Tätigkeiten ein, die den zu Pflegenden gefährden können. Das ist anfangs der schwierigste Faktor, da die pflegerischen Handlungen ausschließlich von den Auszubildenden übernommen werden sollen. Ebenso muss von allen anderen Akteuren des interprofessionellen und therapeutischen Teams Delegation und Zurückhaltung geübt werden, damit die Handlungs- und Entscheidungsfreiheit der Auszubildenden nicht eingeengt wird. Der Lernprozess, der durch die Verschiebung der Handlungsbereiche entsteht, ist sehr weitreichend. Das Projekt Ausbildungsstation umfasst zwar sehr viel Planungszeit und Geduld, aber das Outcome der Auszubildenden ist enorm. Die Praxis wird realistischer, weil die Handlungs- und Zuständigkeiten auf die Auszubildenden übertragen werden. Sie sehen jetzt, dass nicht nur einzelne Tätigkeiten im Alltag wichtig sind, sondern diese erst in der Aneinanderreihung und Komplexität zu einem Gesamtbild führen. Ein Rundumblick, Kommunikation, Bestellwesen, Interaktion, Team- und Handlungsfähigkeit stärken das Selbstverständnis der Auszubildenden. Die Kompetenzbereiche werden durch selbstständiges Arbeiten und den eigenen Entscheidungsbereich im Zusammenhang mit dem theoretischen Wissen spiralförmig angewandt. Die neue Situation verlangt nach neuen Handlungsanlässen und -strategien – nicht nur gegenüber dem zu Pflegenden, sondern auch sich selbst gegenüber. Die gesammelten Erfahrungen in diesem Zeitraum fordern und fördern in jeder Hinsicht die Reproduktion der bis dato gewonnenen Fähig- und Fertigkeiten und sind eine gute Vorbereitung für das Examen.

Die Gestaltung des Abschlusses der Ausbildungsstation kann sehr vielfältig sein. Erfahrungsgemäß bietet eine Reflexions- und Evaluationsrunde aller Akteure am letzten Tag einen sehr schönen Abschluss. Mittels eines Blitzlichts kann jeder kurz seine Gedanken bzw. Anmerkungen in die Runde geben und mittels Protokoll, welches von einer Lehrkraft geführt und später für alle zur Verfügung gestellt wird, werden die Anmerkungen „sichtbar" und müssen nachbesprochen werden. Hierdurch ergibt sich die Möglichkeit einer Überarbeitung des Konzepts der Ausbildungsstation zur Optimierung.

Checkliste Organisation Ausbildungsstation

I Rahmenbedingungen klären (Vorlauf 6–12 Monate)

Organisation der Pflegeschule oder Träger der Ausbildung:

☐ Einsatzzeitraum (6 Wochen, 3. Ausbildungsdrittel)

☐ Auswahl des Kurses

☐ Kursstärke

☐ Planung der Lehrkräfte für die Begleitung der Auszubildenden

☐ Anfrage bei der Station / dem Setting

☐ Bildung einer Planungsgruppe (bestehend aus einer leitenden Lehrkraft, einem zentralen Praxisanleiter -wenn vorhanden-, ansonsten die Stations- oder Abteilungsleitung der Ausbildungsstation)

Organisation der Praxis (alle Settings):

☐ Stations- oder Setting-Anfrage
- ☐ Wer hat schon Erfahrungen als Schulstation?
- ☐ Wer möchte sich dafür bewerben?
- ☐ Welcher Fachbereich kann eine Schülerstation tragen?

☐ Verantwortlichkeiten vor Ort abklären
- ☐ Welche Pflegefachpersonen sind vor Ort?
- ☐ Wie viele Praxisanleiter sind erreichbar?
- ☐ Urlaubsplan abgleichen

☐ Klärung und Benennung aller Ansprechpartner
- ☐ Klinikleitung
- ☐ Pflegedirektor/-en
- ☐ ärztliches Personal
- ☐ Diagnostik- und Röntgenabteilungen
- ☐ Labor
- ☐ alle in- und externen Liefer- und Versorgungsfirmen, die für den Fachbereich wichtig sind

II konkrete Planung (Vorlauf 3–4 Monate)

Organisation durch die Auszubildenden:

- ☐ Telefonliste aller Ansprechpartner, die schnell und übersichtlich aufgelistet und von den Auszubildenden genutzt werden können
- ☐ Dienstplangruppe: alle Schichten müssen gerecht verteilt und mit dem Stammpersonal abgeglichen werden
- ☐ Flyer als Auslage sowie Information für die Station / Setting und die Angehörigen
- ☐ Fotogalerie der Auszubildenden für den Stationsflur (Datenschutz beachten)
- ☐ Evaluationsbogen für die zu Pflegenden und ihre Angehörigen erstellen
- ☐ Planung der Einführungsveranstaltung:
- ☐ 1 bis 2 Tage Einweisungen in den Thematiken
  - ☐ Notfallsituationen
  - ☐ spezielle Inhalte des Fachbereichs – Medikamente, Krankheitsbilder, perioperative Versorgung
  - ☐ Hygienestandards etc.

Checkliste der Handlungsbereiche

Pflegerische Tätigkeiten (alle Settings)

- ☐ Aufnahme, Übernahme, Entlassung, Überleitung in ein externes Setting
- ☐ Wahrnehmung und Beobachtung
- ☐ Hygienestandards einhalten
- ☐ individuelle Pflegebedarfe erheben und umsetzen
- ☐ Unterstützung bei der Körperpflege, Positionierung, Mobilisation, Essen und Trinken, Ausscheidungen
- ☐ Prophylaxen
- ☐ Vitalzeichen überwachen
- ☐ Dokumentation (EDV-System kennen und fallbezogen arbeiten)
- ☐ Kommunikation
- ☐ Beratung & Anleitung der zu Pflegenden bzw. zu betreuenden Personen
- ☐ Versorgung im Notfall (Rea)
- ☐ interprofessionelle Kommunikation

Durchführung von ärztlichen angeordneten Maßnahmen

- ☐ Visiten begleiten und ausarbeiten
- ☐ kontinuierliche Vitalzeichenkontrolle, Bilanzierung, ggf. Monitoring
- ☐ Medikamentengabe sicherstellen (Tabletten stellen, Infusionen richten, ggf. Infusions- oder Spritzenpumpen vorbereiten)
- ☐ Verbände, Wundversorgung, ggf. Fotodokumentation
- ☐ BZ-messen, ggf. nach Insulinschema spritzen
- ☐ Umgang mit Sonden und Drainagen kennen
- ☐ Dokumentation und ggf. bei der Fallbesprechung mitwirken
- ☐ Blutentnahmen stellen / bzw. spez. Labor stellen
- ☐ ggf. bei Diagnostik mitwirken, z. B. Biopsie, Punktion
- ☐ interprofessionelle Kommunikation (Termine)

Organisatorische Tätigkeiten

- ☐ Transporte organisieren (intern und extern)
- ☐ Absprachen mit diagnostischen Abteilungen, z. B. Röntgen, CT, Herzkatheter
- ☐ interprofessionelle und interdisziplinäre Kommunikation (Termine)
- ☐ Befunde holen und einordnen
- ☐ Postfächer leeren

- ☐ ggf. Betten aufbereiten
- ☐ Bettenplätze vorbereiten
- ☐ Geräte vorbereiten und im Standby-Modus aufbewahren (Monitor, Infusionspumpen …)
- ☐ Bestellwesen überprüfen und ordern (Apotheke, Büro)
- ☐ Medikamentenbestände überprüfen
- ☐ unreine Räume säubern
- ☐ Kühlschranktemperaturen überprüfen und dokumentieren
- ☐ Schränke und Verbandwagen auffüllen
- ☐ Hilfsmittel (Rollatoren) nach Gebrauch desinfizieren und lagern
- ☐ Aufenthaltsräume und Stationskanzel in Ordnung halten
- ☐ Notfallkoffer/-rucksack oder /-wagen auffüllen bzw. kontrollieren
- ☐ Btm-Schrank mit Pflegefachperson bei Schichtende kontrollieren
- ☐ Übergaben vorbereiten
- ☐ EDV-System pflegen (Entlassungen austragen …)
- ☐ Wunddokumentation (Fotos) und Skalen im EDV-System einpflegen
- ☐ Hygienerichtlinien einhalten bzw. Beratung bei Besuchen von Angehörigen (Iso-Zimmer)

Sachwortverzeichnis

Notizen